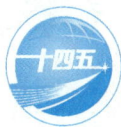

国家卫生健康委员会"十四五"规划教材

全国中医药高职高专教育教材

供中药学、中药制药等专业用

中药化学技术

第5版

主　编　吕华瑛　王　英

副主编　刘颖新　刘　亮　王甫成　程　斌

编　委　（按姓氏笔画排序）

王　英（江西中医药高等专科学校）

王甫成（亳州职业技术学院）

孔晓妮（山东中医药高等专科学校）

付　伟（南阳医学高等专科学校）

吕华瑛（山东中医药高等专科学校）

朱立俏（山东中医药大学）

刘　亮（遵义医药高等专科学校）

刘颖新（湖南中医药高等专科学校）

张天超（山东医学高等专科学校）

侯春久（江西中医药高等专科学校）

徐　珍（山西卫生健康职业学院）

彭　电（长沙卫生职业学院）

程　斌（浙江药科职业大学）

人民卫生出版社

·北　京·

图书在版编目（CIP）数据

中药化学技术 / 吕华瑛，王英主编. —5 版. —北京：人民卫生出版社，2023.12 （2025.4重印）
ISBN 978-7-117-34921-5

Ⅰ.①中⋯ Ⅱ.①吕⋯②王⋯ Ⅲ.①中药化学 – 高等职业教育 – 教材 Ⅳ.①R284

中国国家版本馆 CIP 数据核字 (2024) 第 011801 号

人卫智网	www.ipmph.com	医学教育、学术、考试、健康，购书智慧智能综合服务平台
人卫官网	www.pmph.com	人卫官方资讯发布平台

中药化学技术
Zhongyao Huaxue Jishu
第 5 版

主　　编：吕华瑛　王　英
出版发行：人民卫生出版社（中继线 010-59780011）
地　　址：北京市朝阳区潘家园南里 19 号
邮　　编：100021
E - mail：pmph @ pmph.com
购书热线：010-59787592　010-59787584　010-65264830
印　　刷：三河市国英印务有限公司
经　　销：新华书店
开　　本：850×1168　1/16　　印张：18
字　　数：508 千字
版　　次：2005 年 6 月第 1 版　　2023 年 12 月第 5 版
印　　次：2025 年 4 月第 4 次印刷
标准书号：ISBN 978-7-117-34921-5
定　　价：62.00 元
打击盗版举报电话：010-59787491　E-mail：WQ @ pmph.com
质量问题联系电话：010-59787234　E-mail：zhiliang @ pmph.com
数字融合服务电话：4001118166　E-mail：zengzhi @ pmph.com

修订说明

为了做好新一轮中医药职业教育教材建设工作，贯彻落实党的二十大精神和《中医药发展战略规划纲要（2016—2030年）》《教育部 国家卫生健康委 国家中医药管理局关于深化医教协同进一步推动中医药教育改革与高质量发展的实施意见》《教育部等八部门关于加快构建高校思想政治工作体系的意见》《职业教育提质培优行动计划（2020—2023年）》《职业院校教材管理办法》的要求，适应当前我国中医药职业教育教学改革发展的形势与中医药健康服务技术技能人才培养的需要，人民卫生出版社在教育部、国家卫生健康委员会、国家中医药管理局的领导下，组织和规划了第五轮全国中医药高职高专教育教材、国家卫生健康委员会"十四五"规划教材的编写和修订工作。

为做好第五轮教材的出版工作，我们成立了第五届全国中医药高职高专教育教材建设指导委员会和各专业教材评审委员会，以指导和组织教材的编写与评审工作；按照公开、公平、公正的原则，在全国1 800余位专家和学者申报的基础上，经中医药高职高专教育教材建设指导委员会审定批准，聘任了教材主编、副主编和编委；确立了本轮教材的指导思想和编写要求，全面修订全国中医药高职高专教育第四轮规划教材，即中医学、中药学、针灸推拿、护理、医疗美容技术、康复治疗技术6个专业共89种教材。

党的二十大报告指出，统筹职业教育、高等教育、继续教育协同创新，推进职普融通、产教融合、科教融汇，优化职业教育类型定位，再次明确了职业教育的发展方向。在二十大精神指引下，我们明确了教材修订编写的指导思想和基本原则，并及时推出了本轮教材。

第五轮全国中医药高职高专教育教材具有以下特色：

1．立德树人，课程思政 教材以习近平新时代中国特色社会主义思想为引领，坚守"为党育人、为国育才"的初心和使命，培根铸魂、启智增慧，深化"三全育人"综合改革，落实"五育并举"的要求，充分发挥思想政治理论课立德树人的关键作用。根据不同专业人才培养特点和专业能力素质要求，科学合理地设计思政教育内容。教材中有机融入中医药文化元素和思想政治教育元素，形成专业课教学与思政理论教育、课程思政与专业思政紧密结合的教材建设格局。

2．传承创新，突出特色 教材建设遵循中医药发展规律，传承精华，守正创新。本套教材是在中西医结合、中西药并用抗击新型冠状病毒感染疫情取得决定性胜利的时候，党的二十大报告指出促进中医药传承创新发展要求的背景下启动编写的，所以本套教材充分体现了中医药特色，将中医药领域成熟的新理论、新知识、新技术、新成果根据需要吸收到教材中来，在传承的基础上发展，在守正的基础上创新。

3．目标明确，注重三基 教材的深度和广度符合各专业培养目标的要求和特定学制、特定对象、特定层次的培养目标，力求体现"专科特色、技能特点、时代特征"，强调各教材编写大纲一定要符合高职高专相关专业的培养目标与要求,注重基本理论、基本知识和基本技能的培养和全面素质的提高。

4.能力为先,需求为本 教材编写以学生为中心,一方面提高学生的岗位适应能力,培养发展型、复合型、创新型技术技能人才;另一方面,培养支撑学生发展、适应时代需求的认知能力、合作能力、创新能力和职业能力,使学生得到全面、可持续发展。同时,以职业技能的培养为根本,满足岗位需要、学教需要、社会需要。

5.规划科学,详略得当 全套教材严格界定职业教育教材与本科教育教材、毕业后教育教材的知识范畴,严格把握教材内容的深度、广度和侧重点,既体现职业性,又体现其高等教育性,突出应用型、技能型教育内容。基础课教材内容服务于专业课教材,以"必需、够用"为原则,强调基本技能的培养;专业课教材紧密围绕专业培养目标的需要进行选材。

6.强调实用,避免脱节 教材贯彻现代职业教育理念,体现"以就业为导向,以能力为本位,以职业素养为核心"的职业教育理念。突出技能培养,提倡"做中学、学中做"的"理实一体化"思想,突出应用型、技能型教育内容。避免理论与实际脱节、教育与实践脱节、人才培养与社会需求脱节的倾向。

7.针对岗位,学考结合 本套教材编写按照职业教育培养目标,将国家职业技能的相关标准和要求融入教材中,充分考虑学生考取相关职业资格证书、岗位证书的需要。与职业岗位证书相关的教材,其内容和实训项目的选取涵盖相关的考试内容,做到学考结合、教考融合,体现了职业教育的特点。

8.纸数融合,坚持创新 新版教材进一步丰富了纸质教材和数字增值服务融合的教材服务体系。书中设有自主学习二维码,通过扫码,学生可对本套教材的数字增值服务内容进行自主学习,实现与教学要求匹配、与岗位需求对接、与执业考试接轨,打造优质、生动、立体的学习内容。教材编写充分体现与时代融合、与现代科技融合、与西医学融合的特色和理念,适度增加新进展、新技术、新方法,充分培养学生的探索精神、创新精神、人文素养;同时,将移动互联、网络增值、慕课、翻转课堂等新的教学理念、教学技术和学习方式融入教材建设之中,开发多媒体教材、数字教材等新媒体形式教材。

人民卫生出版社成立70年来,构建了中国特色的教材建设机制和模式,其规范的出版流程,成熟的出版经验和优良传统在本轮修订中得到了很好的传承。我们在中医药高职高专教育教材建设指导委员会和各专业教材评审委员会指导下,通过召开调研会议、论证会议、主编人会议、编写会议、审定稿会议等,确保了教材的科学性、先进性和适用性。参编本套教材的1 000余位专家来自全国50余所院校,希望在大家的共同努力下,本套教材能够担当全面推进中医药高职高专教育教材建设,切实服务于提升中医药教育质量、服务于中医药卫生人才培养的使命。谨此,向有关单位和个人表示衷心的感谢!为了保持教材内容的先进性,在本版教材使用过程中,我们力争做到教材纸质版内容不断勘误,数字内容与时俱进,实时更新。希望各院校在教材使用中及时提出宝贵意见或建议,以便不断修订和完善,为下一轮教材的修订工作奠定坚实的基础。

人民卫生出版社有限公司

2023 年 4 月

前　言

为更好地适应高等中医药职业教育的快速发展和人才培养的实际需求,在人民卫生出版社的组织和指导下,按照国家卫生健康委员会"十四五"规划教材的编写原则与要求,修订出版了《中药化学技术》(第5版)教材。教材编写以培养面向生产与管理一线的高素质技术技能人才为目标,根据职业岗位所需的知识、技能和素质要求,整合优化课程内容,注重实践技能和职业能力的培养。

为顺应时代和科技的发展,打造精品融合教材,本次编写对4版教材内容重新进行了整合与增删。全书共设十二个学习项目,每一个项目开篇处设置"情境导学"模块,通过设问方式引入需要学习的知识点,项目中还增设"思政元素""学与思""案例分析""考点提示"等模块,将中医药文化、立德树人的职业教育理念融入教材中,达到知识传授和价值引领的有机统一;将黄酮、醌类等成分的波谱知识融合到项目十二的有效成分结构测定中,使学习更有针对性,也满足了不同学习者的需求;为重点突出中药化学成分提取、分离和鉴别的技能,将项目二分为3个部分:第一部分和第二部分介绍在中药化学成分研究工作中常用的提取分离技术,第三部分介绍制药行业的提取分离新技术,编写中修改了体例格式,更加体现各项操作技术的实用性,并配以视频或动画,展示操作技巧与原理;在每一个实训项目后增设了实训评价模块,细化了技能考核标准,便于教师对学生的实训技能进行量化考核。

本教材有三大特色:其一,在编写体例上力求新颖。教材体现高职高专的专业课程、项目课程的特色,突出实践操作技能的培养,使知识与技能密切联系实际,强化培养学生的方法能力、职业能力和社会能力。

其二,在编写内容上体现时代性和实用性。以《中华人民共和国药典》(简称《中国药典》)2020年版为依据,按照课程标准与职业岗位标准融通、学历教育与职业资格融通的现代职业教育发展趋势,充分考虑学生考取相关职业资格证书的需要,教材内容和实训项目的选取尽量涵盖相关考试知识点,并对重要考点进行明确标示。

其三,凸显"互联网+"优势。采用纸质教材与数字教学资源融合的方式,书中设置随文二维码,内容包括教学课件、视频、动画、"扫一扫,测一测"、复习思考题答案要点、模拟试卷等。扫描二维码即可查看相应资源,既辅助教师教学,又有利于学生自主学习,对实现翻转课堂、线上线下混合式教学起到一定的推动作用。

本教材可供全国高等职业院校中药学、中药制药等专业使用,亦可作为职业资格考试及相关专业人员培训的参考用书。

在教材修订过程中,得到各参编老师的大力支持,尤其在课件制作中徐珍老师做了大量工作，在此一并表示诚挚的谢意！

　　本教材在编写过程中注重强化质量意识、精品意识，全体编者精诚合作，书稿内容经过精心斟酌与推敲，并反复审核，但限于编写水平所限，书中难免存在不当和疏漏之处，敬请各位专家和广大读者斧正，以便再版时予以修订和完善。

《中药化学技术》编委会

2023 年 3 月

目　录

项目一　中药化学基础知识

ER-1-1

PPT 课件

ER-1-2

知识导览

学习目标

1. 掌握中药化学的定义、性质与研究内容。
2. 熟悉中药化学在中医药现代化中的作用；中药化学成分的类型。
3. 了解中药化学的发展概况。
4. 通过对中药化学在中医药现代化中的作用及发展概况的学习，树立热爱中药学事业的责任感和事业心。

情境导学：

中药用于防治疾病在我国已有数千年历史，《史记·补三皇本纪》中即有神农"始尝本草，始有医药"的记载。至魏晋时期以葛洪为代表的炼丹人，已掌握了相当一部分物质的有关化学知识，这对中药的发展起到了推进作用。随着19世纪初人们从鸦片中提取分离得到具有镇痛作用的吗啡，逐渐掀起了从药用植物中提取分离生物活性物质的热潮。其后研究工作者从天然药物中发现了许多新的化合物和新的化学成分类型，其中许多是具有特殊生物活性的新化合物，在保障人类健康方面发挥了重要作用。

在祖国医药学悠久历史的长河中，中药化学研究必然与中华优秀传统文化相融合，蕴含了丰富的中医药文化和现代科学思维。我们要遵循中医药发展规律，传承精华，守正创新，推动中医药走向世界，充分发挥中医药防病治病的独特优势和作用。

学习中药化学，要学习中药成分的提取、分离、检识等操作技术，掌握操作技能，而任何一门完善的技术技能，必然有一以贯之的理论体系来指导和引领，因此学习本门课程不仅要学习技术技能，也要学习指导性的理论体系，通过学、思、践、悟的进一步升华，达到触类旁通的效果，领略到中药化学与中华优秀传统文化的内在联系。

问题：中药化学中体现了哪些中华优秀传统文化？我们要怎样才能成长为一名合格的中医药人？

中药化学是一门结合中医药基本理论和临床用药经验，运用现代科学理论、技术和方法研究中药中化学成分（主要是活性成分）的学科。主要研究内容包括中药中化学成分的结构特征、理化性质、提取分离、检识技术、结构测定、生物合成途径及结构修饰等。

中药是祖国传统医药学的宝贵遗产，是中华民族的文化瑰宝。它在中医药理论的指导下，用于防治疾病、养生康复与保健，有着悠久的历史，为中华民族的繁衍昌盛做出了不可磨灭的贡献。

考点提示：中药化学的定义

一、中药化学认知

中药化学的研究对象是中药防治疾病、养生康复与保健的物质基础——中药化学成分。中药主要来源于天然的植物、动物、矿物及其加工品，其中以植物药居多，有"诸药以草为本"之说，是目前我国新药研究开发的重点。东汉时的《神农本草经》是现存最早的本草专著，全书 3 卷，载药 365 种，其中植物药 252 种、动物药 67 种、矿物药 46 种。唐代的《新修本草》，又名《唐本草》，是我国历史上第一部官修本草，全书 54 卷，载药 844 种，分为玉石、草、木、兽禽、虫、鱼、果菜、米谷、有名未用 9 类。明代李时珍编撰的本草巨著《本草纲目》载药 1 892 种。清代赵学敏的《本草纲目拾遗》载药 921 种。1993 年出版的《中华药海》载药 8 000 余种。

中药化学的研究目的是在中药中寻找具有防治疾病作用的生物活性成分。中药中能发挥防治疾病、有特定生理活性的单体成分称为有效成分。如麻黄中含有左旋麻黄碱（l-ephedrine）、右旋伪麻黄碱（d-pseudoephedrine）等生物碱，还含有挥发油、鞣质、草酸钙、纤维素、叶绿素等其他成分，其中左旋麻黄碱具有平喘、解痉的作用，被认为是麻黄的有效成分。若中药中生物活性成分是几种化合物的混合物，则称为有效部分或有效部位。一种中药可以含多种有效成分。例如中药阿片含多种生物碱类化合物，是混合物。后来经过分离得到的吗啡具有镇痛作用，可待因具有止咳作用，罂粟碱具有解痉作用，这三种都是有效成分，具有不同的临床用途。中药中没有活性、不能起到防病治病作用的成分则称为无效成分或者杂质。如麻黄中的鞣质、纤维素、叶绿素等成分。

有效成分和无效成分的划分是相对的，要根据某一味中药所表现出的疗效而确定。即使同一类化学成分，在某一种中药中属于有效成分，而在另一类中药中则可属于无效成分。例如鞣质在多数中药中，因含量较少不起治疗作用，被视为无效成分，但在五倍子、地榆中却因含量较高，显示出收敛、止血和抗菌消炎作用，则视为有效成分。随着科学不断发展，一些过去认为是无效的成分，现在也发现具有一定的生物活性，而被列为有效成分。如香菇多糖、茯苓多糖等有抗肿瘤活性，天花粉蛋白质有引产、抗肿瘤作用等。反之，某些有效成分也随着研究的深入而加以修正或完善。如麝香的抗炎活性成分，现已证实是其所含的多肽而不是过去认为的麝香酮。

考点提示： 中药化学的研究对象；有效成分的定义

二、中药化学在中医药现代化中的作用

在中医药现代化进程中，中药化学扮演着重要的角色，发挥着前所未有的重要作用。

（一）建立和完善中药质量评价标准，控制中药及其制剂质量

建立中药质量评价标准，首要的是解决中药同物异名、同名异物现象，以及药材代用问题。《中华人民共和国药典》（简称《中国药典》）已逐步对多来源中药材实行一物一名，解决长期存在的同品名、多来源的问题。例如：曾经用含肾毒性成分（马兜铃酸）的马兜铃科植物关木通 *Aristolochia manshuriensis* Kom. 替代木通作药用，临床发现可造成肾功能衰竭，尿毒症病例上升，现《中国药典》规定木通为木通科植物木通 *Akebia quinata*（Thunb.）Decne.、三叶木通 *Akebia trifoliata*（Thunb.）Koidz. 或白木通 *Akebia trifoliata*（Thunb.）Koidz. var. *australis*（Diels）Rehd. 的干燥藤茎，已不收载关木通作药用。

在中药的质量控制中，除了常规检测方法，如显微鉴别、中药化学的检识反应、薄层色谱法等，现在越来越多地应用现代分析技术，如高效液相色谱法、气相色谱法、高效毛细管电泳法以及波谱法（如红外吸收光谱法、核磁共振波谱法及质谱法等）对中药材及其制剂进行定性鉴别和含量测定。《中国药典》2020 年版一部对收载的 2 711 种中药材、饮片、提取物及制剂规定了

生物活性成分鉴定方法或含量标准。例如：苦杏仁中的苦杏仁苷含量不得少于 3.0%，而焯苦杏仁的苦杏仁苷含量不得少于 2.4%，炒苦杏仁中的苦杏仁苷含量不得少于 2.4%；六味地黄丸（浓缩丸）每丸含酒萸肉以莫诺苷和马钱苷的总量计不得少于 0.37mg，含牡丹皮以丹皮酚计不得少于 0.32mg，并且要分别与对照药材熟地黄、山药、泽泻、茯苓及对照品莫诺苷、马钱苷、丹皮酚做薄层色谱鉴别，供试品色谱中，在与对照药材或对照品色谱相应的位置上，显相同颜色的主斑点（或荧光斑点）。

> ### 知识链接
>
> #### 中药制剂中对毒性成分的限量检查
>
> 《中国药典》2020 年版一部对附子理中丸中乌头碱限量的检查：取本品水蜜丸适量，研碎，取 25g；或取小蜜丸或大蜜丸适量，剪碎，取 36g，加氨试液 4ml，拌匀，放置 2 小时，加乙醚 60ml，振摇 1 小时，放置 24 小时，滤过，滤液蒸干，残渣用无水乙醇溶解使成 1ml，作为供试品溶液。取乌头碱对照品适量，加无水乙醇制成每 1ml 含 1.0mg 的溶液，作为对照品溶液。照薄层色谱法（《中国药典》2020 版四部通则 0502）试验，吸取供试品溶液 12μl、对照品溶液 5μl，分别点于同一硅胶 G 薄层板上，以二氯甲烷（经无水硫酸钠脱水处理）- 丙酮 - 甲醇（6∶1∶1）为展开剂，展开，取出，晾干，喷以稀碘化铋钾试液。供试品色谱中，在与对照品色谱相应位置上出现的斑点应小于对照品的斑点，或不出现斑点。

为了更好地控制中药及其制剂的质量，《中国药典》2020 年版在保留常规检测方法的基础上，进一步扩大了现代分析技术的应用，以提高检测的灵敏度、专属性和稳定性，如采用液相色谱法 - 串联质谱法、分子生物学检测技术、高效液相色谱 - 电感耦合等离子体质谱法等。

中药指纹图谱运用高效液相色谱、紫外光谱、红外光谱、质谱、核磁共振谱、气相色谱等现代分析技术及与计算机联用，进行化学成分指纹图谱定性和有效成分或有效部分的定量，用量化来控制中药材及制剂的质量。这也是实现中药质量标准规范化、国际化的重要手段。

（二）改进中药剂型，提高临床疗效

中药传统剂型从汤剂开始已有 3 000 多年的历史。传统剂型主要有丸、散、膏、丹等，虽然制备技术简单，服用方便，安全性较高，但是主要是口服或外用制剂。具有给药途径少，剂型比较粗糙，显效较慢及难以控制定量吸收等缺点。改进中药剂型主要是引入现代制药技术，保留生物活性成分，去粗存精，符合三效（高效、速效、长效）、三小（剂量小、毒性小、副作用小）、五方便（服用方便、携带方便、生产方便、运输方便、储存方便）的要求。

有些中药通过剂型改进，发现了新的药理作用。例如从中药天花粉中提制的天花粉蛋白，临床用于中期妊娠引产和葡萄胎患者的治疗，只有制成注射剂深部肌内注射一定剂量才显效，而天花粉药材水煎液口服并无引产的药效。

在改进中药剂型时应遵循中医用药的法则及处方配伍等特点，要防止生物活性成分发生变化或大量损失而失去改进剂型的意义。

（三）扩大药源，开发新药

从中药中寻找生物活性成分，是国内外新药研发的重要途径之一。如目前临床常用的基本药物麻黄碱、盐酸小檗碱、阿托品、洋地黄毒苷、利血平等都是由中药有效成分研发而成的药物。

当中药中的有效成分确定后，可以从相同科属或其他科属植物中寻找相同的成分，从而开辟新药源。例如：毛茛科的黄连抗菌有效成分是小檗碱，但是黄连生长缓慢，不宜作为提取小檗碱的原料。国内已从 4 个科 10 个属的植物中发现小檗碱，其中防己科的古山龙，小檗属的三颗针已成为提取小檗碱的原料。具有抗肿瘤作用的秋水仙碱，原植物秋水仙产于欧洲和非洲，而国内

ER-1-3

中药指纹图谱简介（视频）

出产的山慈菇和嘉兰均含有此成分,可作为提取秋水仙碱的原料。

以中药有效成分为先导化合物,通过结构修饰,提高活性、降低毒性、改善生物利用度。我国研制的青蒿素是一种高效、速效的抗疟新药。其缺点是水溶性小,体内半衰期短。通过结构修饰,制成青蒿琥酯,可以制成注射剂,同时半衰期延长,抗疟活性提高9倍。用于治疗原发性肝癌的斑蝥素,经结构修饰成羟基斑蝥胺后,毒性只有斑蝥素的1/5 000。

青蒿素　　　　　青蒿琥酯　　　　　　斑蝥素　　　　　羟基斑蝥胺

根据中药有效成分的化学结构特点进行改造,寻找更理想的药物,是现代合成新药的方法之一。如古柯碱(可卡因,cocaine)是早期临床使用的局部麻醉药,毒性较大且有成瘾性,经过结构改造成普鲁卡因后,结构简单,便于人工合成,而且安全有效,是目前临床广泛使用的局部麻醉药。

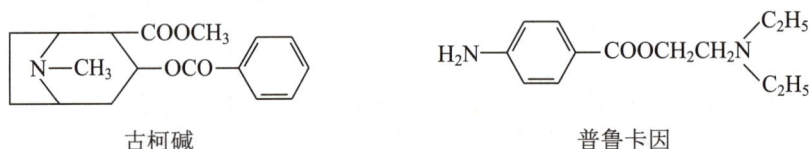

古柯碱　　　　　　　　　　　　　普鲁卡因

(四)为中药炮制提供现代科学依据

中药炮制是中医药学中的一项传统制药技术。研究中药在炮制前后的生物活性成分变化是中药炮制研究的核心,可以为阐明炮制原理、改进炮制工艺及制定饮片质量标准提供科学依据。例如过去黄芩炮制有两种观点:南方认为黄芩有小毒,必须用冷水浸泡至色变绿去毒后,再切制成饮片,称淡黄芩;北方则认为黄芩遇冷水变绿影响质量,必须用热水煮后切制成饮片,以色黄为佳。研究证实,黄芩中具有抑菌作用的有效成分是黄芩苷(黄色),其在冷水中浸泡可发生酶解作用生成黄芩素,黄芩素结构中有连三酚羟基,性质不稳定,易被氧化成醌式结构呈现绿色而失去生物活性。黄芩加热可破坏酶的活性,有利于黄芩苷的保存。实验结果为北方的"热水煮""色黄为佳"的炮制方法,提供了科学依据。

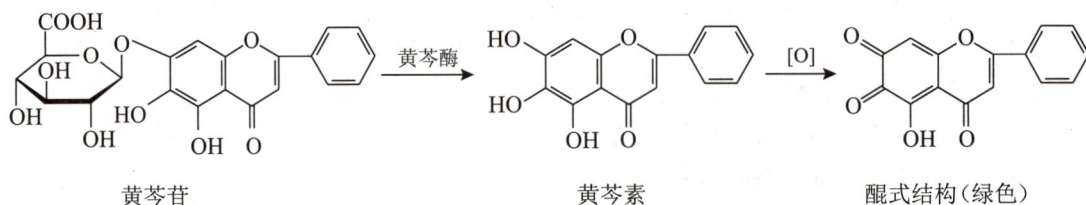

黄芩苷　　　　　　　　　黄芩素　　　　　　　醌式结构(绿色)

必须结合中医药基本理论和中药药性来研究炮制原理。例如麦芽和神曲中的淀粉酶有助消化作用,传统炮制为炒焦(香)入药,疗效确切。中医理论认为焦能化食,香能醒脾,脾胃相表里,脾运则胃纳佳。但是酶在炒焦后即失去生物活性,是否产生了新的化学物质,还有待于进一步研究。

(五)探索中药防病治病的原理

寻找中药生物活性成分,运用现代医学技术观察其在体内吸收、分布、代谢和排泄过程,逐步揭示中药药理作用产生的机制和物质基础，是研究中药化学的重要目的，也是中药产业化的重要基础。例如麻黄平喘的生物活性成分是左旋麻黄碱和去甲麻黄碱，其作用机制是直接作用于支气管平滑肌的 β 受体，激活腺苷酸环化酶升高细胞内 cAMP，使平滑肌松弛；还可以直接作用于支气管黏膜血管平滑肌的 α 受体，使血管收缩，降低血管壁通透性，减轻支气管黏膜水肿；促进去甲肾上腺素能神经末梢释放递质而间接发挥肾上腺素样作用，从而发挥温和持久的平喘作用。

中药复方制剂的生物活性成分和作用机制更为复杂。例如麻黄汤中含麻黄、桂枝、苦杏仁、甘草，已知有效成分为麻黄碱（平喘）、桂皮醛（解热、镇痛）、苦杏仁苷（镇咳）、甘草皂苷（抗炎、解毒），与麻黄汤证所指的头颈强痛、恶寒、发热、咳嗽是相符的。对于更多的中药复方制剂，是其中各生物活性成分分别产生的药理作用，还是相互配合或发生化学反应生成新化合物产生的药理作用，还有许多问题需要深入研究。通过近半个世纪多学科的合作，已经明确中药复方作用的多效性，在研究化学成分之间变化及病理模型设计等方面取得一定成果。通过整体复方的提取分离寻找生物活性成分，在细胞水平、分子水平以至基因水平研究其作用机制是今后工作的方向。

三、中药化学发展概况

我国的中药资源丰富，有着悠久的实践用药经验，是研究和开发中药活性成分的瑰宝。从中药中寻找新药的研究工作，一直以来在国际上比较活跃，每年有大量新的生物活性成分出现。

（一）研究历史

我国古代先祖们在中医药的研究实践中，曾在中药化学领域内创造出许多领先于同时代的研究方法和成果，使古代中国的医药化学同其他自然科学一样居于世界领先地位。在中医药学的历史发展长河中，我们甚至能够看到即使在现代的中药化学研究中也属于常用的研究方法和研究手段的应用实例。如酶水解、酸水解、碱水解，以及其他一些提取分离制备中药化学成分的方法和实践。宋代王怀隐、陈昭遇等编写的《太平圣惠方》（992 年）记载用菘蓝、蓼蓝、马蓝、木蓝，经过酶、酸、碱水解制备青黛。明代李梴的《医学入门》（1575 年）中记载用发酵法从五倍子中获得没食子酸的方法，即"五倍子粗末，并矾、曲和匀，如作酒曲样，入瓷器遮不见风，候生白取出"，此"生白"即为没食子酸生成之意，是世界上最早制得的有机酸。此后约两百年，瑞典药剂师、化学家舍勒才于 1769 年将酒石（酒石酸氢钾）先转化为钙盐，再用硫酸法分解制得了酒石酸。李时珍《本草纲目》中记载用升华法提取、精制樟脑，而欧洲 18 世纪下半叶才提取得到樟脑纯品。清代赵学敏《本草纲目拾遗》（1765 年）引用《白猿经》（17 世纪初）中记载的从新鲜草乌汁中提取白色结晶（乌头碱）制作箭毒的技术——"射罔膏"，此物挑起取用，上箭最快，到身走数步即死，而欧洲 1860 年才制得结晶。古代中国的医药化学在世界上居于领先地位，有"医药化学源于中国"之誉。

19 世纪初，法国药学家 Derosone（1804 年）和德国药学家 F. A. W. Sertürner（1806 年）先后从鸦片中提取分离出具有镇痛镇咳作用的有效成分吗啡（morphine），开创了现代从天然药物中提取分离有效成分的历史。19 世纪发现的许多有效成分如阿托品、咖啡因、可待因、奎宁和洋地黄毒苷等至今仍用作药物。但是由于当时提取、分离、鉴定技术落后，发展速度缓慢，如吗啡从发现到人工全合成确定结构（1952 年），花费了近 150 年。

（二）研究进展

20 世纪中叶以后，由于色谱技术和波谱技术的应用，使分离、鉴定速度大大提高。特别是核磁共振二维和三维技术，以及质谱中的快原子轰击（fast atom bombardment，FAB）技术、二次离子质谱（secondary ion mass spectroscopy，SIMS）技术、场解析质谱（field desorption-MS，FD-MS）

等，结合紫外与红外光谱往往能很快地确定分子量在 1 000 以下的化合物结构。以生物碱为例，1952—1962 年发现的新生物碱数目（1107）就已超过了在此之前 100 年中发现的总数（950），而 1962—1972 年发现的新生物碱数（3443）又比前 10 年超出了 2 倍之多，20 世纪 80 年代发现生物碱成分总数达 2.69 余万，目前分离鉴定生物碱类成分总数已达约 13 万。1952 年从印度产萝芙木 *Rauvolfia serpentina* 中所含 70 多种生物碱中分离得到的具有降压作用的利血平（reserpine），从发现到人工全合成确定结构只用了四年时间；含量仅千万分之二的美登素（maytansine），不仅分离得到，并且已经确定结构。

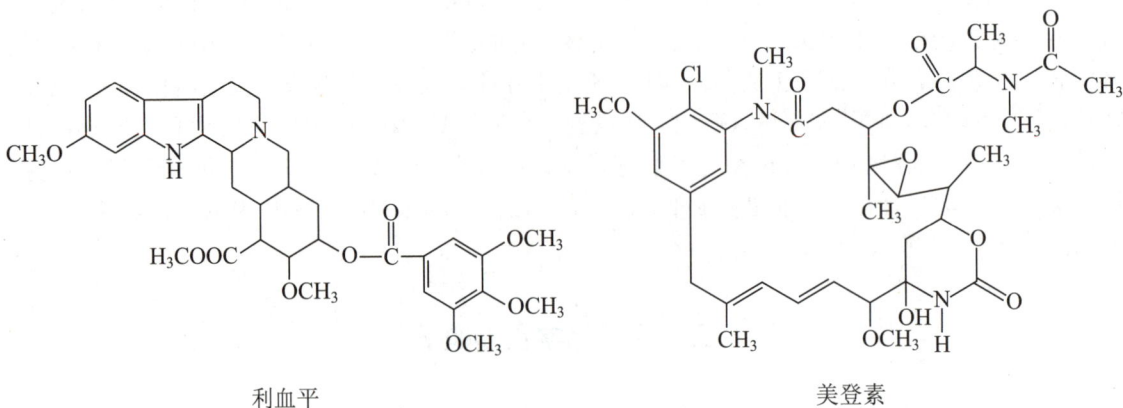

利血平   美登素

研究人员还对 300 余种中药进行了较为系统的化学成分、药理作用研究，发现了 600 余种有生物活性的单体化合物，其中近 100 种已开发成为新药而广泛应用于临床。①抗疟疾药：20 世纪 70 年代屠呦呦从黄花蒿中提取分离出青蒿素（artemisinin），成为世界上最有效的抗疟药物；②作用于免疫系统的药物：灵芝多糖（ganoderma lucidum polysaccharide）、雷公藤甲素（triptolide）；③作用于心、脑血管的药物：丹参酚酸 A（salvianolic acid A）、丹参酚酸 B（salvianolic acid B）、丹参酚酸 C（salvianolic acid C）、芹菜甲素（apigenin A）、蝙蝠葛碱（dauricine）；④作用于肝脏的药物：五味子丙素（schisandrin C）；⑤作用于中枢神经的药物：山莨菪碱（anisodamine）、樟柳碱（anisodine）；⑥抗癌药：高三尖杉酯碱（homoharringtonine）、紫杉醇（taxol）、羟基喜树碱（10-hydroxy-camptothecine）；⑦抗生育药：天花粉蛋白（trichosanthin）、棉酚（gossypol）；⑧抗老年痴呆药：人参皂苷 Rg_1 和 Rb_1 等。

随着科学技术的发展，许多过去不敢涉足的领域，如机体内源性生理活性物质，微量、水溶性、不稳定的成分以及大分子物质，目前已进行了广泛的研究；生物活性跟踪分离方法已成为研究中药活性成分的主流，研究工作者将选用多指标活性筛选体系，以得到真正的活性成分；对中药化学成分在生物体内的分布和代谢过程，以及生物体内源性环境对中药化学成分的影响也开展了深入研究。

目前，中药化学的研究与开发向深入化、快速化、微量化发展。中药化学在中药现代化进程中发挥着前所未有的重要作用，并成为医药类院校许多专业的必修课程，也是药学领域中与国际交流最为活跃的学科，相信在未来一定能对人类健康事业做出新的、更大的贡献。

学与思

靛玉红——从中药宝库中脱颖而出的抗癌药物

靛玉红是中药青黛的成分之一，是我国自己找到的新型抗癌药物。20 世纪 50 年代起，为了响应毛主席提出的努力发掘中国医药学宝库的伟大号召，广大医药工作者迅速掀起了西医学习中医、中西医结合治疗的热潮。

20世纪60年代中期，在中医临床实践中发现，古方"当归龙荟丸"治疗慢性粒细胞白血病有一定疗效。为探讨该方的有效成分，中医和西医共同研究，历经8年终于将"当归龙荟丸"有效成分锁定在青黛这味药上。随后科学家从青黛中分得了靛玉红，进一步通过药理和临床研究确定，白血病患者即使长期口服大剂量靛玉红，也未发现对正常造血细胞和免疫系统有明显影响，这提示靛玉红可能有独特的作用机制。

随着中国改革开放的不断深入，20世纪90年代，中医药走出国门，加大了国际学术交流，使国外学者了解到了我国古代方药"当归龙荟丸"，从而知道了靛玉红与众不同的治疗作用。靛玉红在青黛中的含量较低，约为0.3%，因而药学研究人员合成了靛玉红衍生物，通过试验发现其对乳腺癌、肝癌、肺癌等实体肿瘤和血液系统肿瘤均具有抑制作用。据报道，目前参加靛玉红研究的国家近20个，其涉及治疗的疾病范围不断扩大，在炎症、神经系统疾病、自身免疫性疾病等方面也有作用。

从靛玉红的发现至今经历了半个多世纪，带给人们深刻的启示：中国医药学是一个伟大的宝库，身为中医药人，应当努力发掘，加以提高，让中医药这一中华文明的瑰宝走出国门、走向世界，为人类的健康事业做出更大的贡献。

四、中药化学成分类型简介

中药在生长过程中经过一系列的新陈代谢生物合成活动，形成并积累了多种化学成分。这些化学成分有的是维持生物体生长的必需物质，如糖类、蛋白质、油脂、色素、无机盐等，这些成分多数是中药共有的成分，因其临床用途不大，多数情况下被视为无效成分；有的是中药生长过程中，为了适应环境的变化而产生的特殊成分，如生物碱、苷类、萜类、挥发油等，这些成分不是所有中药都有，而是存在于不同中药的不同部位，是中药防病治病的物质基础。

（一）糖类

糖类（saccharides）是多羟基醛（或酮）及其衍生物、聚合物的总称。广泛存在于自然界，是植物光合作用的产物，也是植物生命活动不可缺少的能量物质和支撑物质，也是苷类成分结构中的重要组成部分。糖类主要包括单糖、低聚糖和多糖及其衍生物。

单糖是糖类物质的最小单位，易溶于水，可溶于稀醇，难溶于高浓度乙醇，不溶于乙醚、三氯甲烷等亲脂性有机溶剂。

低聚糖又称寡糖，是由2～9个单糖脱水缩合而成。按低聚糖结构中单糖基的数目不同，可将其分为二糖、三糖、四糖等。低聚糖的性质与单糖类似，易溶于水，但难溶或不溶于乙醇等有机溶剂，故在含低聚糖的水溶液中加入乙醇时可沉淀析出。

多糖是由10个以上单糖脱水而成的高聚物，水解后能生成相应数目的单糖。因分子量较大，其性质已不同于单糖，多为无定形物质，无甜味和还原性，在水中溶解度随分子量的增大而降低，不溶于乙醇及大多数有机溶剂。常见的多糖有淀粉、菊糖、树胶、果胶、黏液质等植物多糖。在一些动物体中，也发现有多糖存在，如甲壳素（几丁质）是组成昆虫及其他甲壳类动物外壳的多糖，不溶于水及其他一般溶剂；肝素和硫酸软骨素属于动物组织的酸性黏多糖，在生物体内常与蛋白质结合成蛋白糖存在。肝素作为天然抗凝血物质受到高度重视，可用于预防血栓疾病。硫酸软骨素主要分布于动物的软骨等组织中，用于保持组织水分和弹性，临床上有降血脂作用。

（二）苷类

苷类（glycosides），亦称苷或配糖体，是由糖或糖的衍生物与另一非糖化合物（称为苷元或配糖基）通过苷键连接而成的一类化合物。能溶于水，可溶于甲醇、乙醇，难溶于乙醚或苯，有些苷可溶于乙酸乙酯、三氯甲烷。苷元多难溶于水，易溶于乙醇等有机溶剂。苷在中药中广泛存在，种类繁多，如蒽醌苷、黄酮苷、皂苷、强心苷等，是一类重要的有效成分。

（三）生物碱

生物碱（alkaloids）是一类存在于生物体内含氮的有机化合物，多具有生物活性，是中药中种类较多、发现最早的一类重要的有效成分。大多具有碱性，能与酸结合成盐。游离的生物碱大多不溶或难溶于水，能溶于乙醇、丙酮、乙醚、三氯甲烷、苯等有机溶剂。生物碱盐尤其是无机酸盐和小分子有机酸盐易溶于水和乙醇，不溶或难溶于有机溶剂。

（四）鞣质

鞣质又称单宁（tannins）或鞣酸（tannic acid），是一类能使蛋白质沉淀的多元酚类化合物。多为无定形粉末，能溶于水、乙醇、丙酮、乙酸乙酯等极性大的溶剂，不溶于乙醚、三氯甲烷、苯、石油醚等极性小的有机溶剂，可溶于乙醚和乙醇的混合溶液。鞣质广泛存在于植物中，在中药成分提取分离时常作为杂质而被除去，一般使用明胶溶液或重金属盐沉淀鞣质，此外也可利用聚酰胺对鞣质的强吸附性而除去鞣质。

（五）挥发油

挥发油（volatile oil）又称精油，是植物中一类能随水蒸气蒸馏，与水不相混溶的油状液体的总称。主要由萜类和芳香族化合物以及它们的含氧衍生物组成。为无色或淡黄色的透明油状液体，具有香味，常温下能挥发，在水中的溶解度极小，可溶于大多数有机溶剂，如石油醚、乙醚、二硫化碳等亲脂性溶剂，在乙醇中的溶解度随乙醇浓度的升高而增大。

（六）氨基酸、蛋白质和酶

氨基酸是一类分子中既含有氨基又含有羧基的有机化合物。广泛存在于动植物体内，是组成蛋白质的基本单元。根据氨基酸分子中氨基、羧基的数目不同，可分为中性氨基酸、碱性氨基酸和酸性氨基酸；根据分子中氨基与羧基的相对位置，可分为 α- 氨基酸、β- 氨基酸、γ- 氨基酸等。

氨基酸为无色结晶，多易溶于水及稀醇，难溶于乙醚、三氯甲烷等亲脂性有机溶剂。氨基酸呈两性，在等电点时，溶解度最小，可沉淀析出，因而可以用调节等电点法分离和精制。

蛋白质是由 α- 氨基酸通过肽键结合而成的高分子化合物。存在于植物的各种组织细胞中，在植物的根、种子中含量较高，一般作为植物的营养成分，多无医疗价值，在提取有效成分时应将其除去。注射剂中少量蛋白质的存在可引起严重的过敏反应。蛋白质多能溶于冷水成胶体溶液，不溶于浓醇和其他有机溶剂。性质不稳定，遇强酸、强碱、高温或某些化学试剂可发生变性作用而沉淀。将含蛋白质的水溶液加热至沸或加入几倍量乙醇，以及加入醋酸铅的方法，均可去除蛋白质。

酶是一类具有催化能力的蛋白质，其催化作用具有专属性。如麦芽糖酶水解 α- 苷键，但对 β- 苷键无效。在植物中含的苷类往往与某种特殊的酶共存在同一组织不同细胞中，当细胞破裂，酶与苷接触，在温度和湿度适当的情况下，可使苷类水解。因此在进行中药炮制、储存和化学成分提取时，必须注意酶的活性。如提取原生苷时需要破坏酶的活性，防止苷类水解；提取次生苷需要利用酶的活性使苷类水解。

（七）有机酸

有机酸（organic acid）是指分子中含有羧基的一类酸性有机化合物。广泛存在于植物界，如草酸、酒石酸、柠檬酸、苹果酸等。有机酸在植物体内常与钾、钙、镁等金属离子或生物碱结合成盐，多存在于植物的叶和果实中。低级脂肪酸一般易溶于水、乙醇等，难溶于亲脂性有机溶剂。高级脂肪酸及芳香酸较易溶于乙醇、亲脂性有机溶剂，难溶于水。有机酸盐一般能溶于水而难溶于有机溶剂。氢氧化钡、氢氧化钙及醋酸铅等能使有机酸生成钡盐、钙盐和铅盐沉淀。

（八）树脂

树脂（resin）是存在于植物组织的树脂道中，当植物体受伤后分泌出来，在空气中干燥形成的一种无定形的固体或半固体物质,是一种化学组成较复杂的混合物。

根据化学结构可分为 3 类:树脂酸类、树脂醇类及树脂烃类。树脂在植物体内常与挥发油、树胶、有机酸等混合存在。与挥发油混合存在的称为油树脂,如松油脂;与树胶混合存在的称为胶树脂,如阿魏;与有机酸共存的称为香树脂,如安息香树脂;与糖结合成苷的树脂称为糖树脂,如牵牛子脂;不含或含少量其他成分的树脂称为单树脂,如血竭。

树脂不溶于水,可溶于乙醇、丙酮、乙醚、三氯甲烷等有机溶剂,在碱液中能部分或完全溶解,酸化后又重新沉淀析出。树脂广泛分布于植物界,但作为药用的很少,如阿魏有镇静、祛风、镇痛、祛痰作用;没药有兴奋、收敛、防腐作用;血竭可治跌打损伤、疮疡不敛等。绝大多数中药中的树脂含量低,无医疗价值,一般在提取有效成分时,提取液中的树脂需选择合适的方法将其除去。常用的除去方法有:醇溶水沉法、碱溶酸沉法、有机溶剂萃取法和活性炭吸附法。

(九)油脂、蜡和甾醇

油脂为一分子甘油与三分子高级脂肪酸所成的酯。油在常温下呈液态,多来源于植物,如芝麻油、豆油、蓖麻油等;脂肪在常温下呈固态,多来源于动物,如牛脂、豚脂等。油脂比水轻,不溶于水,易溶于石油醚、乙醚、苯、丙酮和热乙醇。油脂没有挥发性,可在滤纸上留下永久性油迹,加热也不消失。油脂在酸、碱、酶的作用下可发生水解,如在碱水溶液中水解生成甘油和高级脂肪酸盐,这一反应过程称皂化。

油脂主要存在于植物的种子中。少数油脂可供药用,如蓖麻油有致泻作用,鱼肝油具滋补作用,大枫子油可治疗麻风病。但多数中药中所含少量油脂属于无效成分,在提取过程中要先将其除去。含油脂较多的药材可采用压榨法;含油脂量较少的药材可用低沸点有机溶剂如石油醚、苯、乙醚等脱脂处理,或用石蜡脱脂。

蜡是由高级脂肪酸与高级饱和一元醇结合而成的酯,通常覆盖在植物茎、叶、树干及果皮的表面起保护作用。蜡在常温下为固体,不溶于水,可溶于热醇等有机溶剂。蜡在中药中含量少,一般也视为无效成分除去,方法与油脂类似。

甾醇类包括植物甾醇,如谷甾醇、豆甾醇、菠菜甾醇等,为植物细胞的重要组分,多与高级脂肪酸成酯或以游离状态存在。游离的植物甾醇都有较好的结晶形状和熔点,易溶于三氯甲烷、乙醚等有机溶剂,难溶于水,其苷能溶于醇。动物体内的甾醇主要是胆汁酸类、昆虫变态激素。

(十)植物色素

植物体内的色素根据其溶解性能可分为水溶性色素和脂溶性色素两大类。水溶性色素主要为蒽醌苷类、黄酮苷类等;脂溶性色素主要包括叶绿素、胡萝卜素类。

水溶性色素可溶于水、甲醇、乙醇;脂溶性色素不溶于水,难溶于冷甲醇,可溶于石油醚,易溶于苯、三氯甲烷、乙醚、丙酮、乙醇等有机溶剂。叶绿素有微弱的抑菌、消炎、除臭等作用,一般视为无效成分,在分离精制过程中,如有微量叶绿素存在,可用活性炭吸附除去。

(十一)无机成分及微量元素

植物体内的无机成分主要是钾盐、钙盐和镁盐。它们大多与有机物结合存在,或以特殊形状的结晶存在于细胞中。某些中药中的无机盐含量较多,并有重要的生理活性与疗效,如夏枯草的降压、利尿作用与其所含钾盐(氯化钾、硫酸钾)有关,附子的强心作用与钙盐有关。无机盐大多能溶于水,不溶于有机溶剂。要分离除去提取液中的无机成分,可采用萃取法、透析法、离子交换法及活性炭柱色谱法等。

微量元素是指占人体总重 0.01% 以下,甚至是痕量的元素,如铁、锰、铜、锌、镍、钴、硒、钼、铬、碘、氟等。摄入过量或不足都会不同程度地引起人体生理的异常或发生疾病。分子生物学的研究揭示,微量元素通过与蛋白质和其他有机基团结合,形成了酶、激素、维生素等物质,发挥着重要的生理生化功能。如海藻、昆布中富含碘,可用于治疗甲状腺肿大;牡蛎富含锌,可促进儿童的生长发育。

中药化学成分的溶解性能在提取分离过程中起重要作用,现归纳如下,见表1-1。

表1-1　中药化学成分的溶解性能

成分类别	水	亲水性有机溶剂	亲脂性有机溶剂
单糖及低聚糖	+	±	-
淀粉	-(热+)	-	-
树胶、黏液质	+	-	-
氨基酸	+	±	-
蛋白质	+(热-)	-	-
鞣质	+	+	-
苷	+	+	-
苷元	-	+	+
水溶性有机酸	+	+	-
生物碱盐	+	+	-
游离生物碱	-(有例外)	+	+
水溶性色素	+	+	-
脂溶性色素	-	+	-
树脂	-	+	+
油脂和蜡	-	-(热+)	+
挥发油	极微溶	+	+
无机成分	+或-	-(稀醇±)	-

注:+表示溶解;-表示不溶;±表示难溶或部分溶解。

考点提示: 常见的有效成分及其溶解性

（刘　亮）

？　复习思考题

1. 什么是中药化学?
2. 什么是有效成分、有效部位、无效成分?
3. 简述树脂的分类和提取液中树脂的除去方法。

FR-1-5

扫一扫,测一测

项目二　中药化学成分提取分离技术

学习目标

1. 掌握常规提取、浓缩、分离技术的原理及应用特点。
2. 熟悉常见提取、浓缩、分离技术的规范操作和注意事项。
3. 了解提取与分离新技术。
4. 根据化学成分的理化性质,能够熟练应用常规提取、分离技术对中药化学成分进行提取分离。
5. 具备学习迁移能力及中医药传承与创新意识,培养精益求精的工匠精神,以及知行合一和学以致用的工匠实践能力。

情境导学:

　　20 世纪 60 年代,全球疟疾疫情严重,每年有数百万人的生命被夺走。我国科研工作者屠呦呦在翻阅东晋葛洪的《肘后备急方》时,从书中记载的"青蒿一握,以水二升渍,绞取汁,尽服之"可以治疗疟疾获得启发,改进提取方法,最终得到了具有全新化学结构和显著抗疟活性的单体成分——青蒿素。历经半个世纪,青蒿素对全球疟疾防治功不可没,拯救了数百万人的生命。为此,屠呦呦被授予 2015 年度诺贝尔生理学或医学奖,成为第一个获此殊荣的中国人。

　　问题:《肘后备急方》中提取青蒿素采用的是什么溶剂?提取方法是什么?这种提取法与常用的中药加水煎煮方法有何不同?经提取之后得到的提取液经常为混合物,又能采用什么方法可以得到高纯度的青蒿素呢?

第一部分　提　取　技　术

　　提取一般是指选用适宜的溶剂和适当的方法,将所需成分尽可能完全地从中药中提出,而杂质尽可能少地被提出的过程。中药中所含有的化学成分较为复杂,在提取之前,应对原药材的基源、产地、药用部位、采集时间与方法等进行考察,并查阅文献,了解药材中含有的化学成分类型及其提取分离技术,并针对有效成分的特点与性质,选择适宜溶剂并设计合理的提取方法。

　　提取前要对原药材进行预处理,预处理的方式通常是将原药材粉碎成粗粉,一般以能通过二号筛为宜。种子类药材需脱脂(压榨法或石油醚脱脂)后再行粉碎。以水为溶剂提取含纤维素、淀粉丰富的根茎类药材时,可将药材切小段、薄片或粉碎成粗颗粒,以防止多糖类成分遇水膨胀难过滤。苷类成分提取时,可用乙醇或沸水处理,以此来抑制和杀灭酶的活性而防止酶类水解。但提取苷元和次生苷则要保留酶的活性。常用的提取方法有溶剂提取技术、水蒸气蒸馏技术及升华技术等。

一、溶剂提取技术

溶剂提取技术是根据各种化学成分的溶解性能，选用对有效成分溶解度大，而对其他成分溶解度小的溶剂，将有效成分尽可能完全地从药材组织中溶解出来的技术。

（一）基本原理

在溶剂提取法中，溶剂通过渗透、溶解、扩散作用将化学成分提出。首先溶剂通过渗透作用进入药材组织细胞内部，在药材组织细胞内部依据"相似相溶"原理溶解化学成分，在细胞内形成溶液，且浓度逐渐升高，由于细胞内外产生浓度差，从而产生渗透压，在渗透压的作用下，细胞外的溶剂不断进入药材组织细胞中，而细胞内浓溶液中的溶质不断扩散到细胞外溶剂（溶液）中，直至细胞内外溶液浓度达到动态平衡即完成一次提取。此时，滤出提取液，再加入新溶剂，使细胞内外产生新的浓度差，提取可继续进行，直至所需成分全部或大部分溶出。

（二）溶剂的选择

溶剂提取技术的关键是选择合适的溶剂，溶剂的选择应遵循"相似相溶"的经验规律。良好的溶剂应满足对有效成分溶解度大，对杂质溶解度小；不与有效成分发生不可逆的化学反应；且经济、安全、提取液易于浓缩等特点。溶剂的极性与介电常数 ε 有关，溶剂的 ε 值越大，极性越大。一些常用溶剂及其主要的物理性质见表2-1。

表2-1　常用溶剂的主要物理性质

溶剂名称	极性	介电常数（25℃）	相对密度（d_4^{20}）	沸点/℃	水中溶解度（g/100g）	水在溶剂中（g/100g）
石油醚	小	1.80	0.7	30～60 60～90 90～120	不溶	不溶
苯（C_6H_6）		2.29	0.879	80.1	0.08	0.06
乙醚（无水，Et_2O）		4.34	0.714	34.6	7.5	1.47
三氯甲烷（$CHCl_3$）		4.81	1.484	61.2	1.0	0.07
乙酸乙酯（EtOAc）		6.02	0.901	77.1	8.6	2.94
正丁醇（n-BuOH）		17.5	0.810	117.7	9.0	20.5
丙酮（Me_2CO）		20.7	0.792	56.3	混溶	混溶
乙醇（EtOH）		24.6	0.789	78.4	混溶	混溶
甲醇（MeOH）		32.7	0.792	64.6	混溶	混溶
水（H_2O）	大	80.4	1.00	100		

注：①实际应用的乙醚常含少量水，极性增加，大于三氯甲烷。
　　②表中相关数据是在（25±2）℃条件下测定。

按照溶剂极性大小顺序以及溶解性能不同，可将其分为水和有机溶剂，其中有机溶剂又包括亲水性有机溶剂和亲脂性有机溶剂两类。亲水性有机溶剂是指能与水相互混溶的有机溶剂，如甲醇、乙醇、丙酮等，其中乙醇最为常用。亲脂性有机溶剂是指与水不能混溶的有机溶剂，如石油醚、苯、乙醚、三氯甲烷、乙酸乙酯等。各类常用提取溶剂的性能特点归纳见表2-2。

（三）溶剂提取的方法

提取方法的选择要考虑溶剂的性质和被提取成分的稳定性。常用的溶剂提取法有浸渍法、渗漉法、煎煮法、回流提取法及连续回流提取法等。

表2-2　常用提取溶剂特性

溶剂类型	常用溶剂	适用范围	性能特点
水	酸水、碱水	生物碱盐、糖类、苷类、氨基酸、蛋白质、鞣质、小分子有机酸、水溶性色素等	穿透力极强、价廉、易得、安全；但水提取液易霉变、沸点高、浓缩时间长、水溶性杂质多、不易滤过
亲水性有机溶剂	甲醇、乙醇、丙酮	除蛋白质、淀粉、树胶外的大多数化学成分均可	穿透力较强、溶解范围广、水溶性杂质溶出少、可抑制酶的活性、提取液不易霉变、易滤过、沸点低、浓缩回收方便；但易挥发、易燃、有一定毒性
亲脂性有机溶剂	石油醚、乙醚、三氯甲烷、乙酸乙酯	大多数游离生物碱、苷元、萜类、挥发油、甾体类、油脂、树脂等	选择性强、水溶性杂质少、易纯化、易浓缩；穿透力弱、提取时间长、挥发性大、有毒、价格昂贵，对提取设备要求高，在工业生产中受限，常用于分离

注：丙酮对色素的溶解性能好，分离精制时常用。

1.浸渍法　是将药材用适当的溶剂浸泡一定时间，溶出有效成分的一种方法。浸渍法所用溶剂多为水或不同浓度的乙醇，有时也可用酸水或碱水作溶剂。

（1）操作技术：根据温度条件的不同，浸渍法可分为冷浸与温浸法两种。

冷浸法：取药材粗粉，置适宜容器中，加入适量溶剂，密闭，时时搅拌或振摇，在室温条件下浸渍1～2天或规定时间，使有效成分浸出，滤过。药材再加入适量溶剂浸泡2～3次，使有效成分大部分浸出。然后将药渣充分压榨，滤过，合并滤液即得。

温浸法：具体操作与冷浸法基本相同，但浸渍温度一般在40～60℃，浸渍时间较短，却能提高浸出效率。由于浸渍温度较高，故浸出液冷却后常有沉淀析出，一般需滤除沉淀。

（2）应用特点：浸渍法适用于有效成分遇热易破坏或挥散，以及含大量淀粉、树胶、黏液质等多糖成分药材的提取。此法操作方便、简单易行，但提取时间长，浸出率较差。

（3）操作注意：①浸渍过程中须经常搅拌或振摇，以提高浸出效率；②水为溶剂提取，浸出液易发霉变质，必要时可加适量的防腐剂；③需密闭浸渍，以防止溶剂挥发损失和异物污染浸出液。

2.渗漉法　是将药材粗粉置渗漉器中，不断添加浸出溶剂使其渗过药粉，从渗漉器下部流出浸出液的一种动态浸提方法（图2-1）。渗漉法所用溶剂多为水或不同浓度的乙醇。实验室常用的渗漉装置有圆柱形和圆锥形渗漉筒两种，膨胀性不大的药材宜选用圆柱形渗漉筒，膨胀性大的药材则宜选用圆锥形渗漉筒。

（1）操作技术：渗漉操作一般可分为粉碎药材、润湿药材、药材装筒、排除气泡、浸渍药材、收集渗漉液6个步骤。

将药材粗粉用适宜溶剂充分润湿膨胀，均匀装入渗漉筒（底部铺垫用相同溶剂润湿的脱脂棉），用木槌摊匀压平，上面覆盖滤纸加少许玻璃珠，以防

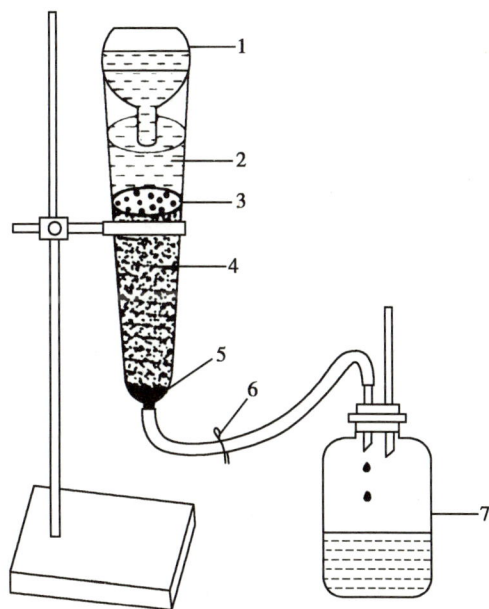

1.溶剂瓶；2.渗漉溶剂；3.滤纸（用玻璃珠压）；4.药材粗粉；5.脱脂棉；6.U字夹；7.接收瓶。

图2-1　渗漉提取装置

加入溶剂时药粉被冲浮起来。打开渗漉筒下部的出口，缓缓加入溶剂，排出药粉间隙中的空气。待气体排尽后，关闭出口，流出的渗漉液倒回筒内，继续添加溶剂至高出药粉表面数厘米，密闭浸渍24～48小时，使溶剂充分渗透扩散。渗漉液流出速度如以1kg药粉计算，每分钟流出1～5ml为宜。药材粉末：渗漉溶剂的用量一般为1：（4～8）。

（2）应用特点：渗漉法在室温下进行，故适用于受热易分解破坏成分的提取。由于渗漉过程中不断添加新溶剂，从而保持良好的浓度差，提取效率高于浸渍法，但溶剂消耗量大，提取时间长。

（3）操作注意：①渗漉用的药材粉末不能太细，药粉装筒时松紧要合适，药粉装得过紧，溶剂不易通过，反之，溶剂流动太快，造成浸出不完全，而且消耗溶剂量大；②药粉装筒前要充分润湿膨胀，避免造成堵塞，影响溶剂通过；③渗漉筒中的药粉装量要适宜，一般不超过渗漉筒体积的2/3；④渗漉过程中药粉层不能产生气泡或干涸开裂，否则影响浸出效率。

3．煎煮法　是将药材加水煮沸，滤取煎煮液的一种传统提取方法。

（1）操作技术：取药材饮片或粗粉放置于适当容器中，加水充分浸泡后，加热煮沸一定时间滤过得到水煎液。药渣重复操作数次至水煎液味淡薄为止。合并各次水煎液，即得。

（2）应用特点：此法操作简便，提取效率高。但含挥发性成分及有效成分遇热易破坏的中药不宜用此法；含多糖类丰富的药材，因药液比较黏稠，难以滤过，同样不宜用此法。

（3）操作注意：①煎煮时忌用铁器。②煎煮次数一般以2～3次为宜。③煎煮的时间可根据药材的量及质地而定。对少量质松、轻薄的药材，第一次可煮沸20～30分钟；而药材量多或质地坚硬时，第一次约煎煮1～2小时，第二、三次煎煮时间可酌减。

4．回流提取法　是用有机溶剂加热提取的一种方法。图2-2为实验室回流提取装置示意图。

（1）操作技术：将药材粉碎装入圆底烧瓶内，添加适量溶剂，安装冷凝管，加热回流一定时间，滤出提取液，药渣再重复提取数次，合并提取液，即得。

（2）应用特点：本法较浸渍法、渗漉法省时间，提取效率高，但溶剂消耗量大，操作较麻烦。由于加热时间长，故对热不稳定的成分不宜用此法提取。

（3）操作注意：①烧瓶内药材及溶剂的总量一般不超过烧瓶容积的2/3；②易燃溶剂宜用水浴加热；③冷凝水的流量依据冷凝管中蒸气的高度决定。

5．连续回流提取法　本法是在回流提取法基础上的改进，能用少量溶剂进行连续循环回流提取。实验室常用索氏提取器（图2-3），比回流提取装置增加了带有虹吸管的提取筒。

（1）操作技术：先将药材细粉装入滤纸袋中压实，放入提取筒。烧瓶中放入几粒沸石，加适量提取溶剂，由下而上依次连接提取筒和冷凝管后，水浴加热。溶剂气化上升，被冷凝成为液体，滴入提取筒中，接触药材开始浸提，当提取筒中液体的液面高于虹吸管顶端时，由于虹吸作用，提取液全部流入烧瓶中，完成对药材的一次浸泡提取。烧瓶内的溶剂因受热继续气化、上升、冷凝、浸泡药材，再虹吸回烧瓶内，被溶出的中药成分因不能气化仍留在烧瓶中，如此循环提取，直至药材中的可溶性成分充分被提出。大生产所用的各种连续回流提取器的原理与索氏提取器相同（图2-4）。

（2）应用特点：此法提取效率高，溶剂用量少，但浸出液受热时间长，故不适用于对热不稳定成分的提取。

（3）操作注意：①滤纸袋内药材高度应低于虹吸管顶端；②滤纸袋应包紧或上面覆盖一层脱脂棉，防止药粉流出，堵塞虹吸管；③加热前应在烧瓶内加入沸石；④溶剂的量为烧瓶容积的1/3～2/3。

（四）影响提取效率的因素

溶剂提取法的关键在于选择合适的溶剂及提取方式，但在操作过程中，原料的粉碎度、提取温度、提取时间和浓度差等因素也都能影响提取效率，在设计提取方案时，需对这些因素进行优

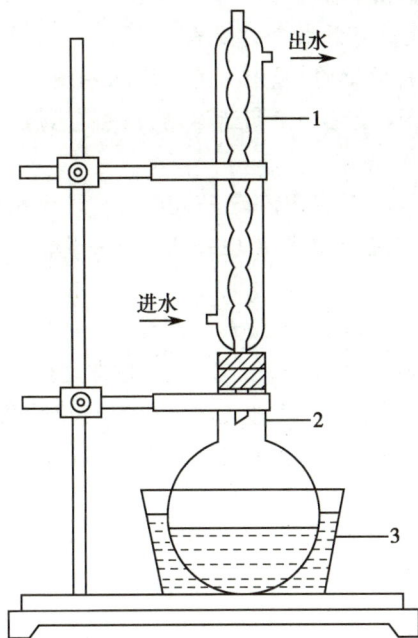

1.冷凝管；2.圆底烧瓶；3.水浴装置。

图2-2　回流提取装置

1.冷凝管；2.蒸气上升管；3.虹吸管；4.装有药粉的滤纸袋；5.圆底烧瓶；6.水浴。

图2-3　索氏提取器

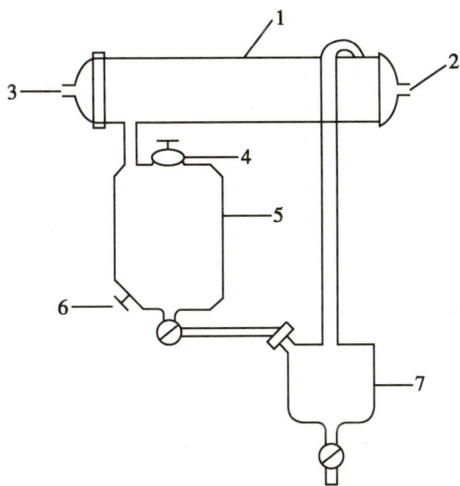

1.冷凝器；2.进水口；3.出水口；4.进料口；5.提取罐；6.出渣口；7.浓缩罐。

图2-4　连续提取装置示意图

化选择。

1.原料的粉碎度　粉碎是中药前处理过程中的必要环节，通过粉碎可增加药材的表面积，促进药物的溶解与吸收，加速药材中有效成分的溶出。但要注意粉碎程度要适当。若粉碎过细，药粉比表面积太大，吸附作用增强反而影响扩散速度，尤其是含蛋白质、多糖类成分较多的中药，用水提取时容易产生黏稠现象，影响提取效率。原料的粉碎度应该考虑选用的提取溶剂、药材质地及提取方式等。如果用水提取，最好采用粗粉，用有机溶剂提取可略细；原料为根茎类，最好采用细粉，全草类、叶类、花类等可用粗粉。

2.提取温度　温度增高使得分子运动速度加快，渗透、扩散、溶解的速度也加快，所以热提比冷提的提取效率高，但是，温度也不可无限增高，过高的温度会破坏某些有效成分，甚至氧化分解。而且随着温度的升高，杂质的溶出也会随之增加。

3.提取时间　在提取初期，随着时间的延长，提出成分的量随之增加，当药材组织细胞内外溶液浓度达到动态平衡后，即为一次提取的合理时间。

4.浓度差　药材组织细胞内部溶液的浓度比周围溶液浓度越大，越有利于细胞内部溶液向外扩散，提高成分的溶出效率。操作中采用更换新鲜溶剂或搅拌等方法，均可保持较高的浓度差，从而提高提取效率。

知识链接

超声提取技术的原理和应用

超声提取技术是一种利用超声波辅助溶剂进行提取有效成分的技术。

基本原理：利用超声波的空化作用，破坏植物药材的细胞，使溶剂易于渗入细胞内，同时超声波的强烈振动传递巨大能量给浸提的药材和溶剂，使它们做高速运动，加强了细胞内物质的扩散、释放和溶解，促进提取的快速进行。

操作技术：将药粉置于适宜的容器内，加入提取溶剂密闭浸泡一段时间，然后在适当的频率下进行超声振荡，提取数十分钟后，滤过，药渣再重复处理一次，合并滤液，浓缩即可。

应用特点：该技术适用于各种溶剂，提取速度快，产率高，无须加热，尤其适宜遇热不稳定成分的提取，是实现高效、节能、环保提取的现代高新技术手段。缺点是超声波会使大分子物质发生降解和解聚作用，或者形成更复杂的化合物，也会促进某些氧化和还原过程，另外，此法对容器壁的厚薄及放置位置要求较高，所以目前尚处于实验室应用阶段，未在大生产中推广应用。

考点提示：溶剂提取技术

二、水蒸气蒸馏技术

水蒸气蒸馏技术是将水蒸气通入含有挥发性成分的药材中，使药材中挥发性成分随水蒸气蒸馏出来的提取技术。实验室常用的水蒸气蒸馏装置（图2-5）由水蒸气发生器、蒸馏瓶、冷凝管和接收器四部分组成。

（一）基本原理

根据分压定律（$P_总 = P_水 + P_A$），系统中总蒸气压等于各组分蒸气压之和。当总蒸气压与外界大气压相等时，溶液开始沸腾。从公式可以看出，其沸点低于任何一组分的沸点，有利于防止被

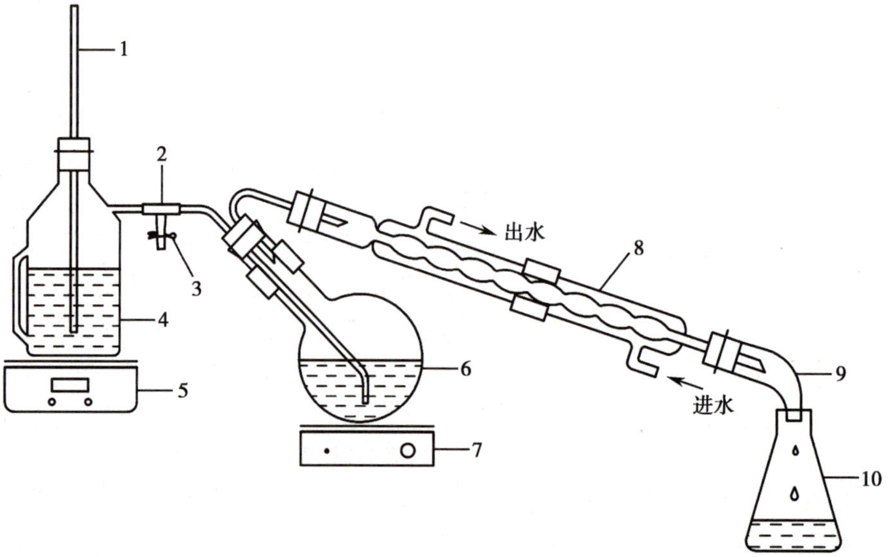

1. 安全管；2. 三通管；3. 螺旋夹；4. 水蒸气发生器；5. 加热装置；6. 蒸馏瓶；7. 加热装置；
8. 冷凝管；9. 接液管；10. 接收瓶。

图2-5　水蒸气蒸馏装置

提取化学成分的分解破坏。

（二）操作技术

将药材粗粉置蒸馏瓶中，加入适量水浸泡湿润药材，体积不超过蒸馏瓶容积的1/3，加热水蒸气发生器，产生的水蒸气通入蒸馏瓶内，药材中的挥发性成分随水蒸气蒸馏出来，经冷凝管冷凝，收集于接收瓶中。当馏出液澄清透明无明显油珠时，便可停止蒸馏。

（三）应用特点

水蒸气蒸馏法适用于提取具有挥发性，能随水蒸气蒸馏而不被破坏、与水不发生反应，且不溶或难溶于水的成分。此类成分的沸点多在100℃以上，且在100℃时存在一定的蒸气压，在与水加热的过程中，水蒸气可将有效成分带出。如挥发油、游离醌类、某些小分子生物碱（如麻黄碱、烟碱、槟榔碱等），以及某些小分子的酚性物质如丹皮酚等成分，均可采用此技术提取。

（四）操作注意

①蒸馏过程中注意烧瓶的保温，以免水蒸气冷凝使烧瓶内液体量增加；②蒸馏中断或完毕时，应首先旋开三通管的螺旋夹，使之与大气相通后，再关热源，停止加热，否则蒸馏瓶中的液体会倒吸入水蒸气发生器中；③蒸馏所得馏出液，可视具体情况置于分液漏斗中进行分离。

考点提示：水蒸气蒸馏技术

三、升　华　技　术

升华是指某些固体化学成分具有较高的蒸气压，受热时不经熔融就可直接气化，气体遇冷又凝固为原来的固体化合物的现象。升华技术即是利用某些化学成分具有升华特性而进行的提取技术。

（一）操作技术

常见的升华操作有常压升华和减压升华。简易升华装置见图2-6。试样粉碎后置于大小适宜的烧杯中，上面放一圆底烧瓶并连接冷却水，然后在烧杯下方加热，当升华气体到达瓶底遇冷后即可形成结晶。有时为了降低升华温度，可用两个大小不同的抽气试管安装成减压升华装置。

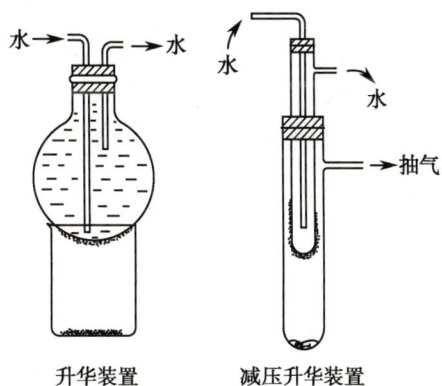

图2-6　升华装置

（二）应用特点

升华技术只适用于提取具有升华性的成分。如樟木中的樟脑，是世界上最早应用此技术制取的有效成分；茶叶中的咖啡因加热到178℃就能升华而不被分解。此外，游离羟基蒽醌类成分、小分子游离香豆素类成分及某些有机酸和酚类成分等，也具有升华的性质，可利用升华技术提取。

此法简便易行，主要用于微量升华物的提取。缺点是药材受热后炭化，往往产生挥发性焦油状物黏附在升华物上，不易除去，有时还伴有物质分解现象。

四、浓　缩　技　术

提取液浓缩的目的是减少溶剂量，使溶液浓度变高，利于进一步分离。常用的浓缩方法有蒸发与蒸馏。

（一）蒸发

蒸发是通过加热使溶剂气化挥散不需回收的一种常见浓缩方法。适用于水提取液的浓缩。常见的蒸发方法有常压蒸发、减压蒸发、薄膜蒸发、多效蒸发等，不同的蒸发方法适用于不同的物质。常压蒸发用于非热敏性药液的蒸发。实验室可将水提取液置于蒸发皿中,直火或水浴加热,使水分蒸发除去。工业生产是将提取液放入蒸气夹层锅,利用蒸气加热进行蒸发浓缩。这种常规蒸发耗能大,效率低。

对于含热敏性成分的提取液,目前实验室广泛采用旋转蒸发器(图2-7)进行减压浓缩。操作时,蒸馏瓶在恒温水浴锅中旋转,使溶液在瓶壁上形成薄膜,增大了溶剂的受热面积,溶剂蒸气在高效冷却器作用下冷凝为液体,回流到收集瓶中,达到快速浓缩提取液的目的。这种减压蒸发不仅速度快,还可有效避免提取液中某些成分的分解破坏。

大生产中类似的浓缩设备有高效旋转薄膜蒸发器、刮板式薄膜蒸发器、三效降膜蒸发器等,在这些设备中溶液均以液膜状态通过加热管,加大了液体受热气化的表面积,热量传播快而均匀,缩短了溶液的受热时间,提高了浓缩效率,并能较好地防止液体过热现象,是一种较理想的浓缩方法。薄膜蒸发可以在常压或减压下连续操作,尤其适用于水提取液和稀乙醇提取液的浓缩。图2-8为简单薄膜蒸发装置示意图。

图2-7 旋转蒸发装置

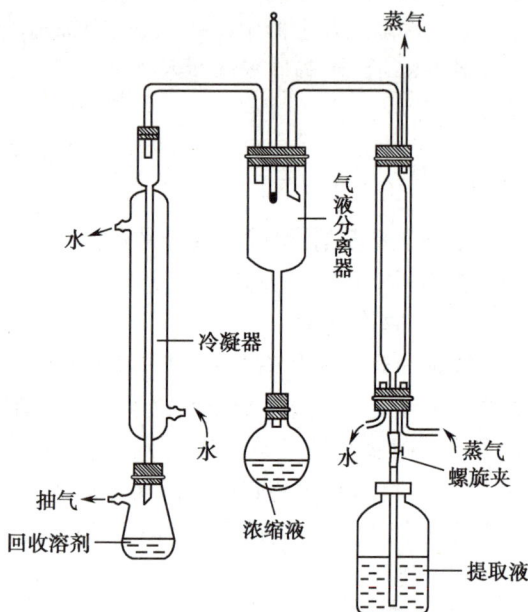

图2-8 薄膜蒸发装置示意图

知识链接

工业用多效蒸发器

多效蒸发器是将几个蒸发器顺次连接起来协同操作,以实现二次蒸气的再利用,提高加热蒸气利用率的蒸发设备。

通入原始蒸气的蒸发器称为第一效,一效中的料液受热产生大量的蒸气(称为二次蒸气),进入二效加热室给二效料液加热,依次类推,最后一效产生的二次蒸气进入冷凝器被冷却除去。操作过程中,每一效被浓缩后的料液可从循环管回到加热室,再次受热,又喷入蒸发室形成循环。通过多效蒸发,料液的水分不断地被蒸发而浓缩,达到规定的相对密度后,将浓缩液从设备下部排出。

制药工业生产中常见的多效蒸发器是二效或三效蒸发器,可根据蒸发水量的多少来选择。由于多效蒸发可以节省加热蒸气用量,所以对于体积大的中药水提取液的浓缩被广泛采用。图2-9为二效外加热式蒸发器。

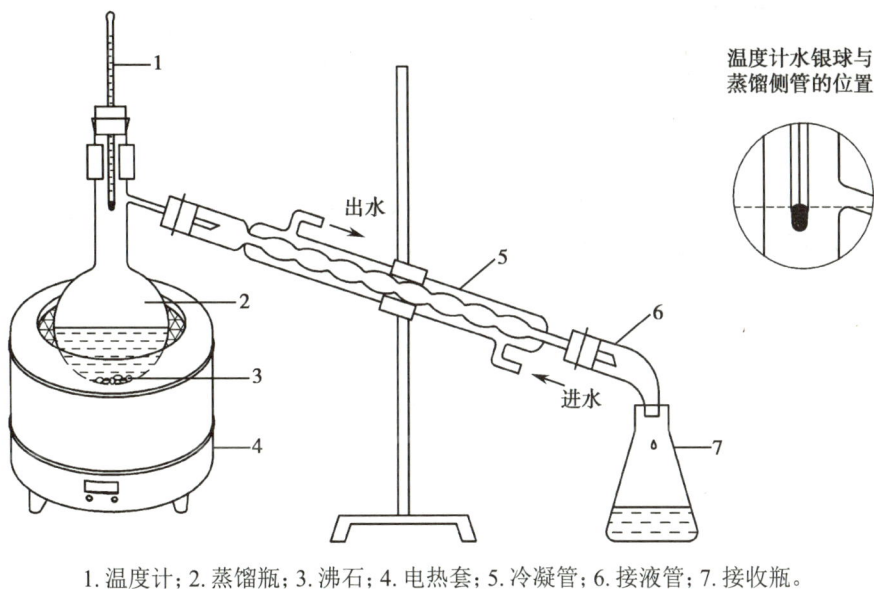

1. 一效蒸发室；2. 视镜；3. 一效加热室；4. 二效加热室；5. 收水器；6. 冷凝器；7. 二效蒸发室。

图 2-9　二效外加热式蒸发器

（二）蒸馏

蒸馏是将提取液加热使溶剂气化并冷凝为液体而回收，达到提取液浓缩的目的。本法适用于有机溶剂提取液的浓缩。按操作压强，可将蒸馏法分为常压蒸馏和减压蒸馏两类；按操作方式又可分为间歇蒸馏和连续蒸馏。

1. 常压蒸馏　常压蒸馏装置（图 2-10）主要由温度计、蒸馏瓶、冷凝管、接液管和接收瓶组成。操作时，先按照图示，从热源处开始，自下而上、由左至右依次安装各仪器，向蒸馏瓶中加入蒸馏瓶容积 1/3～2/3 的待蒸馏液体，加入沸石，安装温度计，开启冷凝水，然后开始加热。加热时当蒸气的顶端到达温度计水银球部位时，温度计读数会急剧上升。这时应控制加热温度，调节蒸馏速度，以每秒钟蒸出 1～2 滴为宜。将沸点温度之前的蒸馏液弃去，更换接收器接收蒸馏液，当不再有馏液蒸出，温度突然下降时，即可停止蒸馏，先关闭热源，再关闭水源。

温度计水银球与蒸馏侧管的位置

1. 温度计；2. 蒸馏瓶；3. 沸石；4. 电热套；5. 冷凝管；6. 接液管；7. 接收瓶。

图 2-10　常压蒸馏装置

操作注意：①沸石应在加热前投入。切忌将沸石投入已接近沸腾的蒸馏液中，否则液体将突然暴沸喷出造成危险，如果中途停止蒸馏，再次加热前，应加入新的沸石。②切勿将蒸馏液全部蒸干，以免发生意外事故。

2. 减压蒸馏　常用的减压蒸馏系统（图 2-11）主要分为蒸馏、抽气、安全保护和测压装置四部分。其中，抽气装置有水泵和油泵两种，都必须安装安全瓶。此法可降低溶液的沸点，避免有

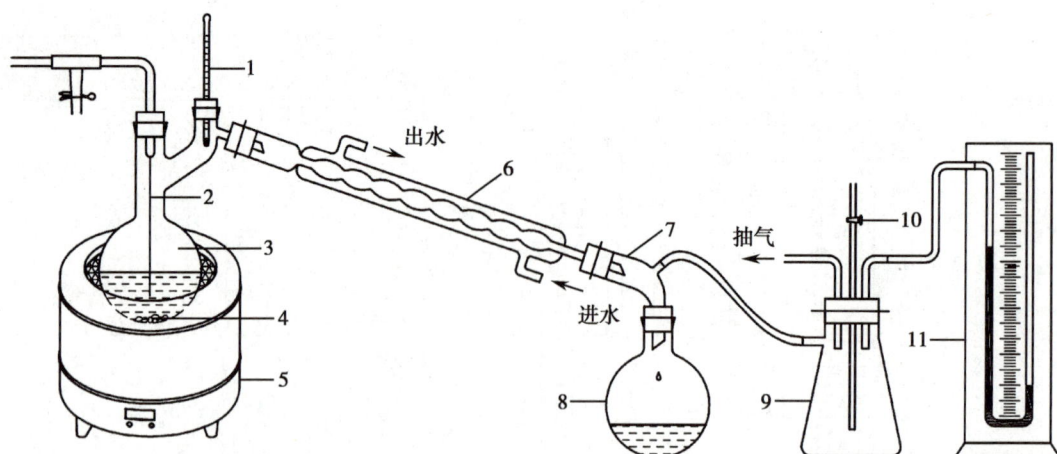

1. 温度计；2. 玻管（末端带毛细管）；3. 克氏蒸馏瓶；4. 沸石；5. 电热套；6. 冷凝管；7. 接液管；8. 接收瓶；9. 安全瓶；10. 通气阀；11. 压力计。

图 2-11　减压蒸馏装置

效成分的分解破坏，还可缩短蒸馏时间，提高浓缩效率。

　　操作注意：①水泵能达到的最低压力就是工作时水温下的水蒸气压力；②油泵的抽气能力比水泵强，为防止挥发性的有机溶剂、水或酸性蒸气进入而降低油泵的减压效率，必须安装吸收装置以保护油泵。

　　蒸馏方法的选择可随提取液的沸点和有效成分的性质而定。常压蒸馏适用于低沸点有机溶剂且有效成分受热不易分解的提取液浓缩。减压蒸馏可降低溶液的沸点，避免有效成分的分解破坏，还可缩短蒸馏的时间，提高浓缩效率。因此，减压蒸馏适用于高沸点有机溶剂及有效成分遇热不稳定的提取液浓缩。

第二部分　分　离　技　术

　　经提取浓缩得到的提取物仍是含有多种成分的混合物，还需利用各种分离技术反复进行分离精制和纯化处理，才能得到所需成分或单体化合物。

一、两相溶剂萃取技术

　　两相溶剂萃取技术是在提取液中加入一种与其不相混溶的溶剂（萃取剂），振摇，使两相溶剂充分接触，同时使原提取液中某种成分转溶至萃取剂中，而其他成分仍留在原提取液中，静置，待两相完全分层后，分离两相。如此反复处理多次，达到各化学成分分离的目的。

　　（一）基本原理

　　两相溶剂萃取技术（简称萃取技术）是利用混合物中各成分在互不相溶的两相溶剂中因分配系数不同达到分离的技术。

　　分配系数是指在一定温度和压力下，一种物质溶解在互不相溶的两相溶剂中，当达到溶解平衡后，该物质在两溶剂中浓度的比值。此比值在一定温度及压力下为一常数，可以用下式表示：

$$K = \frac{C_H}{C_L}$$

K —分配系数

C_H —物质在上层溶剂中的浓度

C_L —物质在下层溶剂中的浓度

课堂互动

现有 A、B 两种物质组成的混合物,在 1 号两相溶剂系统中,$K_A=9$,$K_B=1/9$,在 2 号两相溶剂系统中,$K_A=4/5$,$K_B=5/4$,要想将 A、B 两种物质分开,应选择哪种溶剂系统呢?

混合物中各成分在两相溶剂中,分配系数相差越大,分离效果越好。

在两相溶剂萃取技术中,萃取剂的选择是关键。首先,萃取剂应与提取液是不相混溶的两相溶剂,常见的是水相与亲脂性有机溶剂相,有机溶剂一般选择石油醚、三氯甲烷、乙醚、乙酸乙酯、正丁醇等。其次,萃取剂的选择应根据被萃取化合物的性质而定。若从水提液中分离强亲脂性成分,一般多用石油醚、三氯甲烷或乙醚等与水相进行两相萃取;如果是亲脂性较弱的有效成分,则应该用亲脂性弱的有机溶剂,如乙酸乙酯、正丁醇等。例如萃取黄酮类成分时,多用乙酸乙酯和水做两相萃取;萃取亲水性强的皂苷类成分,则多选用正丁醇(或异戊醇)和水做两相萃取。但须注意的是,有机溶剂的亲水性或极性越大,与水进行两相萃取的效果就越差,因有较多的亲水性杂质也随之被萃取出来,不利于有效成分的进一步精制。萃取剂的用量应遵循"少量多次"的原则。

(二)操作技术

1.简单萃取技术 简单萃取技术常用于初步分离。实验室小量萃取一般在分液漏斗中进行(图 2-12)。操作时,选择一个大小适宜的分液漏斗,检查无漏液后,加入提取液和萃取溶剂,装入量约占分液漏斗体积的 1/3,振摇数分钟,其间注意及时排气,静置,分层,开启活塞放出下层液,上层液从分液漏斗上口倒出,以免污染。该技术适用于分配系数差异较大的成分的分离,一般萃取 3~4 次即可。工业大生产中可在密闭的萃取罐内进行。

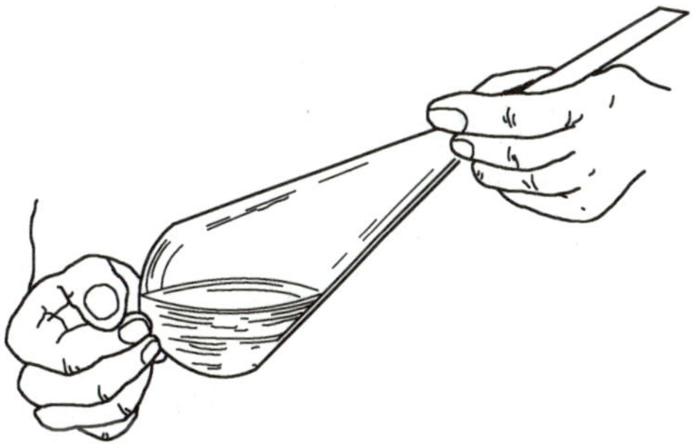

图 2-12 分液漏斗的萃取操作

萃取操作时,强烈振摇常会产生乳化现象,尤其碱性水溶液遇到三氯甲烷作萃取溶剂时,更易产生乳化现象,不利于分离。消除乳化的方法:①长时间放置并用玻璃棒不时搅拌破坏;②分出乳化层,再用新的溶剂萃取;③将乳化层抽滤;④将乳化层加温使之破坏;⑤加入适量氯化钠或滴入数滴戊醇。如果乳化现象严重,也可以采用两相溶剂逆流连续萃取装置进行萃取。由于中药成分复杂,有时两液层间会出现一些轻质的絮状物,应视具体情况确定留在上层还是下层。

2.逆流连续萃取技术 此技术是利用互不相溶的两相溶剂相对密度不同,以相对密度小的溶剂作为移动相,逆流连续穿过相对密度大的溶剂(固定相),在移动过程中发生萃取,使某些成分转溶,从而达到分离的一种连续萃取技术。

逆流连续萃取装置(图 2-13)是由一根或数根萃取管串联组成,管内用小瓷环或小的不锈钢圈填充,以增加两相溶剂萃取时的接触面。

此技术操作简便,萃取较完全,有效克服了在分液漏斗中多次萃取的麻烦,也避免了乳化现象的发生。

考点提示: 两相溶剂萃取技术的基本原理;萃取剂的选择

二、沉淀分离技术

沉淀分离技术是在中药提取液中加入某些试剂,使产生沉淀从溶液中析出的一种分离技术。

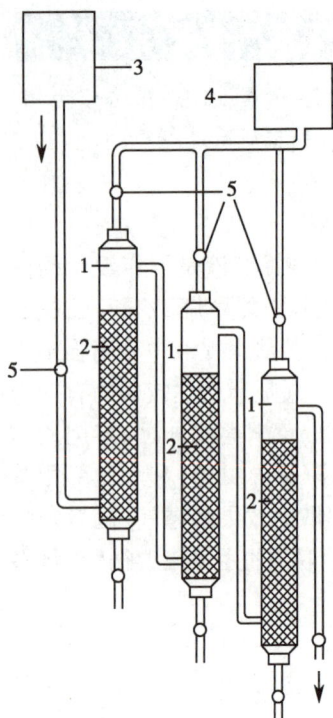

1. 萃取管；2. 填料层；3. 高位容器（相对密度小的液体）；4. 低位容器（相对密度大的液体）；5. 旋塞。

图2-13　逆流连续萃取装置

滤过所得沉淀物，既可以是有效成分也可以是杂质。若有效成分与试剂反应生成沉淀，则沉淀反应必须是可逆的。

1. 乙醇沉淀法　在浓缩后的水提取液中，加入一定量的乙醇，使某些难溶于乙醇的成分从溶液中沉淀析出的方法。

具体操作时，应将乙醇缓慢地加入浓缩后的水提取液中，且边加边搅拌，使含醇量逐步提高，以利于杂质慢慢地分级沉出。

此法常用来除去水提取液中的淀粉、树胶、黏液质、蛋白质等水溶性杂质。一般含醇量达80%以上时几乎可以除尽水提液中的蛋白质、多糖、无机盐等成分。同样，在乙醇提取液中加入一定量的水，也可使叶绿素、树脂等亲脂性成分沉淀析出。

2. 酸碱沉淀法　本法是利用某些具有酸（碱）性的脂溶性成分，能与碱（酸）性试剂反应成盐而溶于水，再加酸（碱）性试剂后，重新生成游离的酸（碱）性成分自水溶液中以沉淀析出的性质，从而达到分离的目的。

此法主要适用于某些不溶于水的酸性成分（有机酸、酚类等）、碱性成分（生物碱等）的分离。一些具有内酯、内酰胺结构的化合物遇碱加热，开环生成盐而溶于水，加酸酸化后，又重新环合成游离态以沉淀从溶液中析出，从而与其他杂质分离。

3. 铅盐沉淀法　本法是利用中性或碱式醋酸铅在水或稀醇溶液中，能与许多中药化学成分生成难溶性的铅盐或铅络合物沉淀，而使各成分得以分离的方法。

中性醋酸铅可与分子结构中具有羧基或邻二酚羟基的物质结合成沉淀，如有机酸、氨基酸、蛋白质、鞣质、树胶、酸性皂苷及某些黄酮、蒽醌、香豆素等；碱式醋酸铅沉淀范围更广，除上述成分外，还可沉淀单酚羟基化合物、某些中性成分（皂苷、糖类等）及一些弱碱性成分（生物碱等）。

具体操作时，一般先向中药的水或醇提取液中加入饱和中性醋酸铅水溶液，滤过，可得沉淀Ⅰ，再向滤液中加入饱和碱式醋酸铅水溶液，滤过，可得沉淀Ⅱ。所得沉淀Ⅰ、沉淀Ⅱ及滤液三个部位中均有可能存在有效成分。

若铅盐沉淀为有效成分，可将沉淀悬浮于水或稀醇中进行脱铅；若滤液中含有效成分，可直接在滤液中脱铅。脱铅方法主要有通入硫化氢气体法、加硫酸盐（磷酸盐）法、阳离子交换树脂法三种。即向悬浮铅盐沉淀的水或稀醇中，通入大量硫化氢气体或加入饱和的硫酸钠或磷酸钠溶液，使铅盐沉淀转化为硫化铅沉淀或硫酸铅（磷酸铅）沉淀而除去，或将含铅离子的溶液通过强酸型阳离子交换树脂柱，溶液中多余的铅离子可被交换到树脂上而除去。

硫化氢气体法脱铅完全，效果好，最为常用。但产生的硫化铅沉淀吸附性强，对有效成分的分离会造成一定的负面影响，且硫化氢有毒，需加热或通入二氧化碳驱除多余的硫化氢。硫酸盐（磷酸盐）法脱铅效果不及硫化氢气体法，但生成的硫酸铅或磷酸铅沉淀吸附性小，该法也可以用硫酸或磷酸代替其钠盐进行脱铅处理。阳离子交换树脂法脱铅快而彻底，但溶液中其他阳离子化合物也可能被交换到树脂上，且树脂价贵，脱铅后树脂的再生也较困难，故不常应用。

铅盐沉淀法是分离某些中药成分的经典方法之一，但由于铅会造成重金属污染，所以使用受到限制。

4. 盐析法　此法是向混合物水提液中加入易溶于水的无机盐至一定浓度或成饱和状态，使某些中药化学成分在水中因溶解度降低而析出，达到与其他杂质分离的目的。常用于盐析的无机盐有氯化钠、硫酸钠、硫酸镁、硫酸铵等。

如从三颗针中分离小檗碱，在生产上都是用氯化钠或硫酸铵进行盐析。如向三七的水提取液中加硫酸镁至饱和，三七皂苷乙即可沉淀析出。有些成分如麻黄碱、苦参碱等水溶性较大，或某些在水中溶解度稍大的挥发油类成分（如原白头翁素等）在萃取分离时，亦常先在水提液中加入一定量的食盐，降低这些水溶性成分的溶解度，再用有机溶剂提取。

考点提示：乙醇沉淀法、酸碱沉淀法、盐析法原理与应用；铅盐沉淀法的脱铅处理

三、结晶与重结晶技术

物质从非结晶状通过操作得到结晶状的过程称为结晶。若得到的结晶不纯，重复进行结晶的过程为重结晶。结晶与重结晶技术往往用于化学成分的分离、精制、纯化。结晶的形成标志着化合物的纯度达到了较高程度。获得结晶并制备成单体纯品，是鉴定中药成分、研究其分子结构的重要前提。但不能直接用结晶技术对提取液进行分离精制。因为过多的杂质会干扰结晶的形成，甚至有时少量的杂质也会影响结晶的析出，所以，在利用结晶技术对化学成分精制、纯化之前，应尽可能除去杂质。

（一）基本原理
结晶与重结晶技术是利用混合物中各成分在不同温度溶剂中溶解度的差异实现分离的方法。

（二）操作技术

选择结晶溶剂 → 制备饱和结晶溶液 → 趁热抽滤 → 滤液 → 冷却析晶抽滤 → 结晶 → 测定结晶纯度

ER-2-13

结晶与重结晶技术

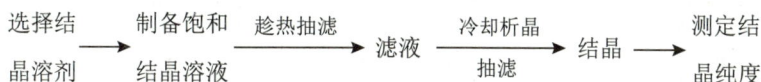

1. 结晶溶剂的选择 选择合适的溶剂是形成结晶的关键。理想的结晶溶剂应符合下列条件：①溶解度：对欲结晶成分热时溶解度大，冷时溶解度小；对杂质则冷、热均溶或均不溶。②与被结晶的成分不发生化学反应。③沸点：溶剂的沸点要适中，若沸点过高，则附着于晶体表面不易除去，过低又不利于晶体析出。

常用于结晶的溶剂有甲醇、乙醇、丙酮、乙酸乙酯、乙酸、吡啶等。当用单一溶剂不能达到结晶时，可用两种或两种以上溶剂组成的混合溶剂进行结晶。常用的混合溶剂有水 - 乙醇、水 - 丙酮、乙醇 - 乙醚、乙醇 - 三氯甲烷、乙醇 - 乙酸乙酯 - 乙醚等。

2. 饱和结晶溶液的制备 将欲结晶混合物加入适量的结晶溶剂中，加热，制成热的饱和溶液（必要时加活性炭脱色）。

3. 趁热滤过 将热的饱和溶液利用减压抽滤装置趁热滤过，收集滤液。（如图 2-14）

4. 冷却析晶 将滤液加塞静置或在低温下放置，使结晶缓慢析出，滤过，即得某成分的晶体。析出晶体后的滤液仍是该成分的饱和溶液（母液），继续浓缩，仍可获得部分该成分的晶体，此方法称为分步结晶。

分步结晶尤其适用于含有两种或两种以上成分固体混合物的分离纯化，操作时将混合物溶于适宜的溶剂中，经处理析出结晶Ⅰ，分出结晶Ⅰ后的母液经浓缩又析出结晶Ⅱ，再将母液浓缩又析出结晶Ⅲ……从而达到分离目的。各步所得晶体，经薄层色谱检查后，合并相同成分，不同成分需继续分离，在未经检查确定为同一成分前不能贸然混在一起。

图 2-14 减压抽滤装置

布氏漏斗 活塞 抽气 安全瓶

5. 结晶纯度的判断 结晶的纯度可通过化合物的晶形、色泽、熔点和熔距、色谱分析法等进行鉴定。

（1）晶形和色泽：纯净的结晶具有一定的晶形和均匀的色泽，要注意所用的溶剂不同，得到

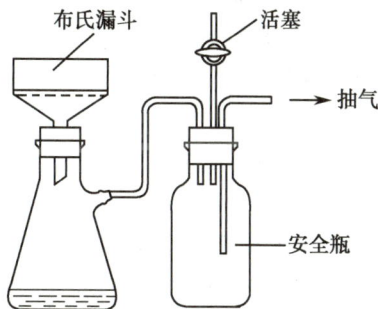

的结晶形状可能有差异。如阿托品在三氯甲烷中形成棱柱状结晶，在丙酮中则形成半球状结晶，在三氯甲烷 - 丙酮混合溶剂中则形成以上两种晶形的结晶。但有时结晶形状一致也不能完全认定为单体化合物，尚须配合其他方面的检查。

（2）熔点和熔距：纯净的化合物，重结晶前后的熔点应该一致。但结晶溶剂不同，所得晶体的熔点也可能不同。如氧化苦参碱，在无水丙酮中得到的结晶，熔点为208℃，而在含水丙酮中析出的结晶，熔点为162～163℃。所以文献中常在化合物的晶形、熔点后注明所用的溶剂。

熔距是指结晶开始熔融到完全熔化或分解的温度距离。一般单体化合物的熔距要求在0.5℃左右，从植物体中提得的化合物熔距可在1～2℃之间。通常，熔距较长表示化合物不纯。另有一些化合物具有双熔点的特性，如从丙酮中结晶出来的粉防己碱在126～127℃时熔融，至153℃时又固化，到217～218℃时又熔融（分解）。

（3）色谱分析法：实验室常用薄层色谱和纸色谱，经数种不同展开剂系统鉴定，均得到一个斑点，可初步认为是一个单体化合物。此外，高效液相色谱、气相色谱及各种光谱等，均有助于结晶纯度的判断。

考点提示： 结晶技术的基本原理及操作技术；结晶溶剂的选择；结晶纯度判断的方法

课堂互动

在结晶操作过程中，有两次抽滤，请思考两次抽滤的作用。

四、透 析 技 术

透析技术是利用溶液中的小分子物质可通过透析膜，而大分子物质不能通过透析膜的性质达到分离的技术。透析技术属于膜分离技术，用于分离分子量大小不同的混合物。用此技术分离纯化皂苷、多糖、多肽、蛋白质等大分子成分时，可除去无机盐、单糖、双糖、氨基酸等小分子杂质。

透析技术的关键是须根据欲分离成分的分子量选用适宜规格的透析膜。常见的透析膜有动物性膜、火棉胶膜、羊皮纸膜（硫酸纸膜）、蛋白胶膜、玻璃纸膜以及人工合成的有机高聚物膜等多种。实验室简单透析装置如图2-15。

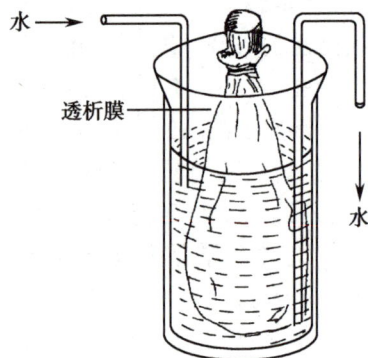

图 2-15　透析法示意图

五、分 馏 技 术

此技术是利用混合物中各成分沸点的不同进行分离。适用于能够完全互溶的液体混合物，如挥发油及一些液体生物碱中各组分的分离。实验室简单分馏装置如图2-16。

（一）操作技术

将待分馏的混合液置于烧瓶中，加热，蒸气进入分馏柱，由于柱外空气的冷却，部分蒸气凝成液体，上行的蒸气遇到下行的冷凝液，就会发生热交换。上行蒸气中的高沸点组分较易被冷凝，随着分馏柱高度的增加，混合蒸气中所含高沸点组分减少，到一定高度时，可获得较纯的某一组分。为增加冷凝液与蒸气的热交换机会，可在柱中装入适量填料，提高分馏效果。

（二）应用特点

通常，液体混合物中各成分沸点相差较大，将溶液反复蒸馏即可达到分离目的，如沸点相差

ER-2-14

分馏技术原理

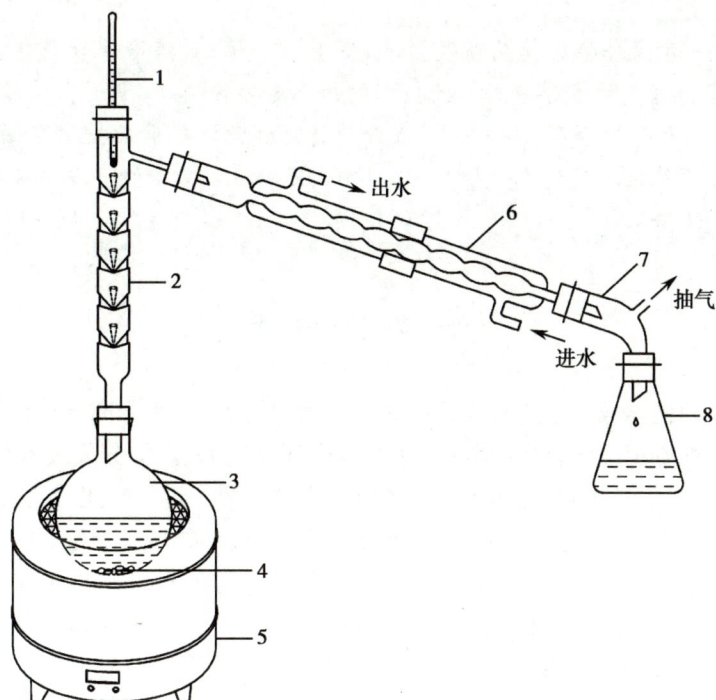

1. 温度计；2. 分馏柱；3. 蒸馏瓶；4. 沸石；5. 电热套；6. 冷凝管；7. 接液管；8. 接收瓶。

图 2-16 简单分馏装置

较小，则需采用分馏法。分馏法是将多次蒸馏的复杂操作集中在一支分馏柱中完成。混合物中各成分的沸点相差越小，需要的分馏装置越精细。

考点提示： 分馏技术的原理与适用范围

知识链接

系统溶剂分离技术

通常，选用 3～5 种不同极性的溶剂，按极性由低到高分步对总提取物进行提取分离。根据"相似相溶"原理，极性不同的各成分，可被相应极性的溶剂所溶解，从而得以分离。各类中药化学成分的极性大小与其适用的提取溶剂见表 2-3。

表 2-3 中药化学成分及其适用的提取溶剂

成分极性	成分类型	提取溶剂
强亲脂性	挥发油、油脂和蜡、脂溶性色素、甾醇类、某些苷元	石油醚、己烷
亲脂性	苷元、游离生物碱、树脂、有机酸、某些苷类	乙醚、三氯甲烷
中等极性	某些苷类（如强心苷等）	三氯甲烷-乙醇（2:1）
	某些苷类（如黄酮苷等）	乙酸乙酯
	某些苷类（如皂苷、蒽醌苷等）	正丁醇
亲水性	极性很大的苷、鞣质、氨基酸、某些生物碱盐	丙酮、乙醇、甲醇
强亲水性	蛋白质、糖类、氨基酸、无机盐	水

此技术是早年研究中药有效成分的一种最主要的技术，它可以把不同极性的化合物初步

分离,有利于进一步结合临床或药理实验,确定有效部位,最终分离获得单体。此技术尤其适用于某些无资料可查的成分分离。此技术的缺点是操作烦琐、费时并需要大量溶剂,对化学性质不稳定、容易引起分解、异构化的成分应特别注意。尽管此技术在微量成分、结构性质相似成分的分离纯化上受到很大限制,但目前仍是研究有效成分不明确或极性差异大的成分混合物的常用方法。

六、色 谱 技 术

色谱技术是中药化学成分分离与检识中最常应用的技术,具有分离分析效能高、快速简便等优点。对一些结构性质相似化合物的分离,用经典的萃取技术、沉淀分离技术和重结晶技术等难以达到分离目的时,用色谱技术往往可以获得很好的分离效果。近年来随着色谱理论的逐步发展,实验技术也逐步仪器化、自动化和高速化,色谱技术已成为化学领域一个重要的分离、分析工具。

色谱技术根据分离原理可分为:吸附色谱、分配色谱、凝胶色谱与离子交换色谱等;根据操作形式又可分为:薄层色谱(thin layer chromatography,TLC)、柱色谱(column chromatography)、纸色谱(paper chromatography,PC)。

(一)吸附色谱技术

吸附色谱技术通常是指以固体吸附剂作固定相,以液体作流动相(展开剂)的液-固色谱分离技术。

1. 基本原理 吸附色谱技术的分离原理是利用吸附剂对混合物中各成分的吸附能力不同,以及流动相对各成分解吸附能力的不同,使各成分实现分离。吸附剂的吸附作用主要有范德华力、氢键、固体表面作用力等。吸附剂对各成分吸附能力的大小主要取决于吸附剂本身的结构和性质、被吸附成分的结构和性质以及流动相的极性大小。

2. 构成要素 吸附色谱的构成要素有吸附剂(固定相)、流动相、被分离成分。

(1)吸附剂:常用的吸附剂有硅胶、氧化铝、聚酰胺、活性炭等。

1)硅胶:是最常用的极性吸附剂,吸附能力比氧化铝弱,其机械强度好,吸附容量高,分离范围广。硅胶颗粒表面具有很多硅醇基,显弱酸性,故不宜直接用于分离碱性物质,主要适合中性或酸性成分的分离,如萜类、挥发油、黄酮、蒽醌、有机酸、氨基酸等。

硅胶的硅醇基可通过氢键吸附水分,当吸水量超过17%时,吸附力极弱,不能用作吸附剂。当将硅胶加热到100~110℃时,即可除去绝大多数硅醇基吸附的水,重新显示吸附活性,这一过程称为硅胶的活化。当温度继续升高到170℃就有部分硅醇基发生脱水从而失去吸附活性,因此,硅胶活化不宜在较高温度下进行。

硅胶的吸附能力根据含水量分为五个活性级别(表2-4),含水量越少,吸附能力越强;反之,含水量越多,吸附能力就越弱。由于硅胶极易吸水,所以使用前应进行活化。

表2-4 硅胶、氧化铝含水量与活性级别的关系

活性级别	硅胶含水量 /%	氧化铝含水量 /%
I	0	0
II	5	3
III	15	6
IV	25	10
V	38	15

目前，薄层色谱用硅胶商品型号主要有 G 型、GF$_{254}$ 型、H 型、HF$_{254}$ 型，粒度一般为 10～40μm，高效薄层色谱的粒度为 5～10μm。其中，硅胶 G 型含煅石膏 12%～14%，硅胶 GF$_{254}$ 型除含有煅石膏外，还含有一种无机荧光剂，在 254nm 波长照射下呈现强烈荧光。

2）氧化铝：属于极性吸附剂，吸附性强于硅胶。色谱用氧化铝有碱性、中性和酸性之分，其中以中性氧化铝使用最多。由于氧化铝中的铝离子常与羧基、酚羟基形成配合物，故氧化铝主要适用于碱性或中性亲脂性成分的分离，如生物碱、萜类等成分。氧化铝的吸附性也与其含水量有着直接的关系，可根据含水量不同来表示活性级别（表 2-4）。一般在 150～160℃加热 4 小时，即可得Ⅲ～Ⅳ级氧化铝。

3）聚酰胺：商品名为锦纶、尼龙，是由酰胺聚合而成的一类高分子化合物。聚酰胺作吸附剂分离化学成分具有双重性，在极性溶剂中，分子结构中的酰胺基可与酚类、羧酸类或醌类成分形成氢键缔合（极性键）；在非极性溶液或碱性溶液中，氢键无法形成，聚酰胺作为极性吸附剂发挥分离作用。

聚酰胺对化合物的吸附不仅发生在分子表面，在分子内部也同样存在，故吸附容量大，适合于制备性分离。

聚酰胺作吸附剂，常用于分离黄酮类、酚类、醌类等化合物或粗提物中鞣质的除去，对某些生物碱、萜类及糖类的分离也取得了成功。商品聚酰胺有聚酰胺薄膜成品，可用于薄层色谱，另有颗粒状聚酰胺用于柱色谱。

4）活性炭：是一种非极性吸附剂，有较强的吸附能力，特别适合分离糖类、氨基酸及某些苷类等水溶性成分。色谱用活性炭最好选择颗粒状，依次用稀盐酸 - 乙醇 - 水洗涤，80℃干燥后使用。

活性炭在水溶液中吸附力最强，在有机溶剂中吸附力较弱。故水洗脱能力最弱，而有机溶剂则较强。活性炭对极性基团多的化合物吸附力小，而对极性基团少的化合物则吸附力大；对芳香族化合物的吸附力大于脂肪族化合物；对分子量大的化合物吸附力大于分子量小的化合物。例如对多糖的吸附力大于对单糖的吸附力。

（2）流动相：在柱色谱中流动相习惯称为洗脱剂，在薄层色谱中习惯称为展开剂。流动相在吸附色谱中主要作用是解吸附。流动相的选择应根据被分离成分的极性和吸附剂的极性综合考虑。通常，若被分离成分极性小，则选用极性小的溶剂作流动相；反之，须选用极性大的溶剂为流动相。

在吸附色谱中，流动相的解吸附能力与其极性有关。对于极性吸附剂，流动相的极性越大，其展开能力越强，化合物在色谱中移动的速度就越快；而对非极性吸附剂则相反，流动相的极性越大，其展开能力越弱。

（3）被分离成分：极性吸附剂（硅胶或氧化铝）对极性大的化合物吸附强，移动慢，R_f 值小；而对极性小的化合物吸附弱，R_f 值大，从而使各成分得以分离。

在利用吸附色谱技术分离混合物时，应全面考虑吸附剂、流动相和被分离成分三者的相互关系，这是分离成败的关键。

知识链接

常见的取代基极性大小

1. 常见的取代基极性大小比较

烷基（—CH$_3$）＜烯基（—CH＝CH—）＜醚基（—OCH$_3$）＜硝基（—NO$_2$）＜酯基（—COOR）＜酮基（—C＝O）＜醛基（—CHO）＜巯基（—SH）＜氨基（—NH$_2$）＜酰胺基（—NH—COCH$_3$）＜醇羟基（—OH）＜酚羟基（Ar—OH）＜羧基（—COOH）

2. 化合物极性大小判断原则

（1）分子中极性基团越多，极性越大。

（2）同系物中，分子量越小，极性越大。

（3）在同一母核中，不能形成分子内氢键的化合物比能形成分子内氢键的化合物极性大。

3．操作方式 吸附色谱常见的操作方式是薄层色谱和柱色谱。薄层色谱主要用于化学成分的预试、鉴定及探索柱色谱分离的条件，柱色谱主要用于化学成分的分离制备及含量测定（如高效液相色谱、气相色谱）。

（1）吸附薄层色谱法：此法是将吸附剂均匀地铺在载板上形成薄层，把欲分离的试样溶液点加到薄层板的一端，然后用合适的展开剂展开，使混合物中各成分得以分离的方法。具体操作主要包括铺板、点样、展开、显色、计算比移值五个步骤。

1）铺板（制板）：用于制备薄层的载板有玻璃板、塑料膜或铝箔，形状规格有多种，可根据需要而定，玻璃板最常用。载板在使用前一般需进行适当的处理，使表面光滑、清洁平整。

通常根据铺板时是否加入黏合剂，将制备的薄层板分为软板和硬板两种。不加黏合剂的为软板，加入黏合剂的为硬板。如图 2-17 示，直接将吸附剂铺成均匀的薄层板即为软板。因软板中不加黏合剂，故易损坏，只可随用随制。制备硬板时，将吸附剂、黏合剂等按照一定比例混合，均匀铺制在一块玻璃板上，铺好的薄层板自然干燥后再活化备用。市售薄层板临用前一般应在 110℃活化 30 分钟。

常用的黏合剂有煅石膏（G）、羧甲基纤维素钠（CMC-Na）。含煅石膏的薄层板耐腐蚀性好，但吸附剂易从板上脱落。含羧甲基纤维素钠的薄层板机械性能强，吸附剂不易脱落，可用铅笔在板上写字，但不耐腐蚀。

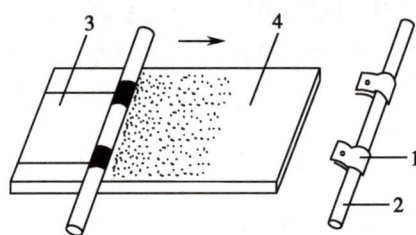

1. 铜环；2. 玻璃管；3. 吸附剂；4. 玻璃板。

图 2-17　干法铺板示意图

2）点样：将欲分离或鉴定的样品溶于适当的溶剂中，用平口毛细管吸取样品溶液，点在距薄层板底边 1～1.5cm 处。斑点直径不超过 2～3mm；各样点的间隔以 0.5～1.0cm 左右为宜；溶解样品的溶剂尽量避免用水，因为水溶液斑点易扩散，且不易挥发除去；若样品溶液浓度低，可重复点样。点样完毕挥散溶剂。

3）展开：展开方式有上行法、下行法、径向展开、单向展开、双向展开及多次展开等，通常用上行法。将薄层板放入盛有展开剂的展开缸中，密闭展开，待溶剂展开至薄板的约 4/5 高度，取出，标记溶剂前沿。

注意：为避免展开过程中出现边缘效应，需在展开前先进行饱和，即先将盛有展开剂的展开缸密闭放置一段时间，使整个展开缸被展开剂的蒸气饱和后，再放入薄层板；展开时注意勿使展开剂浸没样点，且勿移动展开缸。

4）显色：将挥去展开剂的薄层板，先在日光下观察有无色斑，然后在紫外光灯下（波长 254nm 或 365nm）观察有无荧光斑点，记录斑点的颜色、位置及强弱，必要时用显色剂喷雾显色。已知类型的成分可选择专属性显色剂，未知成分可采用碘蒸气熏或喷 5% 浓硫酸 - 乙醇液显色。

5）计算比移值（R_f 值）：显色后，各成分在薄层板上的相对位置可用比移值（R_f）来表示（如图 2-18）。

将计算出的 R_f 值与已知化合物的 R_f 值对照，也可与文献上记载的 R_f 值比较，进行定性鉴

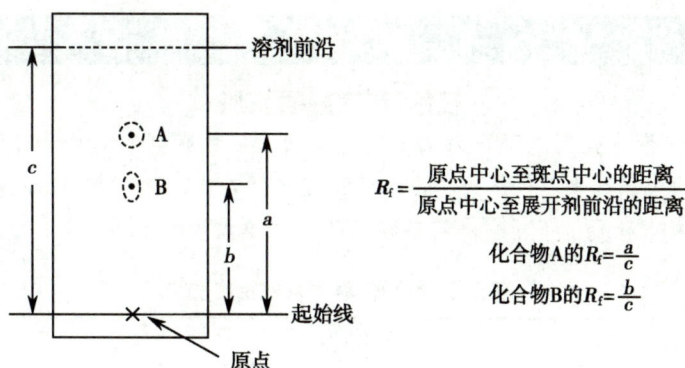

$$R_f = \frac{原点中心至斑点中心的距离}{原点中心至展开剂前沿的距离}$$

化合物A的$R_f = \dfrac{a}{c}$

化合物B的$R_f = \dfrac{b}{c}$

图 2-18　R_f值计算图示

别。如进行含量测定，可用薄层扫描仪。

由于薄层色谱的R_f值受许多因素的影响，如吸附剂的活性、展开剂的极性、薄层厚度、点样量、展开方式等。因此，同一化合物色谱条件不同，R_f值也不相同。在记述化合物的R_f值时，必须注明其色谱条件。也常采用供试品与标准品在同一薄层上展开，应显示相同的R_f值及色斑。

薄层色谱广泛应用于植物中各类化学成分的分离检识，也可应用于中草药品种、药材及其制剂真伪的检查、质量控制和资源调查；配合柱色谱做跟踪分离，了解分离的效果；还可利用薄层探索柱色谱的分离条件。通常，在薄层色谱中使各组分R_f值达到 0.2～0.3 的溶剂系统，可选为柱色谱分离该相应组分的最佳溶剂系统。

（2）吸附柱色谱法：吸附柱色谱法是将试样加入一定规格并装有吸附剂的玻璃柱内，再用适当的洗脱剂洗脱，使结构性质不同的成分达到分离的方法。其分离原理、吸附剂和洗脱剂的选择均与吸附薄层色谱法基本相同。柱色谱的具体操作可分为装柱、上样和洗脱三步。

1）装柱：色谱柱为内径均匀、下端缩口的硬质玻璃管，洗净干燥，下端铺一层脱脂棉或玻璃纤维，然后装入吸附剂。装柱要求是均匀无裂缝，方法有两种。

A. 干法装柱：将吸附剂通过漏斗直接加入色谱柱内。

注意：装柱过程中用橡皮槌轻轻敲打色谱柱，使填装均匀无缝隙，然后打开色谱柱下端活塞，沿管壁缓缓加入洗脱剂。操作过程中为防止吸附剂内留有空气，使用前应对洗脱剂进行超声脱气，并且在吸附层上面应保持有充足的洗脱剂。

B. 湿法装柱：将吸附剂与适量的洗脱剂混合成混悬液，慢慢倾入色谱柱中，然后加入洗脱剂将附着在管内壁上的吸附剂洗下，使色谱柱面平整。湿法装柱较均匀不易产生气泡，是常用的一种装柱法。

2）上样：待色谱柱内洗脱剂自然流下，液面和柱内吸附剂表面相平时，即可加入样品。加样要求是均匀，勿污染内壁。

将欲分离的样品溶于少量洗脱剂中，制成体积小的浓溶液，小心加到吸附剂上端，注意勿使吸附剂翻起污染内壁。如样品难溶于洗脱剂，也可将样品溶于易挥发的有机溶剂中，与少量吸附剂拌匀，挥尽溶剂，然后均匀地加到吸附剂上端。对某些在常用溶剂中不溶的样品，也可将其与适量的吸附剂在乳钵中研磨混匀后加入。

3）洗脱：为防止洗脱时冲散样品，可在样品上端加一层脱脂棉或吸附剂。从柱顶加洗脱剂进行洗脱，合理控制流速，洗脱过程应始终保持洗脱剂液面高于吸附剂上端。分段定量收集洗脱液，每份洗脱液用薄层色谱或纸色谱做定性检查，合并相同成分的洗脱液。如仍为几个成分的混合物，可再用色谱法或其他方法进一步分离。

柱色谱中的梯度洗脱

柱色谱中通常按洗脱剂洗脱能力从小到大递增变换洗脱剂的品种和比例,有利于混合物的完全分离。如《中国药典》中酸枣仁的含量测定项下,用乙腈(A)和水(B)为流动相,按下表中的规定进行梯度洗脱,即可测得酸枣仁皂苷 A 的含量(表2-5)。

表2-5　酸枣仁皂苷 A 的梯度洗脱

时间 /min	流动相 A/%	流动相 B/%
0～15	20→40	80→60
15～28	40	60
28～30	40→70	60→30
30～32	70→100	30→0

柱色谱分离能力强,尤其对结构与性质相似的成分,分离效果比薄层色谱好。例如,分离防己中的粉防己碱($C_{38}H_{42}N_2O_6$)和防己诺林碱($C_{37}H_{40}N_2O_6$),两者结构仅相差 1 个 CH_2,采用氧化铝吸附柱色谱,以环己烷 - 丙酮(4:1)为洗脱剂洗脱,即可使两者分离。吸附柱色谱装置如图2-19。

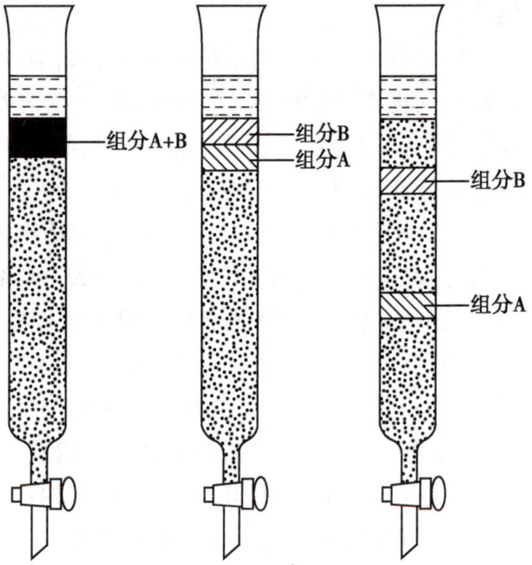

考点提示:吸附色谱分离原理;常用吸附剂及吸附作用类型;吸附薄层色谱操作

(二)分配色谱技术

分配色谱技术是一种利用混合物中各成分在互不混溶的流动相与固定相中因分配系数不同而达到分离的色谱技术。

1. 基本原理　分配色谱是基于两相溶剂萃取技术的分离原理。即固定相吸着在载体上,用流动相展开时,各成分在固定相和流动相之间连

图2-19　吸附柱色谱分离示意图

（组分A+B，组分B，组分A，组分B，组分A）

续不断地发生分配,由于各成分在两相间分配系数不同,被分离成分如在流动相中分配多,则移动较快,如在固定相中分配多,则移动较慢,从而达到分离目的。

2. 构成要素　分配色谱由四个要素构成,分别为载体、固定相、流动相和被分离成分。

1)载体:又称支持剂、担体,起支持固定相的作用,要求不溶于两相溶剂中,对被分离成分无吸附作用,也不与被分离成分发生化学反应。常用的载体有硅胶、硅藻土、纤维素粉、滤纸等。当硅胶含水量在 17% 以上时,吸附性下降,可作分配色谱的载体(最多吸水可达 70%)。硅藻土可吸收相当自身重量 100% 的水,作为分配色谱的载体,效果很好。

吸附在载体上的液体,常见的有水、甲酰胺、二甲基甲酰胺、硅油等。

2)固定相与流动相:在分配色谱中流动相应预先用固定相饱和,否则展开过程中,流动相可能与固定相部分相溶而影响分离效果。

根据固定相与流动相极性的差别,分配色谱分为正相分配色谱和反相分配色谱两种。在正相分配色谱法中,固定相极性大于流动相的极性,通常适用于分离水溶性或极性较大的成分,如

糖类、苷类、有机酸等化合物。比如，固定相多采用强极性溶剂，如水、缓冲液等，流动相则用乙酸乙酯、丁醇等弱极性有机溶剂。在反相分配色谱法中则正好相反，固定相的极性小于流动相极性，通常适用于分离脂溶性成分，如油脂、游离甾体、高级脂肪酸等。比如，固定相可用液体石蜡、硅油等，而流动相则用甲醇-水或乙腈-水等强极性溶剂。

反相分配色谱法应用广泛，其常用的固定相是在普通硅胶表面进行化学修饰（图2-20），键合上长度不同的烃基（R）形成亲脂性表面，习称键合相，如十八烷基或辛基硅烷键合相。

$$\equiv SiOH + X-Si-R \longrightarrow \equiv Si-O-Si-R + HX$$

（X=卤原子，烷氧基）

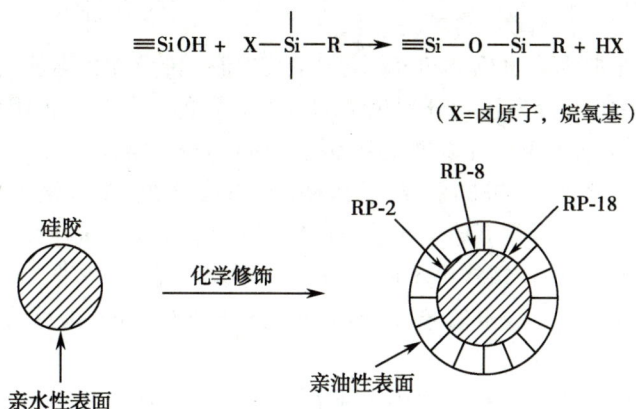

图2-20　硅胶的化学修饰

根据键合的烃基（—R）是乙基、辛基还是十八烷基，分别命名为RP（reverse phase）-2、RP-8及RP-18（图2-20）。亲脂性强弱顺序为：RP-18＞RP-8＞RP-2。

3）被分离成分：在正相分配色谱中，化合物的极性越小，随流动相迁移速度越快，先被分离；而在反相分配色谱中，极性越大的化合物随流动相迁移速度越快，先被分离。

3.操作方式　分配色谱常见的操作方式有薄层色谱、柱色谱和纸色谱。

（1）纸色谱法：是以滤纸作为载体，滤纸中的水分（或根据需要加在滤纸上的溶液）为固定相，用适当的溶剂系统为流动相进行展开。

色谱用滤纸分为快速、中速、慢速等规格。快速滤纸适用于分离 R_f 值相差较大的化合物或流动相黏度较大的溶液（如正丁醇）；定性分析时宜用薄型滤纸，定量或微量制备则宜用厚型滤纸。

有时为了适应某些特殊成分的分离，需对滤纸进行预处理，以改变滤纸的性能。如分离一些极性较小的成分，常用甲酰胺、二甲基甲酰胺（DMF）、丙二醇代替水作固定相，以增加成分在固定相中的分配比，降低 R_f 值，改善分离效果。在分离某些酸或碱性成分时，为取得较好的分离效果，必须维持恒定的酸碱度，可将滤纸浸于一定的pH缓冲溶液中预处理后再用，或在流动相中加入一定比例的酸或碱。

纸色谱常用的流动相是与水能部分相溶的有机溶剂，如水饱和的正丁醇、正戊醇、酚等，有时加入少量有机酸、有机碱或一定比例的甲醇或乙醇。如欲分离极性大的化合物，可在展开剂中增加水、乙醇等极性溶剂的比例，以增大 R_f 值，如正丁醇-冰醋酸-水（4:1:5，上层，BAW）。

纸色谱对亲水性较强成分如氨基酸、糖类、苷类等的分离效果常比薄层色谱好。但纸色谱展开往往需要较长时间，而且不能用腐蚀性强的显色试剂。

（2）分配薄层色谱法：与吸附薄层色谱的区别是铺板时用的不是吸附剂而是载体，薄层板自然晾干后不需活化即可使用，并且流动相应预先用固定相饱和，否则影响分离效果。

（3）分配柱色谱法：装柱前，先将载体和固定相混合均匀，再倾入流动相溶剂（洗脱剂）中，充分搅拌，使两相互相饱和平衡，然后在柱中加入已用固定液饱和的流动相，再将吸着固定液的载体按湿法装入柱中，在柱顶加入试样，洗脱即可。必须注意洗脱剂一定要先用固定液饱和，以免洗脱过程中两相分配的改变。

考点提示： 分配色谱分离原理；常见载体种类；分配色谱的分类；分配色谱的操作

（三）高效液相色谱技术

高效液相色谱技术（high performance liquid chromatography，HPLC）是在经典液相色谱基础上发展起来的一种快速分离分析新技术。该技术是采用高效填充剂、高灵敏度检测器，利用加压手段加快流动相流速的一种高效能液相色谱法。

常见的分离原理主要为吸附色谱和分配色谱，其中液 - 液分配色谱应用最广泛，根据其固定相与流动相极性的差别，亦分为正相分配色谱和反相分配色谱两类。正相色谱主要用于极性物质的分离测定；反相色谱主要用于非极性、中等极性物质的分离测定。

高效液相色谱仪由输液泵、进样系统、色谱柱、检测器和数据处理器等组成（图 2-21）。操作时用高压输液泵将流动相以恒定流速泵入装有固定相的色谱柱内，试样经进样阀注入，由流动相带入色谱柱，经过不断地分配，试样中不同性质的成分被分离，先后进入检测器，检测器将各成分的洗脱时间和浓度变化转变成电信号，送至数据处理器进行处理，最后绘出色谱图并打印出分析报告。

例如，采用高效液相色谱仪从秦皮中分离得到秦皮甲素和秦皮乙素（图 2-22）。色谱条件为：色谱柱为 Waters Nova-pak C_{18} 色谱柱（4.6mm×250mm，4μm）；流动相为乙腈 - 水（15：85）；室温；流速 1.0ml/min；进样量 10μl；检测波长 348nm。在这种反相色谱条件下，两组分按极性由大→小的顺序被洗脱出柱，故极性较大的秦皮甲素先被洗脱，而极性小的秦皮乙素后被洗脱。

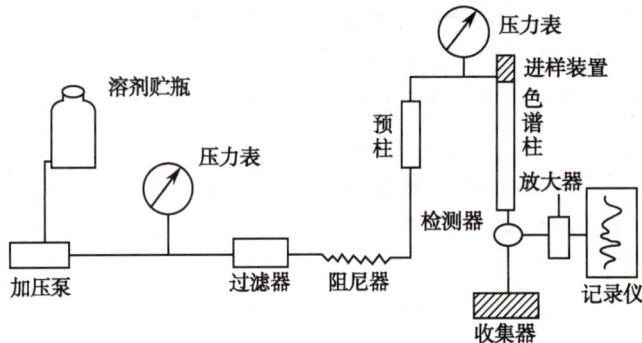

图 2-21　高效液相色谱装置示意图

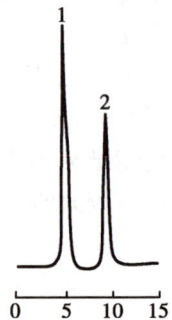

1. 秦皮甲素；2. 秦皮乙素。

图 2-22　秦皮中成分的 HPLC 色谱图

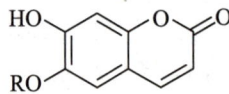

秦皮甲素 R=glc　　秦皮乙素 R=H

采用高效液相色谱技术分离、分析中药化学成分，具有分离速度快、效率高、试样分析重现性好，而且试样不需气化，只需制成溶液，即可在室温下进样分析，对挥发性差或遇热不稳定的成分及某些高分子化合物的分离极为有利。《中国药典》越来越多地采用高效液相色谱法测定中药材、中药饮片和制剂中有效成分的含量，以达到质量控制的目的。

液-质联用技术

液-质（HPLC-MS）联用技术即液相色谱与质谱串联的技术。此技术在中药分析、环境监测、兴奋剂检测等领域成功应用。在中药分析时，将中药提取物经过 HPLC 分离，流份直接导入质谱仪，根据采集的液相色谱图可得到化合物的保留时间，质谱图可给出化合物的分子量与结构信息以及成分的相对含量，从而将化合物的定性与定量合二为一，对复杂体系或混合物的鉴别和测定非常有效。有些微量或痕量成分在传统分离过程中很可能被忽略，而质谱具有高度灵敏性，可检测到皮克（pg）级物质，因此很容易发现新化合物的存在。

目前，HPLC-MS 技术日渐广泛应用于中药分析，主要体现在：①中药有效成分的快速筛选，如麦冬中高异黄酮类的定性分析；②中药材的品种鉴别，如菟丝子种子来源的鉴别；③中药质量标准研究，如用于蟾酥的定性定量分析，可显著提高蟾酥及相关制剂的质量控制水平；④中药代谢研究，如通过液-质联用技术测定血浆中芍药苷和芍药内酯苷的浓度，解决了芍药苷和芍药内酯苷在正常剂量给药时的检测问题。总之，HPLC-MS 技术从更高的层次和新的角度去解决中药的现代化问题，必将对中药研究产生迅猛的推动作用。

考点提示：高效液相色谱分离原理及特点

（四）气相色谱技术

气相色谱技术（gas chromatography，GC）是一种以气体作流动相的色谱分离技术。气体流动相又称载气，常用的是氮气。根据固定相状态及分离原理的不同又可分为气-固吸附色谱和气-液分配色谱两种，气-液分配色谱应用最广。气相色谱操作形式属于柱色谱。本法所用的仪器是气相色谱仪。

操作时，将吸附剂或涂有固定液的载体装入柱内，欲分离检测的试样从进样口注入后受热气化，气化后的试样被载气载入色谱柱内，由于试样中各成分在流动相与固定相之间的分配系数不同或被吸附剂吸附能力不同，而在柱内移动的速度也各不相同，从而得到分离。随载气先后流出色谱柱的各成分，进入检测器被逐一检出，在记录器上以峰的形式显示出来，即得到气相色谱图。

气相色谱技术具有分离效率高、分析速度快、灵敏度高、试样用量少等优点，适用于沸点低、易挥发化合物（如挥发油类成分）的分离、鉴定和含量测定。不足之处是试样需加热气化，不适宜分离高沸点、热稳定性差、极性大的化合物。现代利用 GC 作为分离手段，质谱仪作为分析工具，配合计算机做处理系统，使数据处理自动化，既迅速又准确。

考点提示：气相色谱分离原理及适用范围

（五）凝胶色谱技术

凝胶色谱（gel filtration chromatography，GFC）又称分子排阻色谱、分子筛色谱、凝胶滤过色谱。是一种以凝胶为固定相分离分子大小不同成分的液相柱色谱技术。具有设备简单，操作方便，凝胶可反复使用等优点。

1. 分离原理　主要是分子筛作用，根据凝胶的孔径和被分离物质分子的大小而达到分离目的。凝胶是一种呈球形颗粒、具有网状结构的高分子化合物，不溶于水，但可在水中溶胀。将溶胀的凝胶装柱，加入样品，用溶剂洗脱时，由于凝胶颗粒上有许多网孔，当混合物溶液通过凝胶柱时，比凝胶孔隙大的分子不能进入凝胶颗粒内部，只能随洗脱剂在颗粒间隙移动；比凝胶孔隙小的分子则可自由渗入并扩散到凝胶颗粒内部，通过色谱柱时阻力增大，流速变缓。这样不同大小分子的移动速率有差异，在经历一段时间流动并达到动态平衡后，化合物即按分子由大到小的顺序先后流出而得到分离（图 2-23）。

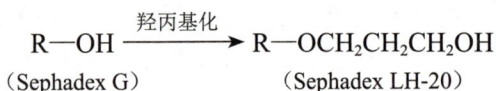

○ 代表凝胶颗粒
○ 代表大分子物质
● 代表小分子物质

图2-23　凝胶色谱分离示意图

2. 凝胶的种类与性质　商品凝胶种类很多,常用的有葡聚糖凝胶(Sephadex G)和羟丙基葡聚糖凝胶(Sephadex LH-20)。

葡聚糖凝胶是由葡聚糖(右旋糖酐)和甘油基通过醚桥相交联而成的多孔性网状结构。具有亲水性,但不溶于水、稀酸、碱和盐溶液,能在水中溶胀成胶粒,在pH值3~10的溶液中稳定,适用于分离水溶性成分,如蛋白质、氨基酸、糖及苷类等。

葡聚糖凝胶网孔的大小取决于制备凝胶时所用交联剂的数量,加入交联剂越多,则交联度越高,网孔越小。商品葡聚糖凝胶为干燥的颗粒状物质,使用前必须使其在水中充分膨胀为凝胶粒子,吸水量越大,代表网孔越大。如 Sephadex G-25,表示该葡聚糖凝胶每 1g 吸水量为2.5g。Sephadex G-100 表示每 1g 吸水量为10g,网孔大于前者。不同规格的葡聚糖凝胶适合分离不同分子量的物质。有关性能见表2-6。

表2-6　葡聚糖凝胶型号性能及适用范围

型号	吸水量 / $(g \cdot g^{-1})$	柱床体积 / $(ml \cdot g^{-1})$	分离范围(分子量)		最少溶胀时间 /h	
			肽与蛋白质	多糖	室温	沸水浴
G-10	1.0±0.1	2~3	<700	<700	3	1
G-15	1.5±0.2	2.5~3.5	<1 500	<1 500	3	1
G-25	2.5±0.2	4~6	1 000~5 000	100~5 000	6	2
G-50	5.0±0.3	9~11	1 500~30 000	500~10 000	6	2
G-75	7.5±0.5	12~15	3 000~70 000	1 000~50 000	24	3
G-100	10.0±1.0	15~20	4 000~150 000	1 000~100 000	48	5
G-150	15.0±1.5	20~30	5 000~400 000	1 000~150 000	72	5
G-200	20.0±2.0	30~40	5 000~800 000	1 000~200 000	72	5

羟丙基葡聚糖凝胶是葡聚糖凝胶经羟丙基化处理得到的产物(见下式),与葡聚糖凝胶相比,分子中羟基总数不变,但碳原子比例增加,具有一定的亲脂性,可在水、极性有机溶剂或两者的混合溶剂中膨胀使用,这样就扩大了应用范围,既可用于强极性水溶性化合物的分离,也可用于某些难溶于水或部分亲脂性弱的化合物的分离,如黄酮、蒽醌、香豆素等。

$$R-OH \xrightarrow{\text{羟丙基化}} R-OCH_2CH_2CH_2OH$$
$$(\text{Sephadex G}) \qquad\qquad (\text{Sephadex LH-20})$$

3. 应用　凝胶色谱技术在中药化学成分的分离纯化工作中被广泛应用,尤其是一些大分子化合物如蛋白质、酶、多肽、多糖等的分离,另外还可用于脱盐、吸水浓缩、除热原及粗略测定高分子物质的分子量等方面。

考点提示:凝胶色谱分离原理

(六)离子交换色谱技术

离子交换色谱技术(ion exchange chromatography,IEC)是一种以离子交换树脂作为固定相,以强离子浓度的水溶液作为流动相的液 - 固色谱法。该方法在工业上应用广泛,在中药有效成分分离方面,对水中能离子化的成分分离非常有效,如生物碱、有机酸、酚类、氨基酸等。

1.离子交换树脂结构与性能　离子交换树脂外观均为球形颗粒,不溶于水,但可在水中膨胀。树脂由母核和离子交换基团两部分组成。

树脂母核:是以苯乙烯为单体,二乙烯苯为交联剂,聚合成的大分子网状结构,交联度越大,网孔越小,在水中不易膨胀;反之交联度小,则网孔大,水中易于膨胀。

离子交换基团:是在树脂骨架上引入的可以被交换的活性基团。能与溶液中阳离子发生交换的,称为阳离子交换树脂,分为强酸型(—SO_3H)与弱酸型(—COOH、Ar-OH 等)两类;能与溶液中阴离子发生交换的,称为阴离子交换树脂,分为强碱型(—$N^+(CH_3)_3 \cdot OH^-$)与弱碱型(—NR_2、—NHR、—NH_2 等)两类。

交换能力:即交换容量,取决于树脂所含离子交换基团的数量,其单位是 mmol/g。以强酸性阳离子交换树脂1×7(上海树脂厂#732 型,7 表示交联度为7%)为例,交换容量为 4.5mmol/g,对分子量 89.09 的丙氨酸来说,1g 上述阳离子交换树脂,理论上能交换 89.09×4.5mg 的丙氨酸。部分型号的离子交换树脂见表2-7。

表2-7　离子交换树脂的型号性能

型号	酸碱性	骨架原料	功能基	交联度/%	交换容量/(mmol·g^{-1})	外观粒径/mm	pH值范围	含水量/%
001×7(732)	强酸性	苯乙烯	—SO_3^-	7	4.5	0.3～1.2	1～14	44～52
201×7(717)	强碱性	苯乙烯	—$N^+(CH_3)_3$	7	3.0	0.3～1.2	0～14	40～50
201×4(711)	强碱性	苯乙烯	—$N^+(CH_3)_3$	4	3.5	0.3～1.2	0～14	50～60
D001	大孔强酸性	苯乙烯	—SO_3^-	12	≥4.2	0.3～1.2	0～14	60～70
D201	大孔强碱性	苯乙烯	—$N^+(CH_3)_3$	6	≥3.0	50～100 目	0～14	55～65
D301	大孔弱碱性	苯乙烯	—$N^+(CH_3)_3$	6	≥4.0	0.3～1.2	1～9	50～60

2.离子交换原理　离子交换树脂为固定相,以酸、碱、盐的水溶液或含有机溶剂的缓冲液为流动相。当中药提取液通过色谱柱时,溶液中的离子型成分可以不断地交换到树脂上,而溶液中的非解离型成分不被交换从柱底流出使两者分离。然后,再选择适宜的带有阳离子或阴离子的溶液进行洗脱,由于各成分对树脂的亲和力不同,被洗脱的难易也就不相同,亲和力小的容易洗脱,随洗脱液先流出,亲和力大的则难洗脱,后流出色谱柱,由此实现各成分的分离。

离子交换色谱的原理可用下列平衡式表示:

$$R\text{-}SO_3^-H^+ + Na^+Cl^- \rightleftharpoons R\text{-}SO_3^-Na^+ + H^+Cl^-$$

$$R\text{-}N^+(CH_3)_3 \cdot OH^- + Na^+Cl^- \rightleftharpoons R\text{-}N^+(CH_3)_3 \cdot Cl^- + Na^+OH^-$$

式中 $R\text{-}SO_3^-H^+$、$R\text{-}N^+(CH_3)_3 \cdot OH^-$ 分别代表阳离子和阴离子交换树脂,在水中可分别电离出 H^+ 和 OH^-,其中 H^+ 与 Na^+ 交换,OH^- 与 Cl^- 交换,使反应不断地向右方向进行,直至交换完全,而且这种交换反应是可逆的。当再分别用 HCl 和 NaOH 洗脱柱子时,反应按逆方向进行,将 Na^+

和 Cl⁻ 分别洗脱交换下来。

3．操作技术　与柱色谱法基本相似。商品树脂是盐型，通常含有可溶性小分子有机物和铁、钙等杂质，故使用前须进行预处理，用蒸馏水浸泡树脂1～2天，充分溶胀后，再用盐酸和氢氧化钠溶液使其反复转型以去除杂质，最后将树脂转为游离型（氢型或氢氧型），再装柱用于分离。

用过的离子交换树脂，经再生处理后可继续使用。再生的方法基本与预处理相同，根据需要使其转成盐型或游离型。树脂如不用时，应加水浸泡保存。

（七）大孔吸附树脂技术

大孔吸附树脂（macro-reticular resin）是继离子交换树脂之后发展起来的一类新型分离介质，是一种不含交换基团，具有大孔网状结构的固体高分子吸附剂。一般为白色球形颗粒，理化性质稳定，不溶于水、酸、碱及有机溶剂。根据其骨架材料是否带功能基团，可分为非极性、中等极性与极性三类。每一类又由于孔径、比表面积及构成类型不同而具有许多型号（表2-8），其性质各异，在应用时必须根据情况加以选择。

表2-8　大孔吸附树脂的型号性能及应用

型号	树脂结构	极性	比表面积/（m²·g⁻¹）	平均孔径/nm	应用
HP-20	二乙烯苯	非极性	500～550	29～30	适用于非极性或弱极性化合物,常用于氨基酸、蛋白质提取和生物碱、绿原酸等成分的提取分离
D101	苯乙烯	非极性	480～520	25～28	适用于非极性或弱极性的有机化合物,特别是皂苷、黄酮类化合物
AB-8	苯乙烯	弱极性	480～520	13～14	适用于弱极性物质的提取、分离、纯化,例如甜菊苷、生物碱等
HPD-400	二乙烯苯	中极性	550～600	9～10	适用于弱极性和极性化合物,例如原花青素、栀子黄色素等成分的提取分离
DM-301	苯乙烯	中极性	≥330	14～17	适用于弱极性和极性有机化合物,分离、纯化效果很好,例如大豆异黄酮、甜菊苷、茶多酚等
ADS-17	苯乙烯	中极性	90～150	25～30	适用于弱极性和极性化合物,尤其适合银杏黄酮、沙棘叶黄酮、喜树碱等的提取和精制
S-8	二乙烯苯	极性	100～120	28～30	适用于极性有机化合物,例如银杏叶黄酮的提取分离
NKA-9	二乙烯苯	极性	170～250	16～17	适用于极性有机化合物,可用于胆红素去除,生物碱分离,黄酮提取

1. 分离原理　大孔吸附树脂的分离原理是吸附性和分子筛作用。其吸附性是由于范德瓦耳斯力（范德华力）或产生氢键吸附的结果，分子筛作用则是由树脂本身具有多孔性网状结构所决定的。因此，在一定规格的大孔吸附树脂上，欲分离的中药成分可依其分子体积的大小和被吸附力的强弱，用适当的溶剂洗脱而分开。

2. 应用　大孔吸附树脂具有吸附容量大，选择性好，收率高，预处理和再生选择性好，低成本等优点，所以在医药工业及工业废水、废液的净化处理等方面都得到广泛应用。在中药化学成分研究方面，主要用于水溶性成分的分离纯化，尤其适用于大分子亲水性成分皂苷、多糖的分离，另外对生物碱、黄酮、三萜类化合物的分离也有很好的应用实例。

考点提示： 大孔吸附树脂技术的分离原理

第三部分　提取分离新技术

随着科学技术的迅速发展，与中药成分研究密切相关的新技术、新设备也不断出现和投入使用，给中药化学的发展带来了巨大的促进作用。下面简单介绍超临界流体萃取、微波辅助提取、液滴逆流色谱等提取分离新技术。

一、超临界流体萃取技术

超临界流体萃取技术（supercritical fluid extraction，SFE）是以超临界流体（SF）代替常规有机溶剂进行提取分离有效成分的一种新型技术。

（一）超临界流体的特性与种类

任何一种物质都存在气、液、固三种相态，三相平衡态的共存点称三相点，液、气两相成平衡状态的点称临界点。在临界点时的温度和压力称为临界温度（T_C）和临界压力（P_C）。高于临界温度和压力而接近临界点的状态称为超临界状态。物质不同，其临界点所要求的压力和温度也各不相同。图 2-24 为超临界 CO_2 的三相图。

超临界流体是指物质处于其临界温度和临界压力以上，所形成的一种既非液体又非气体的特殊相态物质。在此状态下，流体兼有气液两相的双重特点，具有液体的高密度和气体的低黏度

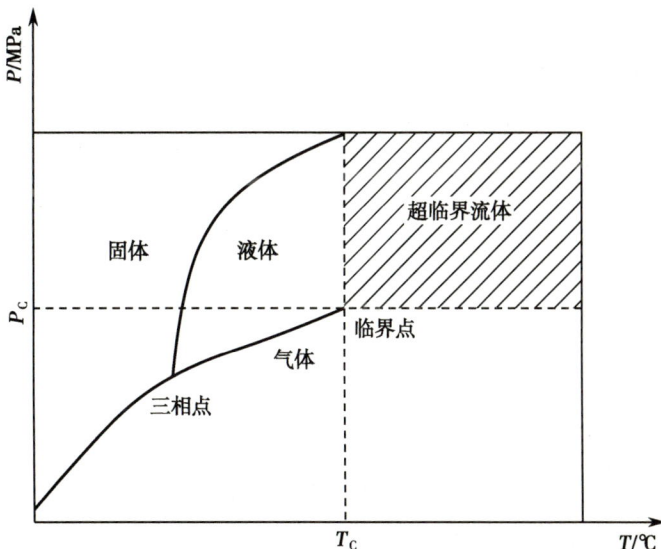

图 2-24　超临界 CO_2 的三相示意图

的双重特性,扩散和渗透能力均强于常规液体,对许多物质有很强的溶解力,因此,可利用超临界流体将有效成分从中药中萃取出来。

二氧化碳、氧化亚氮、乙烷、乙烯和甲苯等均可用作超临界流体。因二氧化碳无毒、无臭、无味、不燃烧、临界点低(T_C=31.26℃,P_C=7.2MPa)、不易与被分离成分反应、易与溶质分离、可循环使用等优点,是目前最常用的超临界流体。

(二)基本原理

超临界流体萃取的原理主要是根据超临界流体对物质有很强的溶解能力,且改变温度或压力即可改变流体的密度、黏度和扩散系数,流体对物质的溶解特性也随之改变,因此,可将不同性质的成分分段萃取或分步析出,达到萃取分离的目的。

(三)操作技术

进行超临界流体萃取操作时,一般采用程序升压法,分步萃取出不同极性的成分。超临界流体萃取成分之后,再利用减压法,使流体膨胀,密度降低,变为气体,与被分离成分形成两相而分离。工艺流程简图见图2-25。

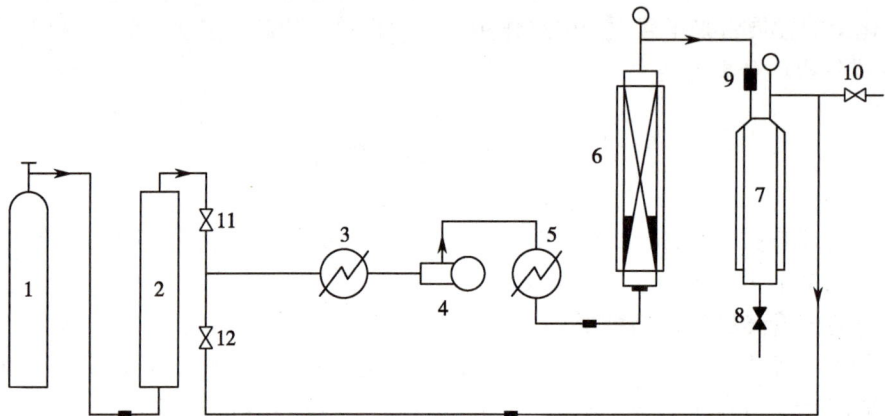

1. CO_2气瓶;2.纯化器;3.冷凝器;4.高压泵;5.加热器;6.萃取器;7.分离器;8.放油器;9.减压阀;10～12.阀门。

图2-25 CO_2-SFE工艺流程简图

(四)特点与应用

超临界流体萃取技术的优点是选择性和溶解性能好,提取率高,产物没有溶剂残留,从萃取到分离一步完成,与GC、IR、MS等联用,可快速有效地提取、分离、测定中药化学成分,实现提取与质量分析的一体化。目前,此技术已用于萜类、挥发油、生物碱、黄酮、苯丙素、皂苷和芳香有机酸等成分的提取分离。在青蒿素浸膏、蛇床子浸膏、胡椒精油、肉豆蔻精油等的制备分离方面达到了产业化规模。

二、微波提取技术

微波通常是指波长介于1mm～1m(频率$3×10^8$～$3×10^{11}$Hz)的一种特殊电磁波。微波提取技术是利用微波的强烈穿透力和产热效应促进中药化学成分溶出的一种新型加热提取技术。

(一)基本原理

在微波场中,不同物质的介电常数、比热、形态结构及含水量不同,会导致各种物质吸收微波的能力不同,其产生的热能及传递给周围环境的热能也不同,这种差异使得提取体系中的某些组分或基体物质的某些区域被选择性加热，大量的热能将植物的组织细胞壁破坏，形成微小的孔洞和裂纹，便于细胞外的提取溶剂进入细胞内，溶解并释放细胞内的物质，从而使被提取物从基体或体系中提取出来。

（二）微波提取溶剂的种类

水是吸收微波最好的介质，任何含水的非金属物质或各种生物体都能吸收微波，一般药材样品中水分含量为15%时提取效率最高。以水为溶剂时，可适用于含各种成分的中药提取。其他常见的微波提取溶剂有：乙醇、甲醇、丙酮、乙酸、二氯甲烷等有机溶剂和盐酸、磷酸等无机溶剂以及水-甲苯、己烷-丙酮、二氯甲烷-甲醛等混合溶剂系统。

（三）操作技术

微波提取操作主要包括药材预处理、微波提取、液料分离和浓缩等环节。预处理是根据药材的性质进行适当粉碎，一般以2～10mm为宜，以增大与溶剂的接触面积，另外还可将溶剂预热到提取温度，以增强提取效果。对含水量低的种子类药材等，可将药材用提取溶剂浸泡，以增加药材吸收微波的能力。将预处理的药材与提取溶剂按一定的料液比加入提取釜中，设定微波功率、辐射时间、提取温度等参数后进行微波提取。提取完毕后冷却、抽滤得提取液，再加入一定量的提取溶剂洗涤滤渣，合并提取液，蒸馏回收溶剂即得提取物。

（四）特点与应用

微波提取技术具有操作方便，溶剂用量少，提取速度快，对不同物质的选择性好，产品纯度高，加热均匀且时间短、效率高等优点，尤适用于对热敏感成分的提取。经典的溶剂提取法如浸渍法、渗漉法、回流提取法等均可与微波辅助提取联合进行，以提高提取效率。

微波提取的设备简单，投资少，节省时间和试剂，因此非常适合工业大规模连续生产。现在常用的微波提取设备是微波提取罐，有密闭式和开放式两大类，前者类似中药生产中常用的多功能提取罐，可分批处理物料，后者则是以连续方式工作的工业化提取设备。近年来，微波提取技术已被广泛应用于生物碱、蒽醌、黄酮、皂苷、多糖、挥发油等多种中药有效成分的提取。

知识链接

微波提取甘草中的化学成分

甘草的主要有效成分很多，其中主要有三萜类化合物甘草酸和黄酮类化合物。甘草酸有增强人体免疫功能，抑制癌细胞和人类免疫缺陷病毒增殖作用，甘草黄酮也是一类活性较强的成分，有抗溃疡、抗菌、抗炎、解痉镇痛、调血脂等作用。采用微波提取技术可同时从甘草中提取甘草酸和甘草黄酮。实验证明，微波提取与传统加热回流法比较，微波提取6分钟与回流提取2小时得到的产品提取率相当。微波提取的最佳工艺条件为：10g甘草粗粉，70%乙醇为溶剂，液固比为10∶1，微波中高火提取，微波辐射4分钟，提取3次。

三、酶辅助提取技术

酶辅助提取是一种应用酶工程技术提取中药化学成分的现代中药提取技术。根据植物细胞壁的构成，利用酶反应具有高度专一性的特点，选择相应的酶将细胞壁的组成成分（纤维素、半纤维素和果胶质）水解或降解，以破坏细胞壁结构使细胞内的成分溶解、混悬或胶溶于溶剂中，从而达到提高提取率的目的。

在酶辅助提取操作过程中需要注意的是严格控制提取液的pH值、酶解温度、酶解时间和酶的加入量，这些因素均会不同程度地影响提取效率。

酶辅助提取具有高效、无毒、反应条件温和等优点。20 世纪 90 年代初，人们陆续开展将酶用于中药的辅助提取分离中，以提高中药有效成分的收率和纯度以及成分转化，取得了可喜的成效。例如，采用酶辅助提取三七总皂苷，是在水提取法的工艺基础上，加入纤维素酶（活性单位 500U/g）进行提取，以提取液中固形物含量和三七总皂苷含量为考察指标，提取液固形物含量提高了 10%，三七总皂苷提取率提高了 23.5%。结合絮凝技术、膜分离、大孔吸附树脂等技术，纯化所得有效部位总皂苷的含量高达 95% 以上，产品无吸湿性，稳定性和流动性好，目前已实现产业化。

四、液滴逆流色谱技术

液滴逆流色谱（droplet counter current chromatography，DCCC）技术，又称液滴逆流分配技术。是利用混合物中各成分在两液相间分配系数的差别，由流动相形成液滴，通过作为固定相的液体柱而达到分离纯化的一种液 - 液分配技术。

液滴逆流色谱装置（图 2-26）分为三个部分，即输液部分、萃取管和检测及收集系统。其中，输液部分由微型泵、移动相溶剂贮槽和试样液注入器组成；萃取管由 300～500 根内径约 2mm、长度为 20～40cm 的玻璃管垂直排列，相互之间用内径 1mm 的四氟乙烯细管串联而成。

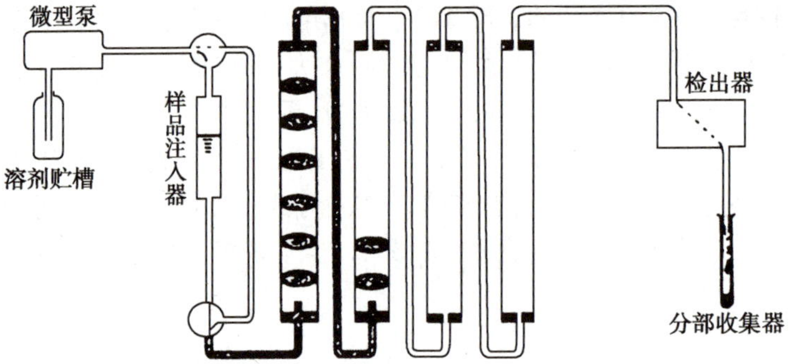

图 2-26　液滴逆流装置示意图

操作时，先将流动相和固定相充分振摇平衡，分出两相。在萃取管内充满重液作为固定相，利用微型泵将带有试样的轻液作为移动相从萃取管下部注入，移动相在萃取管中形成液滴自下而上通过萃取管，不断地与固定相有效地接触、摩擦形成新表面，促使混合物中组分在两相溶剂中实现充分的分配，分离效果大大提高。从萃取管中流出的移动相通过检出器进行分部收集，完成液滴逆流分配的全过程。

液滴逆流色谱技术不易产生乳化或泡沫现象，分离效果好，若用氮气驱动流动相，可避免被分离物质的氧化。目前，应用该法分离纯化皂苷、生物碱、蛋白质、多肽、氨基酸及糖类等多种成分均获得满意效果。

五、高速逆流色谱技术

高速逆流色谱技术（high speed counter current chromatography，HSCCC）是 70 年代开发的一种能够高效快速分离的新型逆流色谱技术。其分离原理主要是利用各成分在固定相和流动相中分配系数的不同而进行分离。

如图 2-27 所示，高速逆流色谱装置一般是采用同步行星式设计。分离成分时，绕成线圈的聚四氟乙烯管做高速行星式旋转，产生离心力场作用，使无载体支持的固定相稳定地保留在管

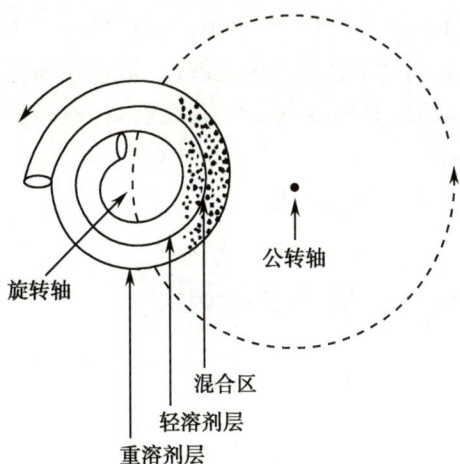

图 2-27 高速逆流色谱装置分离原理示意图

内,并使流动相单向通过固定相,在两相快速有效地混合、分层过程中,使样品能够在短时间内进行成千上万次萃取,根据样品中各物质分配系数的不同,依次洗脱而获得分离。

高速逆流色谱的主要优点是:消除了气 - 液和固 - 液色谱中因使用载体而带来的吸附现象,特别适用于分离极性大的组分以及一些生物大分子;由于流动相和固定相均为液体,样品可全部回收,分离纯化与制备可同步完成,故特别适用于制备性分离。此外,高速逆流色谱仪进样量大,不需加热升温,也不需要精密的恒流泵,操作十分方便。目前此技术已在分离纯化生物碱、黄酮、香豆素、蒽醌、皂苷、萜类等成分的研究中获得成功。

六、毛细管电泳技术

毛细管电泳技术(capillary electrophoresis,CE)又称高效毛细管电泳(HPCE),是指以弹性石英毛细管为分离通道,以高压直流电场为驱动力,依据供试品中各组分的淌度(单位电场强度下的迁移速度)和 / 或分配行为的差异而实现分离的一种液相分离技术。

毛细管电泳的基本装置由毛细管、电极和电极槽、冲洗进样系统、直流高压电源、检测器和数据处理器组成(图 2-28)。

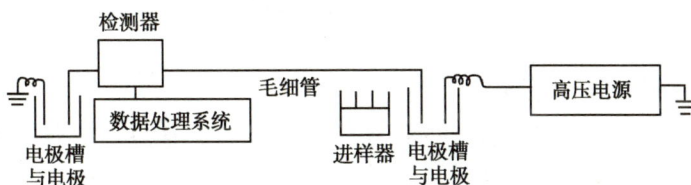

图 2-28 毛细管电泳装置示意图

结合经典电泳与色谱技术的工作原理和特点,毛细管电泳主要有 6 种基本的分离模式,其中以毛细管区带电泳(CZE)和胶束电动毛细管色谱(MECC)使用较多。各分离模式的工作原理和特点见表 2-9。

表 2-9 毛细管电泳分离模式原理与特点

分离模式	工作原理	应用特点
毛细管区带电泳(CZE)	基于各组分的电泳淌度不同进行分离	适用于分离离子型化合物,化合物分子大
胶束电动毛细管色谱(MECC)	基于组分在胶束相和水相的不同分配进行分离	适用于分离离子型及中性化合物,样品分子量<5 000
毛细管凝胶电泳(CGE)	基于化合物的分子大小不同(分子筛作用)进行分离	适用于蛋白质、寡聚核苷酸等大分子物质的分离
毛细管电色谱(CEC)	基于溶质与固定相相互作用的不同进行分离	兼有毛细管电泳与高效液相色谱的特点
毛细管等速电泳(CITP)	基于组分的电泳淌度不同进行分离	用于混合物的预浓缩
毛细管等电聚焦电泳(CIEF)	基于组分的等电点不同进行分离	测定蛋白质的等电点,分离异构体

　　毛细管电泳技术具有高效、快速、溶剂消耗量少、进样体积小等特点，能够同时分离分析中药所含的多种成分，提高分析效率，有效解决中药分析中遇到的基体复杂的问题，因此在中药活性成分分离分析方面发挥出独特的优势。目前已在生物碱类、黄酮类、醌类、香豆素类、有机酸类、三萜类、多糖类等多种化学成分的分离分析中被广泛应用。

考点提示：超临界流体的定义与特点；液滴逆流色谱技术的分离原理

实训任务一　氧化铝薄层软板的制备与活度测定

【实训目的】
1. 学会氧化铝薄层软板的制备方法。
2. 熟练掌握薄层色谱的基本操作。
3. 学会吸附剂的活度测定法。

【实训原理】
　　薄层色谱技术常用于中药化学成分的分离和检识。根据薄层板在制备过程中是否加入黏合剂，将制备的薄层板分为硬板和软板两种。加入黏合剂的为硬板，不加黏合剂的多为软板（也有为硬板的，如纤维素板）。用吸附剂氧化铝制成的薄层色谱板多为软板。

　　氧化铝是一种极性吸附剂，活性（活度）分为五级，I 级含水量最低，吸附力最强，V 级含水量最高，吸附力最弱，见表 2-4。

　　对吸附剂活度级别的测定，主要是利用吸附剂本身对某些偶氮染料的吸附能力不同，在薄层板上展开的迁移速度不同，根据其 R_f 值的大小，确定吸附剂的活度级别。

【实训操作步骤】

（一）氧化铝薄层软板的制备
　　将吸附剂置于薄层涂铺器中，调节涂铺器的高度，在一玻璃板上向前推动，即得均匀薄层。如果没有涂铺器可用下述简易操作涂铺薄层：取待铺薄层的干净玻璃板，放在一张长和宽大于玻璃板的白纸上。另取表面光滑，直径均一的玻璃棒，依据所制备薄层宽度和厚度的要求，在玻璃棒两端套上厚度为 0.4～1mm 的乳胶管或塑料管的套圈。操作时将适量氧化铝粉倒在玻璃板上，用带有套圈的玻璃棒压在玻璃板上，双手均匀用力，将吸附剂自一端推向另一端，铺成均匀的薄层即可。

（二）氧化铝的活度测定
　　1. 染料试剂的配制　取偶氮苯 60mg，对甲氧基偶氮苯、苏丹黄、苏丹红、对氨基偶氮苯各40mg 分别溶于 100ml 四氯化碳中。

　　2. 测定氧化铝的活度　取制备好的氧化铝软板，用毛细管分别吸取约 0.2ml 上述 5 种染料试剂，分别点于距薄层板底端 2～3cm 处的各个原点上，每点间隔 1cm 左右。将点好样的薄层板置于密闭色谱缸中，以四氯化碳为展开剂展开，展开时薄层板与展开容器底部交角为 10°～30°。展开后测定并计算出各色斑的 R_f 值，从表 2-10 确定被测氧化铝的活度（一般高活性氧化铝使用本法时，R_f 值往往偏低）。

　　另取氧化铝薄层板 1 块，置于水蒸气饱和的容器中 2～3 小时后取出，按上述方法测定活度，观察有无变化。

【实训注意事项】
　　1. 因制备软板时，吸附剂中不加黏合剂，故软板易散，操作应避风进行，以防被风吹散吸附剂。

　　2. 点样量应适宜，展开剂不要浸没原点，展开容器应密闭，否则得不到好的色谱结果。

表2-10　氧化铝活度与偶氮染料 R_f 值的关系

偶氮染料	氧化铝活度级别(R_f 值)			
	II级	III级	IV级	V级
偶氮苯	0.59	0.74	0.85	0.95
对甲氧基偶氮苯	0.16	0.49	0.69	0.89
苏丹黄	0.01	0.25	0.57	0.78
苏丹红	0	0.1	0.33	0.56
对氨基偶氮苯	0	0.03	0.08	0.19

【实训思考】

1. 制备氧化铝软板时,应注意什么问题?

2. 如何克服色谱斑点的拖尾现象?

实训任务二　硅胶薄层板的制备与挥发油检查

【实训目的】

1. 学会硅胶薄层板的制备方法。

2. 熟练掌握薄层色谱的基本操作。

3. 学会硅胶色谱检查挥发油的方法。

【实训原理】

在制备薄层色谱板时如果加入黏合剂,则制得的薄层板称为硬板。吸附剂硅胶多制成硬板,用于分离和检识中药化学成分。

硅胶薄层色谱在一般情况下是吸附色谱,利用吸附剂对混合物中各成分的吸附能力不同而相互分离。硅胶是极性吸附剂,极性大的成分被吸附牢固,不易被展开, R_f 值小;反之,化合物极性小,被吸附弱,易被展开, R_f 值大。同一化合物在已选定某种吸附剂时所表现的 R_f 值大小,主要取决于展开剂的极性大小,即所用的展开剂极性大,所对应的 R_f 值大;展开剂极性小,所对应的 R_f 值也小。

【实训操作步骤】

（一）硅胶薄层板的制备

1. 硅胶 G 薄层　取硅胶 G 1 份,置乳钵中加水约 5 份研磨均匀,随即用角匙取一定量,倒在一定大小的洁净玻璃板上或倒入涂铺器中,均匀涂铺成 0.25～0.5mm 厚度,轻轻振动玻璃板,使薄层表面平整均匀,然后在水平位置放置,晾至薄层发白近干,于烘箱中 110℃活化 1～2 小时,随即贮于干燥器内备用。薄层板活化的温度和时间可根据色谱的需要进行调整。

2. 硅胶 G-CMC-Na 薄层　称取羧甲基纤维素钠 0.1g,加水 25ml,在水浴上加热搅拌使完全溶解,放冷,倒入乳钵中,加 10～40μm 的硅胶 G 细粉 6～8g,研磨成均匀的糊状物,按照硅胶 G 薄层涂铺法制备薄层。

（二）硅胶薄层色谱法检查挥发油

1. 色谱条件

薄层板:硅胶 G-CMC-Na 板

供试品溶液:自制薄荷油的乙醇溶液（须新鲜配制）

对照品溶液:薄荷脑对照品的乙醇溶液

展开剂:①石油醚（30～60℃）

②石油醚（30～60℃）- 乙酸乙酯（85∶15）

显色剂：香草醛 -60% 硫酸试剂

2. 操作　硅胶 G-CMC-Na 薄层板 1 块，在距底边 1.5～2cm 处用铅笔绘一条起始线，标记两个等分点作为原点，分别用毛细管吸取适量的供试品溶液、对照品溶液点于标记的原点上，原点直径不要超过 2～3mm。待溶剂挥发后，迅速将薄层板置于盛有石油醚（30～60℃）- 乙酸乙酯（85∶15）展开剂的色谱缸内，密闭展开至薄层板中线处取出，挥去展开剂，再放入盛有石油醚（30～60℃）展开剂的色谱缸中展开至接近薄层板顶端时取出，用铅笔绘下溶剂前沿，挥去展开剂，立即喷洒显色剂，必要时可适当加热促使显色。计算薄荷脑的 R_f 值。

【实训注意事项】

1. 羧甲基纤维素钠溶液常用的浓度为 0.2%～0.5%。一般预先配制，静置后取其上层澄清液应用，所制得的薄层表面较为细腻光滑。

2. 挥发油的色谱操作宜迅速，以免挥发油挥发散失过多，影响色谱结果。

3. 两种展开剂的使用次序不能颠倒，应先用极性较大的展开剂展开，再用极性小的展开剂展开。

【实训思考】

1. 如何制得薄层表面均匀、平整、细腻光滑的硅胶硬板？

2. 硅胶薄层色谱法检查挥发油时，应注意什么问题？

实训任务三　纸色谱法检识氨基酸

【实训目的】

1. 掌握纸色谱的基本原理。

2. 学会纸色谱的基本操作。

【实训原理】

纸色谱法系以色谱滤纸为载体，以滤纸上吸附的液体为固定相，用适宜展开剂展开的分配色谱法。供试品经展开后，可用比移值（R_f 值）表示各组分的相对位置，R_f 值计算方法同薄层色谱法。由于影响 R_f 值的因素较多，因而一般采用在相同实验条件下与标准品作对照以确定是否为同一物质。

用纸色谱鉴别药品时，供试品在色谱图中所显主斑点的位置与颜色（或荧光），应与对照标准物质在色谱图中所显主斑点相同；用纸色谱检查药品纯度时，应取一定量的供试品，展开后按各品种项下规定，检视所显杂质斑点的个数和呈色深度（或荧光强度）；用纸色谱进行药品含量测定时，则需将待测色谱斑点剪下，经洗脱后再用适宜的方法测定其中化学成分的含量。

【实训操作步骤】

（一）仪器和试剂准备

新华 1 号色谱滤纸（直径 9cm 或 13cm），滤纸条（1cm×1cm）；玻璃毛细管（内径 0.5mm）；表面皿（直径 12cm）；供试品溶液：1% 精氨酸水溶液、1% 脯氨酸水溶液和 1% 亮氨酸水溶液；展开剂：正丁醇∶冰醋酸∶水（4∶1∶5 上层或 4∶1∶1）；显色剂：0.1% 茚三酮乙醇溶液（0.1g 茚三酮溶于 100ml 95% 乙醇中）。

（二）纸色谱操作

1. 滤纸预处理　取直径为 13cm 的圆形色谱滤纸一张，用铅笔过圆心画两条相互垂直的线，在每条线上距离圆心 1cm 处做标记，作为点样原点，然后在圆心处打一小孔。

2. 点样　用干净的玻璃毛细管分别蘸取 1% 精氨酸、1% 脯氨酸、1% 亮氨酸样品，在色谱滤纸相应的点样处点样（样点直径约为 2mm），晾干。

3．展开　先将滤纸条卷成筒状,插入已点好样的色谱滤纸中心的小孔。再将10ml展开剂加入干燥、洁净的表面皿中,把色谱滤纸平放在表面皿上,中心小孔处的纸芯浸入展开剂中,取另一同样大小的表面皿迅速扣压在色谱滤纸上。因毛细作用展开剂沿纸芯上升,接触滤纸上的原点,再沿径向以同心圆向滤纸四周缓慢扩散。待溶剂前沿移动至距表面皿边缘约0.5cm处,取出滤纸和纸芯,用铅笔标出溶剂前沿位置,挥干溶剂。

4．显色　均匀喷洒0.1%茚三酮乙醇溶液,加热(100℃左右)至供试品呈现色带。

5．计算R_f值　测量各色带中心到原点的距离及溶剂前沿到原点的距离,计算相应氨基酸的R_f值,并比较色谱结果。

【实训注意事项】

1．选用直径较大的表面皿,有利于各氨基酸分离完全,色带清晰。

2．点样过程中注意避免毛细管交叉污染;点样量不宜过多或过少,否则会产生样点拖尾或显色后不清晰。

3．倒入展开剂时,注意不要污染表面皿边缘,以免影响色谱结果。

4．要用干净的镊子夹取色谱滤纸和滤纸条,以防止手指上的氨基酸影响色谱结果。

【实训思考】

1．是否可以选择直径小于12cm的表面皿?为什么?

2．点样直径约2mm,过大或过小会出现什么现象?

实训任务四　柱色谱分离练习

【实训目的】

1．掌握柱色谱分离的基本原理。

2．学会柱色谱装柱、上样和洗脱的基本操作。

【实训原理】

柱色谱按分离原理主要有吸附柱色谱和分配柱色谱两类。在吸附柱色谱中,常用硅胶和氧化铝作吸附剂,而分配柱色谱中常以硅胶、硅藻土和纤维素作支持剂,吸附在支持剂上的液体为固定相。

对于吸附柱色谱,当待分离的混合物溶液加于色谱柱上端时,各种成分同时被吸附在柱顶端,用适宜的洗脱剂洗脱,由于吸附剂对混合物中各成分的吸附能力不同,使得各成分的洗脱速度不同,吸附作用强的成分洗脱速度慢,吸附作用弱的成分洗脱速度快,分段定量收集洗脱液,即可使各成分得以分离。

对于分配柱色谱,用洗脱剂洗脱时,各成分在互不相溶的固定相和洗脱剂(流动相)中连续不断地发生分配,由于混合物中各成分在两相间分配系数的不同,使各成分得以分离。

【实训操作步骤】

(一)仪器和试剂准备

锥形瓶、玻璃漏斗、色谱柱、色谱用氧化铝、干红辣椒、石油醚、95%乙醇、丙酮、无水硫酸钠。

(二)柱色谱操作

1．装柱

(1)取一支洁净、干燥的色谱柱,在柱下端加一小团脱脂棉,将色谱柱垂直固定在铁架台上。

(2)取柱色谱用氧化铝,在空气中自然暴露2小时以上。

(3)利用玻璃漏斗将氧化铝装入色谱柱中,装柱时要用橡皮锤轻轻敲打柱体,使填装均匀、紧密。

(4)装完柱后,在氧化铝表面均匀覆盖一层处理洁净的细沙或滤纸。

（5）用石油醚流洗柱体，待柱下端有液体流出，柱上端的液面恰好与柱床相平时即可上样。

2．上样

（1）样品的制备：取干红辣椒皮 2～3g，剪碎后放入研钵中，加入 95% 乙醇 4ml，研磨至提取液呈深红色，再加入石油醚 6ml，研磨 3～5 分钟，此时，若石油醚挥发过多，可再加 4ml 左右，提取液颜色愈深则表示提取的胡萝卜素愈多。用纱布滤过得提取液，转移至分液漏斗中，用适量蒸馏水洗涤数次，直至水层透明为止，借以除去提取液中的乙醇。然后将红色石油醚层倒入干燥试管中，加少量无水硫酸钠除去水分，用软木塞塞紧试管口，以防石油醚挥发。

（2）上样：用滴管吸取约 2ml 石油醚，沿管壁加入色谱柱，当色谱柱上端石油醚即将但尚未完全渗入氧化铝时，即用滴管吸取石油醚提取液 1ml 沿管壁加入色谱柱。

3．洗脱　待提取液全部渗入色谱柱，立即加入含 1% 丙酮的石油醚进行洗脱，使吸附在柱上端的物质逐渐展开成为数条颜色不同的色带。

4．收集　按色带收集洗脱液即可。

【实训注意事项】

1．装柱过程中要用橡皮锤轻轻敲打柱体，使填装均匀、紧密，以防影响分离效果。

2．洗脱剂石油醚中加入少量丙酮（1%，v/v），可以增强洗脱效果，但不应过量，以免色带洗脱速度过快使色带分离不清晰。

3．洗脱过程中，注意洗脱剂液面应始终高于吸附剂上端。

【实训思考】

1．柱色谱的装柱方式主要有哪两种？各有何区别？

2．如何判断柱色谱分离的洗脱终点？

【实训评价】

提取分离基本操作技能测试与评价：

项目	内容	分值	得分		
			5～4	3～2	1～0
			完成 操作规范	基本完成 基本规范	未完成 不规范
实验准备	着装整洁（衣、帽、鞋），穿着规范	5			
	选择仪器并进行正确的清洗，说出各部件的名称及用途	5			
回流法	安装顺序：自下而上安装并固定，冷凝水方向正确，缓慢打开冷凝水	5			
	药材与溶剂的添加要规范，添加量适当	5			
	拆卸顺序正确，仪器归置有序	5			
连续回流法	安装顺序：自下而上安装并固定，冷凝水方向正确，缓慢打开冷凝水	5			
	滤纸折叠操作正确，滤纸筒高度、药材高度无误	5			
	拆卸顺序正确，仪器归置有序	5			
水蒸气蒸馏法	安装顺序：自下而上、由左到右安装仪器并固定，温度计水银球位置正确，冷凝方向正确，缓慢打开冷凝水	5			
	中断或拆卸顺序：打开三通管、移开热源，"自右到左，自上而下"拆除，仪器归置有序	5			

续表

项目	内容	分值	得分		
			5～4	3～2	1～0
			完成 操作规范	基本完成 基本规范	未完成 不规范
常压滤过	安装滤过装置,圆锥形玻璃漏斗与接收器的位置正确	5			
	折叠滤纸,并正确放置于玻璃漏斗中湿润	5			
	倾倒溶液的操作规范,容器的取放、玻璃棒的使用正确	5			
减压滤过	滤器选择合适	5			
	布氏漏斗与抽滤瓶的位置准确,所用滤纸大小合适	5			
	减压设备的连接正确	5			
	倾倒待分离物质的顺序和操作规范	5			
	开始与停止抽滤时的顺序正确	5			
实验收场	整体质量:操作科学规范,选用装置正确、稳妥、严密、整齐、美观	5			
	仪器清洗并归置有序,台面整洁	5			
总分		100			

色谱分离分析技能测试与评价:

项目	内容		分值	得分
仪器选择	正确选择实验所需仪器		10	
氧化铝薄层软板的制备 与活度测定	软板的铺制		5	
	活度测定		5	
硅胶薄层板的制备与挥 发油检查	点样	样点小而圆	5	
	展开	是否饱和	5	
	显色	选择合适的显色剂	5	
	观察	R_f值计算并解读结果	5	
纸色谱法检识氨基酸	点样	样点小而圆	5	
	展开	是否饱和	5	
	显色	选择合适的显色剂	5	
	观察	R_f值计算并解读结果	5	
柱色谱分离练习	装柱	吸附剂填装均匀无气泡或断层	5	
	上样	上样未破坏吸附剂表面的平整性	5	
	洗脱	吸附剂表面未干涸	5	
	收集	按色带或等份收集样品	5	
实验结束	拆卸、收纳仪器和材料,清洁台面		10	
实验报告	填写正确完整		10	
总分			100	

（侯春久　徐珍）

? 复习思考题

1. 溶剂提取的具体操作方法有哪几种？各适用于何种有效成分的提取？

2. 水蒸气蒸馏技术适用于何种成分的提取？如何操作？

3. 常压蒸馏和减压蒸馏的操作注意事项有哪些？

4. 结晶溶剂的选择条件是什么？

5. 简述吸附色谱、分配色谱、凝胶色谱、离子交换色谱、大孔吸附树脂色谱技术的概念。

6. 什么是正相分配色谱？什么是反相分配色谱？

7. 超临界流体萃取技术的原理是什么？

项目三 糖和苷类化合物

ER-3-1

PPT 课件

ER-3-2

知识导览

学习目标

1. 掌握糖及苷的概念、分类及基本性质。
2. 熟悉糖及苷的一般提取分离和检识方法。
3. 了解糖及苷的生理活性。
4. 学会用回流提取法从杏仁中提取苦杏仁苷,用溶剂沉淀法分离苦杏仁苷,用化学法及薄层色谱法检识苦杏仁苷。
5. 从青黛的制备中体会中华民族的智慧,感受中医药文化的博大精深。

情境导学:

传统中医理论认为,药有"五味",即辛、甘、酸、苦、咸。上述五味中,"甘"的主要作用在于"补",即"补益"。如人参味甘,能大补一身之气;熟地黄味甘,能大补阴血。现代化学成分及药理研究表明,人参中含有的人参淀粉和人参胶等人参多糖,有抗氧化、抗疲劳和调节免疫等作用;熟地黄中含有的熟地黄多糖有补血、抗氧化和增强免疫力等作用。这说明上述药物的滋补作用,都与其所含的糖类化合物有一定关系,也说明"五味"中的"甘"与糖类化合物密不可分。

糖类物质作为热能物质,植物的生长发育离不开它。但是,其中以葡萄糖为代表的低分子糖味道甜美,它们的存在会给植物带来灭顶之灾。于是,植物在进化过程中巧妙地将这些低分子糖与非糖物质结合在一起,使糖失去甜味,避免了野兽的侵害,而当它需要利用糖时,会利用相应的酶再将这种结合体分解。这种糖与非糖物质的结合体即为"苷"。

问题: 什么是糖类化合物,它是怎样与非糖化合物结合成苷的?苷类化合物又有什么类型和性质?如何从中药中提取苷类化合物?

第一部分 糖类化合物

糖是植物光合作用的产物,通过这一初级产物,植物可合成许多其他化学成分。从化学结构看,糖是多羟基醛或多羟基酮及其衍生物、聚合物的总称,一般由碳、氢和氧三种元素组成。在多数情况下,普遍存在于中药中的糖被视为无效成分。但是,部分存在于某些中药中的特殊糖类,尤其是多糖类,有一定的治疗作用,如前面提到的人参多糖和熟地黄多糖分别为人参和熟地黄的主要药效成分之一。

一、结 构 分 类

依据糖的聚合度不同,可将糖分为单糖、低聚糖和多糖(表3-1)。多数单糖在生物体内呈结

表 3-1 糖的结构分类

结构类型	结构特点	实例
单糖	是构成其他糖类物质的基本单元,不能被水解为更小分子的糖,分为醛糖和酮糖。单糖的重要衍生物有糖醛酸、去氧糖、氨基糖等	D-核糖(醛糖) α-D-葡萄糖(醛糖)　　β-D-果糖(酮糖) α-D-葡萄糖醛酸　　α-L-鼠李糖(6-去氧糖) D-景天庚酮糖　　2-氨基-2-脱氧-D-葡萄糖(氨基糖)
低聚糖	由 2～9 个单糖分子脱水通过糖苷键缩合而成的化合物	芸香糖　　麦芽糖 蔗糖　　棉子糖
多糖	由 10 个以上单糖分子脱水通过糖苷键缩合而成的高聚物	常见的植物多糖有淀粉、菊糖、纤维素、树胶和黏液质等;常见的动物多糖有甲壳素、肝素、透明质酸和硫酸软骨素等

合状态,只有少数单糖如葡萄糖、果糖等以游离态存在;许多低聚糖并非是生物体内的游离物质,而可能是多糖或苷的水解产物;中药中存在的糖以多糖为主。

对于糖的绝对构型,哈沃斯(Haworth)投影式(简称哈沃斯式)中,看六碳吡喃糖的 C_5 或五碳呋喃糖的 C_4 上取代基,向上的为 D 型,向下的为 L 型。对于五碳吡喃糖则 C_4 羟基取代向下者为 D 型,向上者为 L 型。D 型糖多见。单糖成环后新形成的一个不对称碳原子称为端基碳,它有 α、β 二种相对构型。在哈沃斯式中看 C_1 羟基与六碳吡喃糖的 C_5 或五碳呋喃糖的 C_4 上取代基之间的关系,在环同侧的为 β 构型,在异侧的为 α 构型。

考点提示: 糖的分类及单糖、二糖的结构特征

知识链接

常见植物多糖的结构

淀粉广泛存在于植物体内,由胶淀粉(支链淀粉)和糖淀粉(直链淀粉)组成,糖淀粉是 1α→4 连接的 D-葡聚糖,胶淀粉也是 1α→4 葡聚糖,但有 1α→6 的分支链。

菊糖多含在菊科和桔梗科植物的细胞中,是由 35 个 D-果糖以 2β→1 糖苷键连接,最后再连接 1 个 D-葡萄糖基而成的杂多糖。

纤维素由 3 000~5 000 分子的 D-葡萄糖通过 1β→4 连接聚合而成的直链葡聚糖,分子结构直线状,不溶于水及其他一般溶剂,是药渣的主要组成部分。

树胶是植物在受伤害或毒菌类侵袭后分泌的物质,干后呈半透明块状物,结构上属化学组成复杂的酸性杂多糖,分子中均含有 D-半乳糖醛酸或 D-葡萄糖醛酸。

黏液质多存在于植物薄壁组织的黏液细胞中,是保持植物水分的基本物质,从化学结构上看,属酸性杂多糖。

果胶质为高等植物细胞间质的构成物质,主要存在于果实与根中,其化学结构和组成在不同植物和不同组织中有所区别,主要是由 D-半乳糖醛酸以 1α→4 连接而成的直链酸性多糖,其中部分羧基形成甲基酯。

二、理 化 性 质

(一)性状

单糖和低聚糖为无色结晶,有甜味。多糖随聚合度的增加,逐渐失去一般糖的性质,为无定形粉末,一般无甜味。

(二)旋光性

单糖和低聚糖分子中具有手性碳原子,均有旋光性。某些多糖可显示旋光性,例如糖原具有右旋光性。

(三)还原性

具有半缩醛羟基的单糖和具有游离半缩醛(酮)羟基的低聚糖具有还原性,如麦芽糖、芸香糖有还原性,而蔗糖、棉子糖没有还原性。多糖无还原性,但被稀酸或酶水解后,生成单糖或低聚糖可显示还原性。

(四)溶解性

单糖和低聚糖易溶于水,可溶于稀醇,难溶于高浓度乙醇,不溶于乙醚、苯、三氯甲烷等亲脂性有机溶剂。多糖一般较难溶于冷水,可溶于热水成胶体溶液,不溶于乙醇等有机溶剂。纤维素

和甲壳素则难溶于水及其他一般溶剂。

考点提示：糖的旋光性及溶解性

三、提取与分离

（一）提取技术

糖的极性较大，常以水为溶剂，采用煎煮法或热浸渍法提取单糖、某些低聚糖或多糖。由于中药中的多种物质间存在助溶作用，也可用稀乙醇回流提取。因植物体内酶的存在，可将原生低聚糖或多糖部分水解，故为防止糖的酶水解，尽量采用新鲜原料，加无机盐（如碳酸钙）或加热提取法抑制或破坏酶的活性。

（二）分离技术

1. 沉淀法　在浓缩的水提取液中加入几倍量的乙醇或丙酮，放置后可析出糖的沉淀。对于多糖的分离，一般采用分级沉淀，即将多糖水提取液适当浓缩后，逐步加入一定量的乙醇或丙酮至不同的浓度，使其分级沉淀，滤过，可得不同的多糖组分。

经分级沉淀法得到的粗多糖，其中混杂的小分子物质可用透析法除去。对于多糖中混有的较多蛋白质，可采用 Sevag 法，使蛋白质变性沉淀而除去。具体操作是将三氯甲烷：正丁醇或戊醇，按 4∶1 比例混合后，加到样品水溶液中振摇，放置，使蛋白质变性沉淀，离心即可除去变性的蛋白质。亦可采用三氟三氯乙烷法除去蛋白质，即将 1 份三氟三氯乙烷加入 1 份多糖溶液中搅拌 10 分钟，离心得水层，水层再用上述溶剂处理两次，可得较纯的多糖。此外，也可采用三氯醋酸沉淀法除去混杂的蛋白质。

2. 色谱法　糖的混合物常用活性炭、凝胶、纤维素阴离子交换树脂、大孔吸附树脂、纤维素等进行柱色谱分离。此外，也可采用硅胶或反相硅胶进行色谱分离。

（1）活性炭柱色谱：将糖的混合物以适量水溶解，加到活性炭柱色谱柱顶端，先用水洗脱，首先洗下无机盐和氨基酸等杂质，稍后洗下的是单糖。再逐渐增加醇的浓度，提高洗脱能力，依次洗下分子量较大的糖。通常 10% 的稀醇可洗脱下二糖，15% 的稀醇可洗下三糖，35%～45% 的稀醇即能洗下所有的单糖和低聚糖。

（2）凝胶滤过色谱法：此法分离多糖较为理想，大分子量的多糖先流出，小分子量的多糖后流出。常用的葡聚糖凝胶有 Sephadex G-50、G-75、G-150，羟丙基葡聚糖凝胶 Sephadex LH-20，琼脂糖凝胶（Bio-gel A）和聚丙烯酰胺凝胶（Bio-gel P）等。

（3）大孔吸附树脂色谱法：一般选用非极性或低极性的大孔吸附树脂，洗脱的溶剂系统和方法与活性炭柱色谱基本相同。

（4）纤维素色谱法：常用的溶剂系统为水、稀乙醇、稀丙酮、水饱和正丁醇或异丙醇等。对酸性多糖，可在溶剂系统中加入适量的乙酸或甲酸，以提高分离效果。

除上述方法外，对于酸性多糖，还可利用电泳法进行分离，其原理是在电场作用下，酸性多糖向两极的迁移速度不同从而达到分离。

多数情况下，中药中的多糖被当作无效成分看待，往往采用乙醇沉淀法除去，也可采用铅盐或钙盐沉淀法，除去树胶、黏液质、果胶质等酸性多糖。需要注意的是，不管采用哪种方法，都应尽量避免有效成分同时被沉淀除去。

考点提示：多糖的除去方法

四、检 识 技 术

（一）化学检识技术

1. α- 萘酚 - 浓硫酸（Molish）反应 取样品的水溶液置试管中，加入数滴 3% α- 萘酚乙醇溶液，混合后，沿试管壁滴加浓硫酸使成两层，样品中有糖存在时两液交界处将呈现紫色环。反应机理是糖在浓硫酸的作用下先脱水形成糠醛或其衍生物，再与 α- 萘酚作用形成紫红色复合物。Molish 反应对样品中的游离单糖、低聚糖、多糖或苷类（低聚糖、多糖及苷类遇浓硫酸可水解为单糖）均为阳性。

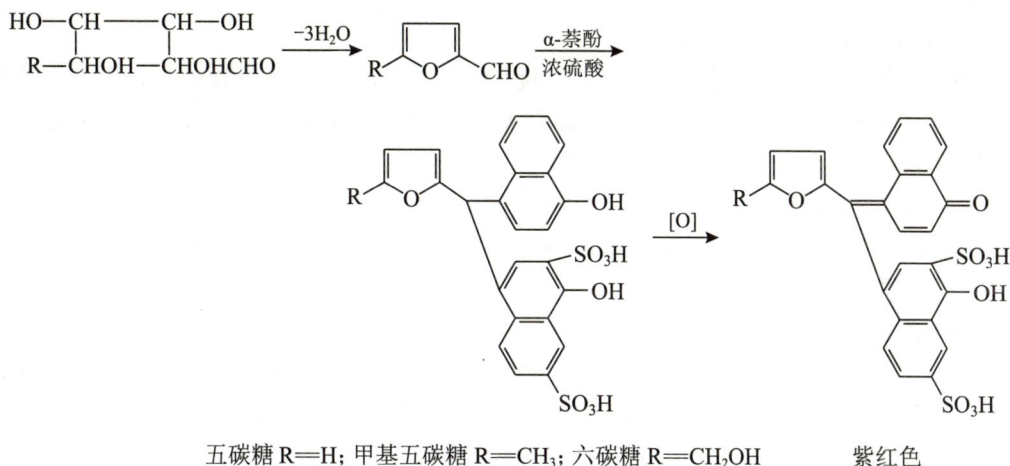

五碳糖 R=H；甲基五碳糖 R=CH₃；六碳糖 R=CH₂OH   紫红色

操作注意事项：①滴加浓硫酸后勿振摇，否则无分层现象；②由于此反应较为灵敏，如滤过时有微量滤纸纤维、纸屑等存在于溶液中，都能呈现阳性反应，故滤过时应注意；③如果糖的浓度太高，由于浓硫酸对它的焦化作用，将呈现红色及褐色而不呈现紫色，需稀释后再做；④α- 萘酚也可以用麝香草酚或其他苯酚类化合物代替，麝香草酚溶液比较稳定，其灵敏度与 α- 萘酚一样。

2. 斐林（Fehling）试剂反应 取供试液于试管内，加入等量斐林试剂，水浴加热约 2 分钟，还原糖能使斐林试剂还原，产生砖红色的氧化亚铜沉淀。如同时测试水解前后两份供试液，水解前呈负反应，水解后呈正反应，或者水解后生成的沉淀比水解前多，表明供试液中含有多糖或非还原性低聚糖。

此外，还可应用银镜试验进行检识。

考点提示： 糖的化学检识

（二）色谱检识技术

1. 纸色谱 糖的极性高，纸色谱效果较好。常以 BAW 系统（正丁醇 - 冰醋酸 - 水，4：1：5，上层）或水饱和的苯酚两种系统为展开剂。

常用的显色剂有苯胺 - 邻苯二甲酸试剂、三苯四氮盐试剂、间苯二酚 - 盐酸试剂、双甲酮 - 磷酸试剂等。这些显色剂对不同的糖往往显不同的颜色。

2. 薄层色谱 采用硅胶薄层色谱，点样量不能大于 5μg，否则斑点会明显拖尾。常用极性较大的含水溶剂系统为展开剂，如 BAW 系统、三氯甲烷 - 甲醇 - 水（65：35：10，下层），乙酸乙酯 - 正丁醇 - 水（1：4：5，上层）等三元溶剂系统。

显色方法除可用纸色谱的显色剂外，还常用硫酸水溶液或硫酸乙醇溶液、茴香醛 - 硫酸试剂、间苯二酚 - 硫酸试剂、α- 萘酚 - 浓硫酸试剂等，喷后一般要在 100℃ 左右加热数分钟至斑点显现。

五、常见药用多糖

多糖存在于动植物和微生物中，为生命物质的组成成分之一。近几十年来，通过对中药中多糖的研究，至今相继报道了 100 多种具较强生物活性的多糖。如香菇多糖、灵芝多糖和猪苓多糖等具有抗肿瘤作用；人参多糖、黄芪多糖、当归多糖和牛膝多糖等具有免疫调节作用；刺五加多糖、麦冬多糖和枸杞多糖等有明显降血压作用；昆布多糖有降血脂作用；银耳多糖能有效地保护肝细胞；动物多糖中的肝素有抗凝作用，用于预防血栓疾病等。大量药理及临床试验表明：多糖具调节免疫、抗肿瘤、降血脂、降血压、抗衰老、抗辐射及保肝肾等生理功能，同时也是优良的食品营养保健添加剂，越来越受到人们的关注。

下面介绍一些常见的药用多糖。

1. 灵芝多糖　是从赤芝 *Ganoderma lucidum*（Leyss. ex Fr.）Karst. 中提取到的 200 多种多糖，有葡聚糖 $1\beta\rightarrow6$、$1\beta\rightarrow3$ 等和杂多糖 $1\beta\rightarrow6$、$1\beta\rightarrow3$ 阿拉伯半乳聚糖等。多糖链具三维螺旋结构，其立体构型和 DNA、RNA 相似。分子量从数百至数十万，易溶于热水，大多不溶于乙醇。灵芝多糖能提高机体免疫力和耐缺氧能力，有消除自由基、抑制肿瘤、抗辐射作用，具有提高肝脏、骨髓、血液合成 DNA、RNA 和蛋白质的能力，有延长寿命等作用。临床用于高脂血症、病毒性肝炎及白细胞低下症的治疗。

2. 猪苓多糖　是从猪苓 *Polyporus umbellatus*（Pers.）Fries 中提取得到的多糖，主要含有不同组分的葡聚糖，常见 $1\beta\rightarrow3$、$1\beta\rightarrow4$、$1\beta\rightarrow6$ 键合，支链在 C_3 和 C_6 位上。猪苓多糖有抗肿瘤转移、调节免疫、抗辐射、保肝等作用。临床上用于肺癌、食管癌和膀胱癌的治疗。猪苓多糖注射液还可用于治疗慢性病毒性肝炎。

3. 茯苓多糖　是从茯苓 *Poria cocos*（Schw.）Wolf 中提取得到的具 $1\beta\rightarrow6$ 葡萄糖为支链的 $1\beta\rightarrow3$ 葡聚糖。当切断其所含的 $1\beta\rightarrow6$ 葡萄糖支链，成为单纯的 $1\beta\rightarrow3$ 葡聚糖（茯苓次聚糖）才具有明显的抗肿瘤活性。临床上用新型羧甲基茯苓多糖注射液配合治疗鼻咽癌和胃癌有一定的疗效。此外茯苓多糖还具有调节免疫、保肝降酶、镇静、防结石等作用。茯苓多糖也可用于食品添加剂。

4. 香菇多糖　是从香菇 *Lentinus edodes*（Berk.）Sing 中提取得到的具 $1\beta\rightarrow3$、$1\beta\rightarrow6$ 键合的葡聚糖。香菇多糖具有显著的抗肿瘤活性，对消化道癌、肺癌、宫颈癌等有较好的疗效。此外还有降低胆固醇、抑制转氨酶活性、抗辐射、抗结核菌感染、抗感冒、降压等生理功能，同时也是极好的保健食品。

5. 人参多糖　人参多糖主要由人参淀粉和人参果胶两部分组成，其结构十分复杂。人参果胶是其药理活性的主要部分，主要是由半乳糖醛酸、半乳糖、阿拉伯糖和鼠李糖构成的杂多糖。人参多糖对环磷酰胺所致小鼠巨噬细胞功能抑制、溶血素形成抑制和迟发型超敏反应均有恢复正常的作用，是良好的免疫调节剂。人参多糖还有抗肿瘤、降血糖、促进造血功能等作用。临床用于免疫力低下、贫血和糖尿病的治疗。

第二部分　苷类化合物

苷类化合物（glycosides）是糖或糖的衍生物与非糖物质结合而成的一类化合物，广泛存在于植物体和动物体内。多数类型的中药化学成分可以与糖结合成苷的形式存在于药材中，其中许多为中药的有效成分，如天麻的镇静、镇痛成分天麻苷，人参的抗疲劳、提高免疫力成分人参皂苷等。

一、结 构 分 类

苷类化合物的结构可简单表达为：非糖部分 - 化学键 - 糖部分。苷类化合物中的非糖部分称为苷元，使糖与苷元结合在一起的化学键为苷键，苷键上的原子为苷键原子。

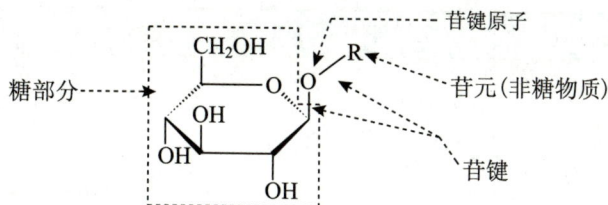

苷通常可以根据糖的部分、苷键原子和苷元部分等进行分类。

（一）依据苷中糖分类

苷类结构中最常见的单糖是 D- 葡萄糖，此外，还可能有 L- 阿拉伯糖、L- 鼠李糖、D- 木糖、D- 鸡纳糖、D- 呋糖、D- 半乳糖、D- 果糖、D- 葡萄糖醛酸以及 D- 半乳糖醛酸等。这些糖可以单糖形式和苷元结合成苷，也可以低聚糖形式和苷元结合成苷。低聚糖聚合度多为 2～4，在强心苷、皂苷中，低聚糖的聚合度可能会更高一些。

由于单糖有 α 及 β 两种端基异构体，因此在形成苷时就有两种构型的苷，即 α- 苷和 β- 苷。天然苷类中，由 D- 型糖衍生而成的苷多为 β- 苷，而由 L- 型糖衍生的苷多为 α- 苷。苷元既可在一个位置上和糖结合，形成一糖链苷，也可在多个位置上与糖结合，形成二糖链苷、三糖链苷等（表 3-2）。

表 3-2　依据苷中糖的部分分类

结构类型	结构特点	实例	
α- 苷及 β- 苷	α- 糖及 β- 糖分别形成 α- 苷及 β- 苷	β-D- 葡萄糖苷	α-L- 鼠李糖苷
单糖苷、双糖苷、三糖苷等	与苷元连接的糖链结构中含数目不等的单糖基	秦皮苷（单糖苷）	芸香苷（双糖苷）
一糖链苷、二糖链苷和三糖链苷	结构中含有数目不等的糖链	橙皮苷（一糖链苷）	甜菊糖苷（二糖链苷）

（二）依据苷键原子分类

根据苷键原子的不同，苷可分为 O- 苷、S- 苷、N- 苷和 C- 苷，其中最常见的是 O- 苷。根据苷元上与糖脱水的基团结构不同，O- 苷又分为醇苷、酚苷和酯苷（表 3-3）。

考点提示： O- 苷、S- 苷、N- 苷和 C- 苷的结构特点

表 3-3　依据苷键原子分类

结构类型	结构特点	实例
氧苷	通过苷元上的醇羟基与糖的端基羟基脱水缩合而成，苷键原子为氧原子（醇苷）	红景天苷　　哈巴俄苷
	通过苷元上的酚羟基与糖的端基羟基脱水缩合而成，苷键原子为氧原子（酚苷）	丹皮苷　　水杨苷
	通过苷元上的羧基和糖的端基羟基脱水缩合而成，苷键原子为氧原子（酯苷）	山慈菇苷 A　R＝H　　山慈菇苷 B　R＝OH
硫苷	由苷元上的巯基（—SH）与糖的端基羟基脱水缩合而成，苷键原子为硫原子	芥子苷通式　　黑芥子苷
氮苷	由苷元上的氨基与糖的端基羟基脱水缩合而成，苷键原子为氮原子	腺苷　　鸟苷　　巴豆苷
碳苷	由苷元碳上氢与糖的端基羟基脱水缩合而成，无苷键原子	芦荟苷　　葛根素

课堂互动

从化学结构上分析芦荟苷能形成碳苷的原因。

（三）依据苷元结构分类

苷的分类主要以苷元结构为依据，根据苷元的化学结构不同可分为氰苷、吲哚苷、香豆素苷、木脂素苷、蒽醌苷、黄酮苷等。

此外，依据特殊性质及生理作用，苷可分为皂苷、强心苷等；植物体内原存的低聚糖苷常在酶的作用下被水解掉一部分糖，形成新的苷，故将原存在于植物体内的苷称为原生苷，而经水解后失去部分糖的苷称为次生苷。如苦杏仁中苦杏仁苷是原生苷，在酶的作用下，可失去一分子葡萄糖生成野樱苷，野樱苷是次生苷。

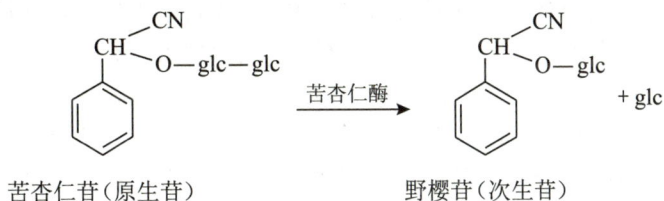

苦杏仁苷（原生苷）　　　　　野樱苷（次生苷）

学与思

青黛——青出于蓝而胜于蓝

蓼科植物蓼蓝 *Polygonum tinctorium* Ait.、爵床科植物马蓝 *Baphicacanthus cusia*（Nees）Bremek. 中含有靛苷，其分子结构是由羟基吲哚与葡萄糖结合而成的苷，故属于吲哚苷。我们的祖先常把上述含吲哚苷的植物茎叶浸于清水中数日，沤至腐烂，去渣，再向水中加入纯净石灰膏，几经处理，最后可得难溶于水的粉末状物，其色青纯美丽，习称青黛。青黛不仅是一种美丽的染料，也是一味神奇的清热解毒药物。成语"青出于蓝（即上述多种蓝草）而胜于蓝"即出于此。

其实，青黛的形成是因为所用药草中的靛苷在上述处理时水解生成羟基吲哚，而无色的羟基吲哚在碱性条件下易氧化、缩合生成深蓝色的靛蓝，靛蓝即为青黛的主要化学成分。在没有现代化学理论之前，我们的祖先即能够在大量的实践活动基础上发现青黛的制备方法，充分体现了中华民族的智慧，也证明了中医药文化的博大精深。我们青年学子应该发愤图强，努力钻研中医药科学知识，守正创新，像青黛一样"青出于蓝而胜于蓝"。

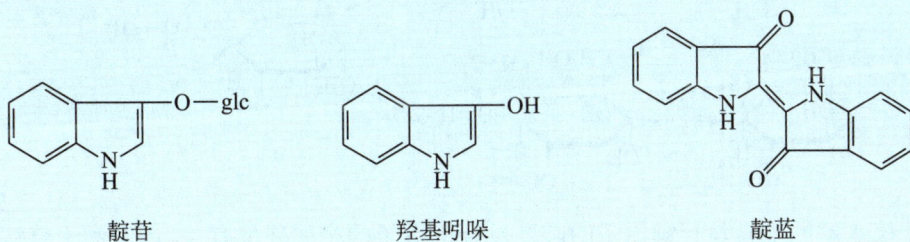

靛苷　　　　　　　羟基吲哚　　　　　　　靛蓝

二、理化性质

（一）性状

苷类化合物多为固体，其中含糖少的苷类化合物可形成具有完好晶形的结晶，含糖基多的苷类化合物（如皂苷），多是具有吸湿性的无定形粉末状物。苷类化合物一般是无味的，但也有一些具有苦味或甜味。如强心苷味苦，甘草皂苷味甜。还有些苷类化合物对黏膜具有刺激作用，如皂苷、强心苷等。

苷类化合物是否有颜色取决于苷元部分共轭系统的大小及是否存在助色团。

（二）旋光性

苷类化合物多数呈左旋，但水解后，由于生成的糖常是右旋的，因而使混合物呈右旋，比较水解前后旋光性的变化，也可用以检识苷类化合物的存在。但低聚糖和多糖分子中含有苷键，水解后混合物也是右旋的。

（三）溶解性

苷类化合物的溶解性与苷元和糖的结构有关。一般而言，苷元是弱亲水性物质，不溶或难溶于水，可溶于亲水性有机溶剂如甲醇、乙醇、丙酮，易溶于亲脂性有机溶剂，如三氯甲烷、乙醚、乙酸乙酯等。苷类化合物结构中因含有亲水性的糖基，故其亲水性一般随糖基数目的增多而增强。但是，当糖基中去氧糖尤其是 2,6- 二去氧糖的比例增加时，苷的亲水性下降而亲脂性却上升。因此，用不同极性的溶剂顺次对中药进行提取时，除了石油醚等非极性溶剂，在低极性、中等极性、大极性的提取溶液中都可能存在苷类化合物，但主要存在于大极性的提取溶液中。

多数苷类化合物的极性较强，易溶于水、甲醇、乙醇、含水正丁醇等极性较强的溶剂中。某些极性较弱的大分子苷元（如甾醇、萜醇等）形成的单糖苷，由于糖基所占的比例小，极性降低，可以溶于极性弱的有机溶剂（如三氯甲烷等）中，某些含去氧糖多的强心苷即是如此。碳苷性质特殊，既难溶于水也难溶于有机溶剂。

（四）苷键的裂解

苷键在一定条件下，可发生断裂，水解成为苷元和糖。通过苷键的裂解可以了解苷元的结构、糖的种类和数目、苷元与糖、糖与糖之间的连接方式。苷键裂解的方法主要有酸水解、酶水解、碱水解和氧化开裂等。

1. 酸催化水解　苷键具有缩醛结构，易被稀酸催化水解，反应一般在水或稀醇中进行，所用的酸有盐酸、硫酸、乙酸和甲酸等。苷发生酸催化水解反应的机制是：苷键原子首先发生质子化，然后苷键断裂生成苷元和糖的正碳离子中间体，在水中正碳离子经溶剂化，再脱去氢离子而形成糖分子。氧苷中的葡萄糖苷水解反应历程如下：

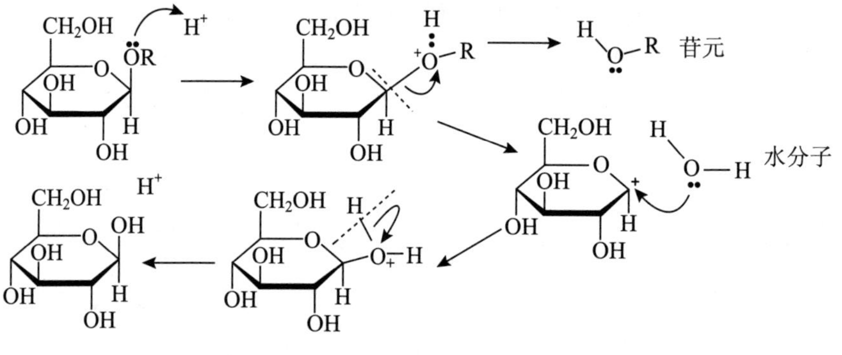

酸催化水解的难易与苷键原子的碱度及苷键原子的空间环境有关，越有利于苷键原子质子化，就越有利于水解。其裂解规律如下。

（1）苷原子的影响：苷类酸水解的易难顺序为 N- 苷＞O- 苷＞S- 苷＞C- 苷。氮原子碱度高，易于接受质子，故氮苷最易发生酸水解；如苷键氮原子处于酰胺氮或嘧啶环中时，因酰基的吸电子作用，使苷键氮原子的电子云密度降低，导致该氮苷亦难水解。苷键碳原子上无游离电子对，不能质子化，故碳苷最难发生水解。如葡萄糖碳苷，需要长时间与酸加热才能在水解液中检出有少量水解生成的葡萄糖。

（2）糖的影响

1）呋喃糖苷较吡喃糖苷容易水解，水解速率大 50～100 倍。原因是五元呋喃环的平面性使环上各取代基处于重叠位置，张力较大，形成的水解中间体可使张力减小，故有利于水解。一般果糖、核糖等多为呋喃糖，葡萄糖、半乳糖、鼠李糖等都以吡喃糖存在，而阿拉伯糖则两种形式都有。酮糖苷较醛糖苷易于水解，这是因为酮糖大多为呋喃糖，而醛糖多为吡喃糖。

2）吡喃糖苷中，吡喃环 C_5 上的取代基越大越难水解，这是空间效应的影响。不同糖的水解易难的顺序是：五碳糖苷＞甲基五碳糖苷＞六碳糖苷＞七碳糖苷＞糖醛酸苷。例如某苷元与核糖、鼠李糖、葡萄糖、景天庚酮糖、葡萄糖醛酸形成苷的水解易难顺序为：核糖苷＞鼠李糖苷＞葡萄糖苷＞景天庚酮糖苷＞葡萄糖醛酸苷。

3）氨基糖苷较羟基糖苷难水解，羟基糖苷又较去氧糖苷难水解，这是氨基、羟基吸电子诱导效应的结果（取代在 C_2 上时影响最大）。因氨基、羟基吸电子诱导效应使苷键原子电子云密度降低，不利于苷键原子质子化，故较去氧糖难水解。其水解易难顺序为：2,6-二去氧糖苷＞6-去氧糖苷＞2-羟基糖苷＞2-氨基糖苷。如强心苷中的 2,6-二去氧糖苷用 0.02～0.05mol/L 盐酸短时间加热就可使其水解。

（3）苷元种类的影响：芳香族苷因苷元部分有供电子结构，其水解比脂肪族苷（如萜苷、甾苷）容易得多。某些酚苷（如蒽醌苷、香豆素苷）甚至不用加酸，只需加热也可能水解成苷元。

不同的苷所用酸水解的条件不相同。易水解的苷类，可采用稀酸，在常温、常压等温和条件下水解，往往可以获得次生苷或完整的苷元；对于难水解的苷类才采用较为剧烈的水解条件，而这又可能使苷元发生脱水等变化（表 3-4）。

表 3-4　酸水解条件比较

酸水解条件	试剂	反应温度	反应时间	气压	特点及应用
温和	1%～5% HOAc 溶液、0.1%～0.5% HCl 溶液、H₂SO₄ 溶液	低温/室温	短时间（1～2 小时）	常压	可得到次生苷或苷元，获知糖连接顺序的信息
强烈	1%～10% HCl 溶液、H₂SO₄ 溶液	直火/沸水浴	长时间（6～8 小时）	高压	得到单糖和苷元或脱水苷元。可了解糖的种类、数量等信息

为防止对酸稳定性差的苷元酸水解时结构发生改变，可用两相酸水解法：在反应液中加入与水不相混溶的有机溶剂（如苯、三氯甲烷等）使形成两相，水解过程中产生的苷元由于亲脂性较强，即刻转溶于有机相中，避免与酸长时间接触，防止苷元结构被酸破坏。

2. 碱催化水解　一般的苷键属缩醛结构，对稀碱较稳定，不易被碱催化水解。酯苷、酚苷、烯醇苷及成苷羟基的 β- 位有吸电子基团的苷，易被 OH^- 进攻而水解。如靛苷、蜀黍苷、水杨苷、4-羟基香豆素苷等可用碱进行水解。

靛苷　　　　蜀黍苷　　　　水杨苷　　　　4-羟基香豆素苷

进行碱水解时，在样品或药材中加入适当浓度的氨水、氢氧化钠等碱性溶液，常温或加热一定的时间，即可使苷类成分水解为苷元（或脱水苷元）和糖。

3. 酶催化水解　酶是生物催化剂，水解条件温和（30～40℃），水解过程中可保护糖和苷元结构不变。

酶是专属性很强的催化剂，特定的酶只能催化水解特定构型的苷键。如麦芽糖酶（maltase）是一种 α- 苷酶，只能使 α- 葡萄糖苷水解；而苦杏仁酶（emulsin）是一种 β- 苷酶，能水解 β- 葡萄糖苷；转化糖酶（invertase）又称 β- 果糖苷酶，只能使 β- 果糖苷键水解；芥子苷较难被酸所水解，只有芥子苷酶（myrosinase）可使其水解。所以用酶水解苷键可以获知苷键的构型，以及苷元和糖、糖和糖之间的连接方式。

有些低聚糖苷由于组成糖链的糖种类不同，用一种酶往往不能使其所有的苷键完全断裂，因此近来都采用混合酶。常用的混合酶有粗橙皮苷酶、粗柑橘苷酶、高峰淀粉酶和纤维素酶或这些酶的混合物。

含苷的中药往往也存在可水解相应苷的酶。因此，在中药的采收、加工、贮藏和提取过程中，必须特别注意中药自身存在的酶对所含苷的影响。

考点提示：苷键酸水解规律、碱水解适用范围、酶水解条件与专属性

知识链接

苦杏仁苷的水解

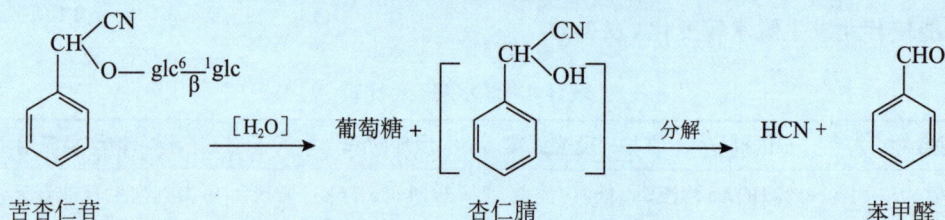

苦杏仁苷属于氰苷（氧苷键），在植物中苦杏仁酶的作用下可水解掉一分子葡萄糖生成野樱苷（次生苷）。野樱苷继续在樱叶酶作用下水解，生成苷元杏仁腈。杏仁腈为 α- 羟基腈，稳定性差，易分解产生苯甲醛和氢氰酸，使苦杏仁失去疗效。苦杏仁常用焯法或清炒法炮制，目的是"杀酶保苷"，如一般炮制品的苦杏仁苷煎出率比生品高 1.73 倍。苦杏仁苷在体内酸水解产生的氢氰酸既是镇咳的主要成分，也是其毒性成分，在配方与制剂中需严格控制用量，以防中毒。

考点提示：苦杏仁的主要药效成分

4. 氧化开裂反应　Smith 降解法是常用的氧化开裂法。对某些用酸催化水解时苷元结构容易发生改变的苷类，以及较难水解的 C- 苷类尤为适用，该法可以得到完整的苷元，这对苷元结构的研究具有重要的意义。

Smith 降解法是先用过碘酸氧化糖苷，使之生成二元醛和甲酸，再以四氢硼钠还原，生成相应的二元醇，然后在室温下与稀酸作用，使其水解成苷元、多元醇和羟基乙醛。反应历程如下：

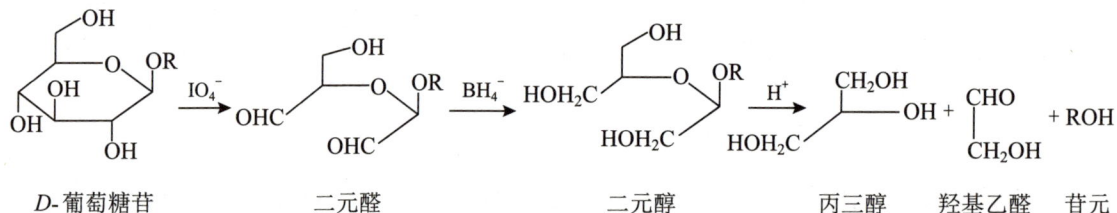

三、提取与分离

（一）提取技术

苷类化合物因苷元结构差别大，所连接糖的种类和数量也不同，故彼此间性质差异大，很难有统一的提取方法。常用的系统溶剂提取流程如下：

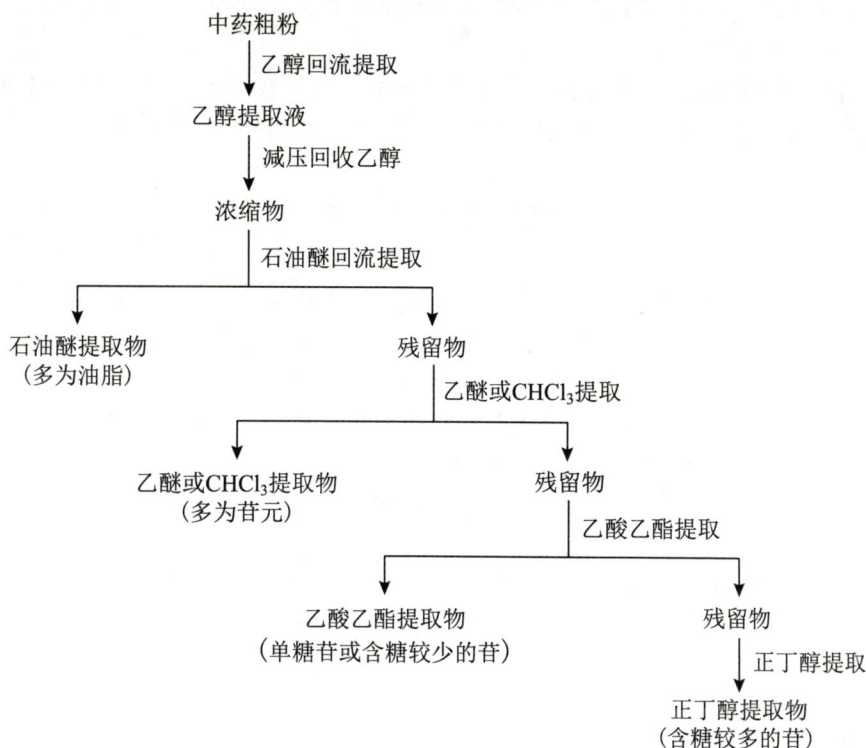

中药粗粉
↓ 乙醇回流提取
乙醇提取液
↓ 减压回收乙醇
浓缩物
↓ 石油醚回流提取

石油醚提取物　　　　　残留物
（多为油脂）　　　　　↓ 乙醚或CHCl₃提取

乙醚或CHCl₃提取物　　　残留物
（多为苷元）　　　　　↓ 乙酸乙酯提取

乙酸乙酯提取物　　　　残留物
（单糖苷或含糖较少的苷）　↓ 正丁醇提取

正丁醇提取物
（含糖较多的苷）

在对药材中苷类化合物进行提取时，需注意以下事项。

1. 原生苷的提取　植物体中的苷常与其水解酶共存，因此提取原生苷时要注意破坏或抑制共存酶的活性。常用的方法有：①将药材直接投入沸水中进行提取；②将药材先用一定量的碳酸钙研磨，拌匀后再用沸水提取；③用热甲醇或 60% 以上的乙醇作为提取溶剂提取等。若用水为溶剂提取时，还要避免与酸、碱接触而发生水解，且所得提取液需进一步分离与苷共存的水溶性杂质。

2. 次生苷或苷元的提取　提取次生苷或苷元时，可利用酶将苷类水解成次生苷或苷元后提取。常用的方法是在原料药材中加入适量的温水润透，温度控制在 35℃ 左右，放置 24～48 小时（酶水解）后，再用不同浓度的乙醇提取次生苷；或先用酶水解，再酸水解后用醇、苯、三氯甲烷等提取苷元。预先酶水解后再酸水解，可大大缩短酸水解所需时间。

1）先提取后水解：先将苷类化合物从药材中提取出来，再用酸水解、碱水解等方法，将提取得到的苷类化合物水解成次生苷或苷元，再选用正丁醇等提取（萃取）次生苷或亲脂性有机溶剂提取（萃取）苷元。

2）先水解后提取：此法是先将药材中苷类化合物水解成次生苷或苷元，再选用适宜有机溶剂进行提取的方法。水解的方式可以采用酶水解、酸水解、碱水解，也可将酶水解与酸水解、碱水解结合使用，即先将药材中的苷类用酶进行水解，再用酸或碱水解成次生苷或苷元。

（二）分离技术

苷类提取液中往往含有大量杂质，需初步进行分离，常用的方法有溶剂沉淀法、铅盐沉淀法、色谱法等。

1．溶剂沉淀法　浓缩后的提取物加水煮沸,趁热滤除不溶性杂质,滤液放冷后,那些难溶于冷水的苷类化合物可沉淀析出。

酸性苷类化合物在水中溶解度小于它的盐,故可用碱水溶解样品后滤去不溶性杂质,再将溶液酸化后析出苷类化合物。

2．铅盐沉淀法　中性、碱式醋酸铅可在水或乙醇中与多种化合物产生沉淀,以达到分离苷类化合物的目的。铅盐沉淀有两种方法,一是铅盐与杂质产生沉淀,滤过除去杂质,苷类化合物留在溶液中,经脱铅处理,获得苷类化合物;二是铅盐与苷类化合物产生沉淀,滤过后收集沉淀,经脱铅处理,获得苷类化合物。

3．色谱法　常用硅胶、氧化铝等吸附柱色谱来分离极性较小的苷类,或选择分配色谱法分离极性较大的苷类。也可采用凝胶色谱、聚酰胺柱色谱及高效液相色谱法等。

四、检 识 技 术

苷类化合物的检识包括苷元的检识和糖的检识。由于苷元的结构类型较多,性质各异,其检识方法参见以后相应的学习内容;糖的检识本书前面已详述。需注意的是,由于苷键的形成,苷类一般无还原性,但被水解后的溶液因生成还原糖则具有还原性,也可以利用斐林或银镜反应同时测试水解前后两份供试液,以确定是否存在苷类成分。某些非还原性低聚糖或多糖会干扰判断,因此,水解液中苷元的确认是必要的。

实训任务五　苦杏仁中氰苷类化学成分的
提取分离与检识技术

【实训目的】
1．熟练掌握回流提取技术。
2．学会用溶剂沉淀法分离苦杏仁苷。
3．能够用化学法、薄层色谱法检识苦杏仁苷。

【实训原理】
本品为蔷薇科植物山杏 *Prunus armeniaca* L. var. *ansu* Maxim.、西伯利亚杏 *Prunus sibirica* L.、东北杏 *Prunus mandshurica*（Maxim.）Koehne 或杏 *Prunus armeniaca* L. 的干燥成熟种子。

苦杏仁主要含苦杏仁苷（amygdalin）、野樱苷（prunasin）、脂肪油以及苦杏仁酶、樱叶酶、油酸等成分,其中苦杏仁苷是镇咳的有效成分,《中国药典》规定其含量按干燥药材计不得少于3.0%。

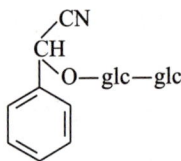
苦杏仁苷

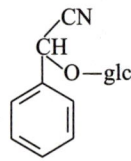
野樱苷

苦杏仁苷,为无色针晶,熔点（mp.）223～226℃,易溶于水（1∶12）、沸乙醇（1∶11）,微溶于冷乙醇（1∶900）,难溶于乙醚等亲脂性有机溶剂。

本实验根据苦杏仁苷易溶于沸乙醇而难溶于冷乙醇、乙醚的性质,用乙醇回流提取,提取液浓缩后加乙醚沉淀即得苦杏仁苷。参考2020年版《中国药典》用薄层色谱法检识苦杏仁。

【实训操作步骤】

（一）提取与分离

取苦杏仁 50g，压榨去油，取去油后的苦杏仁饼备用。亦可将苦杏仁碾碎后用 10 倍量石油醚浸渍 24 小时脱脂，滤取苦杏仁渣，晾干备用。

取上述处理过的苦杏仁，用 95% 乙醇回流提取两次，每次用 6 倍量乙醇回流 1 小时，每次提取后注意趁热滤出提取液。合并两次乙醇提取液，减压回收溶剂至约 200ml，稍放凉，加约 5ml 乙醚，搅匀，冷藏 24 小时，滤出沉淀，冷乙醇洗涤，得苦杏仁苷粗品。

将苦杏仁苷粗品用 30 倍量无水乙醇加热溶解，趁热抽滤，滤液冷藏 24 小时，滤出沉淀，冷乙醇洗涤，得苦杏仁苷精制品。

（二）检识

1.苦味酸钠试纸试验　取药材或苦杏仁苷精制品少许放入具塞试管中，加入 5% 硫酸 2ml，充分混合，在试管口塞入一条苦味酸钠试纸（浸透 1% 苦味酸与 10% 碳酸钠混合水溶液的滤纸），勿接触药材，水浴加热数分钟后，苦味酸钠试纸呈现砖红色。反应机理是氰苷水解产生的氢氰酸与试纸上的苦味酸钠反应生成红色的异型紫酸钠。

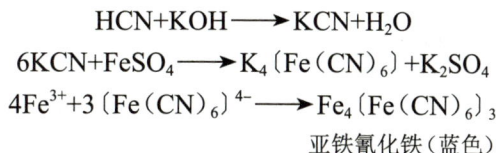

异型紫酸钠（红色）

2.普鲁士蓝试验　取药材或苦杏仁苷精制品少许放入具塞试管中，加入 5% 硫酸 2ml，立即用 10% 氢氧化钾溶液湿润的滤纸将试管口扎紧，40℃ 水浴加热数分钟，在滤纸上依次加 10% 硫酸亚铁试剂、10% 稀硫酸（或稀盐酸）、5% 三氯化铁试剂各 1 滴，滤纸显示蓝色。反应机理是氰苷水解产生的氢氰酸在碱性溶液中，与亚铁离子作用生成亚铁氰化钾，再用酸酸化，进一步与三氯化铁反应，生成蓝色的亚铁氰化铁，即普鲁士蓝而显蓝色。

$$HCN + KOH \longrightarrow KCN + H_2O$$
$$6KCN + FeSO_4 \longrightarrow K_4[Fe(CN)_6] + K_2SO_4$$
$$4Fe^{3+} + 3[Fe(CN)_6]^{4-} \longrightarrow Fe_4[Fe(CN)_6]_3$$

亚铁氰化铁（蓝色）

3.薄层色谱检识

吸附剂：硅胶 G。

对照品溶液：苦杏仁苷对照的甲醇溶液（2mg/ml），点样 3μl。

供试品溶液：苦杏仁苷精制品的甲醇溶液（3mg/ml），点样 3μl。

展开剂：三氯甲烷 - 乙酸乙酯 - 甲醇 - 水（15∶40∶22∶10）5～10℃ 放置 12 小时的下层溶液。

显色剂：0.8% 磷钼酸的 15% 硫酸乙醇溶液浸板，在 105℃ 加热至斑点显色清晰。

【实训注意事项】

1.药材用 95% 乙醇回流提取后，一定要趁热滤出提取液，以防止乙醇放凉后苦杏仁苷沉淀到药渣中。

2.0.8% 磷钼酸的 15% 硫酸乙醇溶液要新鲜配制。

【实训思考】

1.苦杏仁为什么要用焯法或清炒法炮制？

2. 提取前,苦杏仁为什么要压榨去油或用石油醚脱脂?

【实训评价】

项目		内容	分值	得分
准备	着装	着工作衣、工作帽	2	
	预备实验用品	用品备齐,放置有序,操作环境符合要求	3	
	课前预习	实验目的与步骤明确,能清晰复述	5	
操作	苦杏仁的脱脂	石油醚浸渍时,容器应密闭	5	
	回流法提取苦杏仁苷	正确组装回流装置,并用电热套或水浴加热;提取结束时应趁热过滤;正确选用乙醚作沉淀溶剂	10	
	苦杏仁苷的精制	用乙醇作溶剂对苦杏仁苷进行结晶处理	10	
	化学检识	按要求规范操作	10	
	样品液的配制	苦杏仁苷精制品的甲醇溶液(2mg/ml)	10	
	展开剂的配制	三氯甲烷-乙酸乙酯-甲醇-水(15:40:22:10),5～10℃放置12小时的下层溶液	10	
	点样与展开	在硅胶G板上点对照品液与样品液各3μl,点样应在同一起始线上,原点直径不大于4mm;密闭展开,展开过程中不随意晃动展开缸	15	
	显色	0.8%磷钼酸的15%硫酸乙醇溶液浸板,在105℃加热至斑点显色清晰	10	
实验记录		整个实验过程中,能认真观察并规范操作,认真做好实验现象记录	5	
清场		清洗仪器并放回原处,实验台面擦拭干净	5	
总分			100	

（付　伟）

? 复习思考题

1. 依据苷键原子不同可以将苷分为哪几类?

2. 依据苷键原子不同,哪种苷最难酸水解,哪种苷最容易酸水解,为什么?

3. 提取原生苷和次生苷需注意哪些问题?

4. 酸催化水解苷的机制是什么?如何从机制来解释其水解规律?

扫一扫,测一测

项目四 醌类化合物

学习目标

1. 掌握醌类化合物的分类及基本结构、理化性质、提取分离和检识方法。
2. 熟悉大黄中主要醌类成分的结构、提取分离、鉴定及生物活性。
3. 了解醌类化合物的分布、生物活性及含有醌类化合物的常见中药。
4. 学会用连续回流法提取大黄中蒽醌类化合物，用 pH 梯度萃取法分离大黄中蒽醌类化合物，用化学方法鉴定醌类化合物。
5. 具有科学探索精神和创新意识，以及为祖国中医药事业而奋斗的热情和信念，树立中医药自信心。

情境导学：

芦荟（Aloe），是百合科芦荟属多年生常绿多肉质草本植物。公元前30—前20世纪，古埃及民间处方中已应用芦荟作为外伤药、泻剂、苦味剂、安眠药等，我国《药性本草》《本草纲目》及欧洲《希腊本草》《意大利本草》等书籍也有其药理作用记载。《中国药典》现行版中收载的中药芦荟，为百合科植物库拉索芦荟 *Aloe barbadensis* Miller、好望角芦荟 *Aloe ferox* Miller 或其他同属近缘植物叶的汁液浓缩干燥物。其性寒味苦，归肝、胃、大肠经，具有泻下通便、清肝泻火、杀虫疗疳的功效。研究表明，芦荟含有的芦荟大黄素苷、芦荟大黄素等化学成分，能够促进饮食、增加食欲，具有缓泻作用。

问题： 芦荟中含有的化学成分属于何种类型的化合物？这些成分在结构上具有什么特点？可以采用什么方法提取得到？

醌类化合物是中药中一类分子中具有醌式结构（不饱和环己二酮结构）或容易转变为这种醌式结构的化学成分，大多为有色物质。醌类在植物界分布非常广泛，高等植物中大约有50多个科100余种的植物中含有醌类，集中分布于蓼科、茜草科、豆科、鼠李科、百合科、唇形科、紫草科等植物中，如大黄、虎杖、何首乌、茜草、决明子、番泻叶、丹参、紫草等。一些低等植物如地衣类和菌类的代谢产物中也有存在。醌类化合物多存在于植物的根、皮、叶及心材中，也有存在于茎、种子和果实中。

醌类化合物具有多方面的生物活性，如泻下、抗菌、抗病毒、止血、利尿和抗肿瘤作用，尤以泻下和抗菌作用显著。如番泻叶、大黄中的番泻苷类化合物具有较强的致泻作用；大黄中的游离羟基蒽醌类成分具有抗菌作用，其中大黄酸在体外低浓度时对金黄色葡萄球菌、链球菌、大肠杆菌、枯草杆菌即有显著的抑制作用；茜草中的茜草素类成分具有止血作用；紫草中的一些萘醌类色素具有抗菌、抗病毒及止血作用；丹参中的丹参醌类具有扩张冠状动脉的作用，用于治疗冠心病、心肌梗死等。

思政元素

丹参与复方丹参滴丸——由传统走向世界的现代中医药

　　丹参作为传统中药，距今已有上千年的使用历史。《本草经疏》有言："丹参苦能泄，温能散，久服利人益气，专入血分，其功在于活血行血。"意思是说，丹参可以久服，味苦能泄。"泄"意为"下行为顺"，丹参能引血下行。服用丹参，气机向下走，跟水向低处流一样，气机顺畅，肠胃就通畅，所以有"肠鸣幽幽如走水"之说。对中老年人来说，丹参行血活血的同时，还可以益气、补气。丹参作为一味活血化瘀、输通血管的药，被人们誉为血管的"天然支架"。

　　我国生产的复方丹参滴丸，主要由丹参、三七、冰片等中药组成，是以丹参为基础，根据中医传统理论，利用现代药学技术制得的新型复方纯中药制剂，其溶出速度与生物利用度均比其他剂型更高。经证实其主要药理作用是活血化瘀，临床主要用于冠心病、心绞痛的治疗。复方丹参滴丸的成功研制，不仅仅是单一产品的开发研究，更是代表着中药的现代化，集中体现着我国复方制剂的现代化研究水平。随着研究的深入，将会有更多的中医药产品问世，为全人类健康服务。作为药学生，我们要承担起为祖国、为人民，寻医找药的使命和责任。具有科学探索精神和创新意识，怀揣着让中国民族制药在世界上争取一席之地的理想，为祖国中医药事业而奋斗。

一、结 构 分 类

　　醌类化合物根据结构特点主要分为苯醌、萘醌、菲醌和蒽醌4种类型，蒽醌类（anthraquinones）是醌类化合物中最重要的一类物质。按蒽醌的母核结构分为单蒽核、双蒽核两大类；按醌环的氧化还原程度不同，又可分为羟基蒽醌类、蒽酚（或蒽酮）衍生物、二蒽酮类、二蒽醌类等。醌类化合物母核上常有羟基、甲基、甲氧基等基团取代，连接的糖大多为葡萄糖，也有鼠李糖、木糖和阿拉伯糖，生成的苷多为单糖苷。苷键结合形式大部分是氧苷，少数是碳苷。醌类化合物的结构类型见表4-1。

表4-1　醌类化合物的结构类型、特点及实例

结构类型	结构特点	实例
苯醌	对苯醌	2,6-二甲氧基苯醌　　辅酶Q₁₀（n=10）
萘醌类	α-(1,4)萘醌　　β-(1,2)萘醌	维生素K₁　　胡桃醌　　红根草邻醌

续表

结构类型	结构特点	实例

菲醌类

邻菲醌

	R_1	R_2
丹参醌 II$_A$	—CH$_3$	—H
丹参醌 II$_B$	—CH$_2$OH	—H
羟基丹参醌 II$_A$	—CH$_3$	—OH
丹参酸甲酯	—COOCH$_3$	—H

对菲醌

丹参新醌甲　$R = CH \begin{cases} CH_3 \\ CH_2OH \end{cases}$

丹参新醌乙　$R = CH \begin{cases} CH_3 \\ CH_3 \end{cases}$

丹参新醌丙　$R = —CH_3$

羟基蒽醌类

9,10-蒽醌

α位-1,4,5,8
β位-2,3,6,7
meso(中位)-9,10

大黄素型：羟基分布在两侧的苯环上

名称	R_1	R_2
大黄酚	—H	—CH$_3$
大黄素甲醚	—OCH$_3$	—CH$_3$
芦荟大黄素	—CH$_2$OH	—H
大黄素	—OH	—CH$_3$
大黄酸	—COOH	—H

茜草素型：羟基分布在一侧的苯环上

名称	R_1	R_2	R_3
茜草素	—OH	—H	—H
羟基茜草素	—OH	—H	—OH
伪羟基茜草素	—OH	—COOH	—OH

蒽酚与蒽酮类

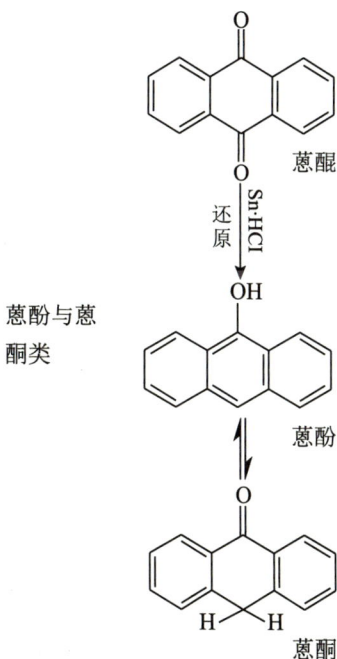

蒽醌

Sn-HCl
还原

蒽酚

蒽酮

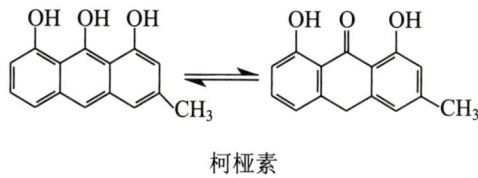

柯桠素

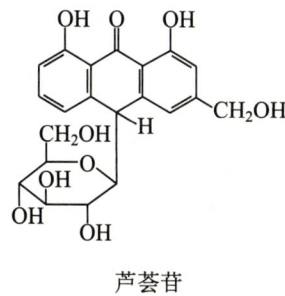

芦荟苷

续表

结构类型	结构特点	实例
二蒽酮类	双分子蒽酮通过 C—C 键连接	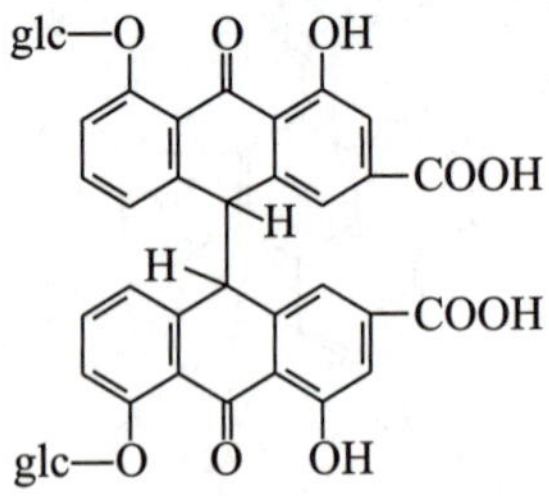 番泻苷 A 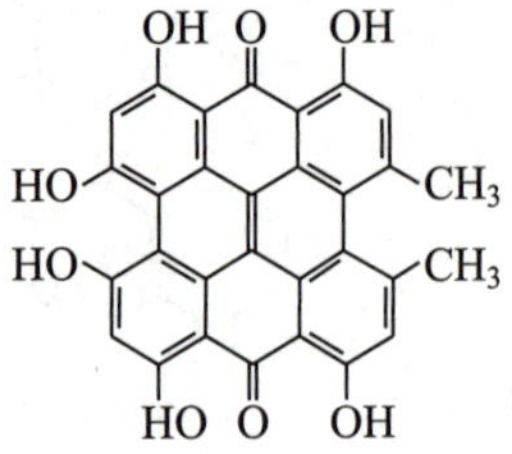 　　　　 金丝桃素
二蒽醌类	双分子蒽醌通过 C—C 键连接	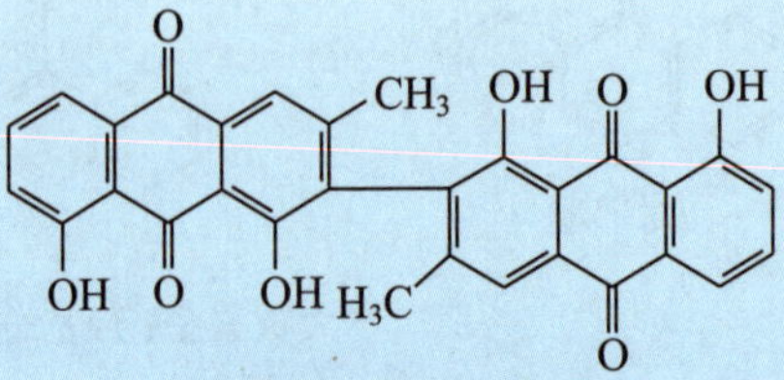 山扁豆双醌 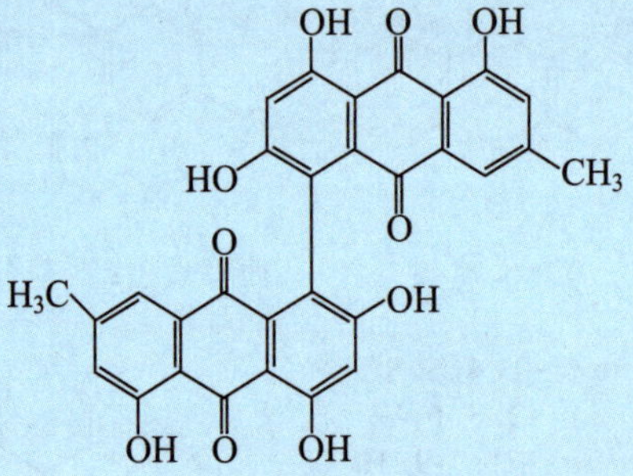 天精

考点提示： 醌类化合物的分类

二、理化性质

（一）性状

天然醌类化合物多为有色结晶，随着母核上酚羟基等助色团的增多，可显黄、橙、棕红色乃至紫红色等。蒽醌类化合物中茜草素型颜色（红→紫）较大黄素型（黄→橙）深。醌类化合物多有荧光，并且在不同的 pH 条件下所呈的荧光不同。苯醌、萘醌和菲醌多以游离态存在，而蒽醌一般结合成苷存在于植物体中，因极性较大往往难以得到结晶。

（二）升华性及挥发性

游离的醌类化合物一般具有升华性，且升华温度随酸性的增强而升高。将药材粉末加热升华，再检识升华物可用来判断药材中有无醌类化合物的存在。如《中国药典》2020 年版一部对大黄的鉴别：取粉末少量，进行微量升华，可见菱状针晶或羽状结晶。

小分子的游离苯醌及萘醌类还具有挥发性，能随水蒸气蒸馏，利用此性质可对其进行分离和纯化。但当苷元与糖结合成苷后，则此性质皆消失。

（三）溶解性

游离醌类极性较小，一般溶于甲醇、乙醇、丙酮、乙酸乙酯、三氯甲烷、乙醚、苯等有机溶剂，不溶或难溶于水；与糖结合成苷后极性显著增大，易溶于甲醇、乙醇中，可溶于热水，但在冷水中溶解度较小，微溶或不溶于苯、乙醚、三氯甲烷等极性较小的有机溶剂。蒽醌的碳苷在水及有机溶剂中的溶解度都很小。

（四）酸碱性

1. 酸性　醌类化合物多具有酚羟基、羧基，因此具有一定的酸性。酸性强弱取决于分子中羧基的有无和酚羟基的数目与位置的不同。其规律如下。

（1）含有羧基的醌类化合物的酸性强于不含羧基者。2-羟基苯醌或萘醌的醌核上有羟基取代时，表现出与羧基相似的酸性，可以溶于碳酸氢钠水溶液中。

（2）醌类化合物母核上 β-酚羟基的酸性强于 α-酚羟基。这是由于 β-酚羟基受羧基吸电子影响，使质子更易解离，因此酸性较强，可溶于碳酸钠水溶液中；而 α-位上的酚羟基因与相邻羧基形成氢键缔合，使质子难解离，表现出较弱的酸性，只能溶于氢氧化钠水溶液中。

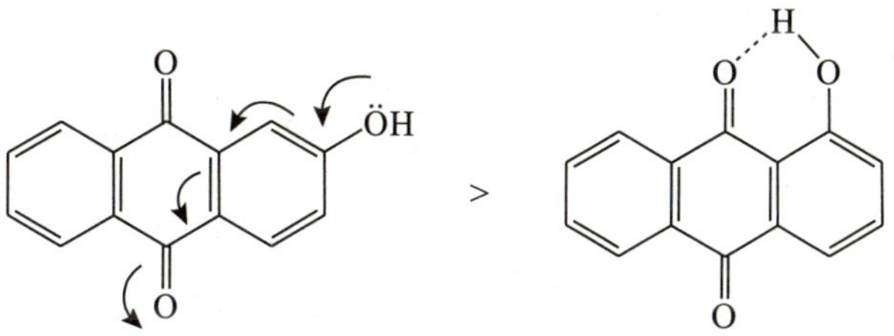

β-羟基蒽醌　　　　　　　　α-羟基蒽醌

（3）酚羟基数目越多，酸性越强，但与酚羟基的位置有关。处于邻位的二羟基蒽醌，由于相互产生氢键缔合，酸性弱于间二羟基化合物。

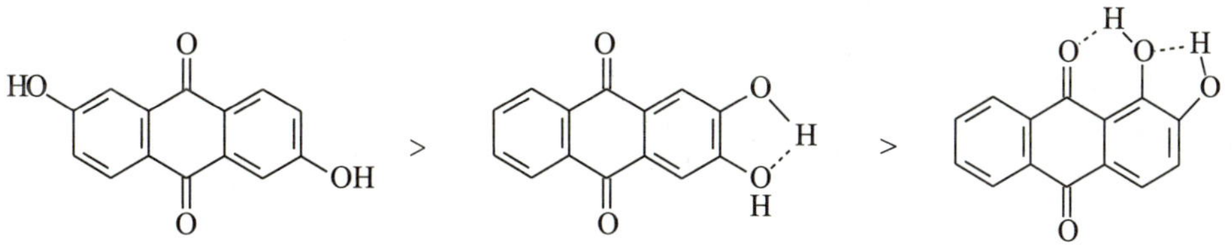

依据醌类酸性差异这一性质，可用 pH 梯度萃取法分离这类化合物。以游离蒽醌类衍生物为例，酸性强弱按下列顺序排列：

$$—COOH > 2 \text{ 个 } \beta\text{-羟基} > 1 \text{ 个 } \beta\text{-羟基} > 2 \text{ 个 } \alpha\text{-羟基} > 1 \text{ 个 } \alpha\text{-羟基}$$

依次可溶于：　　5% $NaHCO_3$　　5% Na_2CO_3　1% $NaOH$　　5% $NaOH$

2. 碱性　由于羧基上的氧原子有未共用电子对，具微弱的碱性，能溶于浓硫酸中生成锌盐，再转成阳碳离子，同时颜色显著加深。羟基蒽醌在浓硫酸中一般呈红色至红紫色。如大黄酚为暗黄色，溶于浓硫酸中转为红色，大黄素由橙红色变成红色。生成的锌盐不稳定，加水稀释即分解（颜色褪去）。

考点提示：醌类化合物的酸碱性

三、提取与分离

（一）提取技术

1. 有机溶剂提取技术　游离醌类的极性较小，根据"相似相溶"原则，可用三氯甲烷、乙醚或高浓度乙醇等有机溶剂提取。苷类极性较苷元大，可用甲醇、乙醇或水提取。实际工作中，一般常选乙醇作为提取溶剂,可以把不同类型、不同存在状态、性质各异的醌类成分都提取出来,所得的总醌类提取物再进一步纯化与分离。

2.碱提酸沉技术 某些具有游离酚羟基或羧基的醌类化合物,能与碱成盐而溶于碱水溶液中,提取液加酸酸化后,醌类化合物又重新游离而沉淀析出。

3.水蒸气蒸馏技术 适用于小分子的具有挥发性的游离苯醌及萘醌类化合物的提取。

(二)分离技术

1.蒽醌苷类与游离蒽醌的分离 蒽醌苷类与游离蒽醌的极性相差大,可利用它们在有机溶剂中的溶解度不同进行分离。将蒽醌苷类和苷元的混合物用水分散,用极性较小的三氯甲烷、乙醚、苯等有机溶剂萃取,游离蒽醌可转溶至有机溶剂层,水溶液再用正丁醇萃取,蒽醌苷类转溶至正丁醇中,水溶性杂质留在水层。以上得到的是总游离醌和总苷,要得到单体还需进一步分离。注意羟基蒽醌苷元及其苷类在植物体内多以镁、钾、钠、钙盐形式存在,必须预先加酸酸化使之全部游离后再进行萃取。

2.游离蒽醌的分离

(1)pH梯度萃取法:此法是分离酸性强弱明显的游离蒽醌类化合物最常用的方法。基本操作流程如下:

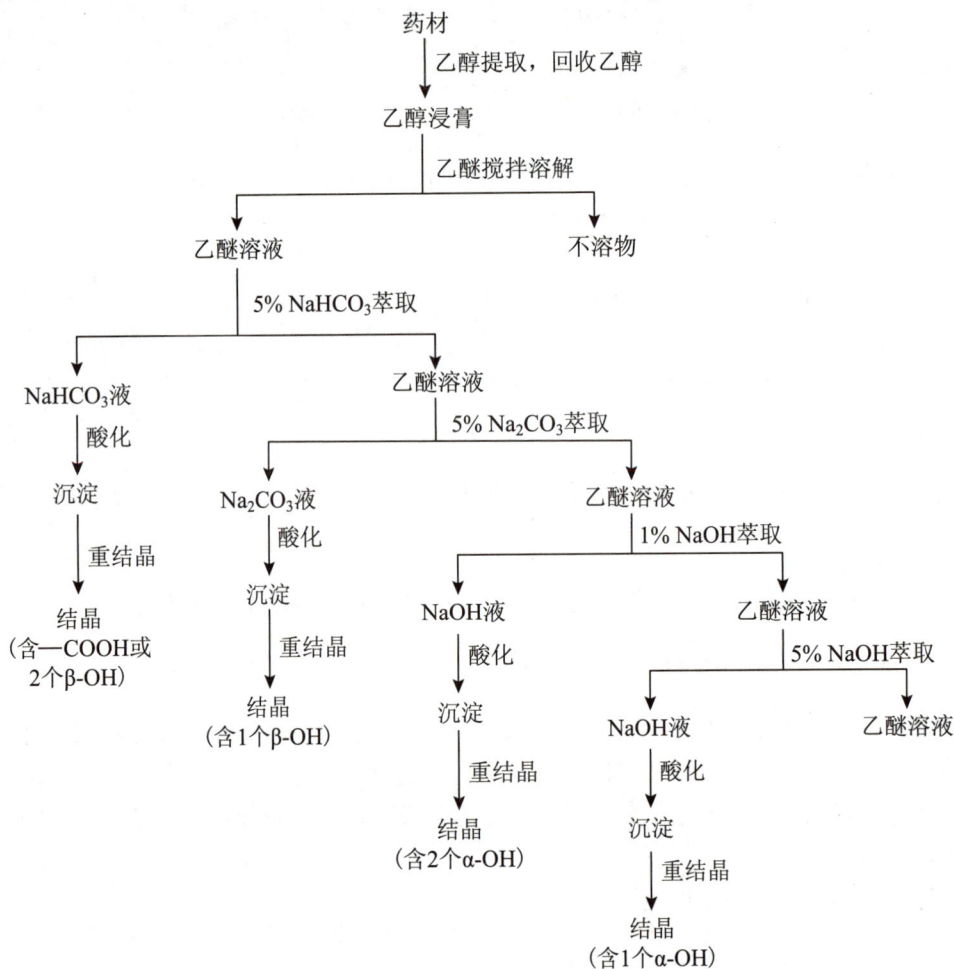

```
                        药材
                         │ 乙醇提取,回收乙醇
                       乙醇浸膏
                         │ 乙醚搅拌溶解
         ┌───────────────┴───────────────┐
      乙醚溶液                          不溶物
         │ 5% NaHCO₃萃取
   ┌─────┴──────────────────┐
 NaHCO₃液                 乙醚溶液
   │ 酸化                     │ 5% Na₂CO₃萃取
  沉淀            ┌───────────┴───────────┐
   │ 重结晶      Na₂CO₃液                乙醚溶液
  结晶             │ 酸化                  │ 1% NaOH萃取
(含—COOH或        沉淀         ┌──────────┴──────────┐
 2个β-OH)          │ 重结晶   NaOH液               乙醚溶液
                  结晶          │ 酸化                │ 5% NaOH萃取
                (含1个β-OH)    沉淀        ┌─────────┴─────────┐
                                │ 重结晶  NaOH液           乙醚溶液
                               结晶         │ 酸化
                             (含2个α-OH)    沉淀
                                            │ 重结晶
                                           结晶
                                         (含1个α-OH)
```

$$
\begin{array}{l}
\text{药材} \\
\quad \downarrow \text{乙醇提取,回收乙醇} \\
\text{乙醇浸膏} \\
\quad \downarrow \text{乙醚搅拌溶解}
\end{array}
$$

课堂互动

在分液漏斗中用碱液和有机溶剂进行两相萃取时,如何判断游离蒽醌在上层还是下层萃取液中?

（2）色谱技术：当混合物中含有一系列结构相似、酸性强弱差别不明显的蒽醌类化合物时，常需采用色谱法才能达到分离目的。常用的吸附剂是硅胶，一般不用氧化铝，尤其是碱性氧化铝，避免其与酸性的蒽醌类成分发生不可逆吸附而难以洗脱，如大黄酚和大黄素甲醚即采用硅胶柱色谱分离。此外，游离羟基蒽醌化合物含有酚羟基，还可采用聚酰胺柱色谱进行分离。

3. 蒽醌苷类的分离　蒽醌苷类因分子中含有糖，故极性较大，水溶性较强，分离和纯化都比较困难，主要应用色谱方法。在进行色谱法分离之前，往往预先采用经典方法分离粗提物，除去大部分杂质，如用正丁醇、乙酸乙酯等极性较大的有机溶剂将蒽醌苷类从水溶液中萃取出来，使其与水溶性杂质相互分离。获得蒽醌苷的粗品后，再用硅胶柱色谱、反相硅胶柱色谱或葡聚糖凝胶柱色谱进一步分离纯化。

知识链接

蒽醌苷类化合物的色谱分离

将大黄 70% 甲醇提取液浓缩后，加到 Sephadex LH-20 凝胶色谱柱上，并用 70% 甲醇洗脱，分段收集，依次得到二蒽酮苷（番泻苷 B、A、D、C）、蒽醌二葡萄糖苷（大黄酸、芦荟大黄素、大黄酚的二葡萄糖苷）、蒽醌单糖苷（芦荟大黄素、大黄素、大黄素甲醚及大黄酚的葡萄糖苷）、游离苷元（大黄酸、大黄酚、大黄素甲醚、芦荟大黄素、大黄素）。

四、检识技术

（一）化学检识技术

醌类的颜色反应主要基于其氧化还原性质以及分子中酚羟基的性质。

1. 菲格尔（Feigl）反应　醌类衍生物包括苯醌、萘醌、菲醌和蒽醌，在碱性条件下经加热能迅速与醛类及邻二硝基苯反应生成紫色化合物。反应机理如下：

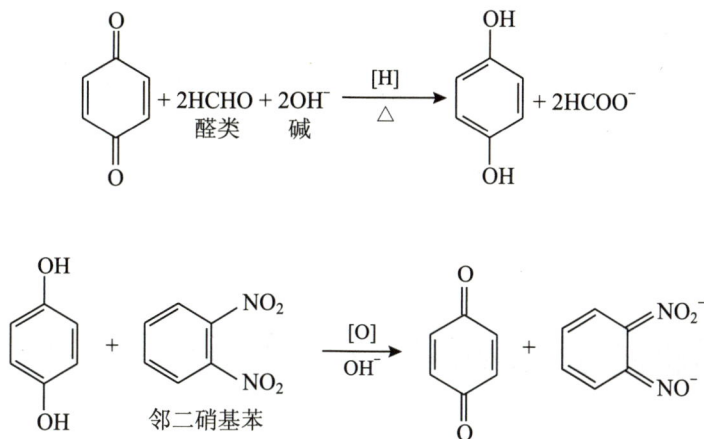

$$\text{（对苯醌）} + 2HCHO + 2OH^- \xrightarrow[\triangle]{[H]} \text{（对苯二酚）} + 2HCOO^-$$

醛类　碱

$$\text{（对苯二酚 OH/OH）} + \text{邻二硝基苯} \xrightarrow[OH^-]{[O]} \text{（对苯醌）} + \text{（NO}_2^-\text{/NO}^-\text{）}$$

邻二硝基苯

醌类化合物自身在反应前后无变化，仅起到传递电子的媒介作用。醌类成分的含量越高，反应速度也越快。

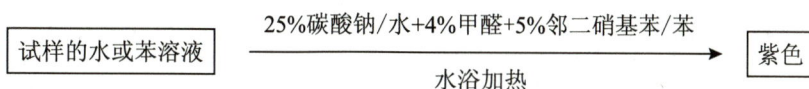

$$\boxed{\text{试样的水或苯溶液}} \xrightarrow[\text{水浴加热}]{25\%碳酸钠/水+4\%甲醛+5\%邻二硝基苯/苯} \boxed{\text{紫色}}$$

2.无色亚甲蓝显色反应

该反应为苯醌和萘醌类成分的专属鉴别。可在 PC 或 TLC 上进行,供试品在白色背景上与无色亚甲蓝乙醇溶液(1mg/ml)反应显蓝色斑点,可借此与蒽醌类化合物相区别。

3.与活性亚甲基试剂的反应(Kesting-Craven 反应)

当苯醌或萘醌醌环上有未被取代的位置时,可在碱性条件下与一些含有活性亚甲基试剂(如乙酰乙酸乙酯、丙二酸酯、丙二腈等)的醇溶液反应,生成蓝绿色或蓝紫色化合物。以苯醌与丙二酸酯的反应为例,反应时丙二酸酯先与醌核生成产物(1),再进一步经电子转位生成产物(2)而显色。

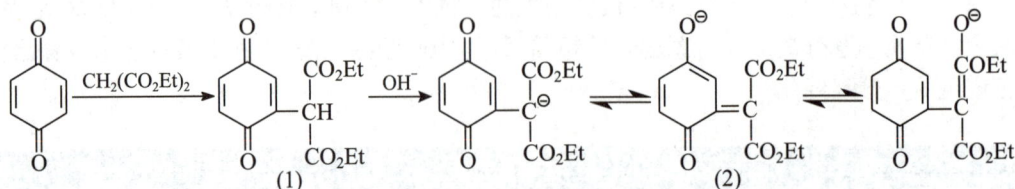

苯醌和萘醌的醌环上如有取代基,即减慢反应速度或不反应。蒽醌类化合物因醌环两侧有苯环,不能发生该反应,故可加以区别。

4.碱液呈色反应(Bornträger 反应)

羟基蒽醌类在碱性溶液中发生颜色改变,使颜色加深,多呈橙、红、紫红色。产生的红色物质不溶于有机溶剂,加酸则退回至原来的颜色。反应机理如下:

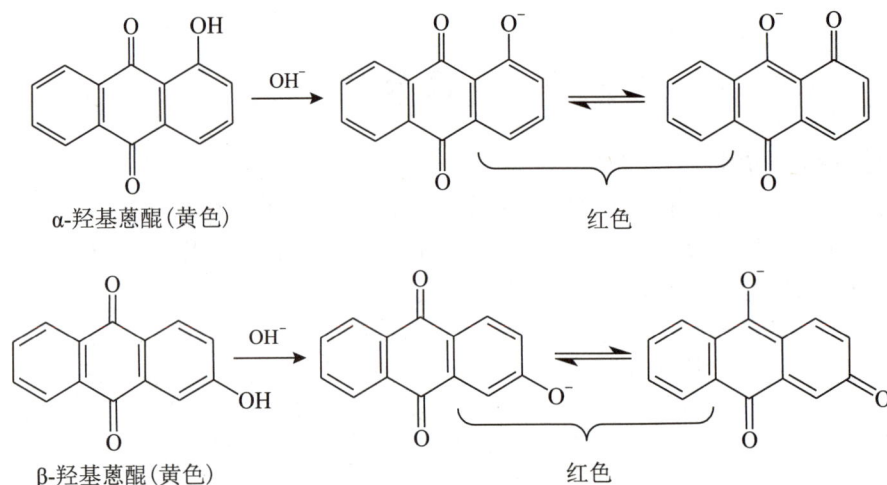

α-羟基蒽醌(黄色)　　红色

β-羟基蒽醌(黄色)　　红色

该显色反应与形成共轭体系的酚羟基和羰基有关。因此,羟基蒽醌以及具有游离酚羟基的蒽醌苷均可呈色,但蒽酚、蒽酮、二蒽酮类化合物则需氧化形成羟基蒽醌类化合物后才能呈色。此反应常用于蒽醌类化合物的 PC 或 TLC 的显色。

案例分析

中药中羟基蒽醌类成分的检查

取供试品粉末约 0.1g,加 10% 硫酸水溶液 5ml,置水浴上加热 2~10 分钟趁热滤过,滤液冷却后加乙醚 2ml 振摇,静置后分取醚层,醚层显黄色,加入 5% 氢氧化钠水溶液 1ml,振摇,若醚层由黄色褪为无色,而水层显红色,提示含有羟基蒽醌类成分。

问题:①供试品粉末为什么要加入硫酸水溶液加热?②加乙醚振摇的目的是什么?③此案例是通过观察乙醚层和水层的颜色变化判断供试品所含有的化学成分类型,其依据的原理是什么?

5. 与金属离子的反应　蒽醌类化合物结构中,如果有 α- 酚羟基或邻二酚羟基时,则可与 Pb^{2+}、Mg^{2+} 等金属离子形成络合物。以醋酸镁为例,生成物可能具有下列结构:

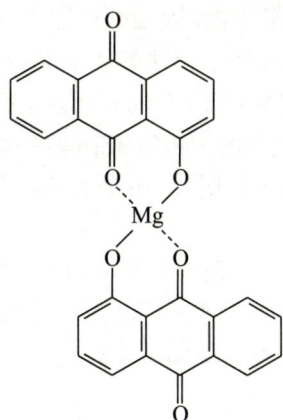

α- 羟基蒽醌络合物　　　　　　　　　邻二酚羟基蒽醌络合物

6. 对亚硝基二甲苯胺反应　此反应是蒽酮类化合物的专属性反应。蒽酮中羰基对位亚甲基上的氢很活泼,可与 0.1% 对亚硝基二甲苯胺的吡啶溶液发生缩合反应,产生紫色、绿色、蓝色及灰色等各种颜色。显示的颜色取决于分子结构,1,8- 二羟基蒽酮衍生物与该试剂反应均呈绿色。此反应可用于蒽酮化合物的定性鉴别(表 4-2),且不受蒽醌类、黄酮类、香豆素类、糖类及酚类化合物的干扰。

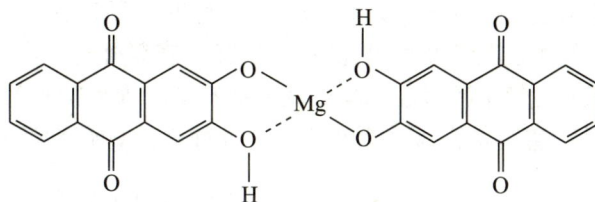

绿色

表 4-2　醌类化合物显色反应鉴别特点和意义

反应类型	反应试剂	反应显色	鉴别特点	鉴别意义
菲格尔反应	甲醛、邻硝基苯	紫色	苯醌、萘醌、菲醌、蒽醌	与非醌类成分区别
无色亚甲蓝	无色亚甲蓝乙醇溶液	蓝色	苯	与蒽醌类区别
活性亚甲基试剂反应	活性亚甲基试剂(丙二酸酯)	蓝绿、蓝紫色	苯醌、萘醌(醌环上有活泼氢)	与蒽醌类区别
碱液呈色反应	碱液	橙、红、紫红、蓝色	羟基蒽醌类	羟基蒽醌类多呈红~紫红色,与蒽酚、蒽酮、二蒽酮类成分区别
与金属离子反应	醋酸镁(铅)	橙黄、橙红、紫、紫红、蓝色	蒽醌(α- 酚羟基或邻二酚羟基)	帮助初步判断羟基在蒽环上位置
对亚硝基二甲苯胺反应	0.1% 对亚硝基二甲苯胺吡啶溶液	紫、绿、蓝、灰色	蒽酮	蒽酮类化合物专属反应

考点提示: 醌类化合物的显色反应及其应用

(二)色谱检识技术

1. 薄层色谱   多用硅胶作吸附剂,也可用聚酰胺,一般不用氧化铝,因羟基蒽醌能与氧化铝形成配合物,吸附性强,难以展开。对于极性较弱的游离蒽醌类可用亲脂性溶剂系统展开,如三氯甲烷 - 乙酸乙酯(75:25)、石油醚(30~60℃)- 乙酸乙酯 - 甲酸(15:5:1,上层)、石油醚(30~60℃)- 乙酸乙酯(8:2)等。蒽醌苷类可采用极性较大的溶剂系统,如乙酸乙酯 - 甲醇 - 冰醋酸(100:17:13)、正丁醇 - 丙酮 - 水(10:2:1)等。检识时,对于性质不同的蒽醌类,展开剂中各溶剂的比例可适当调整,以获得较好的分离效果。

蒽醌类及其苷在可见光下多呈黄色,在紫外光下则呈黄棕、红、橙色等荧光,可用氨熏或用10% 氢氧化钾甲醇溶液、3% 氢氧化钠或碳酸钠水溶液喷雾,则颜色加深或变色。亦可用 0.5% 醋酸镁甲醇溶液喷雾,观察颜色变化。几种常见的游离蒽醌薄层色谱的 R_f 值如表 4-3。

表4-3   游离蒽醌薄层色谱的 R_f 值

化合物	硅胶板	聚酰胺板
	苯 - 乙酸乙酯 - 冰醋酸(75:24:1)	甲醇 - 苯(4:1)
大黄酚	0.76	0.53
大黄素甲醚	0.75	0.42
大黄素	0.52	0.18
芦荟大黄素	0.36	0.53
大黄酸	0.24	0.03
6- 羟基大黄酸	0.18	0.00

2. 纸色谱   羟基蒽醌类的纸色谱一般在中性溶剂系统中进行,常用水、乙醇、丙酮等与石油醚、苯混合使达饱和,分层后取极性小的有机溶剂层进行展开,如:石油醚以甲醇饱和、正丁醇以浓氨水饱和等。显色方法可参照薄层色谱法。几种常见游离蒽醌纸色谱的 R_f 值如表 4-4。

表4-4   游离蒽醌纸色谱的 R_f 值

蒽醌名称	石油醚 - 丙酮 - 水(1:1:3)上层	石油醚 -97% 甲醇(1:1)上层
大黄酚	0.98	0.98
大黄素甲醚	0.98	0.98
大黄素	0.56	0.30
芦荟大黄素	0.26	0.07
大黄酸	0.00	0.00

蒽醌苷类极性较强,需要选用极性较大的溶剂系统,如:正丁醇 - 乙酸乙酯 - 水(4:3:3,上层)、三氯甲烷 - 甲醇 - 水(2:1:1,下层)。几种蒽醌苷类纸色谱结果如表 4-5。

表4-5   几种蒽醌苷类纸色谱的 R_f 值

种类	大黄酚葡萄糖苷	大黄素甲醚葡萄糖苷	大黄素葡萄糖苷	芦荟大黄素葡萄糖苷	大黄酸葡萄糖苷
R_f 值	0.79	0.79	0.26	0.06	0.00

展开剂:三氯甲烷 - 甲醇 - 水(2:1:1,下层)

五、含有蒽醌类化合物的常用中药

含有蒽醌类化合物的常用中药见表4-6。

表4-6　含有蒽醌类化合物的常用中药

分类	药名	原植物	主要成分
羟基蒽醌	大黄	掌叶大黄 *Rheum palmatum* L.、药用大黄 *Rheum officinale* Baill.、唐古特大黄 *Rheum tanguticum* Maxim. ex Balf. 的根茎及根	含大黄酸、大黄素、芦荟大黄素、大黄素甲醚的葡萄糖苷以及大黄酸、大黄酚、芦荟大黄素的双葡萄糖苷，及番泻苷A、B、C、D
	虎杖	虎杖 *Polygonm cuspidatum* Sieb. et Zucc 的根和根茎	含大黄酚、大黄素、大黄素甲醚、大黄素 8-*D*-葡萄糖苷、大黄素甲醚 8-*D*- 葡萄糖苷，另含有虎杖苷
	决明子	小决明 *Cassia tora* L.、决明 *Cassia obtu-sifolia* L. 的种子	含大黄酚、大黄素甲醚、美决明子素、决明素、甲基钝叶决明素、橙黄决明素
	何首乌	何首乌 *Polygonum multiflorum* Thunb. 的块根	含大黄素、大黄酚、大黄素甲醚、大黄酸及大黄酚蒽酮
	羊蹄	羊蹄 *Rumex japonicus* Houtt 的根	含大黄素、大黄酚、大黄素甲醚
	酸模	酸模 *Rumex acetosa* L. 的根	含大黄酚苷及金丝桃苷
	芦荟	芦荟 *Aloe vera* L. 的叶	含芦荟苷、异芦荟大黄素苷、β- 芦荟苷、芦荟大黄素及高那特芦荟苷
	茜草	茜草 *Rubia cordifolia* L. 的根	含茜草素、紫茜素、紫黄茜素以及伪羟基茜素、茜草酸、茜草苷
二蒽酮	番泻叶	狭叶番泻 *Cassia angustifolia* Vahl、尖叶番泻 *Cassia acutifolia* Delile 的叶	含番泻苷A、B、C、D，及大黄酸葡萄糖苷、大黄酚

考点提示：含醌类化合物的常用中药（大黄、虎杖、决明子、何首乌、芦荟、丹参、紫草）

实训任务六　大黄中游离蒽醌的提取分离与检识技术

【实训目的】

1. 掌握从大黄中提取分离游离蒽醌类化学成分的原理。

2. 学会运用连续回流提取技术、pH 梯度萃取技术及柱色谱技术提取分离大黄中游离蒽醌类成分。

3. 能够用化学方法、色谱技术检识蒽醌类化学成分。

【实训原理】

大黄系蓼科多年生草本植物掌叶大黄（*Rheum palmatum* L.）、唐古特大黄（*Rheum tanguticum* Maxim. ex Balf.）或药用大黄（*Rheum officinale* Baill.）的干燥根及根茎。具有泻下攻积、清热泻火、凉血解毒、逐瘀通经、利湿退黄等功效。

大黄的生物活性成分主要为蒽醌类化合物，总含量 2%～5%，主要有大黄酚、大黄素、芦荟大黄素、大黄素甲醚和大黄酸等游离羟基蒽醌类及少量的番泻苷 A、B、C、D。游离的羟基蒽醌类化合物仅占 1/10～1/5，大多与葡萄糖以单、双糖形式结合成苷。此外，大黄中还含有鞣质、脂肪酸及少量的土大黄苷和土大黄苷元。新鲜大黄中还存在与 5 种羟基蒽醌类成分相对应的还原产物蒽酚或蒽酮衍生物，对黏膜有很强的刺激性，可引起呕吐（副作用），在炮制加工及贮藏过程中，可逐渐氧化成相应的蒽醌。

知识链接

土大黄苷（rhaponticin）

土大黄苷为二苯乙烯的衍生物，属于苷苷，在紫外灯下显蓝紫色荧光。土大黄苷被视为杂质，微量存在于大黄中，但在伪品大黄中含量较高。《中国药典》规定：大黄的甲醇提取物与土大黄苷对照品溶液（10μg/ml）分别点于同一聚酰胺薄膜上，照薄层色谱法（通则 0502）试验，以甲苯 - 甲酸乙酯 - 丙酮 - 甲醇 - 甲酸（30∶5∶5∶20∶0.1）为展开剂，展开，取出，晾干，置紫外光灯（365nm）下检视。供试品色谱中，在与对照品色谱相应的位置上，不得显相同的亮蓝色荧光斑点。

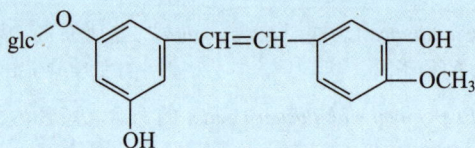

土大黄苷

大黄中游离蒽醌多为黄～橙黄色，有升华性（蒽酮苷与二蒽酮无升华性）；易溶于沸乙醇及碱性溶剂，溶于三氯甲烷、苯、乙醚、乙酸乙酯（提取时需反复多次提取才能提取完全），不溶于水；蒽醌苷类则溶于热水、甲醇、乙醇和碱水，在亲脂性有机溶剂中溶解度较小。

大黄酸酸性最强，能溶于 5% $NaHCO_3$，大黄素能溶于 5% $NaCO_3$，芦荟大黄素能溶于 0.5% NaOH，可用 pH 梯度法分离。大黄酚与大黄素甲醚酸性相似，能溶于 5% NaOH，大黄酚极性小于大黄素甲醚，用硅胶柱色谱可将其分离。

从大黄中提取分离游离的羟基蒽醌时，先采用 20% 硫酸水解，水洗至中性，干燥后用亲脂性有机溶剂连续回流提取，然后采用 pH 梯度萃取法将大黄酸、大黄素、芦荟大黄素分离，最后用硅胶柱色谱将大黄酚、大黄素甲醚分离。

【实训操作步骤】

（一）提取与分离

1. 水解   称取大黄粗粉 30g，加 20% H_2SO_4 水溶液 100ml 左右，在水浴上 100℃加热 3～4 小时，抽滤，滤饼水洗至近中性，抽干，分散，70℃左右干燥。

2. 提取总苷元   干燥后的药渣，粉碎，装入滤纸筒，密封放入索氏提取器中，加入乙醚 80～100ml 连续回流提取 3～4 小时，得乙醚提取液。乙醚提取液用 5% NaOH 溶液萃取 3～5 次（注意萃取振摇一次必须放气），最后一次碱水层为淡红色（乙醚与碱水比例 1∶1、1∶0.5、1∶0.5……）合并碱水层，用浓 HCl 调 pH 值 2～3，静置，析出蒽醌总苷元结晶，放置 1～2 小时。将蒽醌总苷元抽滤，80℃烘干。称重，计算产率 %（产率 %= 蒽醌总苷元结晶 g/ 大黄药材 g×100%）。

3. pH 梯度萃取法分离苷元

（1）蒽醌总苷元加 50～100ml 乙酸乙酯溶解，置 500ml 分液漏斗中，加入 pH 值为 8 的缓冲溶液萃取（缓冲溶液与碱水比例 1∶1），萃取液用浓 HCl 调 pH 值 2～3，静置，析出大黄酸结晶抽滤，5ml 蒸馏水洗涤，抽干，即得。

（2）分离大黄酸后的乙酸乙酯液，以 pH 值 9.9 的缓冲溶液萃取（缓冲溶液与碱水比例 1∶1），萃取液用浓 HCl 调 pH 值 2～3，静置，析出大黄素结晶，抽滤，5ml 蒸馏水洗涤，抽干，即得。

（3）分离大黄素后的乙酸乙酯液，再以 5% Na$_2$CO$_3$-5% NaOH（9∶1）溶液振摇萃取，萃取溶液用浓 HCl 调 pH 值 2～3，静置，析出芦荟大黄素结晶，抽滤，5ml 蒸馏水洗涤，抽干，即得。

（4）分离芦荟大黄素后的乙酸乙酯液，再以 5% NaOH 溶液振摇萃取至淡红色（乙酸乙酯与碱水比例 1∶1、1∶0.5、1∶0.5……），合并碱水层，用浓 HCl 调 pH 值 2～3，静置，析出大黄素甲醚和大黄酚混合物，抽滤，5ml 蒸馏水洗涤，抽干，即得。

4. 柱色谱法分离大黄素甲醚和大黄酚

（1）装柱：按湿法装柱。取洁净干燥并有假底或少许脱脂棉加入柱底以防止硅胶流出的玻璃柱（柱床 1.5cm×8.5cm），先开启柱子下口的开关，取 10g 硅胶加 60～100ml 三氯甲烷或石油醚（60～90℃）- 乙酸乙酯（7∶3）搅拌成稀浆，连续不断地通过漏斗倒入柱中，保持流动相由上而下流动，赶走空气，待硅胶均匀沉降完后，保持柱顶有 1～2cm 的液面，关闭下口开关。要求柱床填充均匀、无气泡、无断层。

（2）上样：将大黄素甲醚和大黄酚的混合物溶解于 2ml 三氯甲烷或石油醚（60～90℃）- 乙酸乙酯（7∶3）中，开启柱子下出口开关，用吸管吸取样品液，沿柱顶管壁旋转加于柱床顶端。要求原始谱带平整、窄。

（3）洗脱：用石油醚（60～90℃）- 乙酸乙酯（7∶3）为洗脱剂洗脱，分段收集，每份 10ml，按顺序编号，当不同色带距离相隔大时，改用三氯甲烷 - 乙酸乙酯（2∶8）或石油醚（60～90℃）- 乙酸乙酯（3∶7）混合溶剂以增大洗脱速度，并更换收集器，直至色谱柱的色带全部洗下为止。各流分分别用硅胶 -CMC-Na 薄层板跟踪检查，展开剂为三氯甲烷 - 乙酸乙酯（2∶8）或石油醚（60～90℃）- 乙酸乙酯（3∶7）混合溶剂，以大黄酚和大黄素甲醚标准品对照，合并斑点相同流分，适当浓缩，放置析晶，即可得到大黄酚和大黄素甲醚。

（二）检识技术

1. 碱液试验　取各大黄提取物结晶少许，置试管中，加 1ml 乙醇使溶解，加数滴 10% 氢氧化钠溶液试剂，羟基蒽醌应显红色。

2. 醋酸镁试验　取各大黄提取物结晶少许，置试管中，加 1ml 乙醇使溶解，加数滴 0.5% 醋酸镁乙醇试剂，羟基蒽醌应显橙、红、紫等颜色。

3. 薄层色谱检识

（1）吸附剂：硅胶 G-CMC-Na 板（10cm×20cm）。100℃活化 1 小时后在干燥箱中放置 10～24 小时，（至少需 0.5 小时，并冷至室温）备用。

（2）样品液：自制大黄酸、大黄素、芦荟大黄素等三部分的乙醇溶液（每 1ml 含 1mg），分别点样 5μl。

（3）对照品：以上各成分对照品大黄酸、大黄素、芦荟大黄素乙醇混合溶液（每 1ml 各含 1mg），点样 5μl。

（4）展开剂：环己烷 - 乙酸乙酯 - 甲酸（30∶10∶0.5），不饱和展开至 10～12cm，取出，晾干。

（5）显色：置紫外光灯（365nm）下观察，记录橙色荧光斑点的位置。然后再用浓氨水熏蒸。（方法：取浓氨水 2ml 置于双槽展开缸中的一槽中，将晾干后的薄层板置于另一干燥槽中，密闭，待薄层板上斑点显红色时，取出。或将装有 2ml 浓氨水的小瓶盖放入单槽展开缸中，再将晾干后的薄层板小心放入展开缸中，勿接触浓氨水，密闭，当斑点显红色时，取出。供试品色谱中，在与对照品色谱相应的位置上，显相同颜色的斑点。

【实训注意事项】

1. 乙醚沸点低，提取时水浴温度不宜高，保持微沸即可。可用三氯甲烷代替乙醚为提取溶剂，注意通风。

2. 萃取振摇时注意排气，且萃取时不宜强烈振摇。

3. 缓冲液在使用前需测 pH 值，保证其 pH 值在所需范围内。萃取大黄酸在 pH 值 7～8 范围内,萃取大黄素在 pH 值 9.5~10 范围内。在萃取时,要一次性加入缓冲溶液,否则会影响分离效果。

4.湿法装柱,必须均匀,无气泡、暗沟,柱内吸附剂上端留有液层,不能干涸。

5.大黄中蒽醌类化合物的含量与大黄的品种、采集季节、炮制方法及贮藏时间均有关系,选用药材时应注意。

【实训思考】

1.用 pH 梯度萃取法分离游离蒽醌类化合物的实训过程中应重点注意哪些问题?简略画出提取流程图。

2.湿法装柱应注意哪些问题?

3.大黄中 5 种游离羟基蒽醌化合物的酸性与结构有什么关系?

4.羟基蒽醌常用的鉴别试剂有哪些?如何进行这些鉴别试验?结果如何?

【实训评价】

项目	内容	分值	得分
准备	着工作衣帽;仪器洁净齐全;药材称取规范、称量准确;试剂选择合理;操作环境符合要求	5	
水解药材	药材处理合乎技能内容要求,操作规范	15	
索氏提取	正确美观地组装索氏提取器:按由下往上顺序组装,冷凝水下进上出;加入适量提取溶剂;选择电热套或水浴进行加热提取	15	
萃取分离	按照提取成分的酸性强弱,选择合适的萃取剂进行分离,操作规范	15	
柱色谱分离	依次按装柱→加样→洗脱→收集洗脱液进行规范操作,动作娴熟,姿势大方,安排合理	15	
化学检识	选择合适的化学试剂进行检识,操作准确合理,动作规范	10	
色谱检识	试样配制合理;能正确进行薄层色谱操作	10	
实训记录	及时记录现象和结果,记录规范,字迹清晰	5	
清场	按规程清洁仪器,清理现场;仪器和试剂有序归类放置	5	
总体安排	整个技能操作过程安排合理有序,思路清晰	5	
总分		100	

(吕华瑛)

? 复习思考题

1.醌类化合物有哪些主要类型?

2.醌类化合物有哪些功能基具有酸性?其酸性强弱的顺序是什么?

3.醌类化合物常用的显色反应有哪些?

4.用显色反应区别下列各组成分。

(1)大黄素与大黄素-8-葡萄糖苷

(2)番泻苷 A 与大黄素苷

(3)蒽醌与苯醌

(4)大黄素与柯桠素

项目五　苯丙素类化合物

学习目标

1. 掌握香豆素的结构特点与分类、理化性质和检识方法。
2. 熟悉香豆素类化合物的提取分离方法及木脂素的结构类型。
3. 了解木脂素的主要活性和发展前景。
4. 学会秦皮中香豆素类成分的提取分离与检识。
5. 具备中医药文化自信和探索创新的精神。

情境导学：

茵陈具有清利湿热，利胆退黄作用。用于黄疸尿少，湿温暑湿，湿疮瘙痒。早在汉代《伤寒杂病论》中就有茵陈蒿汤，是我国治疗湿热黄疸症的代表性方剂。茵陈的主要成分有香豆素、黄酮等，现代研究发现滨蒿内酯是其主要活性成分之一，具有抗肿瘤、利胆护肝、平喘止咳和消炎镇痛等作用。《中国药典》(2020 版)规定花茵陈中滨蒿内酯含量不得少于 0.20%，以此控制花茵陈的内在质量。

滨蒿内酯
Scoparone

问题：滨蒿内酯的化学结构具有什么特征？其属于哪一类化合物？如何从中药中提取分离这类化合物？

苯丙素类(phenylpropanoids)是指基本母核具有一个或几个 C_6—C_3 单元的天然有机化合物的总称，广泛存在于植物界。苯丙素类化合物包括简单苯丙素类、香豆素类、木脂素和木质素类。本项目主要介绍香豆素和木脂素类化合物。从生物合成途径上看，苯丙素类化合物主要通过莽草酸途径，生成酪氨酸，经脱氨生成关键前体物对羟基桂皮酸，再经氧化、甲基化、苷化、环合、缩合等系列反应形成最终产物。

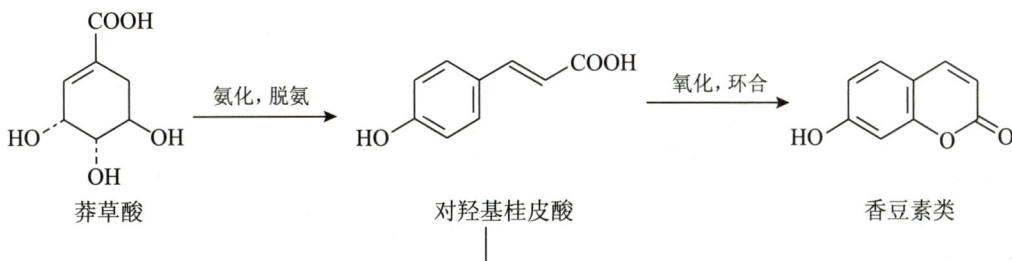

莽草酸　　　　对羟基桂皮酸　　　　香豆素类

氧化、甲基化

还原，缩合 → 木脂素类

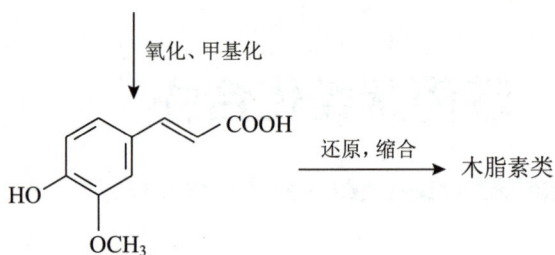

第一部分　香豆素类化合物

香豆素（coumarin）是一类具有苯骈 α- 吡喃酮母核的天然产物总称，从结构上可以看成是顺式邻羟基桂皮酸分子内脱水而成的内酯化合物。因最早从豆科植物香豆中提出并具有芳香气味而得名，又称香豆精。

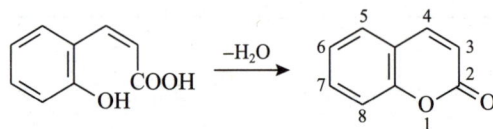

顺式邻羟基桂皮酸　$-H_2O$　香豆素

香豆素广泛分布于高等植物中，如伞形科、芸香科、豆科、菊科、兰科、木犀科、茄科、瑞香科等，亦有少数香豆素成分来自微生物代谢产物，如黄曲霉毒素、亮菌甲素等。常见中药茵陈、秦皮、蛇床子、补骨脂、白芷、前胡等均含有香豆素，现已发现的香豆素类化合物达 1 500 多个，大多数存在于植物的花、叶、茎、果中，并以幼嫩的叶芽中含量较高。

一、结 构 分 类

香豆素类化合物在植物体内以游离状态或与糖结合成苷的形式存在。其母核上常连有羟基、甲氧基、异戊烯基和苯基等取代基，根据母核上取代基和骈合杂环的不同，可分为以下 5 种类型（表 5-1）。

表 5-1　香豆素类化合物的结构类型

结构类型	结构特点	实例
1. 简单香豆素	苯骈 α- 吡喃酮，多数在 7 位连有含氧基团	伞形花内酯　秦皮乙素：R=H　秦皮甲素：R=glc
2. 呋喃香豆素　线型呋喃香豆素　（补骨脂素）	香豆素母核的 C_6，C_7 位连接呋喃环	紫花前胡内酯　异欧前胡内酯

续表

结构类型	结构特点	实例
角型呋喃香豆素 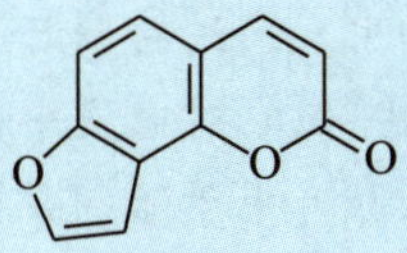 （异补骨脂素）	香豆素母核的 C_7，C_8 位连接呋喃环	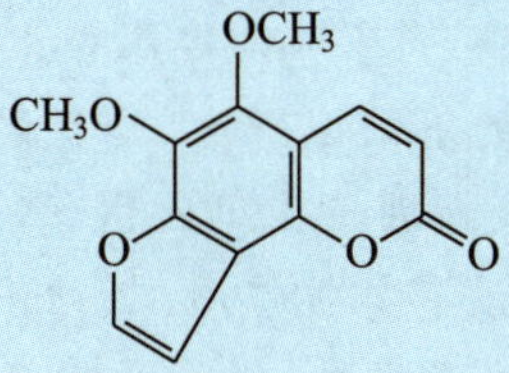 茴芹内酯 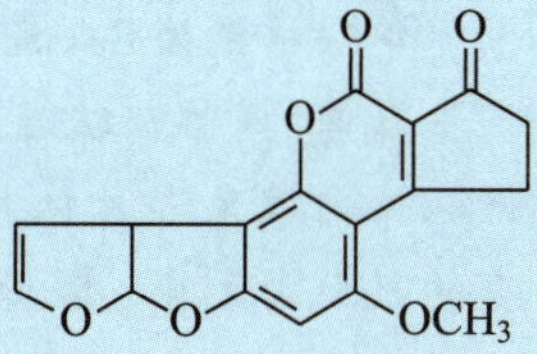　　黄曲霉毒素 B_1
3. 吡喃香豆素 　线型吡喃香豆素 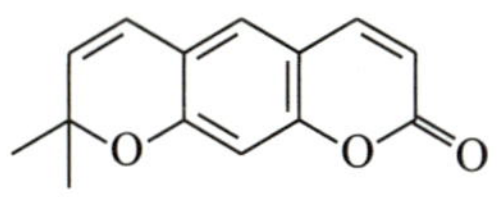 	香豆素母核的 C_6，C_7 位连接吡喃环	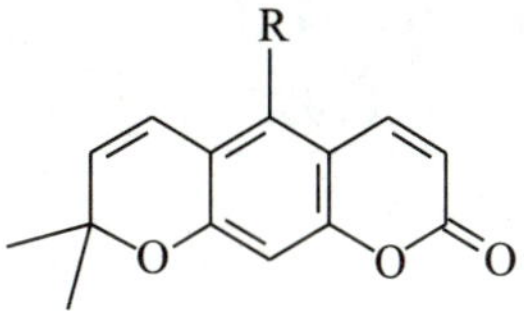 花椒内酯：R=H 美花椒内酯：R=OCH_3
角型吡喃香豆素 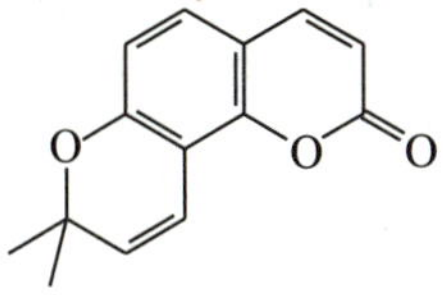 	香豆素母核的 C_7，C_8 位连接吡喃环	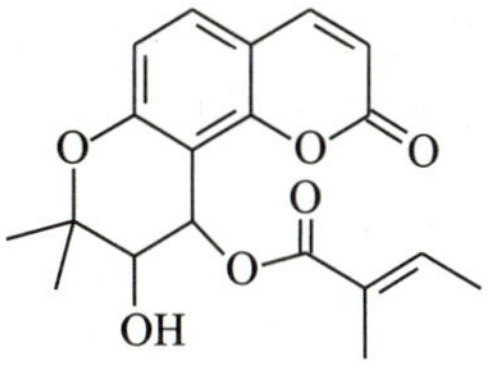 前胡香豆酯 A
4. 异香豆素 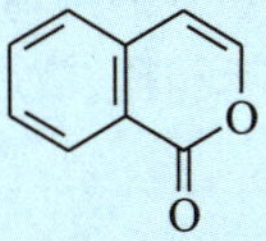 	简单香豆素的异构体，其母核可认为是邻羧基苯乙烯醇分子内脱水形成的内酯	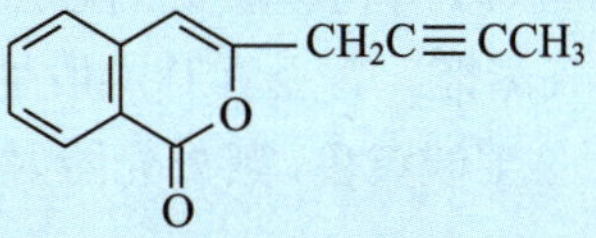 茵陈炔内酯 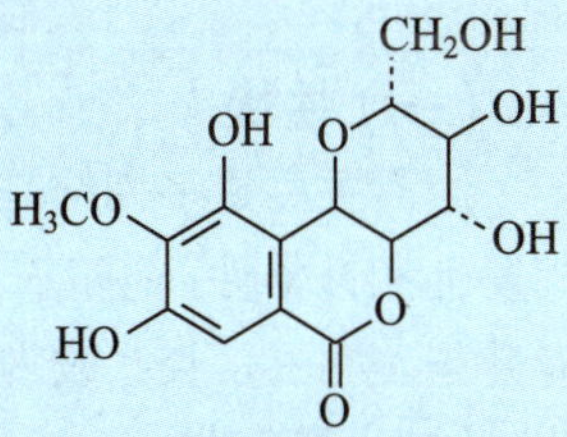　　岩白菜素
5. 双香豆素	分子香豆素通过碳碳键或醚键相连	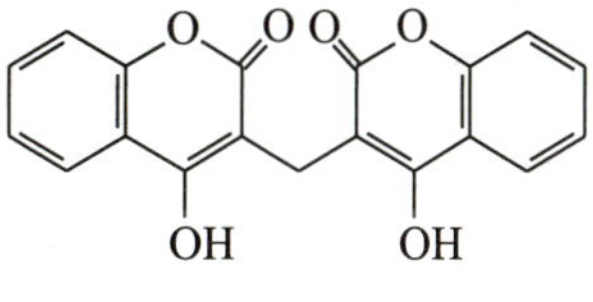 紫苜蓿酚

考点提示：香豆素基本母核的结构特征和类型

香豆素类成分具有多方面的生物活性。如伞形花内酯具有抗炎和止痛作用；秦皮甲素和乙素具有抗菌作用；茵陈蒿中的滨蒿内酯有消炎利胆作用，可治疗急性肝炎；矮地茶中的岩白菜素具有止咳作用；祖师麻甲素有抗风湿作用；蛇床子中的蛇床子素可治疗湿疹、脚癣；补骨脂中的补骨脂素与异补骨脂素具有光敏作用，能吸收紫外线抗辐射，用于治疗白斑病；白芷根中的白芷素对延髓血管运动中枢、呼吸中枢、迷走神经及脊髓均具有兴奋作用；某些双香豆素具有抗维生素 K 样作用，可用于抗血栓，如华法林钠可用于治疗血栓栓塞性疾病，适用于需长期持续抗凝的患者。

华法林钠

华法林钠为 3-(α- 丙酮基苄基)-4- 羟基香豆素钠盐，别称苄丙酮香豆素钠，属于香豆素类抗凝药，是临床抗凝治疗的基础性药物，具有竞争性抑制维生素 K 的作用。通过抑制肝脏微粒体内维生素 K 依赖性凝血因子 Ⅱ、Ⅶ、Ⅸ、Ⅹ 的合成，发挥抗凝血作用，但它对血液中已有的凝血因子 Ⅱ、Ⅶ、Ⅸ、Ⅹ 没有抵抗作用，因此不参与体外抗凝血。临床上可用于治疗血栓栓塞性疾病，防止血栓的形成及发展，适用于需长期持续抗凝的患者。

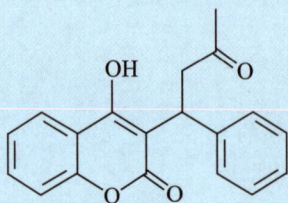

华法林（3- 丙酮基苄基 -4- 羟基香豆素）

某些香豆素成分对人和动物有毒性，如粮食霉变后产生的黄曲霉毒素 B_1 具有致癌作用，微量即可引起动物肝脏的损伤并导致癌变。2020 年版《中国药典》规定，每 1 000g 中药材及其饮片含黄曲霉毒素 B_1 不得过 5μg。此外，还有些香豆素类成分对鱼类和昆虫有显著毒性而对人体无害，可用于捕鱼和杀虫。

二、理 化 性 质

（一）性状

游离香豆素多为结晶型固体，有比较敏锐的熔点。分子量小的游离香豆素多具有芳香气味、挥发性和升华性，能随水蒸气蒸馏。香豆素苷一般呈粉末或晶体状，多数无香味和挥发性，也不能升华。香豆素类一般为无色至淡黄色，紫外光照射下，多显蓝色或紫色荧光。

（二）溶解性

游离香豆素一般不溶或难溶于冷水，可溶于沸水；易溶于甲醇、乙醇、三氯甲烷、乙醚和苯等有机溶剂。香豆素苷能溶于水、甲醇、乙醇、难溶于乙醚、苯等亲脂性有机溶剂；羟基香豆素溶于氢氧化钠等强碱性水溶液，在酸水中溶解度较小。

（三）内酯性质

香豆素分子中 α- 吡喃酮环具有内酯的性质，在稀碱溶液中加热可水解开环，形成可溶于水的顺式邻羟基桂皮酸盐，加酸酸化后又环合成难溶于水的内酯结构。此性质常用于香豆素的提取分离和鉴别。但香豆素类与碱液长时间加热或碱液的浓度过大及紫外线照射时，水解生成的顺式邻羟基桂皮酸盐可转变为稳定的反式邻羟基桂皮酸盐，酸化后不再环合成内酯。

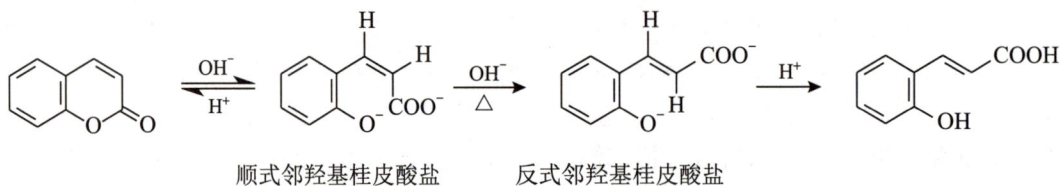

顺式邻羟基桂皮酸盐　　　　　反式邻羟基桂皮酸盐

香豆素与浓碱一起煮沸，内酯环即可裂解为酚类或酚酸类，使内酯环破坏。因此在用碱液提取香豆素类成分时,必须注意碱液的浓度,并避免长时间加热,以免破坏内酯环。

三、提取与分离

(一)提取技术

1.溶剂提取法　极性较小的游离香豆素可用乙醚、三氯甲烷或乙酸乙酯提取,而极性较大的香豆素苷常选用甲醇、乙醇、丙酮或热水为提取溶剂。若药材中同时含有多种香豆素,也可采用系统溶剂法提取,先用乙醇回流提取,提取浓缩物再用极性由小到大的溶剂依次进行提取,可得到极性不同的化合物。

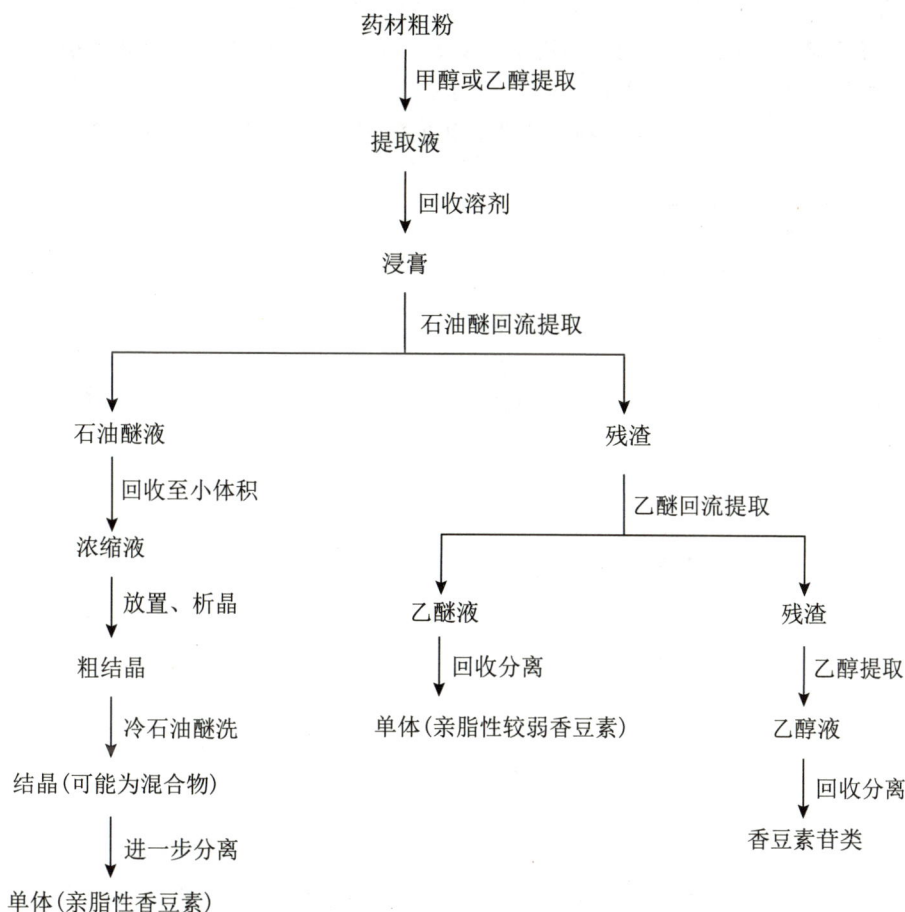

药材粗粉
↓ 甲醇或乙醇提取
提取液
↓ 回收溶剂
浸膏
↓ 石油醚回流提取

石油醚液 ── 残渣
↓ 回收至小体积　　↓ 乙醚回流提取
浓缩液　　　乙醚液 ── 残渣
↓ 放置、析晶　↓ 回收分离　↓ 乙醇提取
粗结晶　　单体(亲脂性较弱香豆素)　乙醇液
↓ 冷石油醚洗　　　　　　　　↓ 回收分离
结晶(可能为混合物)　　　　香豆素苷类
↓ 进一步分离
单体(亲脂性香豆素)

2.碱溶酸沉法　利用游离香豆素内酯环的性质,先用稀碱液短时间加热提取,再加酸酸化即得游离香豆素沉淀。但此法在加热过程中香豆素结构容易发生改变,故不是最佳方法。

3.水蒸气蒸馏法　具有挥发性的小分子游离香豆素可用此法提取。因本法受热温度高,而且时间长,所以有可能引起香豆素结构的变化,现已少用。

除以上3种方法外,超临界流体萃取技术已经广泛用于香豆素类成分的提取,极性小的游离香豆素可直接提取,苷类则可通过加入乙醇等极性溶剂提取。

知识拓展

超临界CO$_2$流体萃取白芷中香豆素类成分

白芷的主要生物活性成分是香豆素，以氧化前胡素、欧前胡素、异欧前胡素三种化学成分为主。传统提取多采用水提醇沉、乙醇加热回流等方法，但存在药效成分提取率低、提取物中含有残留溶剂等问题。实验证明，采用超临界技术可以快速、有效地提取白芷中的香豆素类成分。超临界萃取的最佳条件为：萃取压力21MPa，萃取温度50℃，萃取时间3.0h，药材颗粒度20目，解析压力6.5MPa，解析温度30℃。从超临界萃取物中共鉴定出15种香豆素，其中主要成分氧化前胡素、欧前胡素、异欧前胡素相对于总香豆素的百分含量分别达到42.40%、22.14%和12.12%。

（二）分离技术

1. 溶剂萃取法　利用香豆素苷和苷元的极性差异，先将提取物用水分散，以乙醚或三氯甲烷、乙酸乙酯萃取，可得到香豆素苷元。也可用系统溶剂法进行分离，将提取浸膏依次用石油醚、乙醚、乙酸乙酯、丙酮、甲醇萃取，将极性由弱到强的不同成分进行分离。

2. 酸碱分离法　利用香豆素的内酯结构以及酚羟基的性质，使香豆素溶于碱液，加酸后又可沉淀析出进行分离。但须注意碱液的浓度和加热时间，以免引起降解反应，或者使香豆素开环后不能再环合。另外，某些对酸碱敏感的香豆素用此法分离后可能得到的是次生产物。

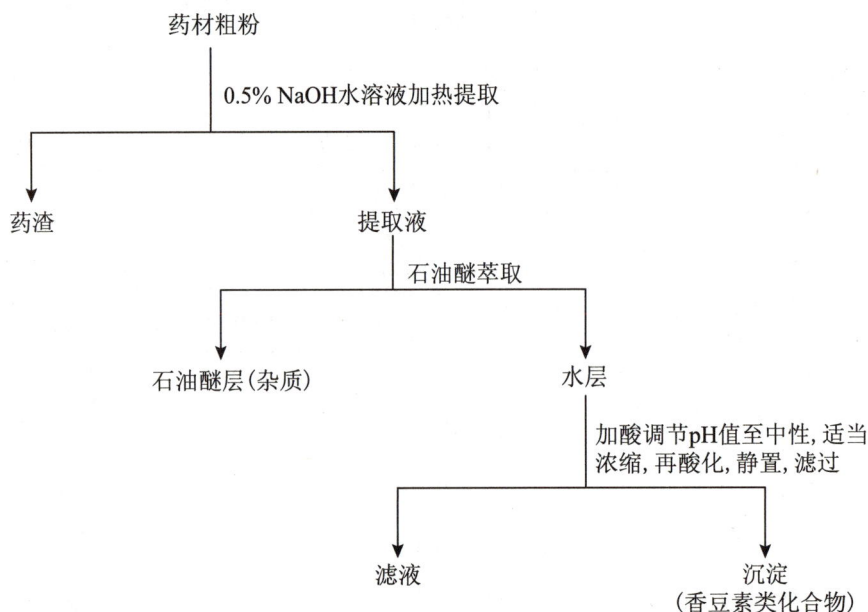

```
                    药材粗粉
                       │
          0.5% NaOH水溶液加热提取
                       │
        ┌──────────────┴──────────────┐
      药渣                          提取液
                                      │
                                  石油醚萃取
                                      │
                        ┌─────────────┴─────────────┐
                  石油醚层（杂质）                   水层
                                                      │
                                      加酸调节pH值至中性，适当
                                      浓缩，再酸化，静置，滤过
                                                      │
                                      ┌───────────────┴───────────────┐
                                    滤液                            沉淀
                                                              （香豆素类化合物）
```

3. 色谱法　结构相似的香豆素混合物，多数情况下采用硅胶为吸附剂的柱色谱法进行分离。操作时，一般用混合溶剂按极性由小到大梯度洗脱。常用的洗脱剂系统为环己烷（石油醚）- 乙酸乙酯、环己烷（石油醚）- 丙酮、三氯甲烷 - 丙酮等。氧化铝一般不用于香豆素成分的柱色谱分离。香豆素苷类的分离可用反相硅胶（RP-18、RP-8 等）柱色谱，洗脱剂系统为水 - 甲醇、水 - 乙腈等。此外，羟丙基葡聚糖凝胶 Sephadex LH-20 和高效液相色谱，也可用于香豆素的分离。

香豆素类成分因有荧光性，在薄层板上很容易定位，所以，制备薄层色谱也是分离纯化香豆素有效的方法，常用的展开剂有环己烷（石油醚）- 乙酸乙酯、三氯甲烷 - 甲醇、二氯甲烷 - 乙醚等。

四、检 识 技 术

（一）荧光检识技术

香豆素类化合物在紫外光照射下多呈现蓝色荧光，在碱性溶液中荧光更加显著。香豆素母核本身无荧光，但其分子中取代基的种类和位置对荧光的有无和强弱有一定的影响。如 C_7 位上引入羟基则呈现强烈蓝色荧光，甚至在日光下也可辨认。通常，呋喃香豆素荧光强度较弱，一般呈黄绿色或褐色荧光。荧光性对提取和检识香豆素成分有一定意义。《中国药典》2020 年版一部鉴别秦皮药材，采用"加热水浸泡，浸出液在日光下可见碧蓝色荧光"，以区别不含香豆素类成分的伪品秦皮。

（二）化学检识技术

1. 异羟肟酸铁反应　香豆素的内酯环在碱性条件下可开环，与盐酸羟胺发生缩合反应生成异羟肟酸，再在酸性条件下与三价铁离子螯合而显红色。

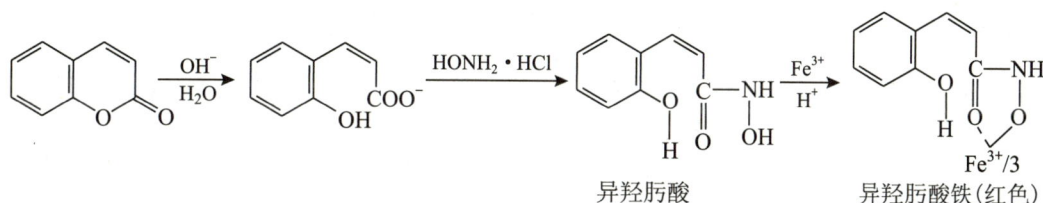

异羟肟酸　　　　　　异羟肟酸铁（红色）

2. 三氯化铁试剂反应　凡具有游离酚羟基的香豆素，可与三氯化铁乙醇溶液反应显蓝、棕、绿等颜色，酚羟基越多，颜色越深。

3. 重氮化试剂反应　香豆素酚羟基的邻位或对位无取代基时，可与重氮化试剂发生缩合反应，生成偶氮化合物，显红至紫红色。

反应机理如下：

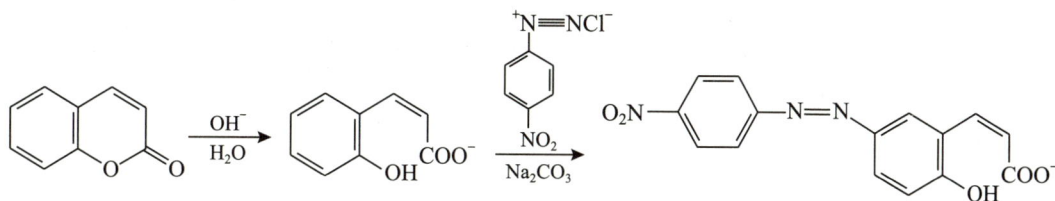

4. Gibb's 试剂反应　若香豆素酚羟基的对位无取代基，或香豆素 C_6- 位上未被取代，在碱性条件下（pH 值 9～10），可与 2,6- 二氯（溴）苯醌氯亚胺（Gibb's 试剂）缩合生成蓝色化合物。此外，还可与 Emerson 试剂（4- 氨基安替比林和铁氰化钾）缩合显示红色。

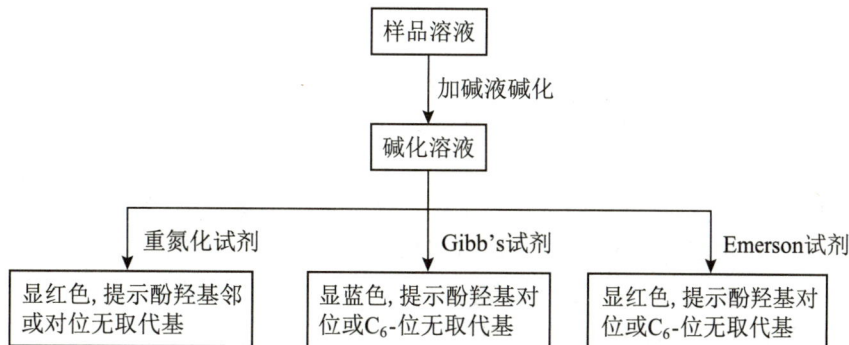

（1）Gibb's 试剂反应

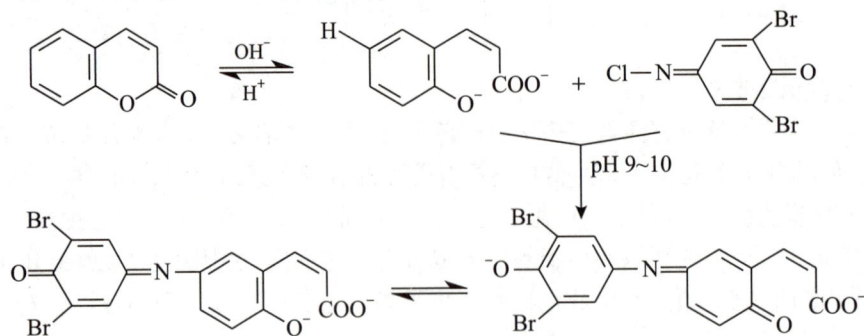

（2）Emerson 试剂反应

红色

香豆素类化合物鉴别反应特点及意义见表 5-2。

表 5-2　香豆素显色反应鉴别特点和意义

反应类型	反应试剂	反应特点	鉴别特点	意义
异羟肟酸铁反应	盐酸羟胺、FeCl₃	红色络合物	内酯结构	内酯环有无
三氯化铁反应	FeCl₃ 试液	蓝~墨绿色	酚羟基	酚羟基有无
重氮化反应	重氮化试剂	红~紫红色	酚羟基邻或对位无取代	酚羟基邻或对位取代情况
Gibb's 反应	2,6- 二氯（溴）苯醌氯亚胺	蓝色	酚羟基对位无取代	酚羟基对位或 C₆ 位有无取代
Emerson 反应	4- 氨基安替比林 / 铁氰化钾	红色	同上	同上

考点提示: 香豆素的显色反应及其应用

（三）色谱检识技术

常用薄层色谱法和纸色谱法,如果辅以标准品进行对照分析,可以对样品做出初步的判断。

1. 薄层色谱　常用的吸附剂是硅胶,游离简单香豆素可用苯 - 丙酮（9∶1）、呋喃香豆素可用正己烷 - 乙酸乙酯（7∶3）、香豆素苷可用正丁醇 - 冰醋酸 - 水（4∶1∶5,上层）作展开剂。展开后,首先在紫外光下观察荧光,一般能见到蓝、绿等荧光斑点,也可喷洒显色剂观察颜色或荧光变化,常用的显色剂有三氯化铁试剂、盐酸羟胺 - 三氯化铁试剂、重氮化试剂、5% 氢氧化钾或氢氧化钠甲醇溶液等（表 5-3）。

2. 纸色谱　香豆素类化合物的纸色谱一般用中性溶剂作移动相,如水饱和正丁醇、水饱和三氯甲烷等。分子中有酚羟基的香豆素呈弱酸性,用中性移动相展开时,斑点易产生拖尾现象,加酸可以减少拖尾现象,如使用正丁醇 - 醋酸 - 水（4∶1∶5,上层）。纸色谱的显色方法参照薄层色谱,但硫酸等带有腐蚀性的试剂不能使用。

表5-3　四种香豆素硅胶 G 薄层色谱的 R_f 值

化合物	展开剂		UV(254nm)		显色剂
	Ⅰ	Ⅱ	未喷 NaOH	喷 NaOH	DNA
香豆素	0.55	0.75	—	绿	紫
伞形花内酯	0.45	0.44	蓝	蓝	棕
七叶内酯	0.28	0.08	灰褐	蓝	玛瑙
七叶苷	0.04	0.00	灰	蓝	玛瑙

展开剂：Ⅰ.甲苯 - 甲酸乙酯 - 甲酸（5∶4∶1）；Ⅱ.三氯甲烷 - 冰醋酸 - 水（4∶1∶1）。
显色剂 DNA：重氮化对硝基苯胺。

第二部分　木脂素类化合物

　　木脂素（lignans）是一类由苯丙素衍生物聚合而成的天然化合物，通常所指是其二聚体，少数是三聚体和四聚体。木脂素在植物界分布较广，主要存在于被子植物和裸子植物中，在植物的木质部和树脂中存在较多，多数以游离状态存在，少数与糖结合成苷。

一、结 构 分 类

　　组成木脂素的单体有 4 种：桂皮酸（cinnamic acid）、桂皮醇（cinnamyl alcohol）、丙烯苯（propenylbenzene）、烯丙苯（allylbenzene）。

桂皮酸　　　　桂皮醇　　　　丙烯苯　　　　烯丙苯

　　根据基本碳架和缩合情况可将木脂素类化合物分为两大类：一类是由前两种单体组成，通过 C_6—C_3 单元的侧链 β- 碳连接，称为木脂素类；另一类由后两种单体组成，主要通过苯环连接，称为新木脂素类。其中，木脂素类化合物较多见，根据 C_6—C_3 单元的不同连接方式，又分为简单木脂素、木脂内酯、环木脂素等类型。近年来，还发现有 C_6—C_3 单元的三聚体和四聚体，统称为其他木脂素类，如丹参中的丹酚酸 B 为四分子苯丙素聚合而成。

　　木脂素类化合物苯环上多含有酚羟基、甲氧基和亚甲二氧基等取代基，侧链部分常具有醇羟基、内酯环和五元醚环等结构。常见木脂素的结构类型及特点见表5-4。

表5-4　木脂素类化合物的结构类型

结构类型	结构特点	实例
简单木脂素	两分子 C_6—C_3 单元通过侧链 β- 碳连接，苯环之间无连接	二氢愈创木脂酸

续表

结构类型	结构特点	实例
单环氧木脂素	两分子 C_6—C_3 单元，除 8-8' 连接外，还存在 7—O—7'，9—O—9'，7—O—9' 等呋喃或四氢呋喃环	荜澄茄脂素
木脂内酯	单环氧木脂素中四氢呋喃环氧化成内酯环	牛蒡子苷
环木脂素	由简单木脂素环合而成	异紫杉脂素
环木脂内酯	由环木脂素 C_9—$C_{9'}$ 环合成五元内酯环	l-鬼臼毒脂素
双环氧木脂素	两分子苯丙素侧链相互连接形成两个环氧结构	连翘脂素

续表

结构类型	结构特点	实例
联苯环辛烯型木脂素	联苯和侧链环合成八元环结构	五味子醇甲
新木脂素	两分子苯丙素通过苯环连接	厚朴酚

木脂素具有多方面的生物活性。如五味子中的五味子醇甲有保护肝脏作用,能降低血清谷丙转氨酶(ALT)水平;小檗科鬼臼属八角莲所含的鬼臼毒脂素具有抑制癌细胞增殖的作用;厚朴中的厚朴酚有镇静和肌肉松弛作用;愈创木树脂中的二氢愈创木脂酸具有抗微生物活性;中药丹参中的木脂素成分丹酚酸B具有清除自由基、溶解纤维蛋白、增加冠脉血流量的作用。

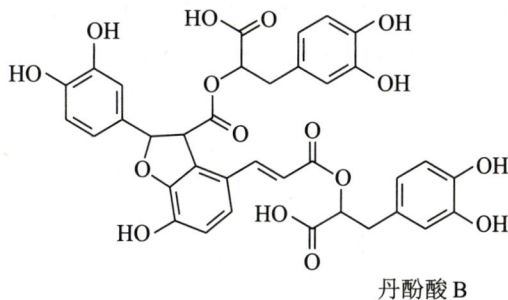

丹酚酸B

二、理 化 性 质

(一)性状及溶解性

多数木脂素化合物是无色结晶,一般无挥发性,少数具升华性,如二氢愈创木脂酸。游离木脂素多为亲脂性,一般难溶于水,易溶于苯、乙醚、三氯甲烷及乙醇等有机溶剂。木脂素成苷后水溶性增大。具有酚羟基或内酯结构的木脂素可溶于碱性水溶液中。

(二)光学活性与异构化作用

木脂素分子中常有多个手性碳原子或手性中心,大部分具有光学活性,遇酸或碱易发生异构化,从而改变其光学活性和生物活性。如天然的左旋鬼臼毒脂素(l-podophyllotoxin)在碱性溶液中很容易转变为右旋光性的异构体苦鬼臼脂素(d-picropodophyllotoxin),失去抗癌活性。因此,木脂素在提取分离过程中应注意操作条件,尽量避免与酸、碱接触,防止构型改变,导致活性丧失或减弱。

鬼臼毒脂素$[\alpha]_D^{20}-133°$ →(NaOAc·EtOH)→ 苦鬼臼脂素$[\alpha]_D^{20}+9°$
（2α,3β 反式构型）   （2β,3β 顺式构型）

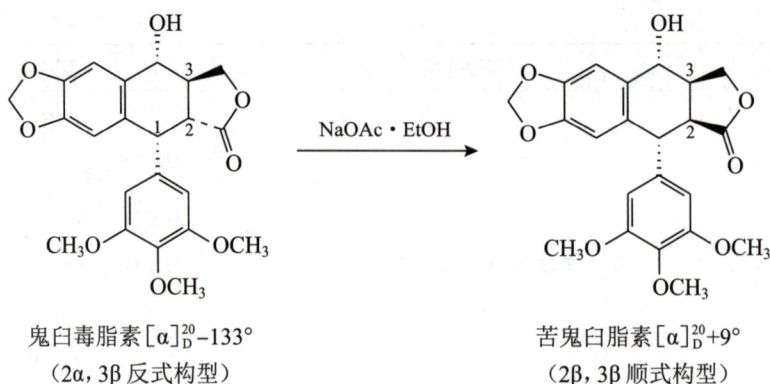

由于木脂素生理活性常与手性碳的构型有关，因此在提取分离过程中应注意操作条件，尽量避免与酸、碱接触，防止其构型发生改变。

学与思

联苯双酯——中国首创抗肝炎合成药

五味子在我国用药历史悠久，唐代《新修本草》载：五味，皮肉甘、酸，核中辛、苦，都有咸味。具有收敛固涩，益气生津，补肾宁心的功效。1976 年我国药学工作者从五味子中提取分离出七种五味子素，包括：五味子甲素、五味子乙素、五味子丙素、五味子醇甲、五味子醇乙、五味子酯甲和五味子酯乙，其中后三种化合物是首次发现的新化合物。五味子素有保护肝脏和降低血清 ALT（GPT）水平的作用。

中国医学科学院谢晶曦教授根据五味子素的基本结构，合成出新药联苯双酯，这是中国首创的抗肝炎合成药，具有保护肝细胞、增强肝脏解毒功能及显著降低血清 ALT 的作用。纵观参与联苯双酯新药研发的谢晶曦等优秀科学家，他们不仅有丰富的专业知识，大胆的科研设想、高超的实验技能，更加具有探索创新的精神。他们在学术上的造诣、科研上的成果和勇于创新的精神值得我们学习。

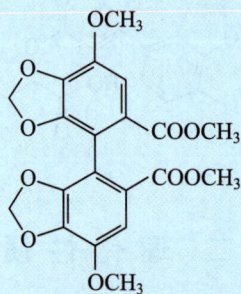

联苯双酯

三、提取与分离

（一）提取技术

木脂素多呈游离型，少数成苷，在植物体内常与树脂共存，多具光学活性，易发生异构化，在提取分离过程中需要特别注意。

提取木脂素常用乙醇或丙酮等亲水性有机溶剂，提取液浓缩成浸膏后，再用石油醚、乙醚、乙酸乙酯、正丁醇等依次萃取，可得到极性不同的成分。

碱溶酸沉法适用于具酚羟基或内酯环的木脂素，但要防止木脂素遇酸、碱光学活性发生变化。

（二）分离技术

木脂素分离的主要手段是色谱技术。常用吸附柱色谱，吸附剂多用硅胶或中性氧化铝，洗脱剂可用石油醚 - 乙醚、石油醚 - 乙酸乙酯、苯 - 乙酸乙酯等梯度洗脱，可获得较好的分离效果。近年来超临界 CO_2 萃取技术也用于木脂素的提取分离。

四、检 识 技 术

（一）化学检识技术

木脂素基本母核苯丙素性质较稳定，无专属化学试剂供检识。可根据分子中酚羟基、内酯或亚甲二氧基等官能团进行检识。属于酚羟基显色试剂的有三氯化铁试剂、重氮化试剂等；属于内酯显色反应的有异羟肟酸铁试验；属于亚甲二氧基检识反应的有 Labat 反应（没食子酸 - 浓硫酸试剂）、Ecgrine 反应（变色酸 - 浓硫酸试剂），前者产生蓝绿色，后者产生蓝紫色。

（二）色谱检识技术

木脂素类成分一般具有较强的亲脂性，常用硅胶薄层色谱，展开剂以亲脂性溶剂为主，如石油醚 - 苯（7∶3）、三氯甲烷 - 甲醇（9∶1）、三氯甲烷 - 乙酸乙酯（9∶1）和乙酸乙酯 - 甲醇（95∶5）等溶剂系统。

显色常用通用显色剂：①1% 茴香醛（香草醛）- 浓硫酸试剂，110℃加热 5 分钟；②5% 或 10% 磷钼酸 - 乙醇溶液，120℃加热至斑点明显出现；③10% 硫酸 - 乙醇溶液，110℃加热 5 分钟；④三氯化锑试剂，100℃加热 10 分钟，在紫外灯下观察；⑤碘蒸气，熏蒸后观察应显黄棕色或在紫外灯下观察荧光。

五、含有苯丙素类化合物的常用中药

含有苯丙素类化合物的常用中药见表 5-5。

表 5-5　含有苯丙素类化合物的常用中药

分类	药名	原植物	主要成分
香豆素	秦皮	来源于木犀科植物苦枥白蜡树 Fraxinus rhynchophylla Hance、白蜡树 Fraxinus chinensis Roxb.、尖叶白蜡树 Fraxinus szaboana Lingelsh. 或宿柱白蜡树 Fraxinus stylosa Lingelsh. 的干燥枝皮及干皮	含有简单香豆素，如七叶苷、七叶内酯、秦皮苷、秦皮素等
	茵陈	菊科植物滨蒿 Artemisia scoparia Waldst. et Kit. 或茵陈蒿 Artemisia capillaris Thunb. 的干燥地上部分。	含多种香豆素，如 7- 甲氧基香豆素、6，7- 二甲氧基香豆素、6- 羟基 -7- 甲基香豆素、7- 羟基 -6- 甲氧基香豆素；还含有黄酮，如茵陈色原酮；以及有机酸、烯炔、三萜、甾体和醛酮等
	灯盏花	是菊科植物短葶飞蓬 Erigeron breviscapus（Vant.）Hand.-Mazz. 的干燥全草，又名灯盏细辛	含有多种香豆素成分，如 7- 羟基 -6- 甲氧基 - 香豆素、6- 羟基 -7- 甲基香豆素等
	石菖蒲	为天南星科石菖蒲 Acorus tatarinowii Schott 的干燥根茎	含有挥发油和香豆素成分。香豆素中主要有香柑内酯、异紫花前胡内酯

续表

分类	药名	原植物	主要成分
香豆素	独活	为伞形科植物重齿毛当归 *Angelica pubescens* Maxim. f. *biserrata* Shan et Yuan 的干燥根	主含香豆素类成分蛇床子内酯、佛手内酯、二氢欧山芹素、二氢欧山芹醇等
	牛尾独活	为伞形科植物牛尾独活 *Heracleum hemsleyanum* Diels 的干燥根及根茎	主含香豆素类成分佛手柑内酯、茴芹内酯、异茴芹内酯等
	蛇床子	为伞形科植物蛇床 *Cnidium monnieri*（L.）Cuss. 的果实	主含挥发油和香豆素。香豆素成分包括蛇床子素、欧前胡苏、佛手柑内酯、异虎耳草素
	前胡	为伞形科白花前胡 *Peucedanum. praeruptorum* Dunn 的干燥根	主含香豆素，如白花前胡甲素、白花前胡丙素、白花前胡丁素、白花前胡 E、紫花前胡 F、前胡醇等。此外，还含有黄酮、皂苷和聚炔类
	祖师麻	瑞香科植物黄瑞香 *Daphne giraldii* Nitsch. 的根皮和茎皮	主含香豆素类成分瑞香素、瑞香苷
	岩白菜	来源于虎耳草科植物岩白菜 *Bergenia purpurascens*（Hook. f. et Thoms.）Engl. 的根茎和全草	含香豆素类成分岩白菜素
	补骨脂	来源于豆科植物补骨脂 *Psoralea corylifolia* L. 的干燥成熟果实	含呋喃香豆素类成分补骨脂素、异补骨脂素等，以及黄酮类成分补骨脂甲素和补骨脂乙素等；还含有豆甾醇、脂肪油、挥发油等
	肿节风	金粟兰科草珊瑚属植物草珊瑚 *Sarcandra glabra*（Thunb.）Nakai 的干燥全草	全草含酚类、鞣质、黄酮苷、香豆素和内酯。香豆素成分为异嗪皮啶
木脂素	刺五加	是五加科植物刺五加 *Acanthopanax senticosus*（Rupr. Et Maxim.）Harms 的干燥根与根茎	含木脂素类成分刺五加酮、新刺五加酚、芝麻脂素、丁香树脂酚、刺五加苷 E 等
	杜仲	为杜仲科植物杜仲 *Eucommia ulmoides* Oliv. 的干燥树皮	主含木脂素类、环烯醚萜类、简单苯丙素类等。其中木脂素成分为丁香脂素二葡萄糖苷、松脂醇二葡萄糖苷、中脂素二葡萄糖苷
	海风藤	为胡椒科植物风藤 *Piper kadsura*（Choisy）Ohwi 的干燥藤茎	主含木脂素类成分海风藤酮
	牛蒡子	来源于菊科植物牛蒡 *Arctium lappa* L. 的干燥成熟果实	主含木脂素类成分牛蒡子苷、牛蒡子苷元
	桃儿七	来源于小檗科植物桃儿七属植物桃儿七 *Sinopodophyllum hexandrum*（Royle）Ying [*S. emodii*（Wall.）Ying; *Podophyllum emodii* Wall.]的根及根茎	主含木脂素类成分鬼臼毒素、去氧鬼臼毒素等
	五味子	来源于木兰科植物五味子 *Schisandra chinensis*（Turcz.）Baill. 干燥成熟果实	主含木脂素类成分五味子酯甲、五味子酯乙、五味子酯丙、五味子酯丁、五味子甲素、五味子乙素、五味子丙素、五味子醇甲等

续表

分类	药名	原植物	主要成分
木脂素	水飞蓟	菊科植物水飞蓟 Silybum marianum（L.）Gaertn.	主含黄酮和木脂素类，如水飞蓟素、水飞蓟宁等
	连翘	木犀科植物连翘 Forsythia suspensa（Thunb.）Vahl 的干燥成熟果实	主含木脂素，有连翘苷、牛蒡子苷、连翘脂素等
	辛夷	为木兰科植物望春花 Magnolia biondii Pamp.、玉兰 Magnolia denudata Desr. 或武当玉兰 Magnolia sprengeri Pamp. 的干燥花蕾	主含木脂素类成分，如木兰脂素、辛夷脂素、木兰脂素二甲醚等
	厚朴	来源于木兰科植物厚朴 Magnolia officinalis Rehd. et Wils. 或凹叶厚朴 Magnolia officinalis Rehd. et Wils. var. biloba Rehd. et Wils. 的干燥干皮、根皮和枝皮	主含木脂素类成分厚朴酚、和厚朴酚，此外尚含木兰箭毒碱等生物碱成分

ER-5-5

含有苯丙素类化合物的常用中药

实训任务七　秦皮中香豆素类化学成分的提取分离与检识技术

【实训目的】

1. 熟练掌握回流提取技术。
2. 学会分离秦皮甲素和秦皮乙素的方法。
3. 能够用化学法、色谱法检识香豆素类化合物。

【实训原理】

秦皮是木犀科植物苦枥白蜡树 Fraxinus rhynchophylla Hance、白蜡树 Fraxinus chinensis Roxb.、尖叶白蜡树 Fraxinus szaboana Lingelsh. 或宿柱白蜡树 Fraxinus stylosa Lingelsh. 的干燥枝皮或干皮。主产于吉林、辽宁及河南等地。

秦皮主要含秦皮甲素、秦皮乙素、秦皮素（fraxetin）、秦皮苷（fraxin）、白蜡树素等，其中秦皮甲素和乙素是抗炎、镇咳、镇痛的有效成分，《中国药典》规定其总含量，按干燥品计算不得少于1.0%。

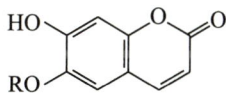

秦皮乙素（七叶内酯）　R=H
秦皮甲素（七叶苷）　　R=glc

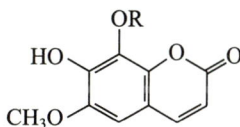

秦皮素　　R=H
秦皮苷　　R=glc

秦皮乙素又称七叶内酯，为白色或淡黄色针状结晶，熔点（mp.）268～270℃，可溶于乙醇、丙酮，溶于稀碱溶液呈蓝色荧光，微溶于水和乙酸乙酯，难溶于乙醚和三氯甲烷等亲脂性有机溶剂。无臭，味微苦。与三氯化铁试剂呈绿色反应。

秦皮甲素又称七叶苷，为白色针状结晶，mp.204～206℃（165℃变软），溶于稀碱也显蓝色荧光。能溶于热水、热乙醇、甲醇、乙酸和吡啶，微溶于冷水及冷乙醇，难溶于乙醚、三氯甲烷等强亲脂性有机溶剂。

可用纸色谱法探索提取分离条件，见表5-6。

表5-6　秦皮乙素和秦皮甲素纸色谱的 R_f 值

展开剂	秦皮乙素	秦皮甲素
乙醇	0.80	0.79
乙酸乙酯	0.89	0.12
三氯甲烷	0.00	0.00

从纸色谱结果可得出。

1. 两者在乙醇中 R_f 值均大，并接近，说明在乙醇中溶解度大，乙醇可作为提取溶剂。

2. 两者在乙酸乙酯中 R_f 值相差悬殊，秦皮乙素 R_f 值大，说明在乙酸乙酯中溶解度大；秦皮甲素 R_f 值小，说明其溶解度小。乙酸乙酯可作为分离溶剂。

3. 两者在三氯甲烷中 R_f 值均为0，说明在三氯甲烷中不溶。三氯甲烷可用于除去秦皮中脂溶性杂质（色素、树脂等），三氯甲烷也可用其他亲脂性有机溶剂替代，如二氯甲烷、石油醚等。

【实训操作步骤】

（一）提取与分离

取秦皮药材饮片100g，加95%乙醇溶液500ml水浴回流提取1小时，滤过，药渣再加95%乙醇溶液400ml回流1小时，滤液合并，减压浓缩至小体积时转入蒸发皿中，置水浴上挥干溶剂。残留物于80℃干燥，称重，计算产率%（产率%＝秦皮总香豆素 g/ 秦皮药材 g×100%）。

取上述提取物，加热水50～100ml 使分散，置500ml 分液漏斗中，用二氯甲烷60ml 洗涤2次，弃去二氯甲烷层，水层用乙酸乙酯萃取3次（水与乙酸乙酯比例1∶1、1∶0.5、1∶0.5），合并乙酸乙酯萃取液，减压回收乙酸乙酯至干，残留物加温热甲醇20ml 使溶解，适当浓缩，放置过夜，析出黄色结晶，滤过，即得秦皮乙素粗品，再以甲醇 - 水重结晶，即得秦皮乙素。

将乙酸乙酯萃取过的水溶液，置于水浴上浓缩至适当体积，放置，析出微黄色结晶，滤过，即得秦皮甲素粗品，再以甲醇 - 水重结晶，即得秦皮甲素。

提取分离流程如下：

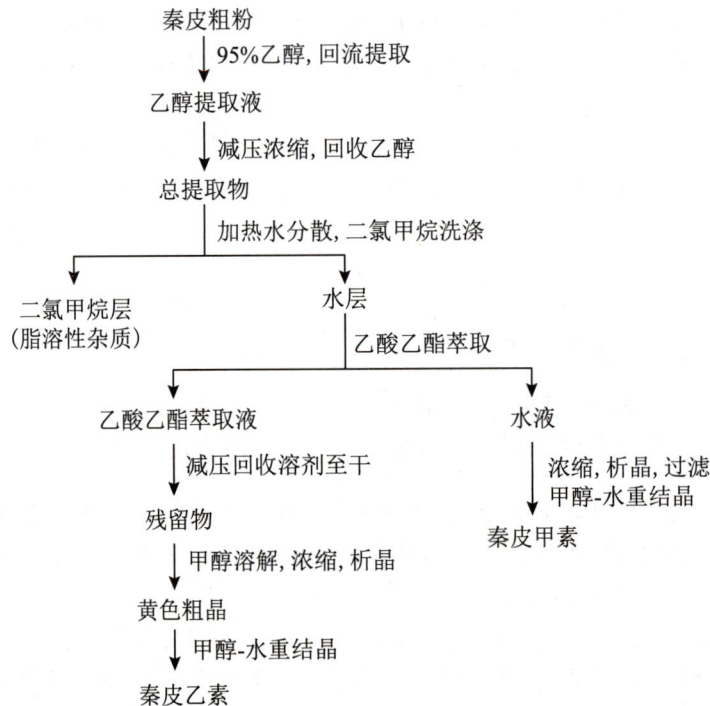

```
                          秦皮粗粉
                            │ 95%乙醇, 回流提取
                          乙醇提取液
                            │ 减压浓缩, 回收乙醇
                          总提取物
                            │ 加热水分散, 二氯甲烷洗涤
              ┌─────────────┴─────────────┐
        二氯甲烷层                        水层
       (脂溶性杂质)                        │ 乙酸乙酯萃取
                          ┌───────────────┴───────────┐
                    乙酸乙酯萃取液                      水液
                          │ 减压回收溶剂至干             │ 浓缩, 析晶, 过滤
                        残留物                          │ 甲醇-水重结晶
                          │ 甲醇溶解, 浓缩, 析晶        秦皮甲素
                        黄色粗晶
                          │ 甲醇-水重结晶
                        秦皮乙素
```

流程说明：在秦皮中含有大量鞣质、树脂及脂溶性色素等杂质，所以乙醇提取液浓缩后加热水溶解，并用二氯甲烷洗涤除去树脂等脂溶性杂质。

（二）检识技术

1．观察荧光　取秦皮甲素和乙素的甲醇溶液分别滴 1 滴于滤纸上，于紫外灯 254nm 下观察荧光颜色，然后在原斑点上滴加 1 滴 NaOH 溶液，观察荧光变化情况。

2．异羟肟酸铁反应　取秦皮甲素和乙素，分别置于试管中，加入盐酸羟胺甲醇溶液 2～3 滴，再加 1% NaOH 甲醇溶液 2～3 滴，于水浴上加热数分钟，至反应完全，冷却，再用稀 HCl 调至 pH 值 3～4，加 1% $FeCl_3$ 试液 1～2 滴，溶液呈红→紫红色。

3．三氯化铁反应　取秦皮甲素和乙素，分别置于试管中，加乙醇溶解，分别加入 5% 三氯化铁乙醇溶液 2～3 滴，观察溶液颜色变化。

4．薄层色谱检识

吸附剂：硅胶 G 板或硅胶 GF_{254} 薄层板。

对照品溶液：秦皮甲素、乙素的甲醇溶液（每 1ml 各含 2mg），分别点样 10μl。

供试品溶液：秦皮甲素、乙素粗品甲醇溶液（每 1ml 各含 2mg），分别点样 10μl。

展开剂：三氯甲烷 - 甲醇 - 甲酸（6∶1∶0.5）。

显色剂：硅胶 GF_{254} 板置紫外光灯（254nm）下检视；硅胶 G 板置紫外光灯（365nm）下检视。供试品色谱中，在与对照品色谱相应的位置上，显相同颜色的斑点或荧光斑点；硅胶 GF_{254} 板喷以三氯化铁 - 铁氰化钾（1∶1）的混合溶液，斑点变为蓝色。

【实训注意事项】

1．在提取液减压浓缩至小体积时转入蒸发皿的操作中，应使用相同溶剂少量多次洗涤仪器并转入蒸发皿中减少产品的损失率。

2．甲醇过敏者可用乙醇代替。

3．试液配制：①盐酸羟胺甲醇溶液：新鲜配制的 1mol/L 盐酸羟胺的甲醇溶液。②1% $FeCl_3$ 试液：取 1g 三氯化铁溶于 100ml 1% 盐酸中。③三氯化铁 - 铁氰化钾（1∶1）溶液：甲液为 2% 三氯化铁水溶液，乙液为 1% 铁氰化钾水溶液，用时甲乙液等量混合。

【实训思考】

1．萃取中产生的乳化现象如何消除？

2．按《中国药典》秦皮鉴别项下观察荧光并体验如何取得较佳的效果。

3．秦皮甲素、乙素薄层色谱鉴别时常用何类吸附剂？R_f 值顺序如何？

【实训评价】

项目	内容	分值	得分
准备	实验台面清洁，物品摆放整齐 准备回流装置并检查装置是否洁净干燥	10	
称重	准确称取药材粗粉，置于圆底烧瓶中 操作过程无撒漏	15	
回流	正确组装回流装置：按由下向上顺序组装，冷凝水下进上出 加热计时正确 滤出提取液，药渣再重新添加乙醇回流 回流结束，关闭电源，放冷，关闭冷凝水，操作顺序正确	30	
减压浓缩	圆底烧瓶内加入乙醇提取液，并用卡口夹固定，利用升降调节开关调整蒸馏瓶高度 打开冷凝装置，打开减压装置，调节蒸馏瓶旋转速度 调节水浴锅温度，控制蒸馏速度，避免蒸馏液冲出蒸馏瓶 蒸馏结束后，停止蒸馏瓶旋转，解除真空，拆下蒸馏瓶，关闭冷凝装置，回收接收瓶中的溶剂	25	

续表

项目	内容	分值	得分
整理	清洗实验仪器；整理实验台	10	
综合评价	着装整洁规范，仪表端庄得体 操作熟练、规范，实验记录完整	10	
总分		100	

（孔晓妮）

? 复习思考题

1. 香豆素基本母核的结构特征是什么？可分为哪几种类型？

2. 木脂素的结构特征是什么？可分为哪几种类型？

3. 香豆素常用的显色反应有哪些？

4. 香豆素的荧光性有什么特点？

5. 在木脂素类化合物的提取分离过程中，为什么要尽量避免与酸、碱接触？

6. 简述碱溶酸沉法提取分离香豆素类化合物的基本原理，并说明提取分离时应注意的问题。

ER-5-6

扫一扫，测一测

项目六　黄酮类化合物

PPT 课件

知识导览

学习目标

1. 掌握黄酮类化合物的分类及基本结构、理化性质、提取分离和检识方法。
2. 熟悉槐花中主要黄酮类成分的结构、提取分离、鉴定及生物活性。
3. 了解黄酮类化合物的分布、生物活性及含有黄酮类化合物的常见中药。
4. 学会槐花中芸香苷的提取分离精制和水解操作，能正确检识黄酮类化合物。
5. 养成诚实守信的优良品格和严谨认真的工作态度。

情境导学：

　　葛根为豆科植物野葛 *Pueraria lobata* （Willd.）Ohwi 的干燥根，习称野葛。性凉，味甘、辛，归脾、胃、肺经，有解肌退热，生津止渴，透疹，升阳止泻，通经活络，解酒毒之功效。对于葛根的解酒作用，很多中医古籍中均有提及。例如，唐代《千金要方》中记载：以鲜葛根捣汁可治酒醉不醒者。又如宋代《本草衍义》中也有以葛根粉治酒醉者的记载。成分研究发现，葛根中主要含有葛根素、大豆素、大豆苷等黄酮类化合物。现代药理研究表明，葛根中的黄酮类成分能明显改善酒精性脂肪肝，具有解酒的功效，并且葛根中黄酮类物质不仅能解酒，还可以保护中枢神经系统，减少酒后烦躁症状的出现。

　　问题：黄酮类化合物在结构上有哪些特点？根据黄酮类化合物的结构特点可以采用哪些方法进行提取？临床上这类化合物还具有哪些生物活性？

　　黄酮类化合物（flavonoids）广泛存在于自然界，数量之多列天然酚性化合物之首。约有 1/4 植物中含有黄酮类成分，主要存在于双子叶植物及裸子植物中，如芸香科、豆科、唇形科、银杏科、伞形科和菊科等；在低等植物的藻类、菌类、地衣类中较少见。因其分子结构中有酮基，且颜色又常呈黄色，故称黄酮。黄酮类化合物在植物体内大部分与糖结合成苷，少部分以苷元形式存在。

一、结 构 分 类

（一）黄酮苷元的结构分类

　　黄酮类化合物主要指基本母核为 2- 苯基色原酮的一系列化合物，现泛指两个苯环（A 与 B 环）通过中央三个碳原子相连接，具有 C_6—C_3—C_6 基本骨架的一系列化合物。

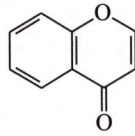

γ- 吡喃酮   色原酮（苯并 -γ- 吡喃酮）   2- 苯基色原酮

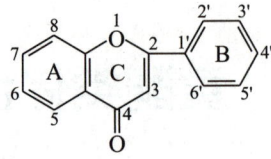

根据黄酮母核中 B 环连接位置、C 环的氧化程度、C 环是否开环等特点将黄酮类化合物分类，见表 6-1。

表 6-1 黄酮类化合物的结构类型

结构类型	结构特点	代表成分	分布及活性
 黄酮　　R=H 黄酮醇　R=OH	C 环为 γ- 吡喃酮结构，B 环与 C_2 位相连。黄酮醇 C_3 位有羟基。	 芹菜素 木犀草素 山柰酚 槲皮素	黄酮多分布于玄参科、唇形科、爵床科、菊科等植物中，占黄酮类化合物总数的 1/4。黄酮醇分布于双子叶木本植物的花和叶中，占黄酮类化合物总数的 1/3。槲皮素及其苷是植物界分布最多的黄酮醇衍生物
 二氢黄酮　　R=H 二氢黄酮醇　R=OH	C 环 C_2、C_3 位上的双键被氢化饱和	 橙皮苷 甘草苷	二氢黄酮在芸香科、蔷薇科、豆科、杜鹃花科、菊科、姜科分布较多。如满山红中的杜鹃素能直接作用于呼吸道黏膜，具有很好的祛痰作用 二氢黄酮醇在双子叶植物中分布多

续表

结构类型	结构特点	代表成分	分布及活性
 查耳酮 二氢查耳酮	C 环开环，为苯甲醛缩苯乙酮衍生物	 杜鹃素 水飞蓟素 甘草查耳酮 A 根皮苷 邻羟基查耳酮（黄色） 二氢黄酮（无色）	主要分布在豆科、菊科、苦苣苔科植物中。其邻羟基衍生物（2'-OH 查耳酮）是二氢黄酮的异构体，在酸、碱或酶催化下能相互转化，故在植物中查耳酮往往与相应的二氢黄酮共存。二氢查耳酮类植物界分布极少
 异黄酮 二氢异黄酮	B 环连接在 C_3 位上，为 3-苯基色原酮	 大豆素　$R_1=R_2=H$ 大豆苷　$R_1=H$　$R_2=glc$ 葛根素　$R_2=H$　$R_1=glc$	主要分布于豆科蝶形花亚科和鸢尾科植物中。如葛根中大豆素、大豆苷、葛根素等，其中葛根素为 C-苷。中药广豆根中的紫檀素、三叶豆紫檀苷和高丽槐素则属于二氢异黄酮类衍生物，具抗癌活性

续表

结构类型	结构特点	代表成分	分布及活性
		 紫檀素　　　　R=CH₃ 高丽槐素　　　R=H 三叶豆紫檀苷　R=glc	
橙酮（噢哢） 	C 环成五元环，是黄酮的同分异构体，属于苯并呋喃的衍生物	 硫黄菊素	较少见，主要存在于玄参科、菊科、苦苣苔科及单子叶植物莎草科中
双黄酮类	两分子黄酮通过C—C键或 C—O—C 键聚合而成的二聚物	 　　　　　　　　R₁　R₂　R₃ 穗花杉双黄酮　H　　H　　H 银杏双黄酮（银杏素）CH₃ CH₃ H 金松双黄酮　　CH₃ CH₃ CH₃ 扁柏黄酮	主要存在于除松科以外的裸子植物中，尤以银杏纲常见。银杏叶中含有多种黄酮类成分，具有扩张冠状动脉血管和增加脑血流量的作用
花色素类 色原烯 2-苯基色原烯 （花色素母核）	又称花青素，是一类以离子形式存在的色原烯的衍生物	 飞燕草素　R₁=R₂=OH 矢车菊素　R₁=OH　R₂=H 天竺葵素　R₁=R₂=H 血竭素	广泛存在于植物花、果、叶、茎等部位，是植物蓝、红、紫色的色素。多以苷的形式存在，故又称花色苷。其中以 3，5- 二葡萄糖花色苷在自然界分布最广

续表

结构类型	结构特点	代表成分	分布及活性

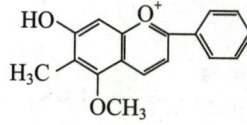

锌盐（红色）

中药血竭中的血竭素也属于 2- 苯基色原烯衍生物，用盐酸处理可转变为红色的花色素类化合物

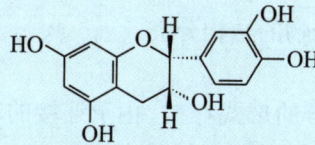

（+）- 儿茶素

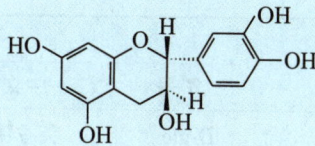

（－）- 表儿茶素

黄烷 -3，4- 二醇衍生物又称为无色花色素类，如无色矢车菊素、无色飞燕草素等，也是缩合鞣质的前体

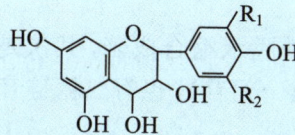

无色飞燕草素　$R_1=R_2=OH$
无色矢车菊素　$R_1=OH$　$R_2=H$
无色天竺葵素　$R_1=R_2=H$

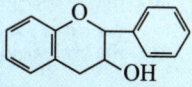

黄烷 -3- 醇

无 C_4 位羰基氧原子可看成是黄烷 -3- 醇脱去 C_4 羰基氧原子后的二氢黄酮醇类

植物界分布很广，是缩合鞣质的前体，如儿茶素和表儿茶素。又称为儿茶素类。为中药儿茶有效成分，具抗癌活性

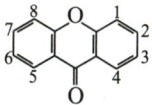

𠮷酮

基本结构为苯并色原酮，即双苯吡酮

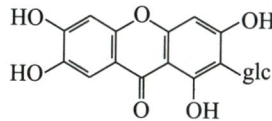

芒果苷

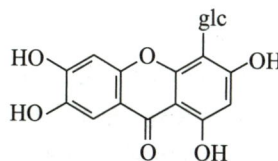

异芒果苷

常存在龙胆科、藤黄科、百合科植物中。如石韦、芒果叶及知母叶中都含有止咳祛痰成分芒果苷和异芒果苷

续表

结构类型	结构特点	代表成分	分布及活性
高异黄酮类	基本结构为苯甲基色原酮，C 环与 B 环间多了一个—CH$_2$	甲基麦冬黄酮 A	主要分布于百合科沿阶草属、绵枣儿属、波罗兰属和蓝壶花属等植物中。该类化合物具有抗炎、镇咳、抗真菌、诱导血管舒张和肝细胞保护等多方面的生物活性

考点提示：黄酮类化合物的结构分类

（二）黄酮苷中的糖

黄酮类化合物大多以苷的形式存在，由于连接的糖种类、数目、位置和方式不同，因此可以形成多种黄酮苷。组成黄酮苷的常见糖见表 6-2。

表 6-2　黄酮苷中常见的单糖和双糖

单糖			双糖		
中文名	英文名	符号	中文名	英文名	符号
D- 葡萄糖	*D*-glucose	*D*-glc	芸香糖	Rutinose	α-*L*-rha1→6-*D*-glc
D- 半乳糖	*D*-galactose	*D*-gal	新橙皮糖	Neohesperidose	α-*L*-rha1→2-*D*-glc
L- 鼠李糖	*L*-rhamnose	*L*-rha	麦芽糖	Maltose	α-*L*-glc1→4-*D*-glc
L- 阿拉伯糖	*L*-arabinose	*L*-ara	龙胆双糖	Gentiobiose	β-*D*-glc1→6-*D*-glc
D- 葡萄糖醛酸	*D*-glucuronic acid	*D*-glu A	槐糖	Sophorose	β-*D*-glc1→2-*D*-glc

糖大多与苷元 C$_3$- 羟基脱水缩合成苷，其次是 C$_5$、C$_7$ 羟基。以单糖苷最常见，其次是双糖苷。大多为一糖链苷（一元苷），也有二糖链苷（二元苷），常连接在 C$_{3,7}$ 或 C$_{3,4'}$ 及 C$_{7,4'}$ 位上。

知识链接

黄酮类化合物的生物活性

1. 对心血管系统的作用　芸香苷、橙皮苷能降低血管的脆性及异常通透性，可用作防治高血压及动脉硬化的辅助药物。槲皮素及银杏黄酮、葛根黄酮及人工合成的立可定有扩张冠状动脉作用。

2. 抗菌及抗病毒作用　黄芩苷和木犀草素具抗菌作用，桑色素、山柰酚等有抗病毒作用。

3. 护肝作用　水飞蓟素临床上用于治疗急慢性肝炎、肝硬化及多种中毒性肝损伤。

4. 祛痰、镇咳与平喘作用　杜鹃素与芒果苷等，其平喘作用与分子中不饱和酮环有关。

5. 雌性激素样作用　如染料木素、大豆素等异黄酮类均有类似作用。

6. 抑制肿瘤作用　染料木黄酮有预防乳腺癌、前列腺癌作用；紫花牡荆素对人肺癌细胞（PC-12）和人结肠癌细胞（HCT116）的生长有抑制作用。

二、理 化 性 质

黄酮类化合物的性质与分子结构中有无交叉共轭体系密切相关。所谓交叉共轭体系是指两组双键互不共轭，但分别与第三组双键共轭。

（一）性状

1. 形态　黄酮类化合物大多为结晶性固体，少数苷类为无定形粉末。

2. 颜色　一般黄酮类化合物都有颜色，其颜色的深浅与分子中是否存在交叉共轭体系及助色团（—OH、—OCH$_3$ 等）的种类、数目及取代位置有关。

具有交叉共轭体系的黄酮类化合物能通过电子转移和重排使共轭键延长，一般显黄色。若在 C$_7$ 或 C$_4'$ 位上引入助色基，可形成 p-π 共轭，使分子极化增加，助色作用加强，而使化合物的颜色加深。在其他位引入这些助色团，则对颜色的影响较小。无交叉共轭体系的黄酮类化合物由于共轭体系（发色基）较短，一般不呈色。通常黄酮、黄酮醇及其苷类多显灰黄～黄色，查耳酮显黄～橙黄色，而二氢黄酮、二氢黄酮醇、黄烷醇不显色，异黄酮类因共轭程度小于黄酮大于二氢黄酮，一般呈微黄色或无色。

花色素及其苷元颜色最深，其颜色随 pH 值不同而改变，一般是：酸性时显红色（pH 值＜7），弱碱性时显紫色（pH 值 8.5），强碱性时显蓝色（pH 值＞11）。

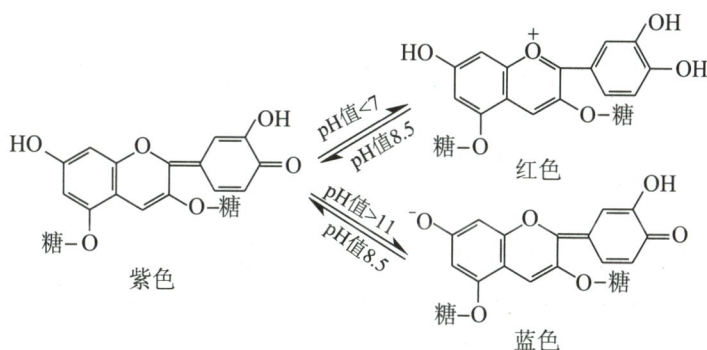

知识链接

中药红花的颜色变化

中药红花在不同开花时期的颜色有不同的变化，主要原因就是查耳酮与二氢黄酮的相互转化。开花初期花冠呈淡黄色，因花中主要含无色的二氢黄酮型新红花苷及微量红花苷；开花中期花冠呈深黄色，此时主要含黄色查耳酮型的红花苷；开花后期或采收干燥过程中转为红色或深红色，则是红花苷受植物体内酶的作用氧化成红色的醌式红花苷。

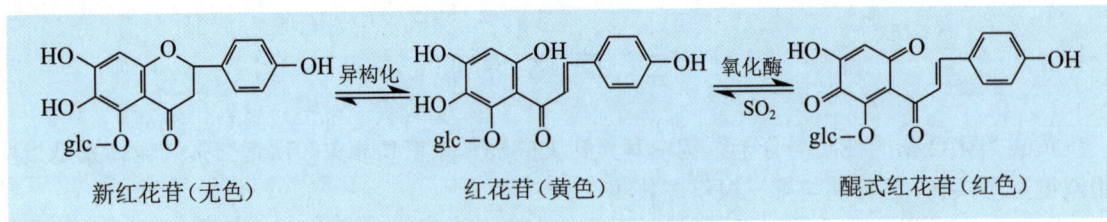

新红花苷（无色）　　　　　　红花苷（黄色）　　　　　醌式红花苷（红色）

3. 荧光性　黄酮类化合物在紫外灯下可产生不同颜色的荧光。通常，黄酮醇呈亮黄色或黄绿色荧光，若 C_3 位上—OH 甲基化或与糖结合成苷后，则荧光暗淡，常呈棕色；黄酮类呈淡棕色或棕色荧光；异黄酮呈紫色荧光；查耳酮呈亮黄棕色或亮黄色荧光；花色苷呈棕色荧光。

4. 旋光性　黄酮苷类化合物由于分子中连有糖基，故均有旋光性，多为左旋；苷元中无交叉共轭体系的化合物因 C 环多有手性碳原子，故有旋光性，而具有交叉共轭体系的苷元无旋光性。花色素和异黄酮的苷元无手性碳原子，因此也无旋光性。

（二）溶解性

黄酮苷元或黄酮苷因结构中含酚羟基具酸性，都易溶解在碱水中，酸化后又可游离析出。黄酮类化合物的溶解度因结构类型和存在形式（如苷或苷元、单糖苷、双糖苷或三糖苷等）的不同而有较大差异。

黄酮苷元为亲脂性化合物，一般难溶或不溶于水，易溶于甲醇、乙醇、乙酸乙酯、乙醚等有机溶剂及稀碱水溶液。其中，黄酮、黄酮醇和查耳酮等具有交叉共轭体系的化合物是平面型分子，因分子间排列紧密，分子间吸引力较大，故难溶于水；而二氢黄酮（醇）、二氢异黄酮等无交叉共轭体系的化合物，由于吡喃环（C 环）已被氢化成为近似半椅式结构，破坏了分子的平面性（如下图所示），使分子排列不紧密，分子间引力降低，有利于水分子进入，故水溶性稍大；异黄酮类化合物的 B 环由于受吡喃酮环羰基的立体结构影响，分子的平面性降低，故亲水性比平面型分子增加；花色苷元类虽是平面型结构，但以离子形式存在，具有盐的通性，故亲水性较强，水中溶解度大。

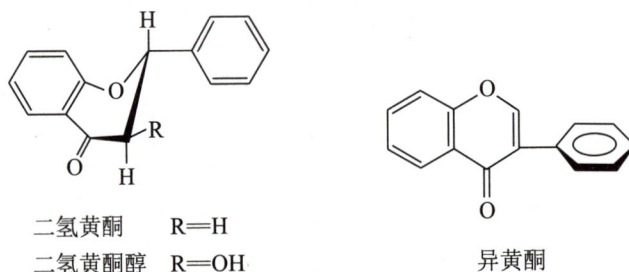

二氢黄酮　　R＝H
二氢黄酮醇　R＝OH

异黄酮

黄酮苷多为亲水性化合物，一般易溶于热水、甲醇、乙醇等强极性溶剂中，可溶于正丁醇、乙酸乙酯，难溶或不溶于苯、乙醚、三氯甲烷等极性较小的溶剂。一般二糖链苷水溶性大于一糖链苷，多糖苷水溶性大于单糖苷，C_3- 羟基苷水溶性大于相应的 C_7- 羟基苷。如槲皮素 C_3-O- 葡萄糖苷水溶性大于 C_7-O- 葡萄糖苷，这是因为 C_3-O- 苷与 C_4- 羰基的立体障碍使分子平面性降低的缘故。

考点提示：黄酮类化合物的溶解性

（三）酸碱性

1. 酸性　黄酮类化合物因分子中多含酚羟基而显酸性，酸性的强弱与酚羟基的位置和数目多少有关。以黄酮为例，C_7 和 $C_{4'}$ 上羟基因与 C_4 位羰基形成 p-π 共轭效应，故酸性最强，其他位置的羟基（C_6、C_8、$C_{2'}$、$C_{3'}$、$C_{5'}$、$C_{6'}$ 位）酸性较弱；而 C_3、C_5 位羟基因可与 C_4 羰基形成分子内氢键，故酸性最弱。黄酮中各酚羟基酸性强弱顺序如下：

C$_7$和C$_{4'}$-二羟基＞C$_7$-或C$_{4'}$-羟基＞一般酚羟基＞C$_3$、C$_5$-羟基

<table>
<tr><td>（可溶于
NaHCO$_3$溶液）</td><td>（可溶于
Na$_2$CO$_3$溶液）</td><td>（可溶于0.2%
NaOH溶液）</td><td>（可溶于4.0%
NaOH溶液）</td></tr>
</table>

根据黄酮类化合物在不同碱性溶液中的溶解性质，可用pH梯度萃取法分离。

考点提示：黄酮类化合物的酸性

2．碱性　黄酮类化合物分子结构中C环的1位氧原子具有孤对电子，与C$_4$位羰基在p-π共轭效应的影响下，显微弱的碱性。能与强无机酸浓硫酸、浓盐酸等反应生成锌盐而溶于水中，但锌盐性质极不稳定，加水稀释后即分解。

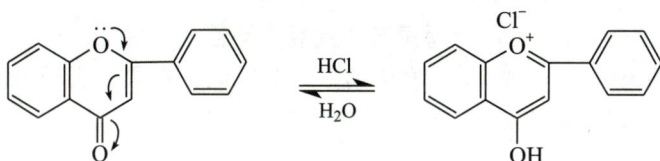

黄酮类化合物溶于浓硫酸中生成的锌盐，常常呈现特殊的颜色，可用于鉴别（表6-5）。

三、提取与分离

（一）提取技术

黄酮及其苷种类繁多，性质各异，在植物体内存在状态也不同，在花、果、叶中多以苷的形式存在，在木质部则多以苷元形式存在。黄酮类化合物的提取溶剂和方法主要根据被提取物的存在形式及伴存的杂质而定。

1．水提取法　黄酮苷类具有亲水性，可用水进行提取。为避免在提取过程中黄酮苷发生水解反应，常按一般提取苷的方法先破坏酶的活性，如采用沸水从槐米中提取芸香苷。如果提取液中含较多蛋白质、多糖等杂质，可将水提取液浓缩后加入几倍量的浓醇，即水提醇沉法将其沉淀除去。此法在工业生产中有较大优势，具有成本低、安全性高等优点，但杂质较多。

2．醇提取法　乙醇和甲醇是最常用的提取溶剂，黄酮苷与苷元均可溶出。一般用60%左右的稀醇提取黄酮苷类，90%～95%浓醇提取黄酮苷元。如药材中含有较多的叶绿素、胡萝卜素、树脂等脂溶性杂质，可先用石油醚脱脂，也可用大孔吸附树脂除去醇提取液中的大部分杂质。如银杏叶的提取工艺：

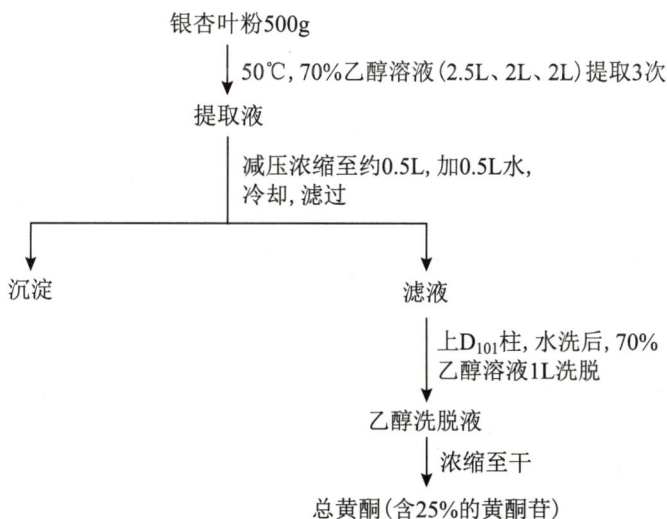

银杏叶粉500g
↓ 50℃，70%乙醇溶液（2.5L、2L、2L）提取3次
提取液
↓ 减压浓缩至约0.5L，加0.5L水，冷却，滤过
├── 沉淀
└── 滤液
　　↓ 上D$_{101}$柱，水洗后，70%乙醇溶液1L洗脱
　　乙醇洗脱液
　　↓ 浓缩至干
　　总黄酮（含25%的黄酮苷）

3. 碱溶酸沉法　利用黄酮类化合物多具有酚羟基，易溶于碱水，而难溶于酸水的性质，用碱水提取后再加酸酸化，黄酮类化合物即可沉淀析出，滤过后杂质留于溶液中。常用的碱液有饱和石灰水溶液、5% 碳酸钠溶液及稀氢氧化钠溶液等。当药材中含有较多的果胶、黏液质等酸性多糖时，宜用石灰水进行提取，可使上述水溶性杂质生成钙盐沉淀而不被溶出。

用碱溶酸沉法提取纯化时要注意：所用碱液浓度不宜过高，以免在加热时破坏黄酮母核；加酸酸化时，酸性不宜太强，以免生成𬬭盐，使析出的黄酮类化合物又重新溶解，降低收率。此法简便、经济，在实际生产中应用较为广泛。

知识拓展

超声波法提取黄芩苷

超声波提取法具有操作简单、提取时间短、效率高及不需加热等优点。如用黄芩为原料，超声波提取法所得粗黄芩苷、粗品含量、纯黄芩苷量及提出率均优于煎煮法（表6-3）。

表6-3　煎煮法和超声波提取法提取黄芩苷的比较

提取方法	黄芩量/g	加水量/ml		提取时间/min		粗黄芩苷/g	纯黄芩苷/g	粗品含量/%	提出率/%
		第1次	第2次	第1次	第2次				
煎煮法	50	300	200	90	90	1.099	0.929	84.56	1.858
超声法	50	300	200	90	90	1.845	1.742	94.45	3.484

（二）分离技术

黄酮类化合物主要根据其极性差异、酸性强弱、分子量大小和有无特殊取代基等性质进行分离，常用的分离方法有以下几种。

1. pH 梯度萃取法　本法适用于分离酸性不同的黄酮苷元混合物。如将黄酮混合物溶于乙醚或苯等亲脂性有机溶剂中，依次用 5% NaHCO$_3$、5% Na$_2$CO$_3$、0.2% NaOH 及 4% NaOH 水溶液萃取，可分别得到含不同羟基的黄酮化合物酚盐；然后将各碱性萃取液酸化，使酚盐还原游离，回收溶剂或再用亲脂性有机溶剂萃取，即得到酸性不同的单体黄酮苷元。碱性萃取液的使用顺序如下：

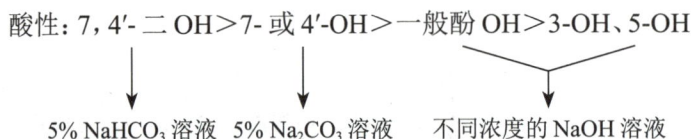

酸性：7, 4′- 二 OH＞7- 或 4′-OH＞一般酚 OH＞3-OH、5-OH

5% NaHCO$_3$ 溶液　　5% Na$_2$CO$_3$ 溶液　　不同浓度的 NaOH 溶液

考点提示： pH 梯度萃取法

2. 柱色谱法　常用的吸附剂有硅胶、聚酰胺。一般不用氧化铝，因多数黄酮类化合物结构中有 C$_3$、C$_5$ 位羟基或邻二酚羟基，易与铝离子形成配合物，吸附牢固，难以洗脱。

（1）硅胶柱色谱：主要用于分离极性小的苷元。若将硅胶加水降低活性后，也可用于分离极性较大的多羟基黄酮及其苷类。常用混合溶剂梯度洗脱，如苷元的分离可用三氯甲烷 - 甲醇溶剂系统，苷的分离可用乙酸乙酯 - 丙酮 - 水等溶剂系统。

（2）聚酰胺柱色谱：适宜于分离含酚羟基的黄酮类化合物，且聚酰胺吸附容量高，分辨能力强，是目前分离黄酮类化合物的常用方法。聚酰胺的吸附作用是通过与分子中的酚羟基、羧基形成氢键缔合而产生的，其吸附强弱与分子中酚羟基的数目、位置以及溶剂有关，溶剂在聚酰胺柱上对黄酮类化合物洗脱能力的顺序为：水＜甲醇＜乙醇＜丙酮＜稀氨水＜稀氢氧化钠溶液＜甲酰胺＜二甲基甲酰胺。样品上柱后，一般先用水洗脱除去糖类等杂质，再用不同比例的水 - 醇混合溶剂进行梯度洗脱（浓度由低到高），即可成功地分离各种类型的黄酮苷和苷元。聚酰胺再生时，可用稀碱溶液冲洗。

用稀醇（或稀丙酮）进行梯度洗脱，黄酮类化合物在聚酰胺柱上的洗脱规律大体如下。

1）酚羟基数目：母核相同，化合物分子中游离酚羟基越多，与聚酰胺间的吸附能力越大，越难洗脱。当酚羟基甲基化后吸附力变小，更容易被洗脱。

2）酚羟基位置：酚羟基数目相同时，邻位酚羟基黄酮因能生成分子内氢键，与聚酰胺间的吸附力小于间位或对位酚羟基，故先被洗脱。

3）共轭双键：查耳酮分子结构中的共轭双键比其对应的二氢黄酮的共轭双键多，故查耳酮与聚酰胺间的吸附能力大于二氢黄酮，后被洗脱。

4）苷元相同：洗脱的先后顺序为二糖链苷＞双糖苷＞单糖苷＞苷元。

5）苷元不同：不同类型黄酮的洗脱顺序一般为异黄酮＞二氢黄酮醇＞黄酮＞黄酮醇。

上述规律也适用于黄酮类化合物在聚酰胺薄层色谱上的行为。

考点提示：黄酮类化合物的聚酰胺色谱法分离

（3）葡聚糖凝胶柱色谱：适用于黄酮类化合物分离的主要有两种型号的凝胶，即 Sephadex G 和 Sephadex LH-20。

分离机制：葡聚糖凝胶分离化合物是分子筛和吸附双重作用的结果。分离苷元时，主要靠吸附作用，吸附程度取决于游离酚羟基的数目；而分离苷类时，则分子筛的性质起主导作用，按分子量从大到小的顺序流出。当分离黄酮苷和苷元混合物时，先依靠分子筛作用，依次洗脱下不同体积的苷类，再依据吸附作用，按极性由小到大洗脱下黄酮苷元。见表 6-4 所示。

表 6-4　黄酮类化合物在 Sephadex LH-20（ 甲醇 ）上的 V_e/V_0

黄酮类化合物	取代基团	V_e/V_0
芹菜素	5, 7, 4′- 三羟基	5.3
木犀草素	5, 7, 3′, 4′- 四羟基	6.3
槲皮素	3, 5, 7, 3′, 4′- 五羟基	8.3
山奈酚 -3- 半乳糖 - 鼠李糖 -7- 鼠李糖苷	三糖苷	3.3
槲皮素 -3- 芸香糖苷	双糖苷	4.0
槲皮素 -3- 鼠李糖苷	单糖苷	4.9

表中 V_e 为洗脱试样时需要的溶剂总量或洗脱体积，V_0 为柱子的空体积。V_e/V_0（相对洗提率）数值越小表明化合物越容易洗脱下来。以上数据表明：苷元羟基数越多，极性越大，越难洗脱（V_e/V_0 值越大）；而苷连接糖的数目越多，分子量越大，体积越大，则越容易洗脱（V_e/V_0 值越小）。

葡聚糖凝胶柱色谱中常用的洗脱剂：碱性水溶液（如 0.1mol/L $NH_3 \cdot H_2O$）、含盐水溶液（如 0.5mol/L NaCl）；醇类如甲醇、乙醇、甲醇 - 水（不同比例）、叔丁醇 - 甲醇（3∶1）等；其他溶剂如含水丙酮、甲醇 - 苯等。

知识拓展

膜分离技术分离黄酮类成分

膜分离技术除杂过程和机制是先采用微滤方法除去中药水提液中的泥沙、细菌、悬浮物、微粒等固体不溶性杂质，再采用超滤方法除去大分子可溶性杂质如淀粉、蛋白质、黏液

金钱草中黄酮类化合物的提取分离

质、多糖、鞣质等,由于中药的有效成分的分子量大部分在 1 000 以下,因此膜分离方法一般不截留有效成分,并且能耗少,工艺简单,生产规模易于放大。

采用膜分离技术从黄芩中提取黄芩苷,经过 1 次超滤,即可使黄芩苷半成品满足注射剂的质量要求,大大缩短了生产周期。与常规方法相比,产率从 4.87% 提高到 7.34%,产品颜色较浅,纯度从 80.78% 提高到 92.68%。

四、检 识 技 术

(一)化学检识技术

1. 还原反应

(1)盐酸-镁粉(或锌粉)反应:该反应是鉴定黄酮类化合物最常用的方法。

将样品溶于甲醇或乙醇,加入少许镁粉(或锌粉)振摇,滴加几滴浓盐酸,如泡沫显红色,则表示阳性。多数黄酮(醇)、二氢黄酮(醇)显橙红~紫红色,少数显紫~蓝色;异黄酮类、黄烷醇类一般不显色;花色素及部分查耳酮、橙酮在浓盐酸中也会显示红色,出现假阳性,故必要时需做空白对照试验排除(在供试液中只加浓盐酸进行观察)。

盐酸-镁粉反应的机制是生成了阳碳离子而显色。以二氢黄酮为例,反应如下:

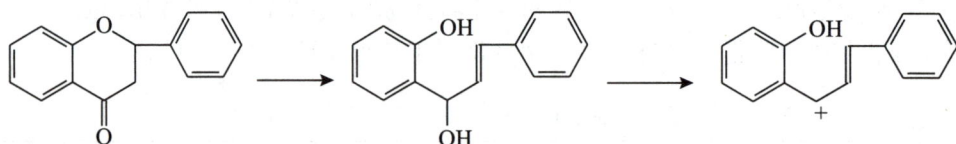

(2)四氢硼钠(钾)反应:为二氢黄酮(醇)类化合物的专属反应,其他黄酮类化合物均不显色,可借此区别。方法是将样品溶于甲醇液,加入等量 2% $NaBH_4$ 的甲醇液,1 分钟后,再加浓盐酸数滴,显红~紫红色。反应机制如下:

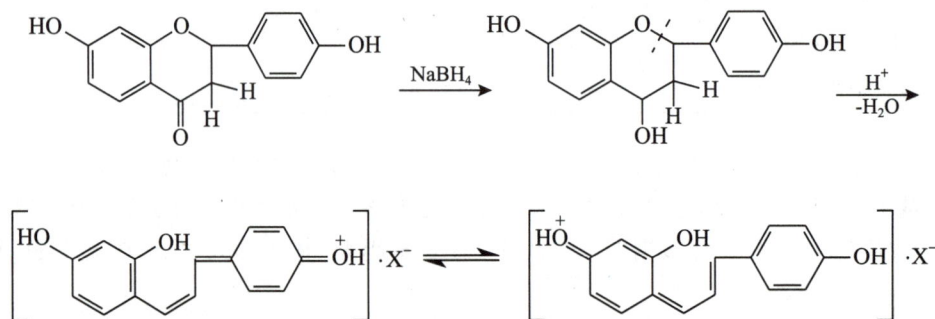

2. 与金属离子的配位反应　凡具下述结构单元的黄酮类化合物可与某些金属离子如铝盐、锆盐、镁盐、锶盐、铅盐形成配合物而显色或生成有色沉淀。

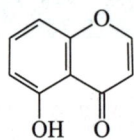
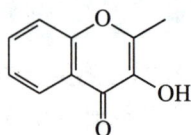
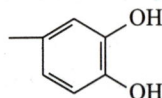

　　　C_5-羟基结构　　　　　　　C_3-羟基结构　　　　邻二酚羟基结构

（1）三氯化铝反应：试样的乙醇溶液与 1% 的三氯化铝或硝酸铝乙醇溶液反应，生成的配合物显鲜黄色（$\lambda_{max}=415nm$）并具相同荧光。但 4'- 羟基黄酮醇或 7, 4'- 二羟基黄酮醇显天蓝色荧光，《中国药典》常用于定性分析。

（2）锆盐 - 枸橼酸反应：可用于区别 C_3- 羟基和 C_5- 羟基黄酮类化合物。C_3- 与 C_5- 位羟基黄酮都能与二氯氧锆（$ZrOCl_2$）生成鲜黄色的锆配合物，但两者对酸的稳定性不同，C_3- 羟基生成的锆配合物稳定性大于 C_5- 羟基的锆配合物，当向反应液中再加入 2% 枸橼酸甲醇溶液后，C_5- 羟基的锆配合物分解，黄色显著减退，而 C_3- 羟基的锆络合物稳定，溶液仍显鲜黄色。但二氢黄酮醇的 C_3- 羟基锆配合物性质也不稳定，故此反应只有黄酮醇不褪色。在滤纸上进行该反应，得到的锆盐配合物斑点多呈黄绿色并有荧光。

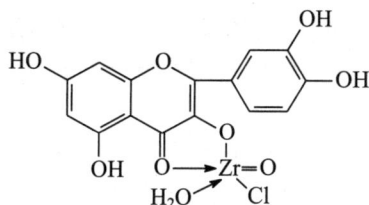

C_3- 羟基黄酮锆配合物

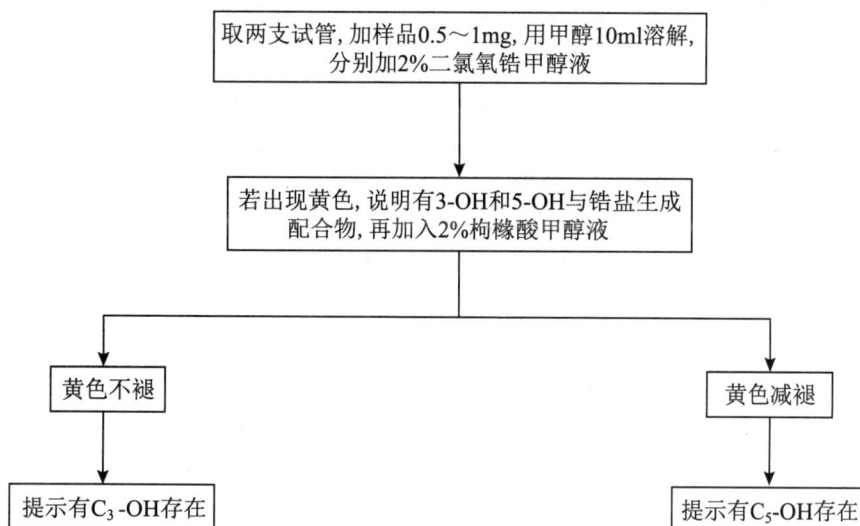

（3）醋酸镁反应：凡具有 C_3、C_5 或邻二酚羟基黄酮均可与 Mg^{2+} 配合，在紫外灯下观察，二氢黄酮（醇）类显天蓝色荧光，黄酮（醇）、异黄酮类显黄、橙黄或褐色，借此可区别。本反应可用于纸色谱显色。

（4）氨性氯化锶反应：具有邻二酚羟基的黄酮类化合物可与氨性氯化锶试剂反应。方法是取少许试样于小试管中，加入 1ml 甲醇溶解（必要时水浴加热）后，滴加 0.01mol/L 氯化锶（$SrCl_2$）甲醇溶液 3 滴和氨气所饱和的甲醇溶液 3 滴，如出现绿色、棕色至黑色沉淀，则表示含有邻二酚羟基。

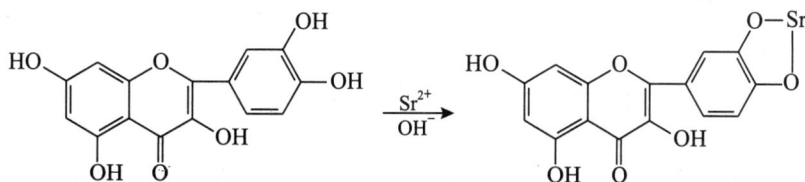

案例分析

中药化学成分的推测

某化合物为黄色粉末，分子量为 432，分子式为 $C_{21}H_{20}O_{10}$，该化合物能溶解在 5% $NaHCO_3$ 中，盐酸 - 镁粉反应呈红色，$FeCl_3$ 反应呈蓝色，Molish 反应呈阳性，酶水解反应检出 D- 葡萄糖。水解产物遇二氯氧锆反应呈黄色，加枸橼酸后黄色不消退。

思考：根据以上信息，推断该化合物可能的结构。

（5）铅盐反应：中性醋酸铅可与 C_3、C_5 或邻二酚羟基产生沉淀（黄或红色），碱式醋酸铅的沉淀范围更广，只要分子中具有酚羟基都可生成沉淀。铅盐沉淀法可用于鉴定与分离。

3.碱试剂显色反应 由于黄酮与黄酮醇母核上的酚羟基遇碱液能解离成酚氧负离子，使共轭体系的电子更易转移或重排成新共轭体系，故遇碱后颜色可加深，转为黄色、橙色或红色等，在紫外光下更明显。

显色情况随黄酮类化合物结构类型不同而有区别。二氢黄酮（醇）类在碱液中能开环转变成对应的异构体查耳酮而显黄色～橙色；邻二酚羟基黄酮类在碱液中不稳定，能被氧化产生黄色→深红色→棕色沉淀；邻三酚羟基黄酮产生暗绿色或蓝绿色沉淀。用氨气处理后呈现的颜色置空气中逐渐褪去，而经碳酸钠水溶液处理而呈现的颜色置空气中不褪色。此反应常用于纸色谱显色。黄酮类化合物的常见显色反应见表 6-5。

表 6-5 黄酮类化合物常见颜色反应

试剂	成分					
	黄酮	黄酮醇	二氢黄酮	查耳酮	异黄酮	橙酮
紫外光下	红～棕	亮黄～亮绿	—	橙	淡黄	黄
盐酸 - 镁粉	黄～红	红～紫红	红、紫、蓝	—	—	—
四氢硼钠	—	—	蓝～紫红			
三氯化铝	黄	黄绿	蓝绿	黄	黄	淡黄
醋酸镁	黄*	黄*	蓝*	黄*	黄*	
浓硫酸	黄～橙*	黄～橙*	橙～紫	橙、紫	黄	红、洋红
氢氧化钠溶液（或氨气或碳酸钠水溶液）	黄	深黄	黄～橙（冷） 深红～紫（热）	橙～红	黄	红～紫红

*表示有荧光，一表示阴性反应。

黄酮的理化性质

考点提示：黄酮类化合物的显色反应及其应用

（二）色谱检识技术

1.薄层色谱 黄酮类化合物的薄层色谱一般用吸附色谱，常用的吸附剂有硅胶、聚酰胺。

（1）硅胶薄层色谱：分离检识苷元时，选用亲脂性溶剂系统，如苯 - 甲醇（95：5）、三氯甲烷 - 甲醇（85：15）等，如果黄酮苷元上酚羟基较多，酸性较强时，则常需要在展开剂中加入一定量的酸，如甲苯 - 甲酸甲酯 - 甲酸（5：4：1）等；分离检识苷时，选用亲水性溶剂系统，如苯 - 甲醇 - 醋酸（35：5：5），乙酸乙酯 - 丁酮 - 甲酸 - 水（5：3：1：1）等。可根据被分离成分极性大小适当调整各溶剂的比例。

（2）聚酰胺薄层色谱：适于检识具有游离酚羟基的黄酮苷或苷元。色谱行为同前述聚酰胺柱色谱。分离苷元常用的展开剂有三氯甲烷 - 甲醇（94：6）、三氯甲烷 - 甲醇 - 丁酮（12：2：1）、苯 - 甲醇 - 丁酮（90：6：4）等。分离苷常用的展开剂有甲醇 - 水（1：1）、甲醇 - 醋酸 - 水

（90∶5∶5）、水 - 乙醇 - 丁酮 - 丁酰丙酮（65∶15∶15∶1）等。同类黄酮及其苷随着展开剂的不同，其 R_f 值会发生改变。若用极性小的溶剂展开，则 R_f 值是相应的黄酮苷元＞苷；若用极性较大的溶剂展开，则 R_f 值是苷元相同黄酮类化合物的二糖链苷＞双糖苷＞单糖苷＞苷元。不同薄层上黄酮苷元分子结构与 R_f 值的关系见表6-6。

表6-6　黄酮苷元在不同薄层上的 R_f 值

黄酮苷元	羟基位置及数目	hR_f（×100）			
		纤维素Ⅰ	硅胶Ⅱ	聚酰胺Ⅲ	聚酰胺Ⅳ
芹菜素	5，7，4′- 三羟基	84	43	30	9
木犀草素	5，7，3′，4′- 四羟基	64	28	19	9
槲皮素	3，5，7，3′，4′- 五羟基	38	27	8	8
杨梅素	3，5，7，3′，4′，5′- 六羟基	13	13	4	4

展开剂　Ⅰ：三氯甲烷 - 醋酸 - 水（50∶45∶5）；Ⅱ：甲苯 - 三氯甲烷 - 丙酮（40∶25∶35）；Ⅲ：苯 - 丁酮 - 甲醇（60∶20∶20）；Ⅳ：水 - 丁酮 - 甲醇（40∶30∶30）。

从表6-6可看出，分子中酚羟基数目越多，被吸附越强，R_f 值越小；展开剂极性大，R_f 值大（Ⅰ与Ⅱ比较），聚酰胺色谱展开剂极性增大时，生成氢键能力增强，被吸附牢固，故 R_f 值减小（Ⅲ与Ⅳ比较）。

若苷元相同时，黄酮苷中糖基部分的极性增强或糖基数目增多，则 R_f 值减小，如槲皮苷＞异槲皮苷＞芸香苷（溶剂系统Ⅰ、Ⅱ、Ⅲ）。当聚酰胺色谱用极性大的溶剂系统Ⅳ时，则 R_f 值为芸香苷（双糖苷）＞异槲皮苷（单糖苷）＞槲皮苷（6- 去氧糖苷）。不同薄层上黄酮苷分子结构与 R_f 值的关系见表6-7。

表6-7　黄酮苷在不同薄层上的 R_f 值

黄酮苷	苷元 - 结合位置 - 糖	hR_f（×100）			
		纤维素Ⅰ	硅胶Ⅱ	聚酰胺Ⅲ	聚酰胺Ⅳ
槲皮苷	槲皮素 -3-O- 鼠李糖	72	62	64	9
异槲皮苷	槲皮素 -3-O- 葡萄糖	56	51	56	16
芸香苷	槲皮素 -3-O- 芸香糖	43	30	42	30

展开剂　Ⅰ：正丁醇 - 醋酸 - 水（4∶1∶5，上层）；Ⅱ：乙酸乙酯 - 丁酮 - 甲酸 - 水（5∶3∶1∶1）；Ⅲ：苯 - 丁酮 - 甲醇（6∶2∶2）；Ⅳ：水 - 乙醇 - 丁酮 - 乙酰丙酮（65∶15∶15∶5）。

2．纸色谱　是分离与检识黄酮类化合物常用的方法。

（1）展开剂的选择：展开剂的极性要与被分离成分相似，故分离检识苷元时，宜用极性相对较小的"醇性"展开剂，如正丁醇 - 醋酸 - 水（4∶1∶5，上层，BAW）或叔丁醇 - 醋酸 - 水（3∶1∶1，TBA）等；检识黄酮苷类宜用极性相对较大的"水性"展开剂，如含盐或醋酸的水溶液等。分离苷元与苷的混合物时，采用双向色谱法效果较好，第一向通常用"醇性"展开剂，如 BAW 系统或 TBA 系统，第二向通常用"水性"展开剂，如 2%～5% 醋酸水溶液、3% 氯化钠水溶液等。花色素类由于其水溶性大，展开剂中要加适量浓酸，才能得到较好的展开效果，如醋酸 - 浓盐酸 - 水（15∶3∶82）。

（2）分子结构与 R_f 值关系：当以醇性溶剂展开时，被分离化合物极性大则 R_f 值小，故结构类型相同的黄酮类化合物，取代羟基越多、极性越强，则 R_f 值越小。羟基甲基化后极性减低，则 R_f 值增大。其 R_f 值规律是：苷元的 R_f 值＞对应的单糖苷＞双糖苷。当以水性溶剂展开时，极性大的黄酮类成分在展开剂中溶解度大，移动快，R_f 值大。即双糖苷＞单糖苷＞苷元，苷元几乎停留在原点。

（3）显色：先观察荧光，大多数黄酮类化合物既有颜色又有荧光。常用的显色剂有 1% 三氯化铝甲醇溶液，亦可喷 10% 碳酸钠溶液或氨熏，观察颜色及荧光。

🏠 知识拓展

毛细管电泳法分析分离黄芩中的黄酮类成分

1. 色谱条件　毛细管 100cm×75μm（I.D.），有效长度 95.4cm，检测波长 275nm，使用电压 30kV，恒压，正极到负极；运行时间 25 分钟；温度 20℃。缓冲液 20mmol/L，十二烷基磺酸钠（SDS），10mmol/L 磷酸二氢钠和 12.5mmol/L 硼酸钠。每次用毛细管时先用 0.5mol/L NaOH 冲洗 1 分钟，再用 N_2 冲洗 1 分钟，最后用缓冲液冲洗 2 分钟。

2. 样品溶液制备　取药粉 0.1g，加 50% 乙醇 7.5ml 回流 30 分钟，1 500r/min 离心 5 分钟，反复 3 次，上清液合并过 1 号滤纸，滤液移入 25ml 量瓶，加入内标溶液 2.5ml（水杨酸制成 3mg/ml 的 50% 乙醇溶液），加 50% 乙醇至刻度，摇匀，通过 0.5μm 滤膜滤过。

3. 分离结果　将供试品溶液加入毛细管色谱系统进行分离，先后得到黄芩苷、黄芩苷元、汉黄芩苷、汉黄芩素、千层纸素、千层纸素 A 苷六种黄酮类成分。

五、含有黄酮类化合物的常用中药

含有黄酮类化合物的常用中药见表 6-8。

表 6-8　含有黄酮类化合物的常用中药

分类	药名	原植物	主要黄酮类成分
黄酮类	金银花	忍冬 Lonicera japonica Thunb. 的花蕾或带初开的花	含木犀草素、木犀草素 -7-O-β-D- 葡萄糖苷，另含有肌醇、皂苷等
	桑白皮	桑 Morus alba L. 的根皮	含桑素、桑色烯等
	芫花	芫花 Daphne genkwa Sieb. et Zucc. 的花蕾	含芫花素、芹菜素，另含芫花酯甲等
	野菊花	野菊 Chrysanthemum indicum L. 的头状花序	含刺槐素 7-O-β-D- 吡喃半乳糖苷、野菊花苷、矢车菊苷，另含挥发油、野菊花内酯、苦味素等
	木蝴蝶	木蝴蝶 Oroxylum indicum（L.）Vent. 的成熟种子	含木蝴蝶苷 A、木蝴蝶苷 B、白杨素、黄芩素等另含脂肪油等
	黄芩	黄芩 Scutellaria baicalensis Georgi 的根	含黄芩素、黄芩苷、汉黄芩素、汉黄芩苷、千层纸素 A、千层纸素 A-7-O-β-D- 葡萄糖醛酸苷等
黄酮醇类	淫羊藿	淫羊藿 Epimedium brevicornu Maxim.、箭叶淫羊藿 Epimedium sagittatum（Sieb. et Zucc.）Maxim.、柔毛淫羊藿 Epimedium pubescens Maxim. 或朝鲜淫羊藿 Epimedium koreanum Nakai 的干燥叶	含淫羊藿苷，叶含挥发油
	蒲黄	水烛香蒲 Typha angustifolia L.、东方香蒲 Typha orientalis Presl 或同属植物的干燥花粉	含香蒲新苷、山奈酚 -3-O-（2G-α-L- 鼠李糖基）-α-L- 鼠李糖（1→6）-β-D- 葡萄糖苷、异鼠李素 -3-O-α- 鼠李糖（1→2）-β-D- 葡萄糖苷、山奈酚 -3-O- 鼠李糖基葡萄糖苷、槲皮素 -3-O-α-L- 鼠李糖（1→2）-β-D- 葡萄糖苷
	槐花	槐 Sophora japonica L. 的干燥花及花蕾	含芸香苷、槲皮素，另含皂苷等

续表

分类	药名	原植物	主要黄酮类成分
二氢黄酮类	橘红	橘 *Citrus reticulata* Blanco 及其栽培变种的果皮	含橙皮苷、5-O- 去甲蜜橘素、5-O- 酸橙黄素，另含挥发油
	枳实	酸橙 *Citrus aurantium* L. 及其栽培变种或甜橙 *Citrus sinensis* Osbeck 的干燥幼果	含橙皮苷、柚皮苷、野漆树苷、忍冬苷，另含挥发油
	甘草	甘草 *Glycyrrhiza uralensis* Fisch.、胀果甘草 *Glycyrrhiza inflata* Bat. 或光果甘草 *Glycyrrhiza glabra* L. 的根及根茎	含甘草苷、甘草苷元、异甘草苷、异甘草苷元、新甘草苷等；光果甘草还含光果甘草苷、异光果甘草苷及三萜皂苷等
查耳酮	补骨脂	补骨脂 *Psoralea corylifolia* L. 的成熟果实	含补骨脂查耳酮、异补骨脂查耳酮、补骨脂色烯查耳酮、补骨脂双氢黄酮、异补骨脂双氢黄酮、新补骨脂异黄酮、补骨脂异黄酮，另含香豆素、挥发油等
	红花	红花 *Carthamus tinctorius* L. 的花	含红花苷、异红花苷、红花黄色素等，另含脂肪油
异黄酮类	葛根	野葛 *Pueraria lobata*（Willd.）Ohwi 的根	含大豆素、大豆苷、葛根素、大豆素 7, 4′- 二葡萄糖苷、4′, 6′- 二乙酰葛根素与葛根素 7-O- 木糖苷
	黄芪	蒙古黄芪 *Astragalus membranaceus*（Fisch.）Bge. var. *mongholicus*（Bge.）Hsiao 或膜荚黄芪 *Astragalus membranaceus*（Fisch.）Bge. 的根	含刺芒柄花素、毛蕊异黄酮等，另含苦味素、甜菜碱
	射干	射干 *Belamcanda chinensis*（L.）DC. 的根茎	含野鸢尾黄素、射干异黄酮、洋鸢尾素、染料木素等
花色素类	血竭	麒麟竭 *Daemonorops draco* Bl. 等植物果实中渗出的红色树脂	含血竭素、血竭红素、去甲血竭素、去甲血竭红素等
	飞燕草	飞燕草 *Consolida ajacis*（L.）Schur 的种子及根	含飞燕草苷及大量生物碱如洋翠雀碱、高飞燕草碱、翠雀花碱等
双黄酮类	侧柏叶	侧柏 *Platycladus orientalis*（L.）Franco 的干燥枝梢和叶	含扁柏双黄酮、槲皮素、杨梅树皮素、穗花杉双黄酮、侧柏烯、侧柏酮等
	银杏叶	银杏 *Ginkgo biloba* L. 的叶	含银杏黄素、异白果黄素等

FR-6-8

含有黄酮类化合物的常用中药

FR-6-9

葛根中黄酮类化合物的研究

考点提示：含黄酮类化合物的常用中药（槐花、黄芩、红花、银杏叶、黄芪、葛根）

实训任务八　槐花中芸香苷的提取及槲皮素的制备与检识技术

【实训目的】

1. 熟练掌握煎煮法和碱溶酸沉法提取黄酮类化合物。
2. 学会由芸香苷水解制备槲皮素的方法及重结晶技术。
3. 能用化学法、色谱法检识黄酮苷（元）及糖的部分。

【实训原理】

槐花为豆科植物槐 *Sophora japonica* L. 的干燥花及花蕾，花蕾又称槐米，含有芸香苷（芦丁，rutin），槲皮素，槐米甲、乙、丙素以及皂苷，鞣质，黏液质，树脂等，其中芦丁为主要有效成分。研究表明，槐米中芦丁含量可达 23.5%，花蕾开后其含量降低至约 13.0%。《中国药典》（2020 年版）

规定,按干燥品计算,含总黄酮以芦丁计,槐花不得少于8.0%,槐米不得少于20.0%。

芸香苷广泛分布在植物界,现已发现有70多种植物中含有芸香苷,如荞麦叶、烟叶和蒲公英中含量都较高,也可作为提取原料。芸香苷水解生成槲皮素、葡萄糖及鼠李糖。

芸香苷为浅黄色粉末或淡黄色针状结晶,mp.177~178℃,难溶于冷水(1:8 000),略溶于热水(1:200),溶于热甲醇(1:7)、热乙醇(1:30)、乙酸乙酯和丙酮,在冷甲醇中溶解度为1:100、冷乙醇中为1:650,不溶于苯、三氯甲烷、乙醚、石油醚等,易溶于吡啶及稀碱液中。

槲皮素可由芸香苷水解得到,为黄色针状结晶,mp.314℃(分解)。溶于热乙醇(1:23)、冷乙醇(1:300),可溶于甲醇、丙酮、乙酸乙酯、冰醋酸、吡啶等溶剂,不溶于石油醚、苯、乙醚、三氯甲烷中,几乎不溶于水。

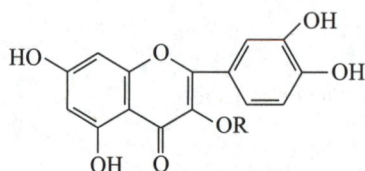

芸香苷　R=-Glc$\overset{6}{—}\overset{1}{Rha}$
槲皮素　R=H

提取原理:根据芸香苷在冷水和热水中的溶解度差异进行提取和精制,或根据芸香苷分子中具有酚羟基,显弱酸性,能与碱成盐而增大溶解度,以碱水为溶剂煮沸提取,其提取液加酸酸化后则芸香苷游离析出。

知识链接

芦丁的功效

芦丁具有降低毛细血管通透性和脆性的作用,保持及恢复毛细血管的正常弹性。临床用于防治脑出血、高血压、糖尿病、视网膜出血、紫癜和急性出血性肾炎。对皮肤有较好的抗辐射、抗自由基作用,在防晒剂中添加10%的芦丁,紫外线的吸收率高达98%,有很明显的防止皮肤受光损伤作用。

【实训操作步骤】

(一)提取、分离与水解技术

1. 水提取技术

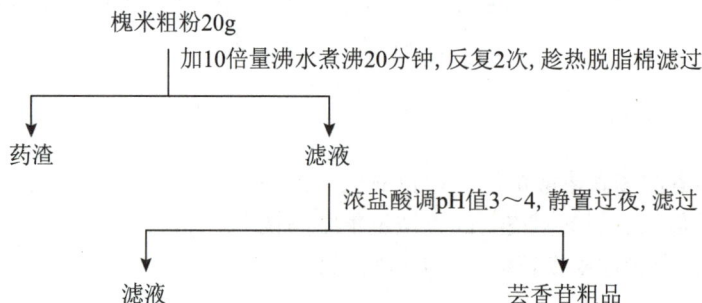

流程说明:
(1)槐米略碾碎后提取效率更高。
(2)沸水作提取溶剂,破坏酶的活性,收率稳定,操作方便。
(3)除脱脂棉外,也可用4层或8层纱布滤过。

2．碱溶酸沉技术

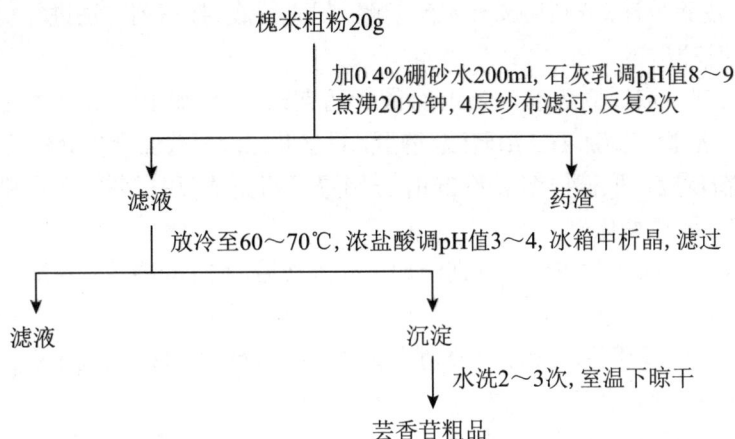

槐米粗粉20g

加0.4%硼砂水200ml, 石灰乳调pH值8～9
煮沸20分钟, 4层纱布滤过, 反复2次

滤液　　　　　　　　　　　　　　　药渣

放冷至60～70℃, 浓盐酸调pH值3～4, 冰箱中析晶, 滤过

滤液　　　　　　　　　　　　　　　沉淀

水洗2～3次, 室温下晾干

芸香苷粗品

流程说明：
（1）加热过程中保持溶液的 pH 值。
（2）用石灰乳调 pH 值的优点是钙离子可与药材中的鞣质、黏液质等产生沉淀不被提出。
（3）加入硼砂的目的是使其与芸香苷分子中的邻二酚羟基发生配合, 既保护了邻二酚羟基
　　　不被氧化破坏, 又避免了邻二酚羟基与钙离子配合（芸香苷的钙配合物不溶于水）, 减
　　　少芸香苷损失, 提高收率。

3．芸香苷的精制

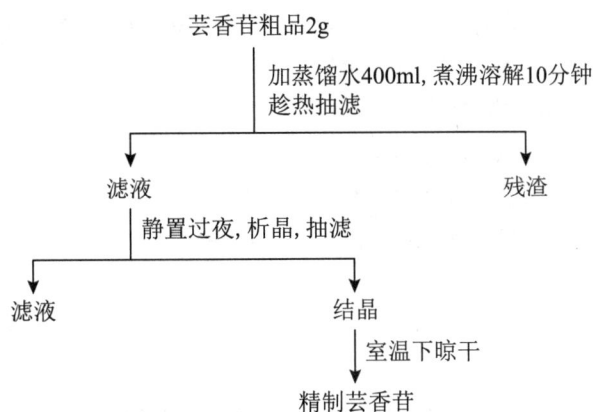

芸香苷粗品2g

加蒸馏水400ml, 煮沸溶解10分钟
趁热抽滤

滤液　　　　　　　　　　　　　　　残渣

静置过夜, 析晶, 抽滤

滤液　　　　　　　　　　　　　　　结晶

室温下晾干

精制芸香苷

流程说明：芸香苷粗品煮沸溶解后, 一定要趁热抽滤。

4．芸香苷的水解

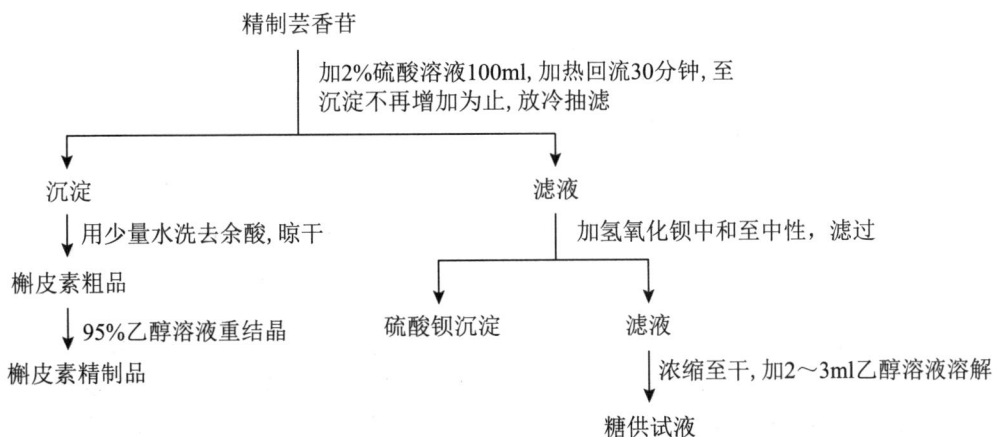

精制芸香苷

加2%硫酸溶液100ml, 加热回流30分钟, 至
沉淀不再增加为止, 放冷抽滤

沉淀　　　　　　　　　　　　　　　滤液

用少量水洗去余酸, 晾干　　　　　　加氢氧化钡中和至中性, 滤过

槲皮素粗品　　　　　　　　硫酸钡沉淀　　　　　滤液

95%乙醇溶液重结晶　　　　　　　　　　　　　浓缩至干, 加2～3ml乙醇溶液溶解

槲皮素精制品　　　　　　　　　　　　　　　　糖供试液

流程说明：芸香苷易被稀酸催化水解, 生成的苷元为槲皮素, 槲皮素难溶于稀酸, 因此沉淀析出。

（二）检识技术

取芸香苷、槲皮素少许，分别用 8ml 乙醇溶解，制成试液，按下列方法进行实验操作，同时比较苷元和苷的反应情况。

1. Molish 反应　取试样溶液各 2ml，分置于两支试管中，加 10% α-萘酚乙醇溶液 1ml，振摇后倾斜试管 45°，沿管壁滴加 1ml 浓硫酸，静置，观察并记录两液面交界处颜色变化。

2. 盐酸-镁粉反应　取试样溶液各 2ml，分别置于两支试管中，各加入镁粉少许，再加入盐酸数滴，观察并记录颜色变化。

3. 醋酸镁反应　取两张滤纸条，分别滴加试样溶液后，加 1% 醋酸镁甲醇溶液 2 滴，于紫外光灯下观察荧光变化，并记录现象。

4. 三氯化铝反应　取两张滤纸条，分别滴加试样溶液后，加 1% 三氯化铝乙醇溶液 2 滴，于紫外光灯下观察荧光变化，并记录现象。

5. 锆盐-枸橼酸反应　取试样溶液各 2ml，分别置于两支试管中，各加 2% 二氯氧锆甲醇溶液 3～4 滴，观察颜色，然后加入 2% 枸橼酸甲醇溶液 3～4 滴，观察并记录颜色变化。

6. 薄层色谱检识

薄层板：硅胶 G-CMC-Na。

试样：自制 1% 芸香苷乙醇溶液；自制 1% 槲皮素乙醇溶液。

对照品：1% 芸香苷对照品乙醇溶液；1% 槲皮素对照品乙醇溶液。

展开剂：乙酸乙酯-甲酸-水（8∶1∶1）。

显色：①在可见光下观察斑点颜色，再在紫外光灯下（365nm）观察荧光；②喷三氯化铝试剂，置可见光及紫外光灯下观察并记录斑点的颜色。

7. 芸香苷与槲皮素的纸色谱检识

支持剂：色谱滤纸（中速，20cm×7cm）。

试样：自制芸香苷乙醇溶液；自制槲皮素乙醇溶液。

对照品：芸香苷对照品乙醇溶液；槲皮素对照品乙醇溶液。

展开剂：正丁醇-醋酸-水（4∶1∶5，上层）或 15% 醋酸溶液。

显色：分别在可见光下和紫外光灯下观察斑点颜色；喷三氯化铝试液，挥干后，置紫外光灯（365nm）下观察并记录斑点的颜色。

8. 糖的纸色谱检识　取糖的供试液做径向纸色谱，与已知糖液作对照，可得到与葡萄糖、鼠李糖相同 R_f 值的斑点。

支持剂：色谱滤纸（圆形）。

试样：糖的供试液。

对照品：1% 葡萄糖对照品水溶液；1% 鼠李糖对照品水溶液。

展开剂：正丁醇-醋酸-水（4∶1∶5，上层）。

显色：喷雾苯胺-邻苯二甲酸试剂，于 105℃加热 10 分钟或红外光灯下加热 10～15 分钟，显棕色或棕红色斑点。

【实训注意事项】

1. 直接用沸水由槐花中提取芸香苷，收率稳定，且操作简便。但要注意防止芸香苷的酶解。

2. 用碱溶酸沉法提取时，加入石灰乳可以达到碱性溶解的目的，又可除去槐花中大量黏液质，但应严格控制其碱性 pH 值 8～9，不可超过 pH 值 10。如 pH 值过高，加热提取过程中芸香苷可被水解破坏，降低收率。加酸沉淀时，控制 pH 值 3～4，不宜过低，否则芸香苷可生成锌盐而溶于水，也降低了收率。

【实训思考】

1. 芸香苷的提取还可以采用什么方法？
2. 说明水提取技术、碱溶酸沉技术提取芸香苷时每步操作的原理及注意事项。
3. 酸水解常用什么酸？为什么用硫酸比用盐酸水解后处理更方便？

【实训评价】

项目	内容	分值	得分
准备	正确穿着工作服、佩戴工作帽	2	
	试验用品齐全、摆放有序	2	
	试验目的与步骤明确	2	
称重	正确调节天平平衡状态	2	
	称样操作正确，重量准确	3	
	称量结束，天平复原归位，保持天平及台面清洁	2	
提取水解	正确选取合适容器	2	
	正确进行煎煮操作	4	
	正确进行 pH 值调节	4	
	正确进行常压过滤操作	4	
	正确配制 2% 硫酸水溶液	5	
	正确进行回流操作	10	
	正确进行趁热抽滤操作	10	
	正确进行干燥处理	3	
检识	Molish 反应：正确操作并记录试验结果	5	
	盐酸 - 镁粉反应：正确操作并记录试验结果	5	
	醋酸镁反应：正确操作并记录试验结果	5	
	三氯化铝反应：正确操作并记录试验结果	5	
	锆盐 - 枸橼酸反应：正确操作并记录试验结果	5	
	色谱检识　点样：正确进行点样操作	5	
	展开：正确进行展开操作	5	
	显色：正确进行显色操作	5	
	观察结果，记录并分析	5	
总分		100	

实训任务九 黄芩中黄酮类成分的提取分离与检识技术

【实训目的】

1. 掌握碱溶酸沉技术分离精制黄芩苷的操作及注意事项。
2. 能用化学法检识黄芩苷。
3. 学会色谱法检识黄芩苷的操作技术。

【实训原理】

黄芩为唇形科黄芩属植物黄芩 *Scutellaria baicalensis* Georgi 的根，具有清热燥湿、泻火解毒、止血、安胎的功效。黄芩中主要含有黄酮类成分，如黄芩素、黄芩苷、汉黄芩素及其苷、千层纸素 A 及其苷，以及氨基酸、挥发油、糖、甾醇类成分。黄芩苷是黄芩中主要有效成分，抗菌谱广，对革兰氏阳性和阴性细菌都有抑制作用，对青霉素等抗生素产生的抗药性金黄色葡萄球菌，极其敏感，是天然的抗菌药。临床上用于上呼吸道感染、急性扁桃体炎、急性咽炎、肺炎及痢疾等疾病的治疗。常用制剂有银黄注射剂、三黄片等。《中国药典》（2020 年版）规定，黄芩干燥品中含黄酮以黄芩苷计不得少于 9.0%。

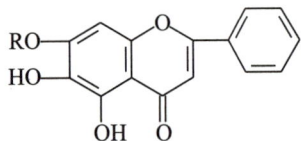

黄芩素 R=H
黄芩苷 R=葡萄糖醛酸

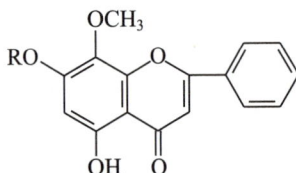

汉黄芩素 R=H
汉黄芩苷 R=葡萄糖醛酸

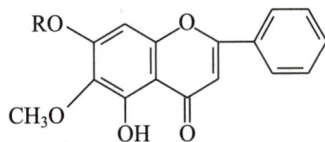

千层纸素 A R=H
千层纸素 A-7-O-β-*D*- 葡萄糖醛酸苷 R=葡萄糖醛酸

黄芩苷、汉黄芩苷及千层纸素 A-7-O-β-*D*- 葡萄糖醛酸苷都是 C_7- 羟基与葡萄糖醛酸结合成的苷，分子中有羧基，在植物体内多以镁盐的形式存在。

黄芩苷为淡黄色针晶（甲醇），mp.223℃。易溶于二甲基甲酰胺、吡啶，可溶于碳酸氢钠、碳酸钠、氢氧化钠等碱液，但在碱液中不稳定，初显黄色，渐变为暗棕色。常温下微溶于无水乙醇、甲醇，几乎不溶于水、乙醚、三氯甲烷等溶剂。因黄芩苷在植物体内多以镁盐存在，故而能用沸水提取。黄芩苷不易被酸水解，但能被植物体内的酶水解生成黄芩素。

黄芩素为黄色针状结晶（乙醇），mp.264℃（分解）。易溶于甲醇、乙醇、丙酮、乙酸乙酯，微溶于三氯甲烷、乙醚，不溶于水和苯。分子中具有邻三酚羟基，在空气中易被氧化成醌式结构呈绿色，使黄芩的药效下降。因此黄芩在贮藏、炮制或提取过程中应注意防止酶解和氧化。反应过程如下：

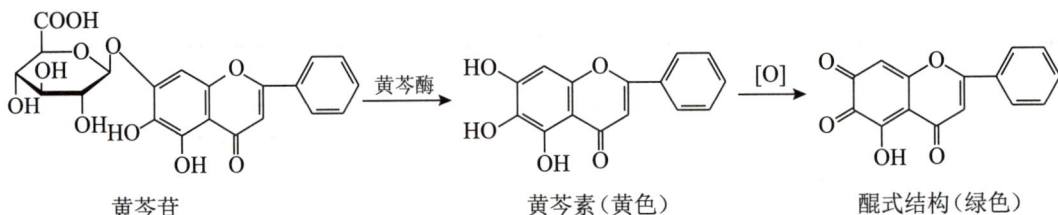

黄芩苷 →黄芩酶→ 黄芩素（黄色） →[O]→ 醌式结构（绿色）

【实训操作步骤】

（一）提取与分离技术

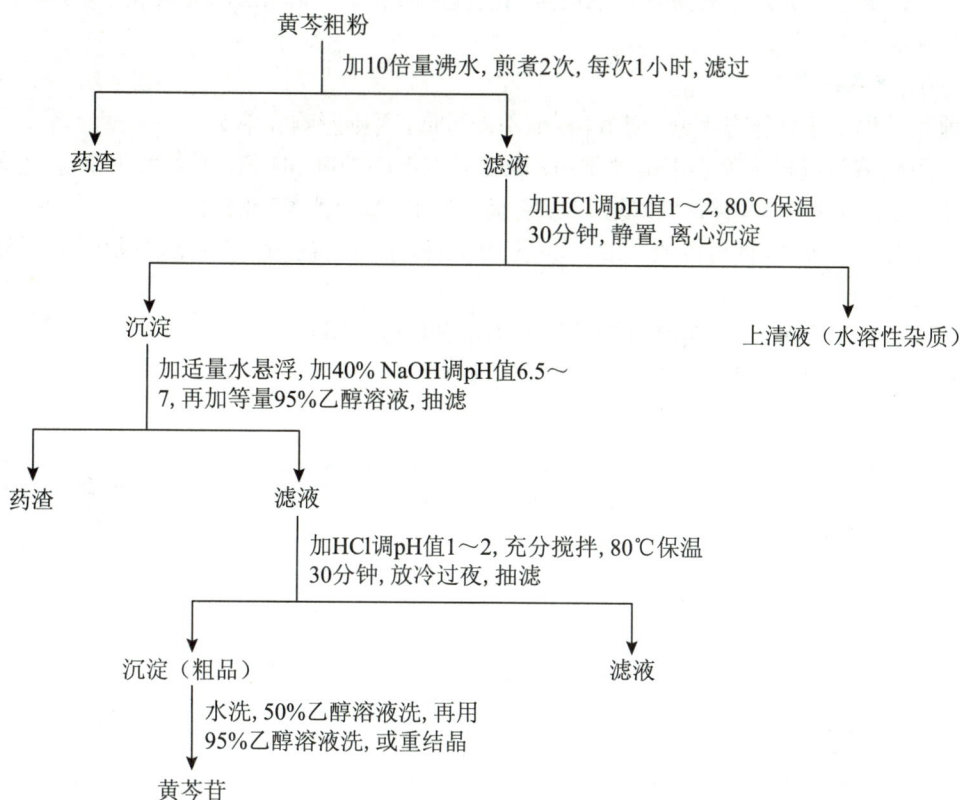

黄芩粗粉

加10倍量沸水,煎煮2次,每次1小时,滤过

药渣　　　　　　　　滤液

加HCl调pH值1~2,80℃保温
30分钟,静置,离心沉淀

沉淀　　　　　　　　　　　　　上清液（水溶性杂质）

加适量水悬浮,加40% NaOH调pH值6.5~
7,再加等量95%乙醇溶液,抽滤

药渣　　　　　滤液

加HCl调pH值1~2,充分搅拌,80℃保温
30分钟,放冷过夜,抽滤

沉淀（粗品）　　　　　　　　滤液

水洗,50%乙醇溶液洗,再用
95%乙醇溶液洗,或重结晶

黄芩苷

流程说明:

(1) 除水提取外,还有超声提取、微波提取和超临界流体萃取等方法。

(2) 黄芩苷在植物体内以镁盐形式存在,水溶性大,本提取工艺为防止酶解,用水加热提取或沸水提取,但带入水溶性杂质较多。

(3) 碱液中加95%乙醇溶液,使含醇量控制在50%左右,可降低水溶性杂质溶解度,与黄芩苷钠盐分离。

（二）检识技术

1.三氯化铁试剂反应　取黄芩苷少许,乙醇溶解,制成试液,取试样溶液2ml,置于试管中,加三氯化铁乙醇溶液1ml,显示绿色,观察并记录颜色变化。

2.与碱试剂的显色反应　取黄芩苷少许,置于试管中,加入碱水或氨水,初显黄色,后变暗棕色,观察并记录颜色变化。

3.醋酸铅反应　取试样溶液2ml,滴加醋酸铅溶液后,应生成橙红色沉淀。观察并记录反应现象。

4.盐酸-镁粉反应　取黄芩苷少许置于试管中,以乙醇1ml水浴微加热,振摇溶解,加镁粉适量,滴加浓盐酸数滴,观察并记录反应现象。

5.三氯化铝反应　取黄芩苷少许置于试管中,加水2ml置水浴上温热至溶解,加入1%三氯化铝乙醇溶液数滴,溶液产生鲜黄色,在紫外光灯（254nm）下观察荧光,并记录。

6.色谱检识

薄层板:硅胶CMC-Na板(不需活化)

样品:自制黄芩苷乙醇溶液

对照品:黄芩苷对照品乙醇溶液

展开剂：正丁醇 - 冰醋酸 - 水（3∶1∶2）

显色方法：①分别在可见光下和紫外光灯（254nm）下观察斑点颜色或荧光；②喷三氯化铝试液，挥干后，置紫外光灯下观察并记录斑点的情况或喷 3% 三氯化铁乙醇试液，观察斑点颜色。记录色谱图并计算 R_f 值。

【实训注意事项】

1. 煎煮过程中注意补充水分，调节 pH 值不能过低，否则影响收率。

2. 采用碱溶酸沉技术除去水溶性杂质：碱化时要严格控制 pH 值，不可大于 7，否则黄芩苷钠盐在 50% 乙醇溶液中的溶解度降低，以冻胶状物析出，减少黄芩苷的收率。

3. 黄芩苷结晶极细，滤过困难。80℃保温 30 分钟，放冷过夜，有利于结晶成长，便于滤过。

【实训思考】

1. 黄芩苷几乎不溶于水，为什么仍然用水为溶剂提取黄芩苷？

2. 提取工艺中用碱溶酸沉法处理沉淀物，请解释原因。

【实训评价】

项目	内容	分值	得分
准备	正确穿着工作服、佩戴工作帽	2	
	试验用品齐全、摆放有序	2	
	试验目的与步骤明确	2	
称重	正确调节天平平衡状态	2	
	称样操作正确、重量准确	3	
	称量结束，天平复原归位，保持天平及台面清洁	2	
提取分离	正确选取合适提取容器	2	
	正确进行煎煮操作	4	
	正确进行 pH 值调节	4	
	正确进行常压过滤和减压抽滤操作	10	
	正确配制 40% NaOH 水溶液	3	
	正确进行离心操作	10	
	正确进行水洗和醇洗操作	4	
检识	三氯化铁试剂反应：正确操作并记录试验结果	5	
	与碱试剂的显色反应：正确操作并记录试验结果	5	
	醋酸铅反应：正确操作并记录试验结果	5	
	盐酸 - 镁粉反应：正确操作并记录试验结果	5	
	三氯化铝反应：正确操作并记录试验结果	5	
	色谱检识　点样：正确进行点样操作	5	
	展开：正确进行展开操作	5	
	显色：正确进行显色操作	5	
	观察结果，记录并分析	10	
总分		100	

（刘颖新）

?　复习思考题

1. 黄酮类化合物的基本母核是什么？其结构可分为哪几类？各有何特点？
2. 黄酮类化合物的颜色、溶解性、酸性强弱与结构之间有何关系？
3. 黄酮类化合物的显色反应主要有哪些？
4. 聚酰胺柱色谱分离黄酮类化合物的原理是什么？与结构的关系如何？
5. 黄酮类化合物的纸色谱中，如何判断结构与 R_f 值的关系？
6. 槐米中主要化学成分的结构及性质是什么？如何提取分离？

ER-6-10

扫一扫，测一测

FR-7-1

PPT 课件

项目七　萜类和挥发油

FR-7-2

知识导览

学习目标

1. 掌握萜类和挥发油的分类及基本结构、理化性质、提取分离和检识方法。
2. 熟悉穿心莲内酯、青蒿素的结构特点、提取分离及生物活性。
3. 了解萜类化合物的分布、生物活性及含有萜类化合物的常见中药。
4. 学会用挥发油提取器测定八角茴香中挥发油含量。
5. 学会用水蒸气蒸馏提取薄荷中的挥发油。
6. 具有中医药文化自信，提升民族自信心和自豪感，发扬刻苦钻研的工作态度和精益求精、守正创新的科学精神。

情境导学：

20 世纪 60 年代两位化学家首次从短叶红豆杉（*Taxus brevifolia* Nutt.）的树皮和木材中分离得到了紫杉醇的粗提物，在筛选实验中，他们发现紫杉醇粗提物对离体培养的鼠肿瘤细胞有很高的活性，于是开始分离这种活性成分。由于该活性成分在植物中含量极低，因此，直到 1971 年在科学家们的通力合作下，才通过 X- 射线分析，确定了该活性成分的化学结构，属于一种四环二萜类化合物，并把它命名为紫杉醇（taxol）。

紫杉醇是一种世界上使用广泛的抗癌药物，可用于治疗卵巢癌、乳腺癌、肺癌等多种癌症。虽然紫杉醇具有很大的抗癌潜力，但其来源红豆杉树本身生长十分缓慢，且紫杉醇含量微小，从原植物中提取用于大生产的路径较难实现，因此从其他途径合成紫杉醇成为研究热点。经过科学家的不懈努力，现已研制出紫杉醇全合成、半合成和生物合成的方法，并通过对紫杉醇的结构修饰，开发出白蛋白紫杉醇等药物。

问题：什么是萜类化合物？还有哪些萜类活性成分用于临床疾病的治疗？

第一部分　萜类化合物

萜类（terpenoids）是概括所有异戊二烯聚合物及其含氧衍生物的总称。迄今已发现近 3 万种，大多存在于植物中。萜类化合物生物活性广泛，如具有抗肿瘤作用的紫杉醇、雷公藤甲素、莪术醇等；具有抗疟作用的青蒿素；具有抗生育活性的棉酚、芫花酯甲；具有抗菌作用的穿心莲内酯；芍药苷可抑制血小板凝集、扩张冠状动脉、增强免疫功能；丹参酮治疗冠心病；齐墩果酸能促进肝细胞再生；银杏内酯为治疗心血管疾病的有效药物；甜叶菊苷可作为甜味素等。

青蒿素——中药研究的伟大丰碑

1930 年末，一名女婴在宁波诞生，她的父亲从《诗经》"呦呦鹿鸣，食野之蒿"的诗句中为他的女儿取名为屠呦呦，谁料想在多年以后她的科研工作乃至整个人生也真的同青蒿结下不解之缘。她从中医古籍中得到启迪，改变传统提取工艺，创建了低温提取青蒿中抗疟有效部位的方法，率先提取得到对疟原虫抑制率达 100% 的青蒿抗疟有效部位"醚中干"（即乙醚提取，中性部分，低温干燥的简称），并最先从青蒿抗疟有效部位中分离得到抗疟有效单一成分"青蒿素"（artemisinin）。2015 年 10 月，中国科学家屠呦呦因为发现抗疟疾特效药物青蒿素的伟大贡献而荣获本年度诺贝尔生理学或医学奖。此次获奖是我国科学家首次在自然科学领域获得诺贝尔奖，也是第一个中药来源（植物来源）的天然药物获得诺贝尔奖。

青蒿素是传统中医药献给世界的礼物，青蒿与青蒿素只有一字之差，却是破茧成蝶之变。中医药是我国具有原创优势的科技资源，是提升我国原始创新能力的"宝库"之一。但中医药宝库不是拿来就能用的，要与现代科技相结合，像青蒿素这样的研究成果来之不易。作为中医药的学生，我们要学习屠呦呦先生勇于担当、潜心求索、刻苦钻研、坚持不懈的敬业精神，要学习她勤求古训、博极医源、独辟蹊径的创新精神，始终坚持以创新驱动为核心，既要善于从古代经典医籍中寻找创新灵感，也要善于学习借鉴先进科学技术提高创新手段，两者相结合才能产出原创性成果。

一、结 构 分 类

萜的种类繁多，实际是由甲戊二羟酸（又名甲瓦龙酸 mevalonic acid，MVA）衍化而来，所以，凡是由甲戊二羟酸衍生，且分子式符合 $(C_5H_8)_n$ 通式的衍生物均为萜类化合物。但一般仍沿用经验的异戊二烯法则进行分类，即根据分子中所含异戊二烯数目分类（表 7-1）。

$$CH_2{=}CH{-}\underset{\underset{CH_3}{|}}{C}{=}CH_2 \qquad HOOC{-}CH_2{-}\underset{\underset{OH}{|}}{\overset{\overset{CH_3}{|}}{C}}{-}CH_2{-}CH_2OH$$

异戊二烯　　　　　　　　　　　　　甲戊二羟酸

表 7-1　萜类化合物的分类

名称	异戊二烯单位数	含氧衍生物	分布
单萜（monoterpene）	2	醇、醛、酮	挥发油
倍半萜（sesquiterpene）	3	醇、醛、酮、内酯	挥发油、苦味素、树脂
二萜（diterpene）	4	醇、酸等	树脂、苦味素、植物醇
二倍半萜（sesterterpene）	5	醇、酸等	海绵、植物病菌、昆虫代谢物
三萜（triterpene）	6	醇、酸等	皂苷、树脂、植物汁等
四萜（tetraterpene）	8	醇等	植物胡萝卜素类
多萜（polyterpene）	>8	偶见醇	橡胶

各类萜再根据结构中碳环的有无与多少，进一步分为链萜、单环萜、双环萜、三环萜、四环萜等。萜类化合物除部分为萜烃外，多数为其含氧衍生物，包括萜醇、萜醚、萜醛、萜酮、萜酸、萜

酯等类别。

考点提示: 萜类化合物的分类

(一) 单萜类

是由 2 个异戊二烯单位构成, 含 10 个碳原子的化合物及其衍生物, 广泛分布于高等植物的腺体、油室和树脂道等分泌组织中, 是很多植物挥发油的主要成分, 在昆虫激素及海洋生物中也有存在。单萜类化合物常见结构类型见表 7-2。

表 7-2   单萜类常见结构类型及实例

结构类型		结构特点	代表性化合物
链状单萜		链状, 有双键, 可有顺反异构体	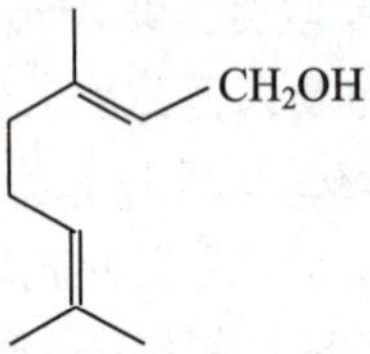 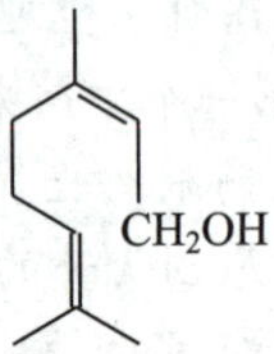 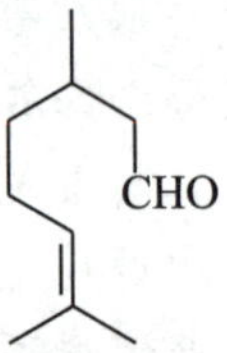 香叶醇 (geraniol)　橙花醇 (nerol)　香茅醛 (citronellal)
单环单萜		单环, 有或无双键, 可有立体异构体	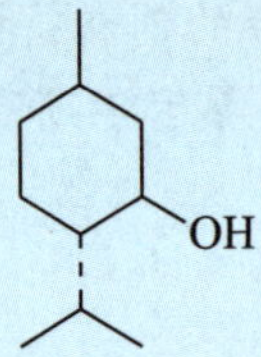 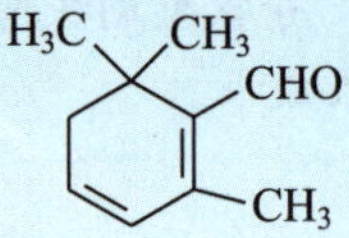 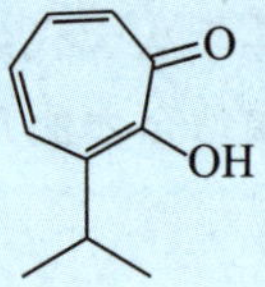 薄荷醇 (menthol)　西红花醛 (safranal)　α- 崖柏素 (α-thujaplicin)
双环单萜		两个环, 多有立体异构体	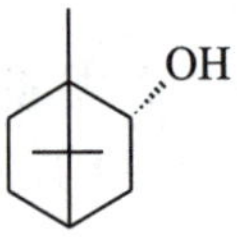 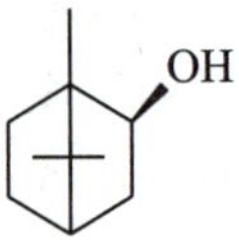 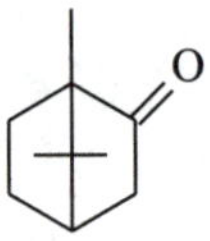 d- 龙脑 (d-borneol)　l- 龙脑 (l-borneol)　樟脑 (camphor)
环烯醚萜	环烯醚萜	1 位有半缩醛羟基 (多与糖形成苷); 3, 4 位间多有双键 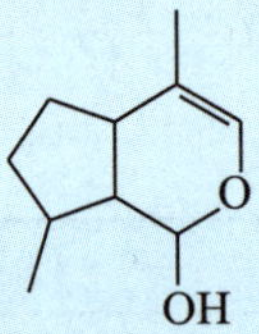	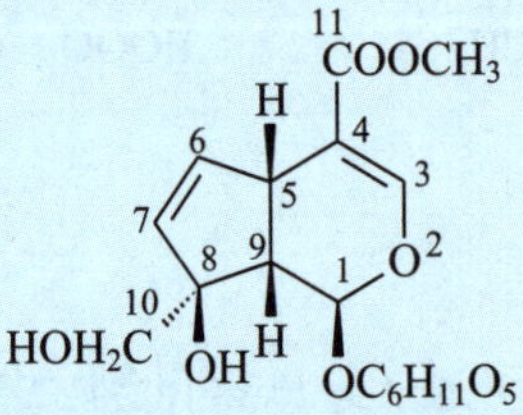 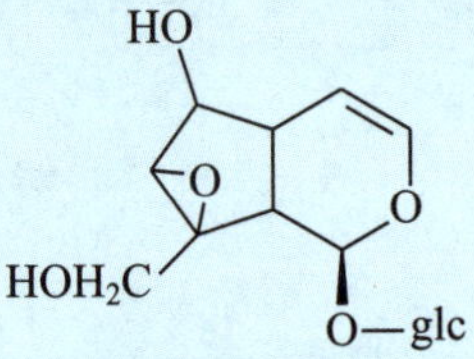 羟异栀子苷 (gardenoside)　梓醇 (catalpol)
	裂环环烯醚萜	为 7, 8 位键断裂开环衍变而成的化合物 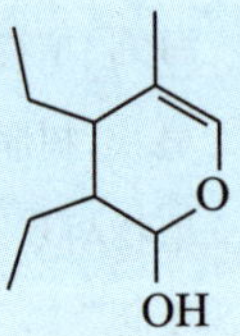	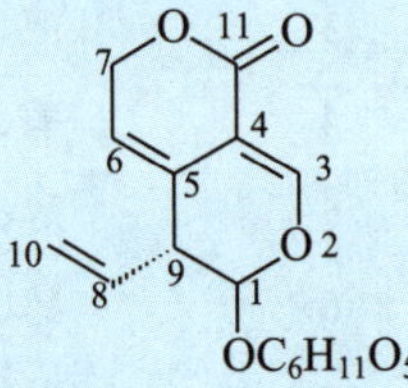 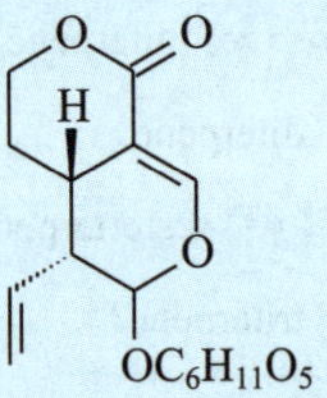 龙胆苦苷 (gentiopicroside)　当药苷 (sweroside)

链状单萜中含氧衍生物类化合物多具有较强的生理活性和香气, 是医药、化妆品和食品工业的重要原料, 如香叶醇习称牻牛儿醇, 具玫瑰香气, 是重要的玫瑰香料成分。橙花醇与香叶醇互

为顺反异构体，也有玫瑰香气。

单环单萜常见的如薄荷醇，其左旋体 *l*-薄荷醇习称薄荷脑，是薄荷挥发油的代表性成分；西红花醛具有西红花特有的香气，可用柠檬醛合成得到；α-崖柏素存在于欧洲产的崖柏、罗汉柏中，属䓬酚酮型，此类型化合物的碳架不符合经验异戊二烯法则，且具芳香族化合物的性质。䓬酚酮类分子中的羟基因邻位存在吸电子基团而显示较强酸性，其酸性比一般酚类强，但弱于羧酸，它是挥发油中的酸性成分。䓬酚酮类常与 Fe^{3+}、Cu^{2+} 等金属离子发生颜色反应，可用于检识，如稀硫酸铜溶液可与䓬酚酮生成稳定的绿色结晶。

双环单萜中的龙脑又称樟醇，为白色结晶，具有似胡椒又似薄荷的香气。其右旋体主要存在于龙脑香树的挥发油中，习称"龙脑冰片"，左旋体主要由菊科植物艾纳香的新鲜叶经提取加工制得，《中国药典》中习称"艾片"，目前主要用化学合成品（合成龙脑），为外消旋体，《中国药典》中称之为"冰片"。龙脑有开窍醒神，清热止痛的作用，与苏合香脂配合制成苏冰滴丸，可代替冠心苏合丸用于治疗冠心病、心绞痛，临床疗效显著。

樟脑也是一种常见的双环单萜，习称辣薄荷酮，为白色结晶性固体，易升华，有特殊钻透性香味，存在于樟树的挥发油中。樟脑在医药上主要用作皮肤刺激剂，用于神经痛和跌打损伤，并可用作强心剂，其强心作用是由于在体内氧化成 π-氧化樟脑和对氧化樟脑所致。我国天然樟脑的产量居世界首位，现主要用人工合成品，是重要的工业原料。

知识链接

芍药苷

芍药苷（paeoniflorin）是从毛茛科植物白芍、赤芍及牡丹皮中提出的单萜苷，具有活血散瘀止痛之功效。芍药中还含有白芍苷、氧化芍药苷、苯甲酰芍药苷、芍药新苷等一些结构相似的单萜苷，都是苦味苷。这些成分具有抑制血小板凝集、扩张冠状动脉、抗炎、增强免疫系统功能等多种活性，并与甘草产生多方面的协同增效作用。但芍药苷水解后药理作用几近消失。

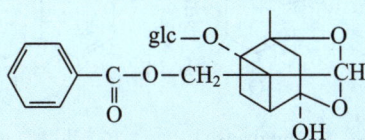

芍药苷   白芍苷

环烯醚萜是一种结构特殊的单萜类化合物，结构类型分为环烯醚萜（苷）和裂环环烯醚萜（苷）两种。结构特点是环内的 C_3 和 C_4 间连有双键，2 位氧为醚键，C_1 位多连有—OH（半缩醛羟基），该羟基常与葡萄糖结合成苷的形式存在。根据环烯醚萜结构上 C_4 位有无取代基又可分为 C_4 位有取代的环烯醚萜苷和 C_4 位无取代的环烯醚萜苷（基本母核只有 9 个碳原子，是由于其 C_4 位—COOH 在植物体内生物合成过程中脱羧所致）。栀子果仁中的主要成分栀子苷又名京尼平苷、羟异栀子苷，是 C_4 位有取代的环烯醚萜苷，具有泻下和利胆作用；地黄中的梓醇，是 C_4 位无取代的环烯醚萜苷，是地黄降血糖的有效成分，并有很好的利尿作用和迟发性缓下功能。

裂环环烯醚萜类可看成是环烯醚萜及其苷在 C_7-C_8 位断键开环衍变而成。主要存在龙胆科龙胆属和獐牙菜属植物中，如獐牙菜中的獐牙菜苷（又名当药苷）和龙胆中的龙胆苦苷等。龙胆苦苷在氨作用下可转变成龙胆碱（gentianine），故中药龙胆、当药等在提取过程中加氨碱化，再加酸水解可得龙胆碱。

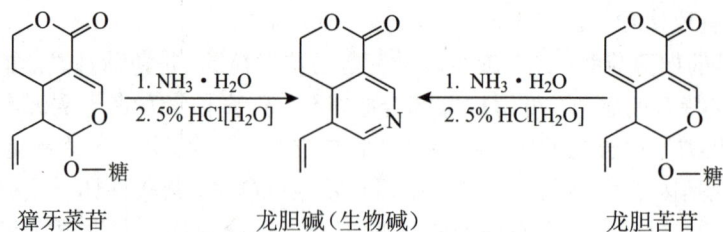

獐牙菜苷 ⟶ [1. NH₃·H₂O / 2. 5% HCl[H₂O]] ⟶ 龙胆碱（生物碱） ⟵ [1. NH₃·H₂O / 2. 5% HCl[H₂O]] ⟵ 龙胆苦苷

龙胆苦苷（gentiopicroside）是龙胆草泻肝胆实火，除下焦湿热的有效成分之一。其味极苦，稀释至 1∶12 000 的水溶液仍有显著苦味。

（二）倍半萜类

倍半萜是由 3 个异戊二烯单位构成，含 15 个碳原子的一类化合物及其衍生物。倍半萜多与单萜共存于植物挥发油中，是挥发油中高沸点部分（250～280℃）的主要成分。其含氧衍生物多有较强的生物活性及香气，是医药、食品、化妆品行业的重要原料。常见结构类型见表 7-3。

表 7-3　倍半萜类常见结构类型及实例

结构类型	结构特点	代表性化合物		
链状倍半萜	链状，多双键	α- 金合欢烯（α-farnesene）	β- 金合欢烯（β-farnesene）	金合欢醇（farnesol）
环状倍半萜	有碳环	姜烯（zingiberene）	青蒿素（qinghaosu）	α- 桉叶醇（α-eudesmol）
薁类倍半萜	薁（azulene），五元环、七元环骈合	愈创木薁（guaiazulene）	莪术醇（curcumol）	洋甘菊薁（chamazulene）

链状倍半萜中金合欢烯又称麝子油烯，有 α、β 两种异构体，同存于枇杷叶的挥发油中，β 式存在于藿香、啤酒花、生姜挥发油中；金合欢醇又称麝子油醇，存在于豆科植物合欢干燥花序的挥发油中，是重要的高级香料原料。

环状倍半萜中姜烯是姜挥发油的成分；青蒿素存在于黄花蒿中；桉叶醇为双环倍半萜的含氧衍生物，存在于桉油、苍术油以及厚朴油等挥发油中，用于香精生产。

薁类化合物是由五元环和七元环骈合而成，属非苯型芳香烃类化合物，具有美丽的颜色。愈创木薁、洋甘菊薁（C₁₄H₁₆）均为蓝色。但自然存在于植物挥发油中的薁类倍半萜化合物往往为其氢化物,无芳香性,亦无颜色,在挥发油分馏过程中,可因高温氧化脱氢而显色,使挥发油高沸点馏分出现美丽的蓝色、紫色或绿色。从莪术中提取分离得到的莪术醇,又名姜黄醇,是一种具有抗肿瘤活性的白色针晶。

知识链接

青蒿素的性质与结构改造

　　青蒿素是从菊科植物黄花蒿(*Artemisia annua* L.)中分离得到的倍半萜过氧化物,具有显著的抗恶性疟疾作用。青蒿素具有高效、速效等优点,但半衰期短、水溶性小、复发率高,影响临床应用。对其结构进行修饰后获得一批新药。如将青蒿素还原成双氢青蒿素,再甲基化制成蒿甲醚,抗疟活性提高 6~8 倍;若与丁二酸(琥珀酸)生成青蒿琥珀酰单酯(青蒿琥酯),临床注射使用时,加入碳酸氢钠的灭菌水溶液,使其成水溶性钠盐,疗效提高 9 倍,复发率由 48% 降至 7%。青蒿素类药物以其毒性低、抗疟性强,被世界卫生组织WHO 批准为世界范围内治疗脑型疟疾和恶性疟疾的首选药物。1986 年,青蒿素获得一类新药证书,由其制得的第一个衍生物双氢青蒿素于 1992 年也获得一类新药证书。

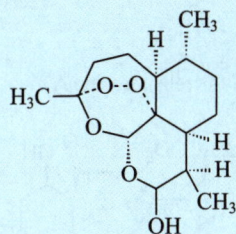

双氢青蒿素　　　　　蒿甲醚　　　　　青蒿琥酯钠

(三)二萜类与二倍半萜类

　　二萜是由 4 个异戊二烯单位构成,含 20 个碳原子的化合物及其衍生物。二萜中链状结构的较少,含有双环、三环、四环型碳骨架的较多。一般以树脂、内酯或苷的形式存在于自然界。许多二萜类化合物具显著生理活性。

　　二倍半萜是由 5 个异戊二烯单位构成、含 25 个碳原子的化合物及其衍生物。二倍半萜发现较晚且数量较少,目前仅发现 6 种类型约 400 多种天然二倍半萜类化合物,多为结构复杂的多环化合物,分布在羊齿植物、植物菌类、地衣、海绵及昆虫分泌物中。

　　二萜类与二倍半萜类化合物常见结构类型见表 7-4。

表 7-4　二萜类与二倍半萜类常见结构类型及实例

结构类型	结构特点	代表性化合物
链状二萜	链状	 植物醇(phytol)
环状二萜	单环	 维生素 A(vitamin A)

续表

结构类型	结构特点	代表性化合物
	双环	穿心莲内酯（andrographolide）　　银杏内酯 C（ginkgolide C）　R₁=R₂=R₃=OH
环状二萜	多环	雷公藤内酯（triptolidenol）　　甜菊苷 A（rebaudioside A） 丹参酮ⅡA（tanshinone ⅡA）　　紫杉醇（taxol）
二倍半萜	多环	蛇孢假壳素 A（ophiobolin A）

　　植物醇（链状二萜）是叶绿素水解的产物，为合成维生素 E、K₁ 的原料。维生素 A（单环二萜）主要存在于动物肝脏中，如鱼肝油中，是保持正常夜间视力的必需物质。双环二萜中的穿心莲内酯具有良好的抗菌消炎作用；银杏内酯是存在于银杏树根皮和叶中的强苦味物质，有 A、B、C、M、J 等多种成分，是银杏治疗心脑血管疾病的主要有效成分。多环二萜中的雷公藤内酯具有较强的抗炎及免疫抑制作用，临床上用其制成的软膏治疗银屑病（牛皮癣）。紫杉醇又称红豆杉醇，为 20 世纪 90 年代国际上抗肿瘤药三大成就之一，临床主要用于治疗卵巢癌、大肠癌、乳腺癌和肺癌，疗效较好，红豆杉树皮和叶中的紫杉醇含量仅为百万分之二，为了解决药材来源问题，国内外学者在红豆杉人工栽培、紫杉醇组织细胞培养、寄生真菌培养、半合成、全合成方面做了大量研究，并取得一定进展。菊科植物甜叶菊叶中含总甜菊苷约为 6%，其中甜菊苷 A 甜味最强，

是蔗糖的 450 倍，可作为蔗糖的代用品。

　　丹参酮Ⅱ~A~是丹参根中具有活血化瘀活性的有效成分之一，属三环二萜类，是《中国药典》控制丹参制剂质量的主要指标，其结构经修饰为水溶性的磺酸钠盐后抗心绞痛作用明显，副作用小，是治疗冠心病的新药。

　　蛇孢假壳素 A 是 1965 年从寄生于稻植物的病原菌芝麻枯病菌中分离出的第一个二倍半萜成分，有阻止白藓菌及毛滴虫菌生长发育的作用。

知识链接

穿心莲内酯的结构修饰

　　穿心莲内酯是爵床科植物穿心莲 *Andrographis paniculata*（Burm. F.）Nees 的主要抗炎活性成分，临床用于治疗急性菌痢、胃肠炎、咽喉炎、感冒发热等，疗效确切，缺点是水溶性小，难以制成注射剂。

　　将穿心莲内酯在无水吡啶中与丁二酸酐作用，制备成丁二酸单酯的钾盐，药物通用名穿琥宁（Ⅰ），或与亚硫酸钠在酸性条件下制备成穿心莲内酯磺酸钠（Ⅱ），两者均为水溶性化合物，用于制备浓度较高的注射剂，提高临床疗效。

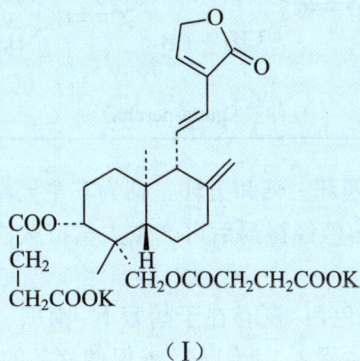

（Ⅰ）　　　　（Ⅱ）

（四）三萜、四萜和多萜类

　　三萜类化合物的基本骨架由 6 个异戊二烯单位、30 个碳原子组成。四萜类化合物的基本骨架由 8 个异戊二烯单位组成，结构上左右对称或近似对称，在植物体内通常是数种同类物质混合存在。异戊二烯单位多于 8 的萜类化合物称为多萜。三萜、四萜和多萜类化合物常见结构类型见表 7-5。

表 7-5　三萜、四萜和多萜类常见结构类型及实例

结构类型	结构特点	代表化合物
四环三萜	环戊烷并多氢菲结构	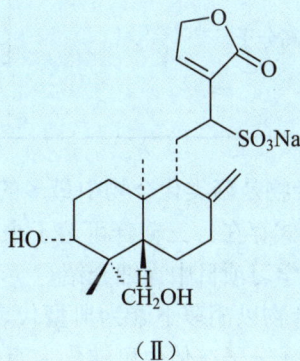 人参皂苷 Rb~1~（ginsenoside Rb~1~）（达玛烷型）

续表

结构类型	结构特点	代表化合物
五环三萜	多氢蒎结构	甘草次酸（glycyrrhetinic acid）（齐墩果烷型）
四萜	结构多对称	β-胡萝卜素（β-carotene）
多萜	高分子	杜仲胶（gutta-percha）

三萜类化合物是萜类化合物中最多的一类，四环三萜和五环三萜为其主要结构类型，以游离或成苷、酯的形式存在。三萜苷可溶于水，其水溶液经振摇后可产生大量持久的泡沫，习称三萜皂苷，将在皂苷学习项目中详细介绍。

四萜类化合物以胡萝卜素为典型代表，有颜色，广泛存在于胡萝卜、南瓜、柑橘果皮等植物中，β-胡萝卜素一分子在体内可转化为两分子维生素 A，可作为营养保健食品的添加剂。

多萜类化合物如杜仲胶，分子结构为反式高分子异戊二烯化合物，存在于山榄科植物的乳液中，无弹性，加热软化，放冷又固化，具可塑性，曾用于牙科填封剂、橡皮糖等。

二、理化性质

（一）性状

1. 形态与颜色　单萜和倍半萜多为油状液体，少数为晶形固体，具有挥发性。二萜和二倍半萜多为结晶性固体，无挥发性。萜苷均为固体且无挥发性。萜多无色，少数有色，如胡萝卜素、薁类倍半萜（但其氢化物无色）。

2. 气味　单萜和倍半萜多具有特殊香气。萜类化合物多具有苦味，尤其是倍半萜、二萜类，早年所称苦味素多属此类。个别萜类化合物具有强烈的甜味或辛辣味，如甜菊苷味甜，薄荷醇味辛辣。

3. 旋光性和折光性　多数萜类有不对称碳原子，具光学活性。低分子萜类具有较高的折光率。

（二）溶解性

游离萜类化合物亲脂性强，难溶于水，溶于一般有机溶剂；萜苷类亲水性增强，易溶于水、乙醇，难溶于亲脂性有机溶剂；具羧基、内酯结构的萜类化合物能溶于碱水或加热时溶于碱水，酸化后又重新析出。

环烯醚萜苷类易溶于水和甲醇，可溶于乙醇、丙酮、正丁醇，难溶于三氯甲烷、乙醚、苯等亲脂性有机溶剂。

薁类化合物可溶于石油醚、乙醚、乙醇、甲醇等有机溶剂，不溶于水，溶于强酸，可用60%～65%硫酸或磷酸提取薁类成分，硫酸或磷酸提取液加水稀释后，薁类成分又可游离析出。

（三）水解性

环烯醚萜苷对酸、酶很敏感，苷键易被酸、酶水解，水解产生的苷元具有半缩醛结构，性质活泼，容易进一步发生氧化、聚合反应而使颜色变黑，故水解后难以得到原来的苷元。中药玄参、地黄、栀子经炮制或久置后变黑，就是植物中所含有的环烯醚萜苷水解造成的。

三、提取与分离

（一）提取技术

单萜和倍半萜多为挥发油的组成成分，提取分离方法将在挥发油中论述。环烯醚萜多以苷的形式存在，亲水性较强，故多用甲醇或乙醇为溶剂进行提取，并注意避免与酸接触，以防发生水解。

游离萜类化合物具有较强的亲脂性，溶于甲醇、乙醇，易溶于乙酸乙酯、乙醚、三氯甲烷、苯等亲脂性溶剂。这类化合物一般先用对药材渗透性强的甲醇或乙醇提取后，再用亲脂性有机溶剂萃取出。含内酯的倍半萜类化合物容易水解发生结构重排，要尽可能避免酸、碱的处理。二萜类易聚合树脂化，所以宜选用新鲜药材或迅速晾干的药材为提取原料。

（二）分离技术

1. 结晶法　有些萜类的提取液经萃取等纯化处理后，回收到小体积时，往往有粗晶析出，滤取结晶，再以适量的溶媒重结晶，可得到较纯的萜类化合物。

2. 柱色谱法　常用的吸附剂有硅胶、中性氧化铝等，其中硅胶应用最广。分离萜烯时，洗脱剂通常选用低极性单一有机溶剂，如石油醚、环己烷、苯、三氯甲烷等。分离萜类含氧衍生物时，多采用混合溶剂，如石油醚 - 乙酸乙酯、苯 - 三氯甲烷，甚至混以极性更高的甲醇等，以适合不同极性的含氧萜类化合物的分离。

3. 利用特殊功能团分离　具有双键、羰基的萜类化合物，可与某些试剂生成结晶性加成物而实现分离。具有内酯结构的萜类，可利用其在碱水中加热开环溶解、酸化后又环合析出的性质分离出来。具有羧基、酚羟基等酸性官能团的萜类可以用碱溶酸沉法分离。萜类生物碱则可以用酸溶碱沉法分离。

四、检 识 技 术

萜类化合物可利用分子中的酚羟基、羰基、内酯等官能团进行检识，也可针对某些特殊结构进行检识。因萜类化合物的结构繁杂，故薄层色谱常用通用显色剂如硫酸 - 香草醛显色。

1. 官能团显色反应　（内）酯用异羟肟酸铁反应；醛或酮可与2,4- 二硝基苯肼试剂产生晶型沉淀；酚羟基用三氯化铁试剂显色。

2. 环烯醚萜类显色反应　环烯醚萜苷元分子结构中具有半缩醛羟基，性质活泼，能与酸、碱、羰基化合物和氨基酸产生颜色反应，可用于定性检测。如京尼平（京尼平苷的苷元）与氨基酸在加热条件下形成蓝色沉淀，与皮肤接触也能使皮肤染成蓝色。

3. 薁类显色反应　加 Sabety 试剂（5% 溴的三氯甲烷溶液）显蓝色、绿色或紫色；加 Ehrlich 试剂（对 - 二甲氨基苯甲醛 - 浓硫酸试剂）显红色～紫色。也可与三硝基苯试剂或苦味酸试剂形成 π 配合物结晶，测定其熔点可用于鉴别。

```
        样品的乙醇溶液,置于不同试管中

  三氯化铁试剂   Sabety试剂   Ehrlich试剂   盐酸羟胺-三氯   2,4-二硝基
                                          化铁试剂      苯肼试剂

  显蓝、蓝紫    显蓝、绿或    显红~紫     显紫色       产生晶型
  或绿色       紫色        色                       沉淀

    酚类                  奠类        内酯类       醛或酮类
```

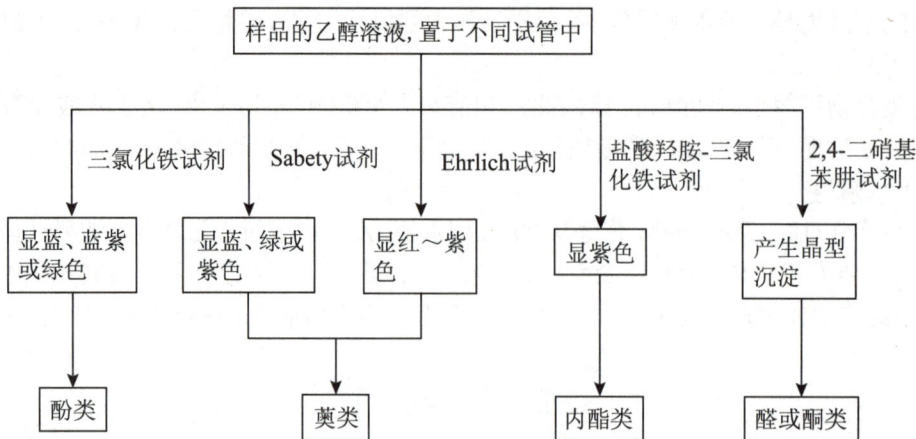

第二部分　挥　发　油

挥发油(volatile oils)是植物中一类能随水蒸气蒸馏,与水不相混溶的油状液体的总称。挥发油多具有特殊芳香气味,故又称芳香油或精油。

挥发油存在于很多中药中,一般来说,凡具有芳香气味或其他特殊气味的中药都含有挥发油。菊科、芸香科、伞形科、唇形科、樟科、木兰科、马兜铃科、姜科、桃金娘科等植物中挥发油含量较为丰富。

挥发油存在于植物的不同药用部位。存在于花蕾中如丁香、辛夷等;存在于果实中如砂仁、吴茱萸等;存在于果皮中如橙皮、柠檬皮等;存在于根中如当归、前胡等;存在于根茎中如莪术、川芎等;存在于树皮中如肉桂、厚朴等;存在于叶中如薄荷、紫苏等。佩兰、荆芥等则全植物都含有挥发油。

不同植物含有不同的挥发油,即使同一种植物,因生长环境、采集时期不同,挥发油的含量也会有差别,甚至同一植物的不同部位所含挥发油也会不同,如樟科天竺桂(*Cinnamomum japonicum* Sieb.)的树皮中主含桂皮醛,叶中主含丁香酚,根中主含樟脑。因此,在研究挥发油的化学成分时应该注意植物的品种、产地、药用部位等具体情况,还要注意采集时期。一般全草类药材以开花前期或含苞待放时采集,根茎类药材以秋天成熟后采集为宜。

知识链接

挥发油的用途

挥发油具有广泛的生物活性。如柴胡挥发油有退热作用;细辛挥发油有镇咳、镇痛作用;鱼腥草油、桉油有消炎、抗菌作用;薄荷油有清凉、祛风、消炎、局麻作用;土荆芥油有驱蛔虫、钩虫作用;樟脑油有强心作用;檀香油有利尿降压作用;大蒜油可治疗肺结核、支气管炎、肺炎和霉菌感染;生姜油对中枢神经系统具有镇静催眠、解热镇痛、抗惊厥、抗氧化作用;丁香油有局部麻醉止痛作用;当归油有镇痛作用等。同时,挥发油也是香料油,是香料、食品及化学工业上的重要原料。

一、结　构　分　类

挥发油为组成复杂的混合物,一种挥发油往往含有几十种到几百种成分,但常以其中某一种

或数种成分为主。挥发油的化学组成主要有脂肪族、芳香族、萜类及其含氧衍生物,此外还有含硫、含氮的化合物。见表7-6。

表7-6　挥发油的主要化学组成及实例

结构类型	结构特点	代表性化合物
萜类化合物	单萜、倍半萜为主	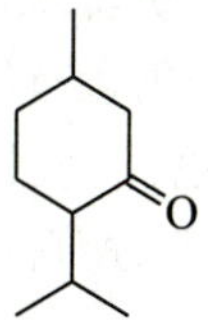 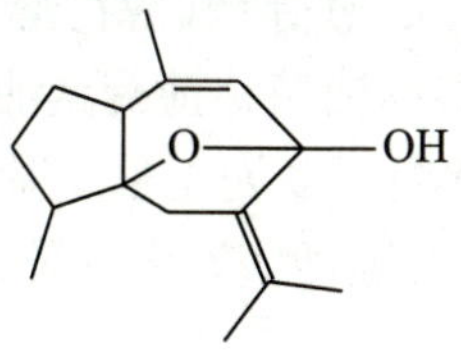 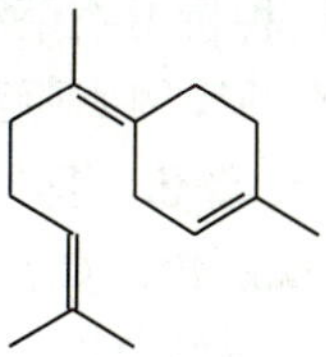 薄荷酮　　莪术烯醇　　γ-没药烯
芳香族化合物	多为苯丙烷衍生物	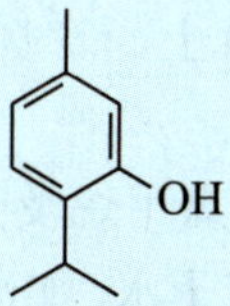 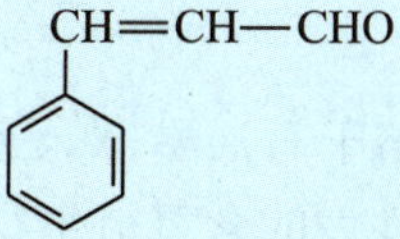 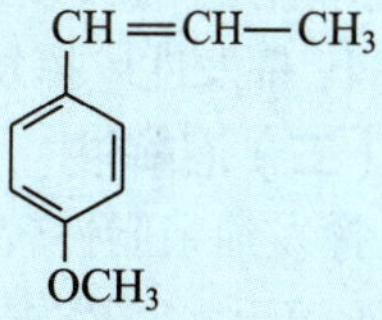 百里香酚　　桂皮醛　　茴香脑
脂肪族化合物	一般少于15个碳原子	$H_2C=CH-CH-(C\equiv C)_2-CH_2-CH=CH-(CH_2)_6-CH_3$ 　　　　　$\quad\quad\quad OH$ 人参炔醇 $CH_3-(CH_2)_8-\overset{O}{\overset{\|}{C}}-CH_2CHO$ 鱼腥草素
其他化合物	含硫或氮原子 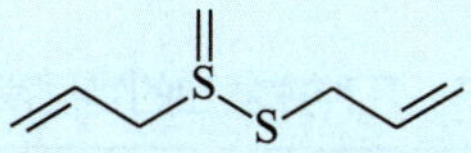	大蒜辣素(allicin)　　异硫氰酸烯丙酯(芥子油中) 川芎嗪(tetramethylpyrazine)　　烟碱(nicotine)

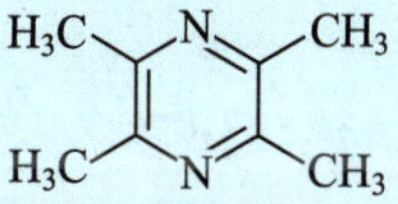

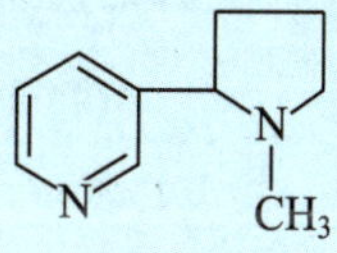

1. 萜类化合物　是挥发油的最主要组成成分,包括单萜、倍半萜及其含氧衍生物。

2. 芳香族化合物　含量仅次于萜类,一般为小分子的芳香族类化合物,大多数是苯丙素衍生物,具有 C_6-C_3 基本骨架。

3. 脂肪族化合物　含量较低,一般为少于15个碳的小分子化合物。

4. 其他化合物　蒜、洋葱中含有一些双硫键的挥发性物质,具有抑菌作用等多种药理作用;芥子油中的异硫氰酸烯丙酯具有特殊气味,有抗菌和抑制肿瘤细胞增长的作用;川芎嗪和烟碱属于挥发性小分子生物碱。

考点提示: 挥发油的组成和理化性质

二、理 化 性 质

（一）性状

1. 形态　大多数挥发油常温下为透明油状液体，但在低温下某些挥发油会有结晶或固体析出，这种析出物俗称"脑"，如薄荷脑（薄荷醇）、樟脑（莰酮）等。滤去脑的挥发油称为"脱脑油"或"素油"，例如薄荷油的脱脑油习称薄荷素油，但其中仍含有约 50% 的薄荷醇。

2. 颜色　挥发油在常温下多为无色或微带淡黄色，有些挥发油含有薁类成分或溶有色素而显特殊颜色。如洋甘菊油显蓝色、艾叶油显蓝绿色、麝香草油显红色、桂皮油显棕色或黄棕色、佛手油显绿色。

3. 气味　大多数挥发油具有强烈的芳香气味，少数具有其他特殊气味，如肉桂油具辛辣味，土荆芥油具有臭味，鱼腥草油具有腥味。

4. 挥发性　挥发油具有挥发性，常温下滴在纸片上，长时间放置后可自行挥发不留油斑。

（二）溶解性

挥发油亲脂性较强，易溶于石油醚、苯、乙醚、三氯甲烷及无水乙醇，可溶于高浓度乙醇和甲醇，难溶于水。挥发油中极性大的含氧衍生物能微溶于水，如薄荷醇在水中的溶解度为 1‰。挥发油的饱和水溶液称为芳香水剂，在药物制剂中可作为矫味剂，如薄荷水。

（三）稳定性

光线、空气和温度等都可加快挥发油氧化变质，使其颜色变深，相对密度增大，失去原有的香气，并逐渐聚合成树脂样物质而不能随水蒸气蒸馏出来。因此，挥发油应贮于棕色瓶内（必要时用氮气或二氧化碳气体驱除瓶中剩余空气），密塞并在低温阴凉处保存。

（四）物理常数

折光率、比旋度、相对密度等物理常数是检查挥发油的重要依据。挥发油的折光率一般在 $1.43 \sim 1.61$，比旋度在 $+97° \sim -117°$，相对密度在 $0.85 \sim 1.065$。挥发油多数比水轻，少数如丁香油、桂皮油等比水略重。因每种挥发油是由多种成分组成的混合物，故无确定的沸点，通常其沸点在 $70 \sim 300℃$。表 7-7 列出了几种挥发油的物理常数。

表 7-7　几种挥发油的物理常数

挥发油名称	折光率（20℃）	比旋度（20℃）	相对密度（20℃）	在 95% 乙醇溶液中的溶解度
橙皮油	$1.472 \sim 1.474$	$+90° \sim +99°$	$0.842 \sim 0.846$	$1:4$
枸橼油	$1.474 \sim 1.476$	$+57° \sim +66°$	$0.849 \sim 0.855$	$1:3$
薄荷素油	$1.456 \sim 1.466$	$-17° \sim -24°$	$0.888 \sim 0.908$	任意混溶
广藿香油	$1.503 \sim 1.513$	$-66° \sim -43°$	$0.950 \sim 0.980$	$1:10$（90% 乙醇溶液）
桉油	$1.458 \sim 1.468$	$-5° \sim +5°$	$0.895 \sim 0.920$	$1:5$（70% 乙醇溶液）
八角茴香油	$1.553 \sim 1.560$	$-2° \sim +1°$	$0.975 \sim 0.988$	$1:3$
丁香油	$1.530 \sim 1.535$	$-130°$ 以下	$1.038 \sim 1.060$	易溶
肉桂油	$1.602 \sim 1.614$	$-10° \sim +10°$	$1.055 \sim 1.070$	$1:1$

（五）化学常数

常用的化学常数有酸值、酯值和皂化值。

1. 酸值　中和 1g 挥发油中游离羧酸或酚类所消耗氢氧化钾的毫克数，代表游离羧酸或酚类成分的含量高低。酸值越大，表示挥发油中酸性成分含量越高。

2．酯值　1g挥发油中酯类化合物完全水解所消耗氢氧化钾的毫克数，代表酯类成分的含量高低。酯值越大，表示挥发油中酯类成分含量越高。

3．皂化值　皂化1g挥发油所消耗氢氧化钾的毫克数，实际上为酸值与酯值之和，代表挥发油中以上两类成分的含量总和。

知识拓展

中药的"轻煎"

在中药汤剂的传统煎制中，普通中药方剂一般需微沸30分钟以上方可取汁。但对气味轻薄的解表药和气味芳香的化湿药却讲究轻煎（即微沸10分钟左右即可取汁），以防药势逸散。其实，这是因为解表药和气味芳香的化湿药富含挥发油且多为其活性成分，轻煎可在兼顾药物成分煎出的同时，尽量减少挥发油的挥发损失。因挥发油广泛存在于多种中药材中，所以汤剂煎制中又有"头煎取其气，二煎取其味"之说，即所有汤剂均在一煎时轻煎取"气"（即挥发性成分），二煎时久煎取"味"（即非挥发性成分）。

即使"轻煎"，传统汤剂中大部分挥发油也已损失。现代中药制剂因采用特殊制备方法，可以保留大部分挥发性成分。

三、提取与分离

（一）提取技术

挥发油的提取方法有水蒸气蒸馏法、溶剂提取法和压榨法等。可根据药材和挥发油的性质及经济效益等因素，选择合适的提取方法。

1．水蒸气蒸馏法　是提取挥发油最常用的方法。操作时，将切碎的中药预先用水湿润，然后通入水蒸气，使挥发油受热随同水蒸气蒸馏出来。此法具有产品纯度高、收率高、成本低、适合大多数挥发油的提取等优点，但温度高、耗时长、能耗大，某些在100℃高温条件下不稳定的挥发油不能采用此方法。

也有采用共水蒸馏法提取挥发油，即将切碎的药材与水共置于蒸馏器内，直接加热蒸馏，此法虽然设备简单，操作容易，但原料直接受热，温度较高，可能使原料焦化，挥发油中某些成分分解，影响产品的质量。挥发油测定器即是共水蒸馏的原理。得到的蒸馏液冷却后即可分取油层。如果挥发油在水中溶解度稍大或挥发油含量低不易与水分层，可采用氯化钠或硫酸钠等进行盐析，促使挥发油从水中析出，或盐析后用低沸点亲脂性有机溶剂萃取挥发油。

2．溶剂提取法　用低沸点有机溶剂如石油醚（30～60℃）、乙醚、二硫化碳、戊烷等，冷浸或连续回流法提取，提取液于低温下回收溶剂，即得粗制挥发油。缺点是原料中的其他脂溶性成分如树脂、油脂、叶绿素、蜡等随挥发油一同被提出，故纯度低，黏度大，还需进一步精制纯化。方法是将挥发油粗品用适量热浓乙醇溶解，冷却至 −20℃左右放置，滤除析出物，减压蒸去乙醇即可得较纯的挥发油。也可将挥发油粗品重蒸馏精制。

3．压榨法　适用于挥发油含量丰富的新鲜药材，如橙、柠檬、橘的果皮等。原料经粉碎撕裂、冷压后静置分层，或用离心机分出油层，即得粗品挥发油。此法在常温下进行，成分不致受热变性，保持了挥发油的原有新鲜香气。缺点是产品不纯，可能含有水、叶绿素、黏液质及细胞组织等杂质，因而常呈浑浊状态，同时此法不易将挥发油提取完全，须再将压榨后的药渣进行水蒸气蒸馏，提高收率。

4．脂肪吸收法　此法适用于少数热敏性的贵重挥发油，如玫瑰油、茉莉花油的提取。将新鲜花瓣接触或浸入脂肪（无臭味豚脂3份和牛脂2份的混合物），挥发油被脂肪吸收得到"香脂"，可直接供香料工业使用。此法耗时长,操作麻烦,成本较高,但所得挥发油保持原有芳香气味,纯度高。

5. 二氧化碳超临界流体萃取法　用此技术提取挥发油,具有低温处理、防止氧化和热解、提取效率高、没有溶剂残留、收率高等优点,如紫苏、月见草、桂花、柠檬、生姜、大蒜、丁香等挥发油的提取均已采用此法。虽然该法设备投资较大,但所得产品质量高,在制药、食品工业中使用前景广阔。

6. 微波提取法　目前应用此法提取挥发油的报道较多,如将剪碎的薄荷叶放入盛有正己烷的烧杯中,经微波短时间处理后,薄荷油即可释放到正己烷中。此法与传统乙醇浸提法相比,得到的挥发油几乎不含叶绿素和薄荷酮。用微波提取大蒜油,操作温度接近环境温度,萃取时间短,得到的萃取成分重复性和产品质量均一,热敏性成分损失少。总之,用此法提取挥发性成分,质量大都相当于或优于水蒸气蒸馏法、回流法、连续回流法等传统中药提取技术和二氧化碳超临界流体提取的同类产品,而且具有操作方便,装置简单,提取时间短,溶剂用量少,提取率高,产品纯正等优点,微波提取法更符合绿色环保的要求。

(二)分离技术

经上述各提取法所得的挥发油往往为混合物,欲得单一的成分尚须进一步分离。常用方法如下。

1. 冷冻析晶法　又称析脑法,是利用有些挥发油低温(0~−20℃)放置时,可析出结晶(脑)的性质,将脑与油中其他成分分离。例如将薄荷油冷至−10℃,12小时后析出第一批粗脑,分离后,再将油在−20℃冷冻24小时,又析出第二批粗脑,两批粗脑经加热熔融,再在0℃下放置可得较纯薄荷脑。经重结晶,即得纯品。

2. 分馏法　挥发油的成分大多为单萜、倍半萜类化合物,因其结构不同,沸点各异,可采用分馏法初步分离。由于各萜类成分碳原子数、双键数目、位置和含氧官能团的不同,沸点也会有一定差距,而且有一定的规律性:一般情况下,萜分子量越小,沸点越低,如倍半萜>单萜;同类萜中,萜含氧衍生物>萜烯,萜烯中双键越少,沸点越低(三烯>二烯>一烯),萜含氧衍生物中官能团的极性越大,沸点越高,即萜含氧衍生物中酸>醇>醛>酮>醚,但萜酯与相应的萜醇比,极性虽小但分子量增加显著,故比相应的萜醇沸点高。

为了防止挥发油中成分受热破坏,常在减压下进行分馏。萜类成分的常压和减压沸点见表7-8。

表7-8　萜类的常压和减压沸点

类型	常压沸点(1.013×10⁵Pa)	减压沸点(1.333×10³Pa)
单萜烯类化合物	130~200℃	35~70℃
单萜含氧化合物(包括醛、酮、醇、酚和酯等)	200~230℃	70~100℃
倍半萜烯及其含氧衍生物和薁类化合物	230~300℃	100~140℃

分馏法所得的每一馏分可用薄层色谱或气相色谱等鉴定纯度。如为混合物,可重复分馏,直至各馏分的理化常数如相对密度、折光率与比旋度等恒定为止,也可结合其他分离方法获得单一化合物。

3. 化学法　是根据挥发油中各成分的结构和功能基的特性,用化学方法加以处理,使各成分达到分离的方法。

(1)碱性成分的分离:将挥发油溶于乙醚,用1%盐酸或硫酸萃取数次,分取酸水层,碱化后用乙醚萃取,分取乙醚层,回收乙醚即可得挥发性碱性成分。

(2)酸性成分的分离:分出碱性成分后的乙醚溶液,用少量水洗2~3次以脱去酸,然后用5%碳酸氢钠溶液萃取,分取碱水层,酸化后用乙醚萃取,分取乙醚层,回收乙醚即得较强酸性成分。再将提出酸性成分后的挥发油乙醚溶液以2%氢氧化钠溶液萃取,分取碱水层,酸化后乙醚萃取,分取乙醚层,回收乙醚即得酚类或其他弱酸性成分。

（3）羰基成分的分离:常用的方法有亚硫酸氢钠法与吉拉德(Girard)试剂法。其原理是使亲脂性的羰基成分(醛、酮等)与加入的试剂生成亲水性加成物,从而与油中其他成分分离。亚硫酸氢钠可与醛或甲基酮类生成亲水性加成物,而吉拉德试剂对所有的羰基成分都适用。

1）亚硫酸氢钠法:提出酸、碱成分后的乙醚溶液,加30%亚硫酸氢钠溶液,低温下短时间振摇提取,加成物是盐,不溶于乙醚,溶于水,常形成很好的晶体,分取加成物后,加酸或碱使加成物分解,乙醚萃取,水洗,蒸去乙醚即得油中醛、酮类成分。也可将加成物分解液进行水蒸气蒸馏,蒸馏液用乙醚萃取,蒸去乙醚即得醛、酮类成分。但此法要注意亚硫酸氢钠过量、提取时间过长或温度过高,都可生成不可逆的双键加成物。如从柠檬挥发油中分离柠檬醛,反应条件不同加成产物也不相同。

双键的不可逆加成物　　　　　　　　柠檬醛　　　　　　　　醛的可逆加成物

2）Girard 试剂法:Girard 试剂是一类带季铵基团的酰肼化合物,常用的是 Girard 试剂 T 和 Girard 试剂 P。

挥发油中性部分加 Girard 试剂的乙醇溶液和10%醋酸(促进反应的进行)加热回流,反应完全后加水稀释,用乙醚萃取出其他不含羰基的中性挥发油。分取水层,加酸酸化(Girard 试剂与羰基成分的缩合物分解),再用乙醚萃取,回收乙醚即得原羰基成分。反应机制与提取流程如下:

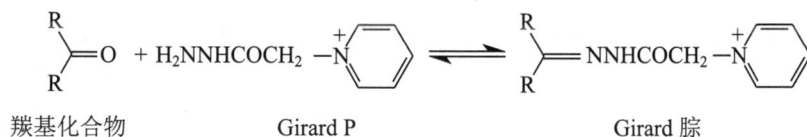

羰基化合物　　　　　Girard P　　　　　　　Girard 腙

（4）醇类成分的分离:利用醇类成分与邻苯二甲酸酐、丙二酸单酰氯或丙二酸等试剂反应生成单酯,此产物溶于碳酸氢钠溶液,用乙醚萃取出其他中性挥发油成分。分出碳酸氢钠溶液,酸化,用乙醚萃取酸性单酯,分取乙醚层,回收乙醚后所得的残液用氢氧化钠皂化,使邻苯二甲酸酐等试剂与挥发油的醇类生成的酸性单酯水解,用乙醚萃取后回收溶剂,又可得到原来的醇类成分。反应式如下:

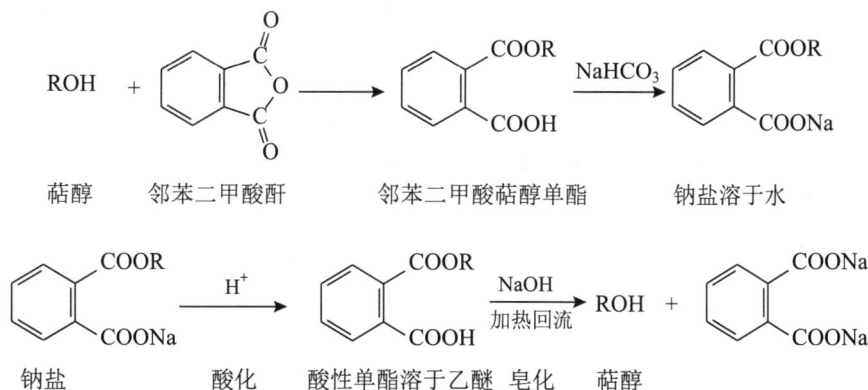

萜醇　　邻苯二甲酸酐　　邻苯二甲酸萜醇单酯　　　　钠盐溶于水

钠盐　　　　　　酸化　　　酸性单酯溶于乙醚　皂化　萜醇

（5）其他成分的分离:挥发油中具有不饱和双键的萜烃可与溴、盐酸或氢溴酸等生成加成物结晶析出;薁类能溶于60%~65%磷酸或硫酸中生成水溶性加成物,此加成物加水稀释,薁类即可游离析出,用乙醚萃取即得;萜醚类成分可与浓酸形成锌盐,极性增大从挥发油中分出,如桉油中的桉油精属于萜醚成分,可与浓磷酸形成白色的磷酸盐结晶而析出。

4. 色谱法　由于挥发油组成成分相当复杂,一般先用分馏法、化学法初步分离后,再用色谱法分离。

(1)柱色谱法:常用硅胶和氧化铝作吸附剂。但要注意用氧化铝柱色谱时,某些醛类衍生物有可能因氧化铝的催化作用而发生结构变化。试样一般溶于石油醚或己烷溶剂中,采用极性由小到大(如石油醚→乙醚→乙酸乙酯等)的洗脱剂或混合溶剂梯度洗脱,被分离成分极性小的先流出,故萜烃类先流出,然后是含氧衍生物。

含有双键异构体的挥发油,用一般色谱法难以分离,可采用硝酸银-硅胶柱色谱。挥发油成分中双键的数目、位置和构型不同,与银离子形成 π-配合物难易程度和稳定性也不同,一般情况下化合物与硝酸银的络合稳定性规律是:双键数目多>双键数目少;末端双键>双键在碳链内部;顺式双键>反式双键,与硝酸银形成的络合物越稳定,越难洗脱。如 α-细辛醚、β-细辛醚和欧细辛醚的混合物,用 20% 硝酸银-硅胶柱分离,苯-乙醚(5:1)洗脱,洗脱顺序是:α-细辛醚→β-细辛醚→欧细辛醚。

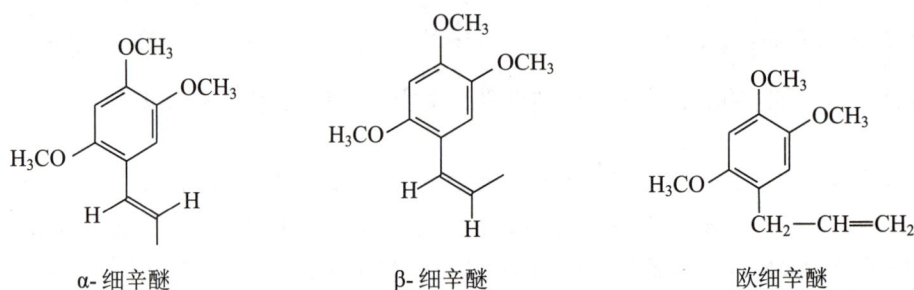

α-细辛醚　　　　　　　β-细辛醚　　　　　　　欧细辛醚

(2)气相色谱法(GC):气相色谱法分离和鉴定挥发油具有高效、灵敏、用量少(小于 0.1ml)、速度快、能制备高纯度成分等特点。一般用氢、氮或氦作载气,柱内填充材料常用耐火砖粉、硅藻土,固定相随成分的性质和操作温度而定,一般选用硅油、硅酮、硅酯、聚酯及聚乙二醇等。操作温度一般在 150～250℃,温度过高容易使油中成分发生异构化或分解等变化。气相色谱仪还可与质谱、红外、核磁共振等多机联用,具有分离效能和鉴定化合物的双重功能,再联上计算机就成为当前分离和鉴定挥发油中各成分的最有效工具之一。

知识拓展

分子蒸馏技术

分子蒸馏(molecular distillation)是近年来用于中药产业的高新技术。用于挥发油的分离,具有操作温度低(比常规真空蒸馏可低 50～100℃)、受热时间短(真空蒸馏仅为几秒或几十秒)、分离程度及产品收率高等优点。如用于桉油的分离精制,可使桉叶醇含量由 45.0% 提高到 90.0%～95.0%;用于山苍子油分离精制,可使其柠檬醛含量由 50.0% 提高到 85.0%～95.0%;用于大蒜油分离精制,可使大蒜辣素含量由 0.5% 提高到 8.0%;也可以用于提取分离精制当归油,其脱萜效果好等。

四、检识技术

(一)外观检识

先观察挥发油的气味、色泽、透明度、流动性等物理外观。一般挥发油在标准室温状态下应无色透明（或稍带微黄），具较好流动性，有某种自然的特异嗅味。将挥发油滴于滤纸上，闻气味并观察油斑能否久置后自行挥发而不留痕迹，借此可与油脂相区别。

（二）理化常数检识

折光率、相对密度与比旋度等是鉴定挥发油常用的物理常数。由于折光率测定所需样品极少，操作迅速简便，可先测，若折光率不符合规定，其余常数就不必测定。酸值、酯值、皂化值是重要的化学常数，也是衡量挥发油质量的重要指标。如挥发油氧化酸败时，含氧衍生物也相应增加，则化学常数也会增大。

（三）色谱检识

常用薄层色谱法和气相色谱法检识挥发油。

1. 薄层色谱法

（1）吸附剂：常用硅胶 G（200 目以上），其次是氧化铝（180 目、Ⅱ～Ⅲ级、中性）。

（2）展开剂：挥发油的组成较复杂，若各组分极性相差较小时，可选用一种合适的展开剂展开即可。若各组分极性差别较大，用极性小的展开剂（如石油醚、己烷、苯）可将极性小的单萜烃、倍半萜烃分离，但极性较大的含氧衍生物则留在原点（图 7-1）。用极性较大的展开剂（如石油醚 - 乙酸乙酯混合溶剂），极性较大的含氧衍生物可以得到分离，但极性小的萜烃类则被推至溶剂前沿（图 7-2）。

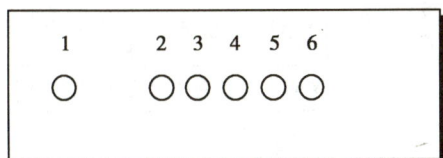

1. 含氧化合物（在原点）；2. 萜类；3. 含三个双键的烯类；4. 含二个双键的烯类；5. 含一个双键的烯类；6. 饱和烃。

图 7-1 色谱图示（极性小的展开剂）

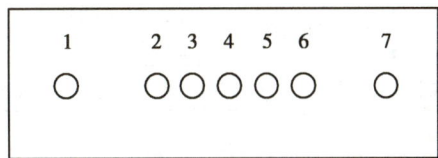

1. 原点（应不残留有任何物质，否则为聚合物或酸）；2. 酸；3. 醇、酚；4. 醛、酮；5. 酯；6. 醚；7. 烃（集中在前沿成一点）。

图 7-2 色谱图示（极性大的展开剂）

为了很好地分离挥发油中极性不同的各类化学成分，在实际工作中常采用单向两次色谱法。具体操作是：点样后先用极性较大的展开剂展开，当展开剂达到薄层板的中线时，取出薄层板，挥干溶剂，再用极性小的展开剂展开。经过两次展开后，挥发油中极性较大的含氧衍生物及极性小的烃类都能得到分离。也可采用双向两次色谱法。

（3）显色剂：挥发油显色剂常用的有两大类：一类是通用显色剂，如香草醛 - 浓硫酸或茴香醛 - 浓硫酸等，喷后于 105℃加热，挥发油中各种萜烃及其含氧衍生物都能显色；另一类是挥发油各类功能基的显色剂，常见的显色剂如下。

1）溴酚蓝试剂：pH 指示剂，变色范围 pH 值 2.8（黄）～4.6（蓝绿）。若在蓝色背景显黄色斑点，表明有酸性成分存在。

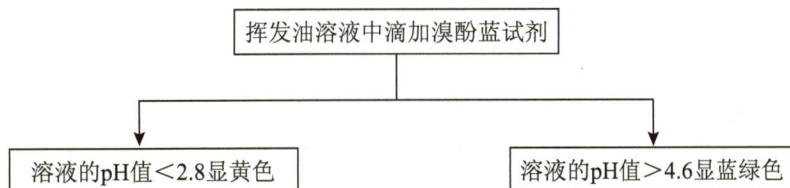

2）三氯化铁试剂：斑点显绿色或蓝色，可能是酚性成分。

3）2，4- 二硝基苯肼试剂：斑点显黄色表明是醛或酮类成分。

4）盐酸羟胺 - 三氯化铁试剂：斑点显淡红色，可能是酯或内酯类成分。

5）对 - 二甲氨基苯甲醛试剂：薁类在室温显深蓝色，薁类前体在 80℃烘烤 10 分钟后显蓝色（表 7-9）。

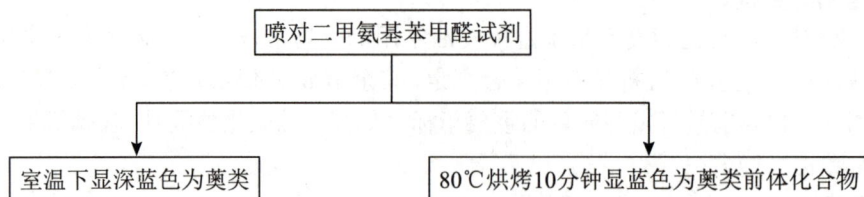

```
                        ┌─────────────────────────┐
                        │   喷对二甲氨基苯甲醛试剂   │
                        └─────────────────────────┘
                     ┌──────────────────┴──────────────────┐
          ┌────────────────────┐           ┌──────────────────────────────┐
          │ 室温下显深蓝色为薁类 │           │ 80℃烘烤10分钟显蓝色为薁类前体化合物 │
          └────────────────────┘           └──────────────────────────────┘
```

6）2% 高锰酸钾水溶液：红色背景下显黄色斑点，表明含有不饱和成分。

7）硝酸铈铵试剂：黄色背景下显棕色斑点，表明含有醇类成分。

```
                              ┌──────────────┐
                              │  挥发油供试品  │
                              └──────────────┘
    ┌──────────┬──────────────┬──────────────┬──────────┬──────────────┐
 ┌──────┐  ┌──────────┐  ┌────────────┐  ┌──────┐  ┌──────────────┐
 │ 酚类 │  │ 醛或酮类 │  │ 酯或内酯类 │  │ 醇类 │  │  不饱和成分   │
 └──────┘  └──────────┘  └────────────┘  └──────┘  └──────────────┘
 三氯化铁试剂  2,4-二硝基苯  盐酸羟胺-三氯  硝酸铈铵试剂  高锰酸钾试剂
              肼试剂        化铁试剂
 ┌──────────┐ ┌──────────┐ ┌──────────┐ ┌──────────┐ ┌────────────────┐
 │ 显绿色或蓝色│ │ 黄色斑点 │ │ 显淡红色 │ │ 棕色斑点 │ │ 红色背景显黄色斑点│
 └──────────┘ └──────────┘ └──────────┘ └──────────┘ └────────────────┘
```

表 7-9　几种挥发油的薄层色谱结果

挥发油名称	挥发油中成分的 R_f 值	已知成分的 R_f 值	显色剂
桂皮油	0.22（黄）	桂皮醛 0.21（黄）	①
佩兰油	0.88（棕），0.36（紫），0.15（棕）	对聚伞花素 0.15（棕）	①
麻黄油	0.67（蓝），0.46（蓝），0.33（红）	松油醇 0.33（红）	①
八角茴香油	0.98（紫），0.77（棕），0.24（蓝），0.12（蓝）	茴香醚 0.77（棕），茴香醛 0.24（淡蓝）	③
丁香油	0.24（淡蓝）	丁香酚 0.24（淡蓝）	①
芫荽子油	0.97（淡红），0.28（淡蓝）	芳樟醇 0.29（淡蓝）	①
牡丹皮油	0.16（蓝）	丹皮酚 0.16（蓝）	①
阳春砂仁油	0.93（蓝），0.24（棕）	龙脑 0.24（棕）	②

吸附剂：中性氧化铝（120 目）：石膏：水（5∶1∶7），于 120℃活化 2 小时。

展开剂：石油醚∶乙酸乙酯（95∶5）。

显色剂：①5% 香草醛 - 浓盐酸；②浓硫酸；③0.3% 邻联二茴香胺的冰醋酸溶液（或 5% 香草醛 - 浓硫酸）喷洒显色剂后，加热。

2. 气相色谱法　气相色谱法现已广泛用于挥发油的定性、定量分析，用已知成分的标准品与挥发油在同一条件下，比较色谱峰的相对保留时间，可确定某已知成分的存在，同时可以测定其含量。

以吴茱萸挥发油的气相色谱分析为例，其色谱条件是：SE-54 石英毛细管柱，30m×0.25mm；柱温 80～200℃，3℃/min 程序升温；进样温度 330℃；分馏器温度 200℃；进样量 0.2ml；分流比 20∶1；载气 He。在上述色谱条件下，共检出 22 种成分（表 7-10）。

表 7-10　吴茱萸挥发油组成成分及含量

化合物	保留时间	含量/%	化合物	保留时间	含量/%
月桂烯	7′47″	45.37	松油烯 -4- 醇	13′55″	0.10
枞油烯	9′06″	32.21	α- 松油烯	14′39″	0.32
2，3，6- 三甲基 -1，5- 庚二烯	9′29″	0.16	枯茗醛	15′51″	0.20
2，5，5- 三甲基 -1，6- 庚二烯	9′58″	0.13	d- 葛缕酮	16′26″	0.03
异松油烯	10′21″	0.04	醋酸橙花酯	18′55″	0.04
芳樟醇	11′06″	2.68	醋酸香叶酯	19′33″	0.07
别罗勒烯	11′41″	0.02	甲基丁香酚	21′21″	0.05
2，7- 二甲基 -3，5- 辛二烯	12′07″	0.10	β- 丁香烯	22′11″	0.05
3，7- 二甲基 - 二环（3，3，0）辛烷	12′46″	0.03	α- 姜黄烯	22′42″	0.23

知识拓展

气相色谱 - 质谱(GC-MS)联用法

对于挥发油中的多种未知成分，无标准品对照时，进行定性分析多用此法。气相色谱 - 质谱 - 数据系统联用（GC/MS/DS）技术大大提高了挥发油分析鉴定的速度和研究水平。测定时，先将试样注入气相色谱仪内，经分离后得到的各个组分依次进入分离器，分离器的作用是分去载气、浓缩并减压。浓缩后的各组分又依次进入质谱仪。质谱仪对每个组分进行检测和结构分析，得到每个组分的质谱，通过计算机与数据库的标准谱作对照，可根据质谱碎片规律进行解析，并参考有关文献数据加以鉴定确认。

五、含有挥发油的常用中药

含有挥发油的常用中药见表 7-11。

表 7-11　含有挥发油的常用中药

药名	原植物	主要挥发油成分
丁香	桃金娘科植物丁香 *Eugenia caryophyllata* Thunb. 的花蕾	丁香酚、乙酰丁香酚、β- 丁香烯等
川芎	伞形科植物川芎 *Ligusticum chuanxiong* Hort. 的根茎	藁本内酯、香烩烯等，另含挥发性生物碱川芎嗪
干姜	姜科植物姜 *Zingiber officinale* Rosc. 的干燥根茎	姜醇、姜烯、没药烯、α- 姜黄烯、α- 与 β- 金合欢烯等
小茴香	伞形科植物茴香 *Foeniculum vulgare* Mill. 的果实	茴香醚、茴香酮、甲基胡椒酚等
白术	菊科植物白术 *Atractylodes macrocephala* Koidz. 的根茎	苍术酮、苍术醇、白术内酯 A、B 等
艾叶	菊科植物艾 *Artemisia argyi* Levl. et Vant. 的叶	桉油精、水芹烯、杜松油烯、侧柏醇等
肉桂	樟科植物肉桂 *Cinnamomum cassia* Presl 的树皮	桂皮醛、醋酸桂皮酯等
羌活	伞形科植物羌活 *Notopterygium incisum* Ting ex H. T. Chang 或宽叶羌活 *Notopterygium franchetii* H. de Boiss. 的根及根茎	α- 蒎烯、β- 蒎烯、柠檬烯、4- 萜烯醇、乙酸龙脑酯等

药名	原植物	主要挥发油成分
吴茱萸	芸香科植物吴茱萸 *Euodia rutaecarpa*（Juss.）Benth. 等的近成熟果实	月桂烯、枞油烯、罗勒烯等
沉香	瑞香科植物白木香 *Aquilaria sinensis*（Lour.）Gilg 的含树脂木材	沉香螺醇、白木香酸、白木香醛等
佩兰	菊科植物佩兰 *Eupatorium fortunei* Turcz. 的地上部分	对聚伞花素、橙花醇乙酸酯、5- 甲基麝香草甲醚等
厚朴	木兰科植物厚朴 *Magnolia officinalis* Rehd. et Wils. 或凹叶厚朴 *Magnolia officinalis* Rehd. et Wils. var. *biloba* Rehd. et Wils. 的干皮、根皮及枝皮	β- 桉油醇、厚朴酚、和厚朴酚等
青蒿	菊科植物黄花蒿 *Artemisia annua* L. 的地上部分	莰烯、异蒿酮、樟脑、丁香烯等
鱼腥草	三白草科植物蕺菜 *Houttuynia cordata* Thunb. 的全草或地上部分	癸酰乙醛、月桂醛、甲基正壬酮、香叶烯、癸醛等
砂仁	姜科植物阳春砂 *Amomum villosum* Lour.、绿壳砂 *Amomum villosum* Lour. var. *xanthioides* T. L. Wu et Senjen 或海南砂 *Amomum longiligulare* T. L. Wu 的干燥成熟果实	乙酸龙脑酯、樟脑、柠檬烯等
荆芥	唇形科植物荆芥 *Schizonepeta tenuifolia* Briq. 的地上部分	薄荷酮、柠檬烯等
枳实	芸香科植物酸橙 *Citrus aurantium* L. 等的幼果	柠檬烯、松油烯、松油醇、月桂烯等
香附	莎草科植物莎草 *Cyperus rotundus* L. 的根茎	香附烯、香附酮、广藿香酮等
姜黄	姜科植物姜黄 *Curcuma longa* L. 的根茎	姜黄酮、芳姜黄酮、姜烯、水芹烯、桉油素等
莪术	姜科植物蓬莪术 *Curcuma phaeocaulis* Val.、广西莪术 *Curcuma kwangsiensis* S. G. Lee et C. F. Liang 或温郁金 *Curcuma wenyujin* Y. H. Chen et C. Ling 的根茎	莪术醇、莪术烯酮等
高良姜	姜科植物高良姜 *Alpinia officinarum* Hance 的根茎	桉叶素、柠檬烯、松油烯 -4- 醇、甲基丁香酚等
菊花	菊科植物菊 *Chrysanthemum morifolium* Ramat. 的花序	龙脑、樟脑、菊油环酮等
紫苏叶	唇形科植物紫苏 *Perilla frutescens*（L.）Britt. 的叶	紫苏醛、柠檬烯等
橘红	芸香科植物橘 *Citrus reticulata* Blanco 及其栽培变种的果皮	柠檬烯、榄香烯、金合欢烯等
薄荷	唇形科植物薄荷 *Mentha haplocalyx* Briq. 的地上部分	薄荷醇、薄荷酮、乙酸薄荷酯等
广藿香	唇形科植物广藿香 *Pogostemon cablin*（Blanco）Benth. 的地上部分	广藿香醇、苯甲醛、丁香酚桂皮醛等

ER-7-5

含有挥发油的常用中药

考点提示： 含萜类和挥发油类化合物的中药

实训任务十　八角茴香中挥发油的含量测定与检识技术

【实训目的】

1. 能够运用挥发油提取器测定挥发油含量。

2．掌握挥发油中化学成分的定性检识技术。

3．学会单向二次薄层色谱检识法。

【实训原理】

八角茴香为木兰科植物八角茴香 *Illicium verum* Hook. f. 的干燥成熟果实，分布于福建、广东、广西、贵州、云南等地，含挥发油 4%～9%（果皮中较多），《中国药典》2020 年版一部规定：照挥发油测定法测定，含挥发油不得少于 4.0%（ml/g）。本品另含脂肪油约 22%（主要存在于种子中）及蛋白质、树胶、树脂等。八角茴香油冷时常发生浑浊或析出结晶，结晶的主要成分是反式茴香脑，为总挥发油的 80%～90%，此外，尚含莽草酸及少量甲基胡椒酚、茴香醚、茴香醛、对茴香酸等。

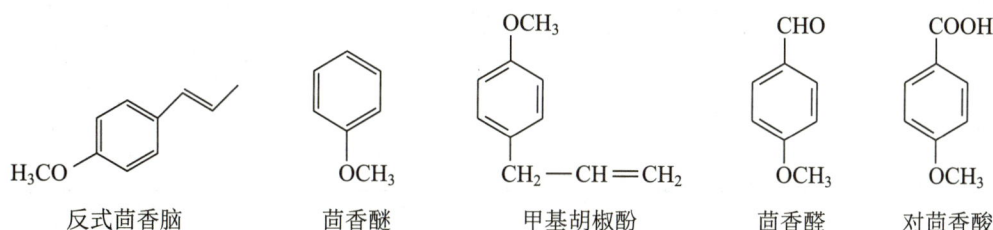

反式茴香脑　　　茴香醚　　　甲基胡椒酚　　　茴香醛　　　对茴香酸

反式茴香脑（trans-anethole），分子式 $C_{10}H_{12}O$，分子量 148.21，白色结晶，mp.21.4℃，bp.235℃，与乙醚、三氯甲烷混溶，溶于苯、乙酸乙酯、丙酮、二硫化碳及石油醚，几乎不溶于水。

本实验是测定挥发油含量的通法，利用挥发油能随水蒸气蒸馏的性质，用蒸馏法将其提取并确定含量。八角茴香挥发油的组成成分较复杂，常含有烷烃、烯烃、醇、酚、醛、酮、酸、醚等官能团，可采用薄层色谱了解组成挥发油的成分类型。一般不含氧的烃类和萜类化合物极性较小，在薄层色谱板上可被石油醚较好地展开；含氧的烃类和萜类化合物极性较大，可被石油醚与乙酸乙酯的混合溶剂较好地展开。为了使挥发油中各成分能在一块薄层色谱板上进行分离，常采用单向两次色谱法展开。

【实训操作步骤】

（一）提取

取八角茴香 50g（精确至 0.01g），捣碎，置蒸馏瓶中，加适量的水与玻璃珠数粒，连接挥发油含量测定器和回流冷凝管。自冷凝管上端加水使充满挥发油测定器的刻度部分，并溢流入蒸馏瓶时为止。用电炉或其他方法缓缓加热至沸腾，并保持微沸约 5 小时，至测定器中油量不再增加，停止加热，放置片刻，开启测定器下端的活塞，将水缓缓放出，至油层上端到达 0 刻度线上 5mm 处为止。放置 1 小时以上，再开启活塞，使油层下降至其上端恰与 0 刻度线平齐，读取挥发油量，并计算供试品中挥发油的含量（%）（图 7-3）。

将所得的八角茴香油置冰箱中冷却 1 小时，即有白色结晶析出，趁冷滤过，用滤纸压干。结晶为茴香脑，滤液为析出茴香脑后的八角茴香素油。

（二）检识技术

1．油斑试验　取八角茴香油和食用油各适量，滴于滤纸片上，常温下或加热烘烤，观察油斑是否消失。

2．薄层色谱板点滴反应　取硅胶 G 薄层色谱板 1 块，用铅笔按表 7-12 画线。将挥发油试样用 5～10 倍量乙醇稀释后，用毛细管分别

A. 硬质圆底烧瓶；B. 挥发油测定器；C. 回流冷凝管。

图 7-3　挥发油测定装置

滴加于每排小方格中,再将各种检识试剂(试剂1:三氯化铁试剂;试剂2:2,4-二硝基苯肼试剂;试剂3:碱性高锰酸钾试剂;试剂4:0.05%溴酚蓝试剂;试剂5:硝酸铈铵试剂)用滴管分别滴于各挥发油试样斑点上,观察颜色变化。初步推测每种挥发油中可能含有的化学成分类型。

表7-12 挥发油薄层板点滴反应

试样	1	2	3	4	5	6
八角茴香油						
柠檬油						
丁香油						
薄荷油						
樟脑油						
桉油						
松节油						
空白对照						

3. 薄层色谱检识 取硅胶 G-CMC-Na 薄层板(6cm×15cm)一块,在距底边 1.5cm 及 8cm 处分别用铅笔画起始线和中线。将八角茴香油溶于丙酮,用平头微量进样器点于起始线上呈一长条形,先用石油醚(30~60℃)-乙酸乙酯(85:15)为展开剂展开至薄层板中线处取出,挥干展开剂,再放入石油醚(30~60℃)中展开至接近薄层板顶端时取出,挥去展开剂后,分别用下列几种显色剂喷雾显色。

(1)1% 香草醛-硫酸试剂:可与挥发油产生紫色、红色等。

(2)2,4-二硝基苯肼试剂:如产生黄色斑点,表明含有醛或酮类化合物。

(3)0.05% 溴酚蓝(或溴甲酚绿)试剂:如产生黄色斑点,表明含有酸性化合物。

观察斑点的数量、位置及颜色,推测挥发油中可能含有的化学成分种类。

【实训注意事项】

1. 提取完毕,须放冷,待油水完全分层后,再将油层放出,尽量不带出水分。本法适用于测定相对密度在 1.0 以下的挥发油。

2. 进行单向两次展开时,先用极性较大的展开剂展开至中线,然后再用极性较小的展开剂展开。在第一次展开后,应将展开剂完全挥干再进行第二次展开,否则将影响第二次展开剂的极性,从而影响分离效果。

3. 挥发油易挥发逸失,因此进行色谱检识时,操作应迅速及时,不宜久放。

4. 喷洒香草醛-硫酸显色剂时,应于通风橱内进行。

5. 用溴酚蓝试剂显色时,应避免在酸性条件下进行。

【实训思考】

1. 相对密度大于 1.0 的挥发油能直接采取此方法吗?请查阅《中国药典》。

2. 利用点滴反应检识挥发油的组成,其优点是什么?

3. 单向两次展开薄层色谱法有什么优点?为什么通常第一次展开所用的展开剂极性要大于第二次展开所用的展开剂极性?

【实训评价】

项目	内容	分值	得分
挥发油提取器的操作	称取适量药材,捣碎,加蒸馏水适量,正确熟练地连接挥发油测定器进行提取	15	
	合理控制火力和提取时间,放冷,分取油层和水层	15	

续表

项目	内容	分值	得分
挥发油提取器的操作	按顺序正确拆除提取装置,清洗仪器	15	
	过滤或抽滤操作,正确收取及处理茴香脑	15	
油斑试验	取适量提取油和食用油加热烘烤作对比,观察油斑是否消失	5	
薄层板点滴反应	选择合适的检识试剂点在色谱板上进行化学检识,根据试验结果正确判定挥发油中所含成分类型	5	
薄层色谱检识	正确进行薄层色谱操作,根据色斑的数量、位置及颜色合理推测挥发油中可能含有的化学成分	10	
	合理配制展开剂、显色剂、供试液及对照液	5	
其他	预习:原理及实验目的要求是否明确	5	
	过程:态度(节约、安全、记录及整洁)	5	
	报告:条理清晰、现象分析、结果判断及讨论	5	
总分		100	

实训任务十一　薄荷中挥发油的提取分离与检识技术

【实训目的】

1. 掌握挥发油的水蒸气蒸馏提取操作技术。
2. 学会用旋光仪、阿贝折射仪检识挥发油的技术。
3. 能用薄层色谱法鉴别挥发油。

【实训原理】

薄荷为唇形科薄荷属植物薄荷 *Mentha haplocalyx* Briq. 的地上全草,具有疏散风热、利咽和透疹等功效,用于治疗感冒发热、头痛、咽喉肿痛、目赤等。薄荷草分布于我国各地,主产于长江以南广大地区。我国是薄荷生产大国,薄荷油和薄荷脑出口美国、英国、日本等,享誉国际。

薄荷中主要含有挥发油,《中国药典》规定本品含挥发油不得少于 0.80%(ml/g)。薄荷油为无色或淡黄色澄清液体,有特殊清凉香气,味初辛、后凉,存放日久,色渐变深。能与乙醇、乙醚或三氯甲烷任意混溶,相对密度为 0.888~0.908,$[\alpha]_D^{20}$ −17°~−24°,n_D^{20} 1.456~1.466,bp.204~211℃。薄荷油既是芳香药、祛风药和矫味剂,又是日用化工和食品工业的重要原料。

薄荷脑(*l*-薄荷醇)为薄荷油的主要成分,占 75%~85%,其次是薄荷酮占 10%~20%,乙酸薄荷酯占 1%~6%,另外还含有新薄荷醇、辣薄荷酮、胡椒酮、柠檬烯、芳樟醇等,均为单环单萜含氧衍生物。其中,薄荷脑的含量高低是评价薄荷油质量优劣的重要指标。

薄荷脑为无色针状或棱柱状结晶或白色结晶性粉末,mp.42~44℃,$[\alpha]_D^{20}$ −49°~−50°,有薄荷的特殊香气,味初灼热后清凉,在乙醇、三氯甲烷、乙醚中极易溶解,在水中极微溶解。薄荷酮味苦,具薄荷香味,常温下为液体,是薄荷素油的主要成分,mp. −6℃,bp.207℃,相对密度 0.895,$[\alpha]_D^{20}$ −24.8°,n_D^{20}1.450 5,略溶于水,易溶于乙醇、三氯甲烷、乙醚和石油醚等。

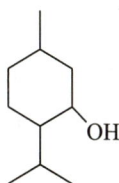

薄荷脑

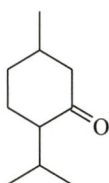

薄荷酮

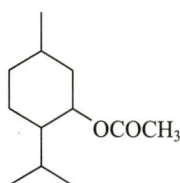

乙酸薄荷酯

水蒸气蒸馏法是提取挥发油的通法。用冷冻法从薄荷油中分离薄荷醇（脑）。薄荷油中有效成分大多为含氧衍生物，可选择含乙酸乙酯的苯溶剂进行薄层展开。

【实训操作步骤】

（一）提取与分离

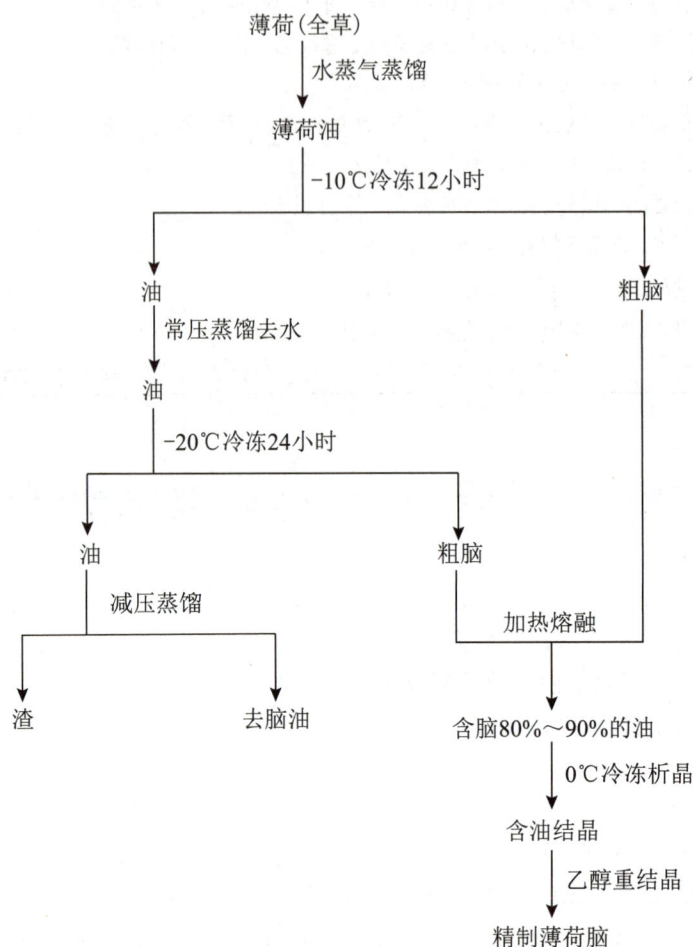

```
                        薄荷（全草）
                           │水蒸气蒸馏
                           ▼
                         薄荷油
                           │ -10℃冷冻12小时
          ┌────────────────┴────────────────┐
          ▼                                  ▼
          油                                粗脑
          │常压蒸馏去水
          ▼
          油
          │ -20℃冷冻24小时
   ┌──────┴──────┐
   ▼             ▼
   油           粗脑
   │减压蒸馏      │加热熔融
 ┌─┴─┐           ▼
 ▼   ▼       含脑80%～90%的油
 渣  去脑油        │0℃冷冻析晶
                  ▼
               含油结晶
                  │乙醇重结晶
                  ▼
               精制薄荷脑
```

（二）检识技术

1. 熔点测定　取精制薄荷脑（已在五氧化二磷干燥器中过夜）适量，研细，置熔点测定用毛细管中（自由落下 3 次后粉末高度 3mm），贴附在温度计（具有 0.5℃刻度，已校正）汞球处，于水浴中加热（温度每分钟上升 1～1.5℃），记录初熔至全熔的温度，重复测定 3 次，取其平均值。

2. 折光率测定　阿贝折射仪使用前应用棱镜或水进行校正（水的折光率 20℃为 1.333 0，25℃为 1.332 5）。然后测定薄荷油的折光率，测量后再重复读数 2 次，计算 3 次平均值。

3. 比旋度测定　取薄荷脑，精密称定，加乙醇制成每 1ml 含 0.1g 的溶液，依法测定（通则0621），比旋度应为 –49°～–50°。

4. 化学检识　取本品 50mg，加冰醋酸 1ml 使溶解，加硫酸 6 滴与硝酸 1 滴的冷混合液，仅显淡黄色。

5. 薄层检识　对照品分别为薄荷脑、薄荷酮、乙酸薄荷酯的丙酮溶液，供试品为薄荷油的丙酮溶液，分别点于同一块硅胶 G 薄层上，以甲苯 - 乙酸乙酯（19∶1）为展开剂，展毕，取出，晾干，喷香草醛 - 硫酸试剂，在 105℃加热至斑点显色清晰，供试品与对照品在相应的位置上，显相同颜色的斑点。

【实训注意事项】

1. 通过观察馏出液的混浊程度来判断挥发油是否提取完全。最初的馏出液中含油量较多，明显混浊，随着馏出液中油量的减少，混浊度也随着降低，至馏出液变为澄清甚至无挥发油气味时，停止蒸馏。

2. 薄荷脑的纯度、水分、加热速度等诸多因素均影响熔点测定结果。

3. 温度影响折光率测定结果，温度每上升1℃，折光率下降0.000 4。

4. 钠光灯有一定使用寿命，连续使用一般不超过4小时，并不得在瞬间反复开关。钠光灯启辉后至少20分钟后发光才能稳定，测定或读数时应在钠光灯稳定后读取。每次测定前应以溶剂做空白校正，测定后再校正1次，以确定在测定时零点有无变动，如第二次校正时发现零点有变动，则应重新测定旋光度。

【实训思考】

1. 如何保持蒸馏过程中蒸气压力平稳？
2. 影响本次熔点测定的因素有哪些？
3. 影响本次折光率测定的因素有哪些？
4. 影响旋光度测定的因素有哪些？

【实训评价】

项目	内容	分值	得分
薄荷中挥发油的提取分离	称取：称取量的准确性及称取操作	5	
	粉碎：粒度适中，有利于挥发油的蒸出	5	
	装瓶：加蒸馏水适量，加止沸剂，装瓶量不超过容器2/3，瓶颈及内壁有无黏附药粉	5	
	水蒸气蒸馏操作：连接装置熟练、准确，火力和加热时间控制准确，能按顺序正确拆除装置，清洗	5	
	减压蒸馏的操作：待蒸馏的液体不超过蒸馏烧瓶容积的1/2，能按正确操作顺序开始减压蒸馏，加热时，蒸馏速度以每秒1～2滴为宜，蒸馏完毕按正确顺序拆卸装置	5	
	分取油层：放冷，分取油层，操作是否正确熟练，分离是否完全	5	
	油脑分离：油层冷却温度和冷却程度，过滤或抽滤操作，脑的收取及处理	5	
化学检识	供试液制备：准确计算及称或量取，称或量取操作是否准确熟练，供试液浓度（配制量）合理	5	
	结果：现象观察及判断是否正确	5	
薄层色谱	制板：制板前的准备及制板操作的熟练程度	5	
	配液：展开剂、显色剂、供试液及对照液的配制	5	
	点样：样品的吸取、样品的更换处理及斑点大小	5	
	展开：展开方法、展开的距离、色斑位置确定	5	
	显色：方式、方法及结果的判断	5	
测定物理常数	能按正确步骤进行挥发油熔点的测定	5	
	能按正确步骤进行挥发油折光率的测定	5	
	能按正确步骤进行挥发油比旋度的测定	5	

续表

项目	内容	分值	得分
其他	预习：原理及实验目的要求是否明确	5	
	过程：态度（节约、安全、记录及整洁）	5	
	报告：条理清晰、现象分析、结果判断及讨论	5	
总分		100	

（程　斌）

? 复习思考题

1. 如何解释鲜地黄炮制后会变黑？
2. 挥发油的化学组成有哪几大类成分？
3. 如何利用油斑试验区别挥发油与油脂？

扫一扫，测一测

项目八　皂苷类化合物

ER-8-1

PPT 课件

ER-8-2

知识导览

学习目标

1. 掌握皂苷类化合物的结构类型,甾体皂苷和三萜皂苷的结构特点,皂苷类化合物的理化性质、提取分离和检识方法。

2. 熟悉甾体皂苷和三萜皂苷的结构特点,皂苷类化合物的应用。

3. 了解皂苷类化合物的分布、生物活性及含有皂苷类化合物的常见中药。

4. 学会用连续回流法从穿山龙饮片中提取薯蓣皂苷元类化合物,用理化方法鉴定皂苷类化合物。

5. 锤炼科学探索精神和创新意识,坚持守正创新,传承创新发展祖国中医药事业,培养学生的中医药文化自信心。

情境导学:

皂荚,是豆科皂荚属植物皂荚(*Gleditsia sinensis* Lam.)的果实,其不育果实被称为猪牙皂。早在唐代,史学家李延寿在《南史》第十卷中就有记载:"始梁末童谣云:……黄尘污人衣,皂荚相料理。"皂荚除用于洗衣,还可用于洗发、洗澡、护肤、养发,用它洗过的头发,乌黑发亮且柔顺,在我国已有约两千年的应用历史。

问题: 皂荚中主要含有什么类型的有效成分?是什么类别的成分起到去污除垢的作用?可以用什么方法从皂荚中提取得到皂苷类成分?

皂苷(saponins)是存在于植物界中的一类结构较为复杂的苷类化合物,多为螺甾烷类或三萜类化合物的低聚糖苷。因其水溶液振摇后能产生大量持久性、似肥皂水样的泡沫,故名皂苷。多数皂苷具有很好的表面活性,可以乳化油脂,用作去垢剂。多数皂苷还具有溶血特性。

皂苷类化合物在中草药中分布广泛,常见于百合科、薯蓣科、龙舌兰科、石竹科、远志科、玄参科、豆科、五加科和葫芦科等植物中。许多中药如人参、三七、桔梗、远志、柴胡、甘草、穿龙薯蓣、知母、地榆、绞股蓝和白头翁等的主要成分都是皂苷类。一些海洋生物如海星、海参中也发现有皂苷存在。

十年磨一剑—地奥心血康胶囊入欧的艰辛历程

由黄山药或穿龙薯蓣根茎的提取物加工而成的地奥心血康胶囊是我国自主研发的二类新药,其有效成分为黄山药甾体皂苷。临床上用于预防和治疗冠心病、心绞痛、心肌缺血等疾病。经过上千次的反复试验,成功地将大孔树脂技术与有机溶媒技术进行科学集成,成功分离纯化出天然产物中的有效成分甾体皂苷(含量达 90% 以上),全球第一个突破甾体皂苷工业化生产的技术难题,实现日产吨量级规模化生产的目标。

2012 年 4 月地奥心血康胶囊成功获准欧盟注册上市,这是我国成功进入欧盟市场的第一个具有自主知识产权的治疗性药品,也是欧盟成员国以外获得市场准入的第一个植物药,标志着我国具有自主知识产权的治疗性药品进入发达国家主流市场实现了零的突破。

这一突破是如何实现的?它的成功将对民族医药产生哪些影响,对中药的国际化有何启示?作为我们中药人,一定要守正创新、促进中医药传承创新发展,抢占先机,掌握主动权,积极主导国际中药标准制定,让更多更好的中药产品进入国际市场,扩大中医药的影响力,为人类健康事业贡献一份力量。

一、结 构 分 类

皂苷类化合物是由多环烃的皂苷元和糖通过苷键连接而成。组成皂苷的糖常见有 D- 葡萄糖、D- 半乳糖、L- 鼠李糖、D- 木糖、L- 阿拉伯糖、D- 葡萄糖醛酸、D- 半乳糖醛酸等,多以低聚糖形式与苷元缩合。

按照皂苷分子中糖链数目的不同,可分为单糖链皂苷、双糖链皂苷和三糖链皂苷。与皂苷共存的植物体内的酶,可使皂苷的糖链水解,产生次生苷(次皂苷)。

目前,最常用的分类方法是按照皂苷元的化学结构将皂苷分成两大类:甾体皂苷(steroidal saponins)和三萜皂苷(triterpenoid saponins)。

(一)甾体皂苷

甾体皂苷是以螺甾烷类(C_{27} 甾体化合物)为苷元的糖苷类化合物,主要存在于薯蓣科、菝葜科、百合科和玄参科等。甾体皂苷元的结构特点是含 A、B、C、D、E 和 F 6 个环,其中 A、B、C、D 环为甾体母核(环戊烷并多氢菲)。E 环是呋喃环,F 环是吡喃环,两环通过 C_{22} 螺原子,以螺缩酮 (spiroketal)的形式相连接。当 C_{27} 为 β- 型(直立键),称螺旋甾烷;C_{27} 为 α- 型(平伏键),称异螺旋甾烷。两者的结构及特点见表 8-1。

表 8-1 甾体皂苷的结构类型及特点

结构类型	结构特点	实例
螺旋甾烷类	C_{27} 为 β- 型 (C_{25} 为 S 构型)	菝葜皂苷

续表

结构类型	结构特点	实例
 异螺旋甾烷类	C_{27} 为 α- 型 （C_{25} 为 R 构型）	 rha—^{4}glc^2—rha 薯蓣皂苷

甾环稠合方式一般 B/C 环和 C/D 环均为反式稠合（即 8β-H、9α-H、13β-CH₃、14α-H）；A/B 环稠合方式有顺式（5β-H）或反式（5α-H）。C_{18}、C_{19} 均为 β 型，C_3 多连 β- 羟基，并与糖结合成苷。

A/B 顺式稠合　　　　　　　　A/B 反式稠合

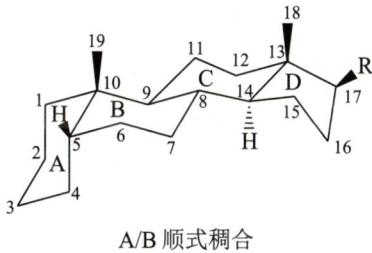

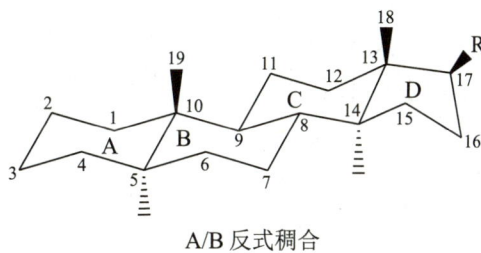

由于甾体皂苷类分子一般不含羧基，呈中性，故甾体皂苷又称为中性皂苷。

（二）三萜皂苷

三萜皂苷是由三萜皂苷元与糖组成的皂苷。在植物界中，三萜皂苷分布比甾体皂苷广泛。三萜皂苷元是由 6 个异戊二烯（C_5H_8）单位，30 个碳原子组成，由于分子中常连有羧基，故多为酸性皂苷。根据苷元的结构可分为四环三萜和五环三萜两大类（表8-2）。

表8-2　三萜皂苷的结构类型及特点

结构类型		结构特点	实例
四环三萜皂苷	 羊毛脂烷型	基本母核为甾烷，C_{17} 连接 8 个碳原子支链，C_{28}、C_{29} 甲基连接在 C_4 位（偕二甲基），C_{30} 甲基连接在 C_{14} 位。（有 31、32 个碳原子衍生物）	C_{18} 甲基连接在 C_{13} 位上 猪苓酸 A
	 达玛烷型		C_{18} 甲基连接在 C_8 位上 20（S）- 原人参二醇

续表

结构类型	结构特点	实例
五环三萜皂苷 β-香树脂烷型	基本母核为五个六元环（多氢蒎），C_{23}、C_{24} 连接在 C_4 位，C_{25}、C_{26}、C_{27}、C_{28} 分别连接在 C_{10}、C_8、C_{14}、C_{17} 位	C_{29}、C_{30} 为偕二甲基连接在 C_{20} 位 齐墩果酸
α-香树脂烷型		C_{29}、C_{30} 甲基分别连接在 C_{19}、C_{20} 位 熊果酸
羽扇豆烷型		E 环演变为五元环，在 C_{19} 位上有 α-构型的异丙烯基或异丙烷取代 白桦脂酸

二、理化性质

（一）性状

皂苷分子量较大，不易结晶，多为无色或乳白色无定形粉末，仅少数为晶体。皂苷大多无明显熔点，在熔融前就已分解。而皂苷元大多有完好的晶体，也有恒定的熔点；皂苷多具吸湿性，味苦而辛辣，对黏膜有刺激性，尤以鼻内黏膜最为灵敏，吸入鼻内可引起喷嚏，还可反射性地促进呼吸道黏液腺分泌，使浓痰稀释，易于排出。如桔梗、枇杷叶、远志、紫菀等止咳化痰药均含有皂苷。少数皂苷如甘草皂苷有显著的甜味，对黏膜刺激性也弱。

（二）溶解性

多数皂苷极性较大，一般可溶于水，易溶于热水、稀醇、热甲醇和热乙醇，难溶于丙酮，几乎不溶或难溶于石油醚、乙醚、苯等亲脂性有机溶剂。皂苷在含水正丁醇中有较大的溶解度，可利用此性质从含皂苷水溶液中用正丁醇或戊醇进行萃取，从而与糖类、蛋白质等亲水性强的杂质分离。

皂苷水溶性随分子中连接糖的数目多少而有差别，皂苷糖链部分水解生成次皂苷后，水溶性随之降低，易溶于中等极性的醇、丙酮、乙酸乙酯中。皂苷元不溶于水，可溶于苯、乙醚、三氯甲烷等低极性有机溶剂。皂苷有表面活性作用，有一定的助溶性能，可促进其他成分在水中的溶解。

（三）表面活性

皂苷有降低水溶液表面张力的作用。多数皂苷水溶液经剧烈振摇后能产生大量持久性的泡沫，且不因加热而消失。蛋白质水浸液也可产生泡沫，但是加热后蛋白质因凝固而泡沫消失，故可依此鉴别两者。方法是取 1g 中药粉末，加水 10ml，煮沸 10 分钟后滤出水液，振摇后产生持久性泡沫（15 分钟以上）为阳性。

由于中性皂苷比酸性皂苷在碱水溶液中能形成较稳定的泡沫，故利用发泡试验还可区别中性的甾体皂苷与酸性的三萜皂苷。

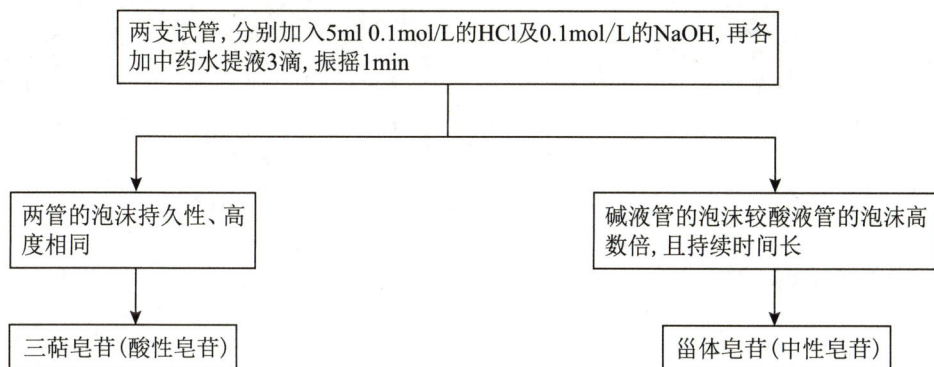

```
┌─────────────────────────────────────────────────┐
│ 两支试管，分别加入 5ml 0.1mol/L 的 HCl 及 0.1mol/L 的 NaOH，再各 │
│ 加中药水提液 3 滴，振摇 1min                          │
└─────────────────────────────────────────────────┘
              │
      ┌───────┴────────┐
      ▼                ▼
┌──────────────┐  ┌──────────────────────┐
│ 两管的泡沫持久性、高 │  │ 碱液管的泡沫较酸液管的泡沫高 │
│ 度相同         │  │ 数倍，且持续时间长       │
└──────────────┘  └──────────────────────┘
      │                │
      ▼                ▼
┌──────────────┐  ┌──────────────────────┐
│ 三萜皂苷（酸性皂苷） │  │ 甾体皂苷（中性皂苷）      │
└──────────────┘  └──────────────────────┘
```

（四）溶血性

大多数皂苷能破坏红细胞而具有溶血作用。因此含有皂苷的药物制成静脉注射液时须做溶血试验。皂苷溶血作用的强弱可用溶血指数来衡量。溶血指数是指在一定条件（等渗、缓冲及恒温）下，使同一动物来源的血液中红细胞完全溶解的皂苷水溶液的最低浓度。如薯蓣皂苷的溶血指数为 $1:400\,000$，甘草皂苷为 $1:4\,000$，洋菝葜皂苷为 $1:125\,000$。而人参总皂苷无溶血现象，但经分离后，原人参二醇为苷元的人参皂苷（A 型）有抗溶血作用，而原人参三醇（B 型）和齐墩果烷（C 型）为苷元的人参皂苷则有显著的溶血作用。

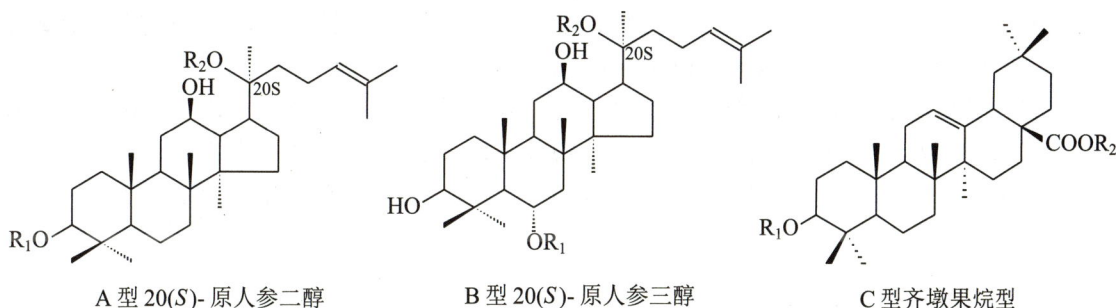

A 型 20(*S*)- 原人参二醇　　　　B 型 20(*S*)- 原人参三醇　　　　C 型齐墩果烷型

皂苷的溶血作用是因为皂苷能与红细胞膜上胆甾醇结合生成不溶于水的复合物，破坏了红细胞的正常渗透，造成细胞内渗透压增高而使细胞破裂，从而导致溶血。皂苷在高等动物的消化道中不被吸收，故口服无溶血毒性。

值得注意的是，中药提取液中的一些其他成分如某些树脂、脂肪酸、挥发油等也可能导致溶血。因此，要判断是否由皂苷引起溶血，需将皂苷提纯再检查或结合胆甾醇沉淀法进一步确认，如沉淀后的滤液无溶血现象，而沉淀分解后有溶血活性，则表示确系由皂苷引起的溶血现象。

考点提示：皂苷的溶解性、表面活性、溶血性和水解性

（五）水解性

皂苷可被植物中共存的酶水解，酶水解配合化学方法水解可提高收率。由于皂苷所含的糖都是 α- 羟基糖，因此水解所需条件较为剧烈，一般可用 2～4mol/L 的无机酸。若酸浓度过高或酸性过强（如高氯酸），在水解过程中可导致皂苷元发生脱水、环合、双键位移、取代基位移、构型转化等变化，导致水解产物不是原始的皂苷元，从而造成研究工作复杂化，甚至会产生错误结论。如人参皂苷的原始皂苷元应该是 20(S)- 原人参二醇和 20(S)- 原人参三醇，最初得到的人参二醇和人参三醇均是原始皂苷元在酸水解过程中异构化的产物。

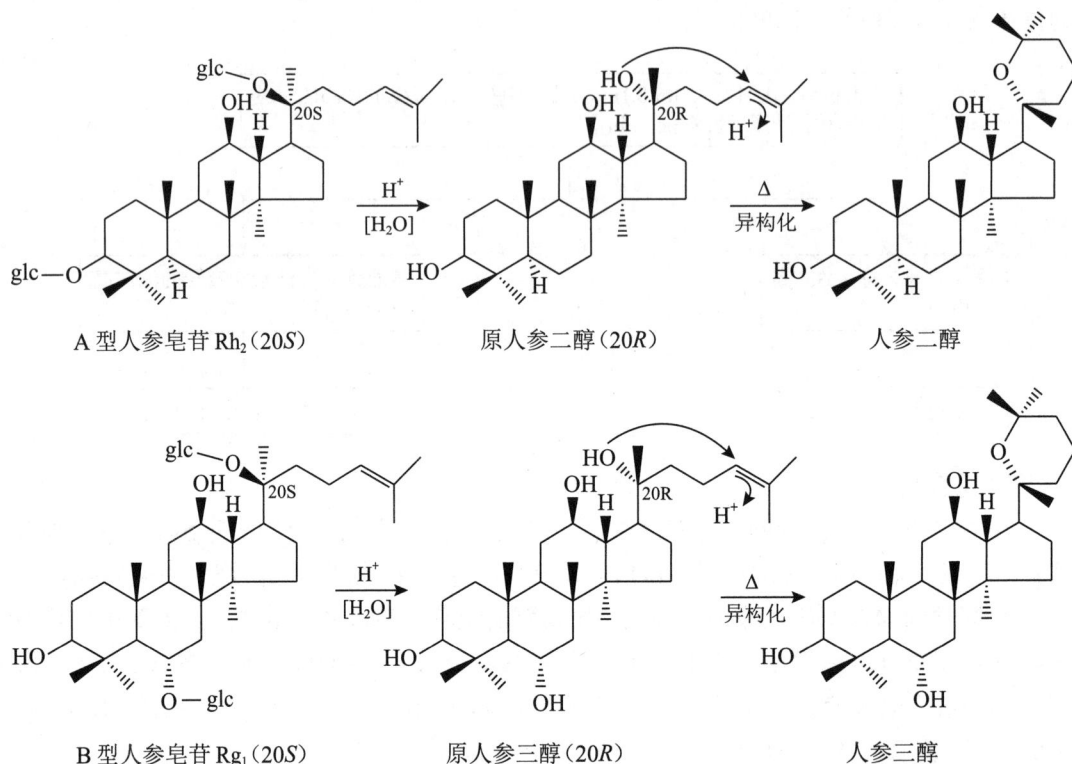

A 型人参皂苷 Rh₂(20S)　　　原人参二醇(20R)　　　人参二醇

B 型人参皂苷 Rg₁(20S)　　　原人参三醇(20R)　　　人参三醇

因此，在选择酸水解条件时，应考虑保护苷元不被异构化。采用温和的水解方法，如酶解法、土壤微生物培养法、Smith 氧化降解法或光解法等，可以得到原始皂苷元。

糖和皂苷元分子上的羧基结合形成的酯皂苷，可在碱性条件下水解。水解时，加入适宜浓度的氨水或氢氧化钠等碱性溶液，在常温或加热条件下，酯皂苷即可水解为苷元（或脱水苷元）和糖。植物体中存在的某些具有双糖链的皂苷可被植物体自身的酶水解，生成单糖链皂苷（次皂苷）。

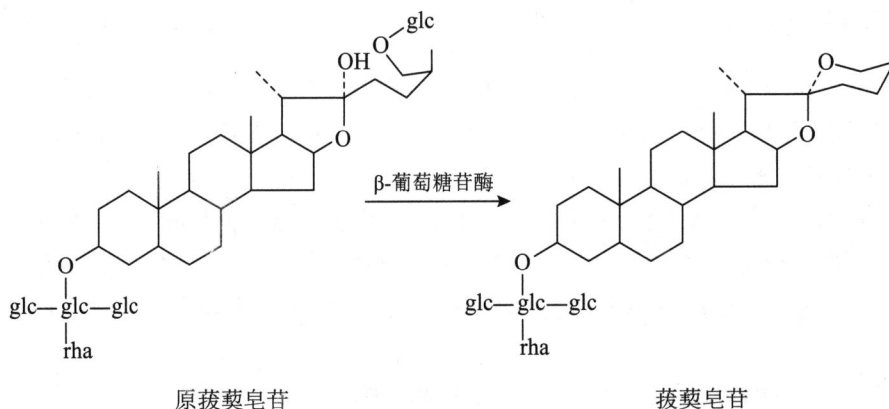

原薤藜皂苷　　　薤藜皂苷

三、提取与分离

（一）提取技术

1. 皂苷的提取技术 通常采用不同浓度的甲醇或乙醇进行提取，提取后回收溶剂，残渣溶于水，滤除不溶物，水溶液再用石油醚、苯等亲脂性有机溶剂萃取，除去油脂、色素等脂溶性杂质，然后再用正丁醇进行萃取，皂苷转溶于正丁醇中，而糖类等水溶性杂质则留在水中，分取正丁醇溶液，回收正丁醇，得总皂苷粗制品。本法为目前提取皂苷的通法。

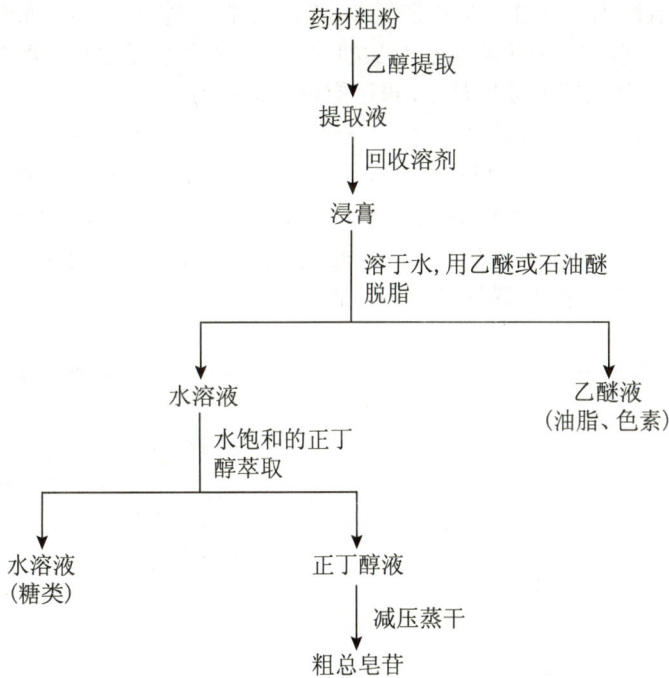

```
                    药材粗粉
                       │ 乙醇提取
                    提取液
                       │ 回收溶剂
                     浸膏
                       │ 溶于水,用乙醚或石油醚
                       │ 脱脂
            ┌──────────┴──────────┐
          水溶液                  乙醚液
            │                   (油脂、色素)
            │ 水饱和的正丁
            │ 醇萃取
       ┌────┴────┐
     水溶液      正丁醇液
     (糖类)        │ 减压蒸干
                粗总皂苷
```

也可以先采用石油醚或乙醚将药材进行脱脂处理，除去油脂、色素等脂溶性成分。脱脂后的药材再用甲醇或乙醇为溶剂加热提取，提取液冷却后，由于多数皂苷难溶于冷乙醇或冷甲醇，即可析出沉淀；也可将醇提取液适当浓缩后，再加入适量的丙酮或乙醚，皂苷就可以析出沉淀；酸性皂苷可先加碱水溶解，再加酸酸化，使皂苷又重新析出而与杂质分离。

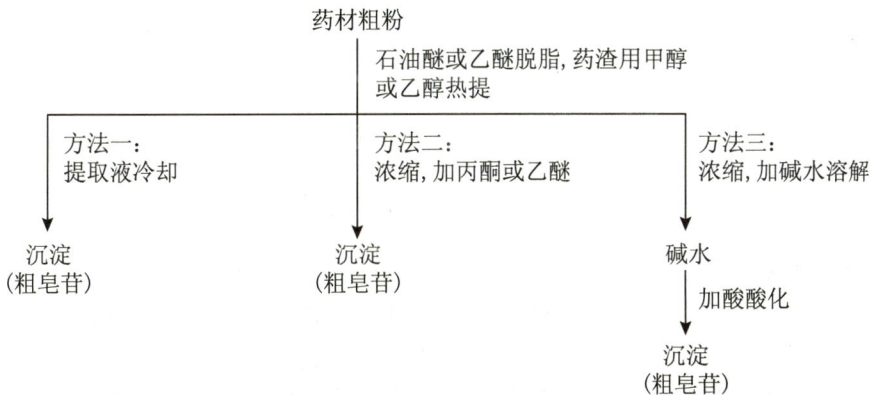

```
                     药材粗粉
                       │ 石油醚或乙醚脱脂,药渣用甲醇
                       │ 或乙醇热提
      ┌────────────────┼────────────────┐
   方法一:            方法二:           方法三:
   提取液冷却          浓缩,加丙酮或乙醚    浓缩,加碱水溶解
      │                │                │
    沉淀              沉淀             碱水
   (粗皂苷)          (粗皂苷)            │ 加酸酸化
                                      沉淀
                                    (粗皂苷)
```

对结构不稳定的皂苷提取时要控制提取条件，如柴胡皂苷 a 具有氧环结构，在提取过程中易转变为柴胡皂苷 b，若在提取时加 5% 吡啶中和植物中的酸，可抑制皂苷 b 的生成。

柴胡皂苷 a　　　　　　　　　　　　　　　　　　柴胡皂苷 b

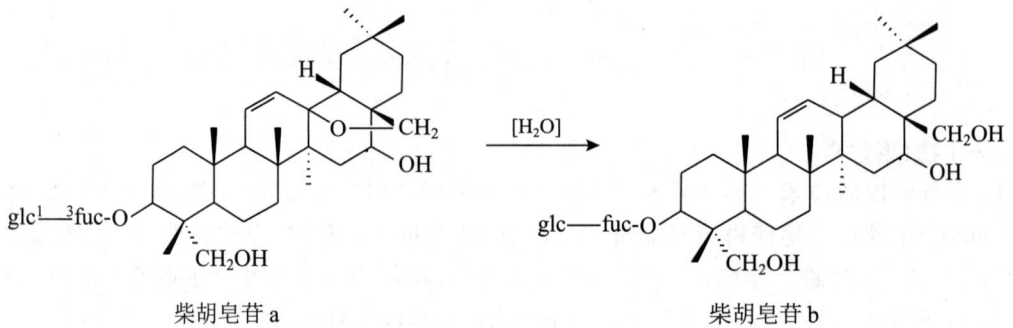

2. 皂苷元的提取技术　　皂苷元具有亲脂性,易溶于苯、三氯甲烷、石油醚等亲脂性较强的有机溶剂,不溶或难溶于水。一般可将粗皂苷加酸水解后,再用亲脂性有机溶剂提取,也可直接先将药材加酸水解,使皂苷水解生成皂苷元,再用有机溶剂提取。

加酸水解皂苷时,要注意在剧烈的水解条件下,皂苷元可能发生结构变化。这时应缓和反应条件或改用温和的水解方法以保护皂苷元结构不被破坏。也可在酸水解前先用酶解法水解皂苷,这样不但能缩短酸水解时间,还能提高皂苷元收率。如薯蓣皂苷元的酸水解提取流程收率约 2%,在此条件下水解时间长,但是还有一部分皂苷未水解,影响收率。如果将原料在酸水解之前经过预发酵处理,不但能缩短水解时间,薯蓣皂苷元的收率还可提高54%。

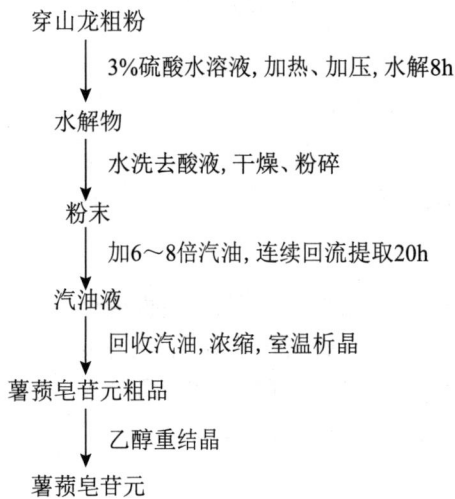

(1)酸水解提取流程:　　　　　　　　　　　(2)预发酵提取法流程

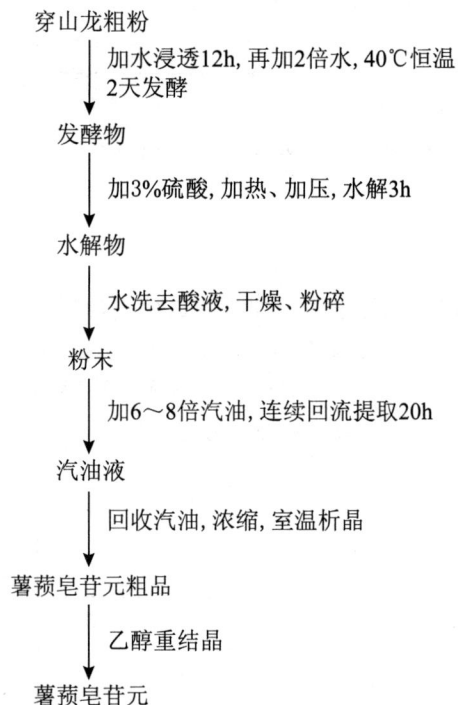

穿山龙粗粉　　　　　　　　　　　　　　　　　穿山龙粗粉

↓ 3%硫酸水溶液,加热、加压,水解8h　　　　↓ 加水浸透12h,再加2倍水,40℃恒温
　　　　　　　　　　　　　　　　　　　　　　　　2天发酵

水解物　　　　　　　　　　　　　　　　　　　发酵物

↓ 水洗去酸液,干燥、粉碎　　　　　　　　　　↓ 加3%硫酸,加热、加压,水解3h

粉末　　　　　　　　　　　　　　　　　　　　水解物

↓ 加6~8倍汽油,连续回流提取20h　　　　　　↓ 水洗去酸液,干燥、粉碎

汽油液　　　　　　　　　　　　　　　　　　　粉末

↓ 回收汽油,浓缩,室温析晶　　　　　　　　　↓ 加6~8倍汽油,连续回流提取20h

薯蓣皂苷元粗品　　　　　　　　　　　　　　　汽油液

↓ 乙醇重结晶　　　　　　　　　　　　　　　　↓ 回收汽油,浓缩,室温析晶

薯蓣皂苷元　　　　　　　　　　　　　　　　　薯蓣皂苷元粗品

　　　　　　　　　　　　　　　　　　　　　　　↓ 乙醇重结晶

　　　　　　　　　　　　　　　　　　　　　　薯蓣皂苷元

(二)分离技术

1. 分段沉淀技术　　皂苷在醇中溶解度大,在丙酮、乙醚中溶解度小,可先将总皂苷粗品溶于少量的甲醇或乙醇中,然后根据需要选择逐滴加入丙酮、丙酮 - 乙醚(1:1)的混合溶液或乙醚至混浊,静置产生沉淀,滤过得极性较大的皂苷。母液继续滴加丙酮或乙醚,至析出沉淀得极性较小的皂苷。通过这样反复处理,可初步将不同极性的皂苷分段沉淀分离。

```
                        总皂苷粗品
                          │ 溶于少量乙醇或甲醇,滴加丙酮,滤过
          ┌───────────────┴───────────────┐
          ↓                               ↓
        皂苷 I                           滤液
                                          │ 滴加丙酮-乙醚,滤过
                          ┌───────────────┴───────────────┐
                          ↓                               ↓
                        滤液                             皂苷 II
                          │ 滴加乙醚,滤过
          ┌───────────────┴───────────────┐
          ↓                               ↓
        滤液                             皂苷 III
```

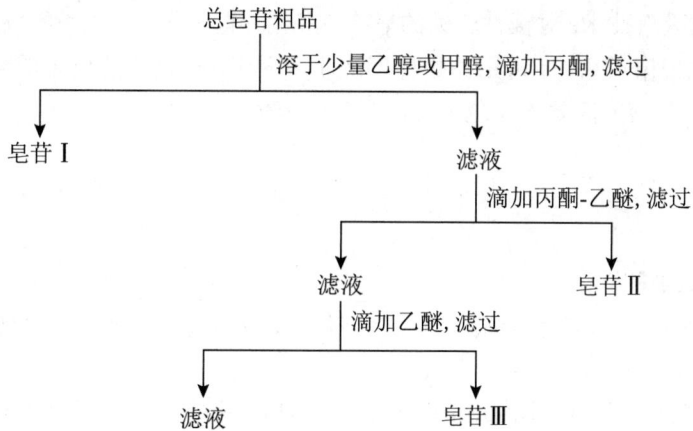

2.胆甾醇沉淀技术　甾体皂苷可与胆甾醇生成难溶性的分子复合物,利用此性质可与其他水溶性成分分离。先将粗皂苷溶于少量乙醇中,再加入胆甾醇的饱和乙醇溶液,直至不再析出沉淀为止(混合后须稍加热),滤取沉淀,用水、乙醇、乙醚依次洗涤,以除去糖类、色素、油脂及游离的胆甾醇。最后将沉淀干燥,用乙醚连续回流提取,此时甾体皂苷与胆甾醇形成的分子复合物分解,胆甾醇溶于乙醚中,残留物即为较纯的皂苷。

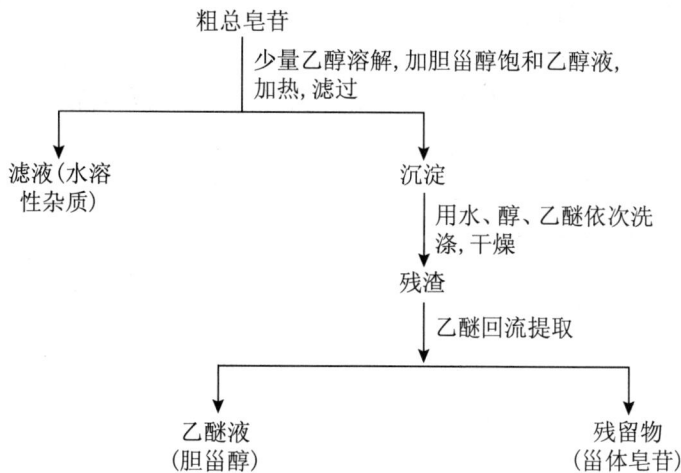

```
                        粗总皂苷
                          │ 少量乙醇溶解,加胆甾醇饱和乙醇液,
                          │ 加热,滤过
          ┌───────────────┴───────────────┐
          ↓                               ↓
    滤液(水溶                            沉淀
    性杂质)                               │ 用水、醇、乙醚依次洗
                                          │ 涤,干燥
                                        残渣
                                          │ 乙醚回流提取
                          ┌───────────────┴───────────────┐
                          ↓                               ↓
                        乙醚液                           残留物
                       (胆甾醇)                         (甾体皂苷)
```

在植物中有的皂苷可能与其共存的植物甾醇形成分子复合物,在用稀醇提取时不被提出,在提取时应加注意。

3.色谱分离技术　用以上经典方法精制后,除少数皂苷可获得单体成分外,一般只能除去大部分杂质,获得相对较纯的总皂苷,若须进一步分离出单体,常采用色谱法。

(1)分配色谱技术:皂苷极性较大,用分配柱色谱分离效果较好。支持剂可用水饱和的硅胶,用三氯甲烷-甲醇-水等含有极性较大的溶剂系统进行梯度洗脱。如用硅胶柱色谱法,以3%草酸水溶液为固定相,三氯甲烷-甲醇-水(26:14:37)为流动相,从美远志总苷中可分离得到远志皂苷A、B、C、D四种单体。

(2)吸附色谱技术:常用硅胶和氧化铝作吸附剂,适用于分离亲脂性皂苷元,用苯、三氯甲烷、甲醇等混合溶剂梯度洗脱,可依次得到极性从小到大的皂苷元。

(3)高效液相色谱技术:大多采用反相色谱柱,以甲醇-水或乙腈-水等溶剂为流动相分离和纯化皂苷效果较好。也有将极性较大的皂苷制成极性较小的衍生物后进行正相色谱分离,如将人参皂苷制成苯甲酰衍生物,用硅胶柱色谱以石油醚-三氯甲烷-乙腈(15:3:2)洗脱,分离测定了单体人参皂苷的含量。

（4）大孔树脂吸附技术：对极性较大的皂苷可先用甲醇提取，回收甲醇，残渣用水溶解，上大孔树脂柱，用水洗去糖类杂质，再用乙醇梯度洗脱，得到不同组分的皂苷混合物，初步分离后还须进一步用硅胶柱色谱或高效液相色谱分离得皂苷单体。

四、检 识 技 术

（一）化学检识技术

皂苷在无水条件下，与浓酸或某些 Lewis 酸作用，会出现颜色变化或呈现荧光。此类反应虽然比较灵敏，但专属性较差。常用呈色反应如下。

1. 醋酐 - 浓硫酸反应（Liebermann-Burchard 反应） 试样溶于醋酐（或冰乙酸）中，加入醋酐 - 浓硫酸（20∶1）数滴，可出现：

三萜皂苷：黄→红→紫→褪色

甾体皂苷：黄→红→紫→蓝→绿色→褪色

甾体皂苷颜色变化较快，最后呈污绿色。三萜皂苷只能呈红或紫色，不出现绿色。用此法可初步区别甾体皂苷和三萜皂苷。

2. 三氯甲烷 - 浓硫酸反应（Salkowski 反应） 试样溶于三氯甲烷，加入浓硫酸后，三氯甲烷层呈现绿色荧光，硫酸层呈现血红色或蓝色。

3. 三氯醋酸反应（Rosen-Heimer 反应） 此法显色温度与皂苷结构类型有关，可用于鉴别甾体皂苷和三萜皂苷。由于三氯醋酸试剂较浓硫酸性质温和，故可用于纸色谱显色。

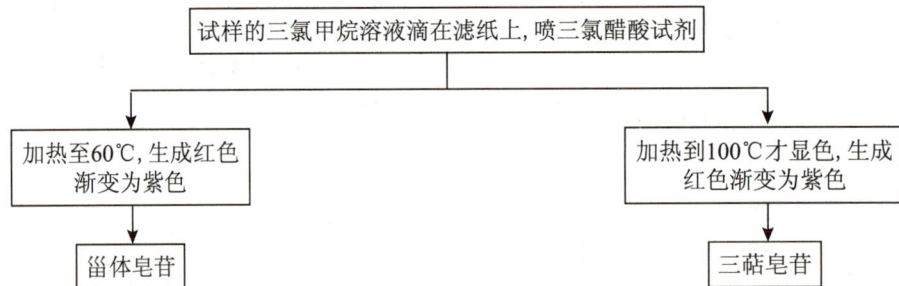

```
           试样的三氯甲烷溶液滴在滤纸上，喷三氯醋酸试剂
                        │
         ┌──────────────┴──────────────┐
         ▼                              ▼
  加热至60℃，生成红色            加热到100℃才显色，生成
  渐变为紫色                    红色渐变为紫色
         │                              │
         ▼                              ▼
     甾体皂苷                        三萜皂苷
```

4. 五氯化锑反应（Kahlenberg 反应） 试样的三氯甲烷溶液点在滤纸上，喷以 20% 五氯化锑的三氯甲烷溶液，加热至 60～70℃，呈红色、蓝紫色等多种颜色斑点。五氯化锑属 Lewis 酸类试剂，与五烯阳碳离子成盐而显色。用三氯化锑结果相同。

5. 冰乙酸 - 乙酰氯反应（Tschugaeff 反应） 试样溶于冰乙酸中，加乙酰氯数滴及氯化锌结晶数粒，稍加热，呈现淡红色或紫色。

考点提示： 三萜皂苷和甾体皂苷的显色反应

（二）色谱检识技术

1. 薄层色谱 对于亲水性强的皂苷，通常采用分配薄层色谱，选用硅胶作载体时，用极性较大的展开剂如水饱和的正丁醇、正丁醇 - 乙酸乙酯 - 水（4∶1∶5）、乙酸乙酯 - 吡啶 - 水（3∶1∶3）、乙酸乙酯 - 乙酸 - 水（8∶2∶1 上层）等，色谱效果较好。亲脂性强的皂苷和皂苷元极性较小，可用吸附薄层色谱，采用硅胶为吸附剂时，一般选用亲脂性较强的展开剂如环己烷 - 乙酸乙酯（1∶1）、三氯甲烷 - 丙酮（95∶5）等，色谱效果较好。皂苷（元）分子中极性基团增多时，相应的 R_f 值会减小。分离酸性皂苷时，应在展开剂中加少量酸，可避免产生拖尾现象。

薄层色谱常用的显色剂有三氯醋酸、浓硫酸、50% 硫酸、三氯化锑或五氯化锑及磷钼酸等试剂。

2. 纸色谱 亲水性皂苷的纸色谱，多以水为固定相，展开剂的极性也相应增大。常用的展开剂有：水饱和的正丁醇、乙酸乙酯 - 吡啶 - 水（3∶1∶3，上层）、正丁醇 - 冰醋酸 - 水（4∶5∶1）等。分离苷元或亲脂性皂苷多用甲酰胺为固定相，用甲酰胺饱和的三氯甲烷或苯为展开剂。常用的显色剂为磷钼酸、三氯化锑或五氯化锑。

五、含有皂苷类化合物的常用中药

含有皂苷类化合物的常用中药见表 8-3。

含皂苷类成分
的常用中药

表 8-3 含有皂苷类化合物的常用中药

分类	药名	原植物	主要成分
甾体皂苷	知母	为百合科植物知母 *Anemarrhena asphodeloides* Bge. 的干燥根茎	含多种甾体皂苷：知母皂苷 A-I、A-II、A-III、A-IV、B-I、B-II。另含芒果苷、异芒果苷、烟酸胆碱及大量黏液质、鞣质等
	土茯苓	为百合科植物光叶菝葜 *Smilax glabra* Roxb. 的干燥根茎	含多种甾体皂苷，如菝葜皂苷 B，另含生物碱，挥发油、鞣质、糖类、树脂等
	穿山龙	为薯蓣科植物穿龙薯蓣 *Dioscorea nipponica* Makino 的干燥根茎	含多种甾体皂苷如薯蓣皂苷等，另含尿囊素、淀粉等
	麦冬	为百合科麦冬 *Ophiopogon japonicus* (L.f.)Ker-Gawl. 的干燥块根	含多种甾体皂苷，如沿阶草皂苷 A、B、C、D 等。另含维生素 A、β- 谷甾醇、黏液质等
	重楼	为百合科云南重楼 *Paris polyphylla* Smith var. *yunnanensis*（Franch.）Hand.-Mazz. 或七叶一枝花 *Paris polyphylla* Smith var. *chinensis* (Franch.)Hara 的根茎	主含蚤休皂苷，另含酚类成分、氨基酸
四环三萜	人参	为五加科人参 *Panax ginseng* C. A. Mey. 的干燥根和根茎	含十多种人参皂苷，另含挥发油、糖类、维生素等
	三七	为五加科植物三七 *Panax notoginseng*（Burk.）F. H. Chen 的块根	主含人参皂苷 Rb_1、Rb_2、Rc、Rd、Re、Rg 等，基本与人参相同，但不含 R_0，另含三七黄酮、槲皮素、β- 谷甾醇等
	酸枣仁	为鼠李科植物酸枣 *Ziziphus jujuba* Mill. var. *spinosa*（Bunge）Hu ex H. F. Chou 的干燥成熟种子	含四环三萜类皂苷。酸枣仁皂苷 A（jujuboside A）和酸枣仁皂苷 B（jujuboside B），另含白桦树酯醇及多量脂肪油、蛋白质、甾醇及微量挥发油
	黄芪	为豆科植物蒙古黄芪 *Astragalus membranaceus*（Fisch.）Bge. var. *mongholicus*（Bge.）Hsiao 或膜荚黄芪 *Astragalus membranaceus*（Fisch.）Bge. 的干燥根	含多种四环三萜的单糖链、双糖链、三糖链皂苷，水解后苷元均为黄芪皂苷元（cycloastragenol）。另含胆碱、甜菜碱、叶酸、氨基酸及多糖类成分
五环三萜	威灵仙	为毛茛科植物威灵仙 *Clematis chinensis* Osbeck、棉团铁线莲 *Clematis hexapetala* Pall. 或东北铁线莲 *Clematis manshurica* Rupr. 的根及根茎	含多种皂苷，现分离出铁线莲皂苷 C
	紫菀	为菊科植物紫菀 *Aster tataricus* L. f. 的根及根茎	含紫菀皂苷，水解后生成紫菀次皂苷，另含紫菀酮、挥发油、有机酸、槲皮素等
	王不留行	为石竹科植物麦蓝菜 *Vaccaria segetalis*（Neck.）Garcke 的成熟种子	含王不留行皂苷 A、B、C、D，另含王不留行黄酮苷、少量生物碱、香豆素及葡萄糖、阿拉伯糖、木糖

续表

分类	药名	原植物	主要成分
五环三萜	瞿麦	为石竹科植物瞿麦 *Dianthus super-bus* L. 和石竹 *Dianthus chinensis* L. 的地上全草	含瞿麦皂苷 A、B、C、D，水解后的苷元为丝石竹酸，花含挥发油及少量生物碱
	地榆	为蔷薇科植物地榆 *Sanguisorba officinalis* L. 的干燥根	含多种皂苷如地榆皂苷 I、地榆皂苷 II、A、B、E。另含大量鞣质及游离没食子酸和鞣花酸
	夏枯草	为唇形科植物夏枯草 *Prunella vulgaris* L. 的干燥带花的果穗	含夏枯草皂苷，苷元为熊果酸。另含游离的齐墩果酸，顺、反式咖啡酸及少量生物碱、芸香苷和无机成分
	桔梗	为桔梗科植物桔梗 *Platycodon grandiflorum*（Jacq.）A. DC. 的干燥根	含桔梗皂苷，水解后得桔梗皂苷元、远志酸及少量桔梗酸 A、B、C。另含桔梗聚糖、α-菠菜甾醇、菊糖等成分
	远志	为远志科植物远志 *Polygala tenuifolia* Willd. 或卵叶远志 *Polygala sibirica* L. 的干燥根	含远志皂苷，水解后得次级苷为细叶远志苷。另含远志定碱、远志糖醇、N-乙氨基葡萄糖。近来又从远志中分离出远志皂苷 E、和桂皮酸等成分
	商陆	为商陆科商陆 *Phytolacca acinosa* Roxb. 的干燥根	含皂苷，水解后得商陆皂苷元。另含甾类，生物碱及硝酸钾等成分
	猪牙皂	为豆科植物皂荚 *Gleditsia sinensis* Lam. 的干燥不育果实	含多种皂苷，水解后分得一种皂苷元，为阔叶合欢萜酸，另含大量鞣质
	白头翁	为毛茛科植物白头翁 *Pulsatilla chinensis*（Bge.）Regel 的干燥根	含皂苷，水解后得白头翁皂苷元、葡萄糖、阿拉伯糖和鼠李糖，另含白头翁素及白头翁酸等
	柴胡	为伞形科植物柴胡 *Bupleurum chinense* DC. 或狭叶柴胡 *Bupleurum scorzonerifolium* Willd. 的干燥根	含多种三萜类皂苷。另含挥发油、柴胡醇、油酸、亚麻酸等有机酸、α-菠菜甾醇、葡萄糖等成分

考点提示： 常用中药（人参、三七、甘草、黄芪、柴胡）中的主要皂苷类成分

实训任务十二　甘草皂苷的提取分离与检识技术

【实训目的】

1. 熟练掌握从甘草中提取和分离甘草皂苷的技术。
2. 学会甘草酸单钾盐的制备技术。
3. 能够用化学方法、薄层色谱技术检识皂苷类成分。

【实训原理】

甘草是豆科植物甘草属甘草 *Glycyrrhiza uralensis* Fisch. 等的干燥根及根茎，主要有效成分为甘草皂苷（glycyrrhizin），含量为 7%～10%。另外还有黄酮类成分。

甘草皂苷是酸性皂苷，故又称甘草酸，因其有甜味，又称甘草甜素，食品工业用作甜味剂。甘草皂苷水解所得苷元，又称甘草次酸。

甘草皂苷为无色柱状结晶，mp.220℃（分解），$[\alpha]_D^{27}$ +46.2℃（乙醇），易溶于热水，可溶于热稀乙醇，在冷水中溶解度较小，几乎不溶于无水乙醇或乙醚。甘草皂苷常以钾或钙盐形式存在于甘草中，水溶性较强，在水溶液中加稀酸即可游离析出甘草酸，此沉淀易溶于稀氨水中。故可作为甘草皂苷的提取方法。

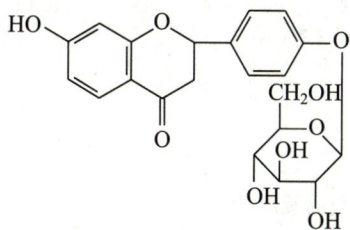

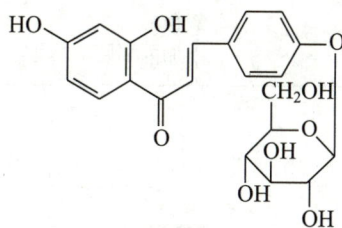

甘草苷 　　　　　　　　　　　　　　　　　　异甘草苷

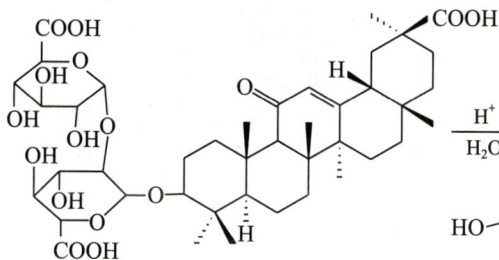

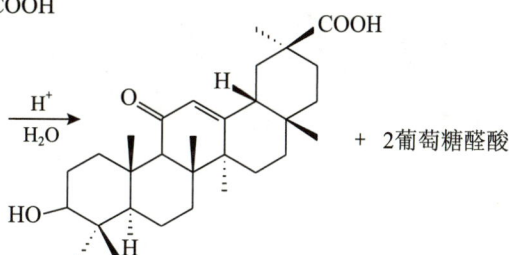

甘草皂苷(甘草酸) 　　　　　　　　　　甘草皂苷元(甘草次酸)

　　甘草皂苷元有两种构型，一种为18α-H型(异甘草次酸)，为白色小片状结晶，mp.283℃，$[\alpha]_D^{20}+140°$(乙醇)；另一种为18β-H型(甘草次酸)，为白色针状结晶，mp.296℃，$[\alpha]_D^{20}+86°$(乙醇)，两种结晶均易溶于三氯甲烷或乙醇。只有18β-H型的甘草皂苷和甘草次酸才具有促肾上腺皮质激素(ACTH)样的生物活性，临床常用于解毒、抗炎及治疗胃溃疡。

知识拓展

甘草的配伍禁忌

　　《神农本草经》把甘草列为"上品"，《本草纲目》称："诸药中甘草为君，治七十二种乳石毒，解一千二百般草木毒，调和众药有功，固有国老之号。"在中医界有"十方九草""无草不成方"之说。现代药理研究证明，甘草不宜与下列药物配伍。

　　(1)碱性药物：甘草酸与有机碱类药物作用会降低溶解度，影响吸收导致药效降低。不宜与黄连素(生物碱类)、四环素类和氨基糖苷类抗生素等同时使用。

　　(2)与阿司匹林配伍可使消化道溃疡的发生率增加。甘草次酸有ACTH作用，而阿司匹林对胃黏膜有刺激作用，两药合用甚至可引起消化道出血。

　　(3)与强心苷类药物配伍可引起中毒。因甘草次酸有去氧皮质酮样作用，能"保钠排钾"，使体内钾离子减少，导致心脏对强心苷的敏感性增加。

　　(4)甘草可以升高血糖，影响甲苯磺丁脲、苯乙双胍、格列本脲的降糖效果。

　　(5)与排钾性利尿药如氢氯噻嗪、呋塞米、乙酰唑胺等合用，能使血清钾离子浓度降低，易加重发生低血钾的危险，增加不良反应，如水肿、血压升高、全身无力，甚至可发生严重低钾性瘫痪。

　　因此，要充分应用中药化学和药理学等学科知识，合理使用甘草，减少不合理的配伍。

【实训操作步骤】

(一)提取与分离

　　将甘草粗粉100g加水煮沸提取3次，滤过，水提液浓缩至原体积的1/3，再用浓硫酸调节至pH值3，放置，滤过，得棕色沉淀，水洗至中性，60℃干燥，得到甘草酸粗品。计算收率。

　　甘草酸不容易精制，一般通过制成钾盐后，才能得到精制品。制备流程如下：

```
                    甘草酸粗品
                     │加丙酮回流提取
          ┌──────────┴──────────┐
          ▼                     ▼
        沉淀                  丙酮液
                               │KOH乙醇液调pH值至弱碱性,析晶
                    ┌──────────┴──────────┐
                    ▼                     ▼
                 丙酮母液          结晶(甘草酸三钾盐)
                                           │干燥
                                        甘草酸三钾盐
                                           │冰醋酸热溶,冷却,析晶
                                ┌──────────┴──────────┐
                                ▼                     ▼
                              乙酸              甘草酸单钾盐
                                                   │75%乙醇溶液重结晶
                                              精制甘草酸单钾盐
```

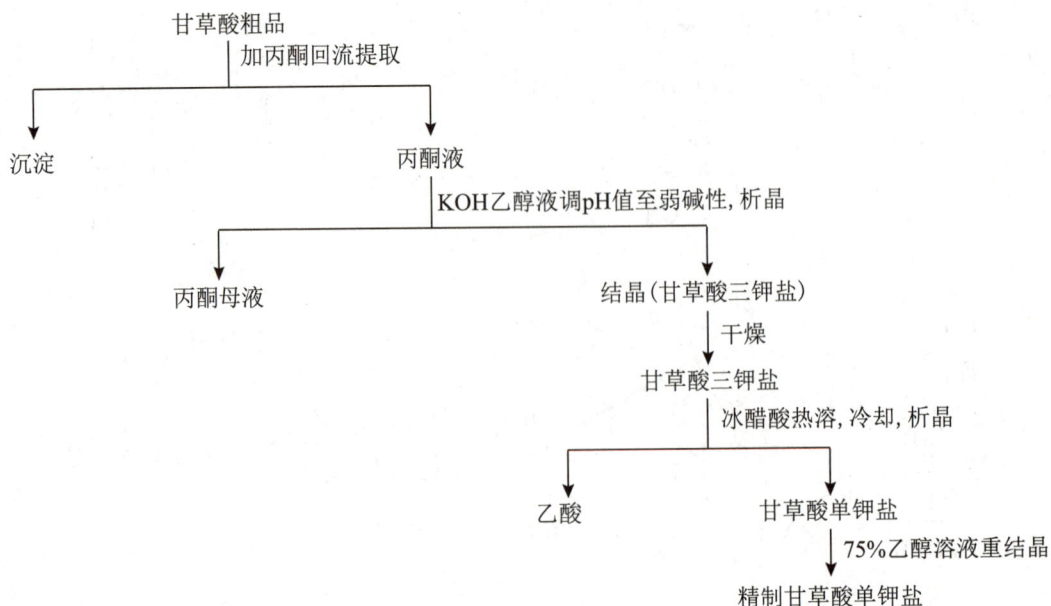

流程说明:甘草酸与氢氧化钾生成甘草酸的三钾盐,在丙酮与乙醇混合溶剂中难溶而析出结晶。此盐溶于热冰醋酸,生成甘草酸的单钾盐。

精制的甘草酸单钾盐为针状结晶,含 5 分子结晶水,mp.212～217℃(分解),$[\alpha]_D^{20}+46.9°$(4%乙醇),易溶于稀碱溶液,冷水(1:50),难溶于甲醇、乙醇。

（二）检识技术

1. 泡沫试验　取 1g 甘草粉末,加水 10ml,煮沸 3 分钟后滤出水液,用力振摇 1 分钟,产生泡沫,放置 15 分钟,观察泡沫量是否减少。

2. 醋酐 - 浓硫酸反应　取甘草皂苷少许溶于醋酸中,加浓硫酸 - 醋酐(1:20)数滴,可出现:黄→红→紫色,渐褪去。

3. 薄层色谱检识

吸附剂:1% 氢氧化钠溶液制备的硅胶 G 板。100℃活化 1 小时后在干燥箱中放置 10～24 小时,(至少需 0.5 小时,并冷至室温)备用。

供试品:取甘草粉末 1g,加乙醚 40ml,加热回流 1 小时,滤过,弃去醚液,药渣加甲醇 30ml,加热回流 1 小时,滤过,滤液蒸干,残渣加水 40ml 使溶解,用正丁醇提取 3 次,每次 20ml,合并正丁醇液,用水洗涤 3 次,弃去水液,正丁醇液蒸干,残渣加甲醇 5ml 使溶解,作为供试品溶液。

对照品:取甘草对照药材 1g,同供试品制备方法制成对照药材溶液。另取甘草酸单铵盐对照品,加甲醇制成对照品溶液(每 1ml 含 2mg),点样 2μl。

展开剂:乙酸乙酯 - 甲酸 - 冰醋酸 - 水(15:1:1:2)。

显色剂:10% 硫酸乙醇溶液,在 105℃加热至斑点显色清晰,置紫外光灯(365nm)下检视。供试品色谱中,在与对照药材色谱相应的位置上,显相同颜色的荧光斑点;在与对照品色谱相应的位置上,显相同的橙黄色荧光斑点。

【实训注意事项】
1. 粗甘草酸沉淀必须充分洗涤至中性,以免影响下一步提取。
2. 甘草酸粗品干燥时应经常翻动粉碎。

【实训思考】
1. 检识皂苷的化学方法还有哪些,写出对本次实训中学习皂苷化学检识的体会。
2. 试设计提取分离甘草皂苷元的流程并说明原理。

【实训评价】

项目	内容	分值	得分
准备	着实验室工作衣帽；实验仪器准备齐全；药材称取规范、称量准确；试剂选择合理；操作环境符合要求	5	
药材预处理	药材预处理合乎技能内容要求，操作规范	15	
药材提取	正确选取水提容器装置，规范组装，选择电炉加热煎煮，加水量合适，煎煮火候把握恰当	15	
提取液处理	提取液合并转移操作规范，酸沉操作娴熟规范，水洗干燥等衔接有序	15	
精制分离	依次按回流提取→加碱调 pH 值→结晶→分离干燥→重结晶进行规范操作，动作娴熟，安排合理	15	
化学检识	选择合适的化学试剂进行检识，操作合理，动作规范	10	
色谱检识	试样配制合理；能正确进行薄层色谱操作	10	
实训记录	及时记录现象和结果，记录规范，书写清晰	5	
清场	按规程清洁仪器，清理现场；仪器和试剂有序归类放置	5	
总体安排	整个技能操作过程安排合理有序，思路清晰	5	
总分		100	

实训任务十三　穿山龙中薯蓣皂苷元的提取分离与检识技术

【实训目的】

1. 熟练掌握从穿山龙中提取和分离薯蓣皂苷元的技术。
2. 能够用化学方法、薄层色谱技术检识薯蓣皂苷元。

【实训原理】

穿山龙为薯蓣科薯蓣属植物穿龙薯蓣（*Dioscorea nipponica* Makino）的干燥根茎，具有祛风除湿、舒筋通络、活血止痛、止咳平喘的功效，临床上常用于治疗风湿痹病、关节肿胀、疼痛麻木、咳嗽气喘等。穿山龙及薯蓣属植物根茎都含有大量的薯蓣皂苷，其苷元俗称薯蓣皂素，是制药工业中合成甾体激素和甾体避孕药的重要原料。

知识拓展

薯蓣皂苷的工业用途

现代制药工业需要大量天然薯蓣皂苷，因其苷元的侧链经酸、铬酐等试剂处理可以被降解，生成醋酸孕甾双烯醇酮，为合成各类甾体激素的重要中间体。

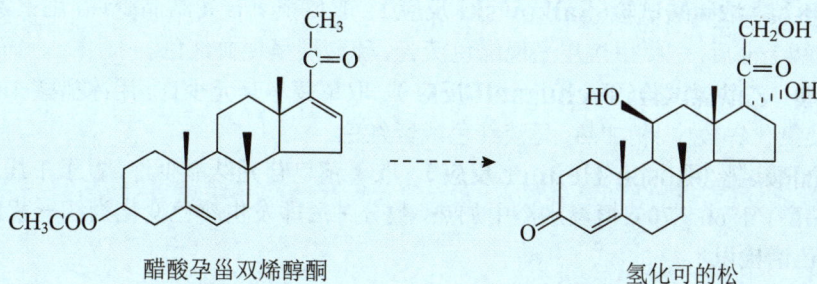

醋酸孕甾双烯醇酮　　　　　　　氢化可的松

薯蓣皂苷是单糖链苷（$C_{45}H_{72}O_{16}$），属异螺旋甾烷型甾体皂苷（结构式见表8-1），分子中无羧基，为中性皂苷。为白色针状结晶或无定形粉末，mp.275～277℃（分解），可溶于甲醇、乙醇、醋酸，微溶于丙酮、戊醇，难溶于石油醚、苯，不溶于水。

薯蓣皂苷元（$C_{27}H_{42}O_3$）为白色结晶性粉末，mp.204～207℃，可溶于乙醚、石油醚等亲脂性有机溶剂及醋酸中，不溶于水。

穿山龙药材中的薯蓣皂苷经稀酸水解或酶水解可得薯蓣皂苷元和糖。因薯蓣皂苷元不溶于水，水解后仍存在于药材组织中，故可用有机溶剂（如石油醚）直接从水解后的原料中提取出来。

【实训操作步骤】

（一）提取与分离

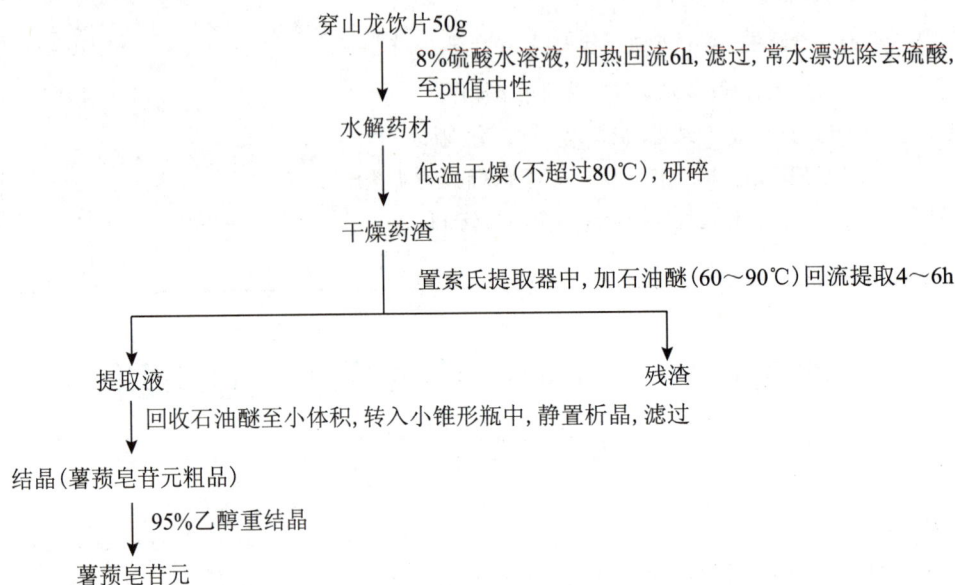

穿山龙饮片50g
↓ 8%硫酸水溶液，加热回流6h，滤过，常水漂洗除去硫酸，至pH值中性
水解药材
↓ 低温干燥（不超过80℃），研碎
干燥药渣
↓ 置索氏提取器中，加石油醚（60～90℃）回流提取4～6h
├── 提取液　　　　　　　　残渣
↓ 回收石油醚至小体积，转入小锥形瓶中，静置析晶，滤过
结晶（薯蓣皂苷元粗品）
↓ 95%乙醇重结晶
薯蓣皂苷元

（二）薯蓣皂苷与皂苷元的检识

1．泡沫试验　取穿山龙的水浸出液2ml，置小试管中，用力振摇1分钟，应产生多量泡沫，放置10分钟，泡沫量应无显著变化。

2．溶血试验　取清洁试管2支，其中1支加入蒸馏水0.5ml为对照管，另1支加入穿山龙的水浸液0.5ml，然后分别加入0.8%氯化钠水溶液0.5ml，摇匀，再加入2%红细胞悬浮液1ml，充分摇匀，观察，判断溶血现象。

全部溶血：试管中溶液为透明的鲜红色，管底无红色沉淀物。

不溶血：试管中溶液透明但无色，管底沉着大量红细胞，振摇立即发生混浊。

3．醋酐-浓硫酸试验（Liebermann-Burchard反应）　取薯蓣皂苷元结晶少许，置白磁板上，加醋酐试剂20滴溶解，再滴加1滴浓硫酸试剂，观察颜色，逐渐发生黄→红→紫→蓝的变化，放置后变污绿色，最后褪色。

4．三氯甲烷-浓硫酸试验（Salkowski反应）　取薯蓣皂苷元结晶少许，用三氯甲烷1ml溶解，加入浓硫酸1ml后，三氯甲烷层呈现绿色荧光，硫酸层呈现血红色。

5．冰醋酸-乙酰氯试验（Tschugaeff反应）　取薯蓣皂苷元少许，用冰醋酸1ml溶解，加入乙酰氯数滴及氯化锌数粒，稍加热，呈淡红色或紫红色。

6．三氯醋酸试验（Rosen-Heimer反应）　取薯蓣皂苷元结晶少许，置于干燥试管中，加等量固体三氯醋酸，于60～70℃恒温水浴中加热，数分钟后即发生颜色变化为红→紫色。

7．薄层色谱检识

吸附剂：硅胶G-CMC-Na薄层板。

样品：1%自制薯蓣皂苷元的乙醇液。

对照品：1%薯蓣皂苷元对照品的乙醇液。

展开剂：石油醚（60～90℃）-乙酸乙酯（7∶3）。

显色剂：5%磷钼酸乙醇试剂，喷雾后加热，显蓝色斑点。

【实训注意事项】

1. 原料经酸水解后应充分洗涤呈中性，以免烘干时炭化。

2. 在干燥水解后的原料时，应注意压散团块和多翻动，以便快速干燥。

3. 在连续回流提取过程中，由于使用的石油醚极易挥发损失，故水浴温度不宜过高，能使石油醚微沸即可。此外可加快冷凝水的流速，以增强冷凝效果。

4. 可采用旋转蒸发器回收石油醚，在减压下进行操作，既简便又快速。

5. 固体三氯醋酸腐蚀性强，注意勿与皮肤接触，取用后的角匙立即清洗。

【实训思考】

1. 甾体皂苷可用哪些反应进行检识？

2. 试设计一种从穿山龙中提取薯蓣皂苷的工艺流程，并说明提取分离原理。

3. 用石油醚作提取溶剂，操作中应注意哪些事项？

【实训评价】

项目	内容	分值	得分
准备	着实验室工作衣帽；实验仪器准备齐全；药材称取规范、称量准确；试剂选择合理；操作环境符合要求	5	
药材处理	药材酸水解处理合乎技能内容要求，操作规范	15	
索氏提取	熟练组装索氏提取器，按由下向上顺序组装，冷凝水下进上出；加入适量提取溶剂；选择电热套或水浴进行加热提取	15	
结晶分离	提取液回收溶剂，结晶分离操作规范，动作熟练	15	
重结晶分离	重结晶溶剂选择合理，重结晶操作规范，动作娴熟，姿势大方，安排合理	15	
化学检识	选择合适的化学试剂进行检识，操作准确合理，动作规范	10	
色谱检识	试样配制合理；能正确进行薄层色谱操作	10	
实训记录	及时记录现象和结果，记录规范，书写清晰	5	
清场	按规程清洁仪器，清理现场；仪器和试剂有序归类放置	5	
总体安排	整个技能操作过程安排合理有序，思路清晰	5	
总分		100	

（王甫成）

？ 复习思考题

1. 按皂苷元化学结构不同可将皂苷化合物分为哪几类？

2. 简要叙述五环三萜类皂苷的结构异同点。

3. 可采用哪些常用试验检测药材中含有皂苷类成分？

4. 皂苷溶血作用的原因及表示方法是什么？含有皂苷的药物临床应用时应注意什么？

ER-8-6

扫一扫，测一测

项目九　强心苷类化合物

1. 掌握强心苷的结构与分类;强心苷的水解性与化学检识方法。
2. 熟悉强心苷的性状与水溶性。
3. 了解强心苷提取分离方法;强心苷在植物中的分布及存在形式。
4. 学会从毛花洋地黄中提取强心苷成分。
5. 提高思想政治素质,认真学好专业知识,全心全意为患者健康服务。

情境导学:

　　罗布麻,为夹竹桃科罗布麻属植物,素有"仙草"之称,《本草纲目》《救荒本草》等古籍记载,罗布麻有平心悸、止眩晕、消痰止咳、强心利尿之功效。现代研究证明,罗布麻根中含有的 K- 毒毛旋花子次苷 -β 及毒毛旋花子苷元等强心苷类成分,有明显的强心作用。与此相类似的还有从毛花洋地黄中提取的地高辛、去乙酰毛花苷,黄花夹竹桃中得到的黄夹苷甲、黄夹苷乙等成分,均可制成一定制剂用于临床治疗慢性心功能不全及节律性障碍等心脏疾病。

　　问题: 这类作用于心脏疾病的化学成分具有怎样的结构特点和理化性质?如何从植物体中提取分离得到?

　　强心苷(cardiac glycoside)是存在于生物体中的一类具有强心作用的甾体苷类。能加强心肌收缩力,减慢窦性频率,影响心肌电生理特性,用来治疗充血性心力衰竭和节律障碍等心脏疾病,同时能兴奋延髓催吐化学感受区和影响中枢神经系统,引起恶心、呕吐等胃肠反应,并能产生眩晕、头痛等症。一些强心苷有细胞毒素的活性,对动物肿瘤有抑制作用。

　　强心苷在植物界分布比较广泛,主要存在于夹竹桃科、玄参科、百合科、萝藦科、十字花科、毛茛科、卫矛科、大戟科、桑科等十几个科的 100 多种植物中,并且常存在于一些有毒的植物中,如毒毛旋花、狭叶毛地黄、紫花洋地黄、黄花夹竹桃、铃兰、海葱、羊角拗等植物中均发现了强心苷类化合物。

　　强心苷主要分布于植物体的花、叶、种子、鳞茎、树皮和木质部等组织器官中。在同一植物体中往往含有几个甚至几十个结构与理化性质相似的强心苷,同时原生苷可被酶水解成多种次生苷,使植物体中强心苷类化合物的种类增多。目前在动物体中尚未发现强心苷类化合物。中药蟾酥中的强心成分,是蟾毒配基与脂肪酸形成的酯类甾体化合物,不属于苷类,因毒性较大,一般不用作强心药,多用于解毒消肿。

强心苷类药物的沿革

　　3000 年前,古埃及人已知多种含强心苷的药用植物。18 世纪末,英格兰医师、植物学家 W. Withering 著书论述洋地黄后,洋地黄制剂得到广泛应用。其中洋地黄毒苷、地高辛、去乙酰毛花苷丙等,取自玄参科植物紫花洋地黄及狭叶毛地黄;毒毛花苷 K 取自夹竹桃科植物毒毛旋花的种子;黄夹苷取自夹竹桃科植物黄花夹竹桃;羊角拗苷取自夹竹桃科植物羊角拗;铃兰毒苷取自百合科植物铃兰(君影草)。福寿草、罗布麻、万年青及夹竹桃等亦含强心苷。

　　目前临床上常用的强心苷是洋地黄类及毒毛花苷 K 等。强心苷是治疗心力衰竭的重要药物之一。但这些药物的治疗量与中毒量接近,易引起中毒乃至死亡。强心苷类在避光处及 pH 值低的条件下容易保存,有效期为 1～5 年。科学家正在进行结构修饰(改造)工作,努力探寻毒性低、疗效高的新药。

考点提示: 强心苷的结构特征与分类

一、结 构 分 类

　　强心苷是由强心苷元与糖缩合形成的甾体苷类化合物,根据结构中甾体部分的不同,可分为甲型强心苷和乙型强心苷;根据甾体与糖连接方式不同,可分为Ⅰ型、Ⅱ型和Ⅲ型强心苷。

(一)苷元部分

　　天然存在的强心苷甾体母核 A/B 环多为顺式(5β-H),少数为反式(5α-H);B/C 环都为反式稠合;C/D 环都为顺式稠合(C_{14} 取代基为 β- 构型),C/D 环若为反式稠合则无强心活性。

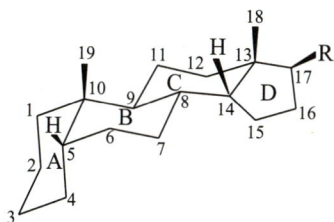

A/B 顺式　C/D 顺式　　　　　　　A/B 反式　C/D 顺式

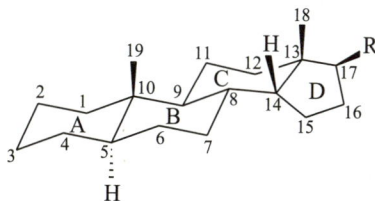

　　C_{17} 位连接五元不饱和内酯环($\Delta^{\alpha\beta}\gamma$- 内酯),称强心甾烯类(cardenolide)即甲型强心苷元;连接六元不饱和内酯环($\Delta^{\alpha\beta,\gamma\delta}\delta$- 内酯),称海葱甾二烯类(scillanolides)或蟾蜍甾二烯类(bufanolide),即乙型强心苷元。

　　自然界中常见的为甲型强心苷,如夹竹桃苷元(oleandrigenin)、洋地黄毒苷元(digitoxigenin),少数为乙型强心苷元,如绿海葱苷元(scilliglaucosidin)、蟾毒素(bufotoxin)(表 9-1)。

(二)糖的部分

　　强心苷中的糖类,根据糖分子中 C_2 是否含有氧原子,可分为 2- 羟基糖(α- 羟基糖)和 2- 去氧糖(α- 去氧糖)两种类型。2- 去氧糖是强心苷类特有的糖,是区别于其他苷类成分的一个重要特征。

　　2- 羟基糖是指 C_2 位有氧原子的糖,此类糖包括非去氧糖(如葡萄糖)、6- 去氧糖和 6- 去氧糖 -3- 甲醚三类;2- 去氧糖是指 C_2 位无氧原子的糖类,主要是 2,6- 二去氧糖和 2,6- 二去氧糖 -3- 甲醚(表 9-2)。

表 9-1　强心苷元的结构类型及特点

结构类型	结构特点	实例
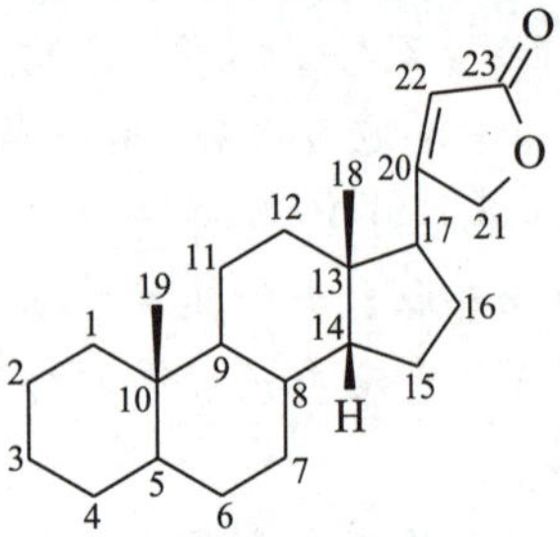 强心甾烯类（甲型苷元）	C_{17} 位连接五元不饱和内酯环（$\Delta^{\alpha\beta}\gamma$- 内酯）	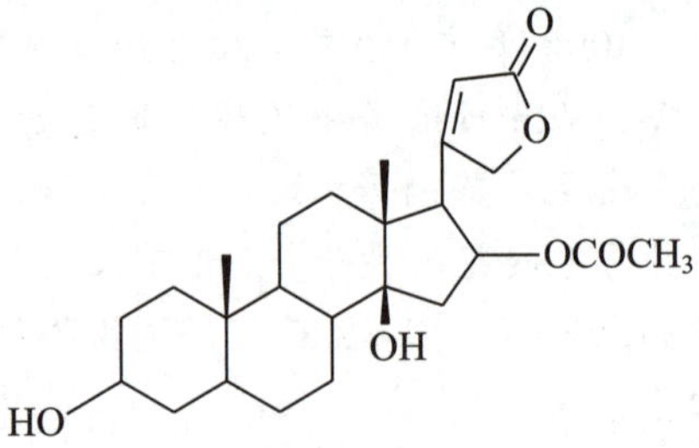 夹竹桃苷元
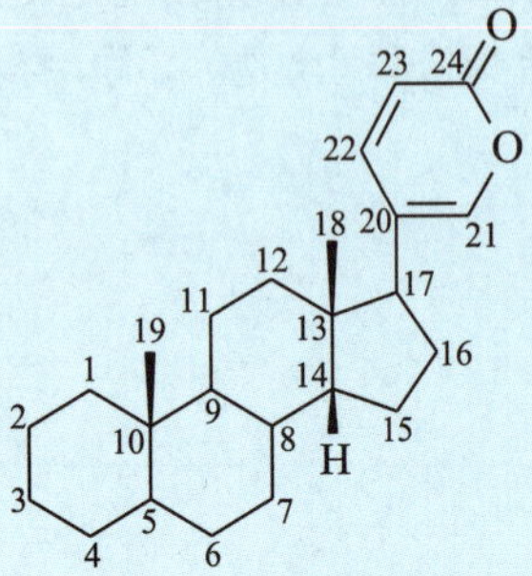 海葱甾二烯类（乙型苷元）	C_{17} 位连接六元不饱和内酯环（$\Delta^{\alpha\beta、\gamma\delta}\delta$- 内酯）	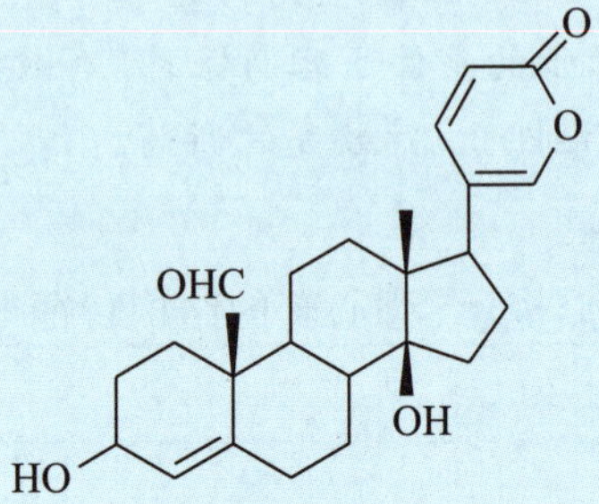 绿海葱苷元

表 9-2　强心苷中糖的结构类型及特点

结构类型	结构特点		实例
2- 羟基糖（α- 羟基糖）	非去氧糖	C_2 位有氧原子	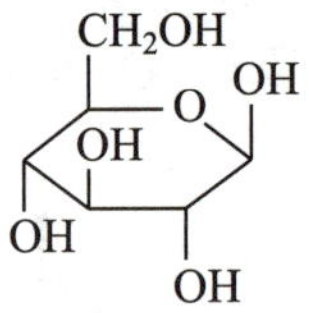 D- 葡萄糖
	6- 去氧糖		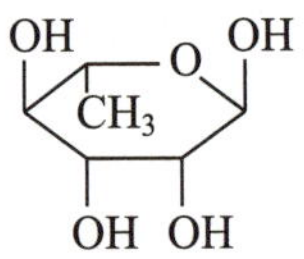 L- 鼠李糖　　D- 洋地黄糖　　L- 黄花夹竹桃糖
2- 去氧糖（α- 去氧糖）	2, 6- 二去氧糖	C_2 位无氧原子	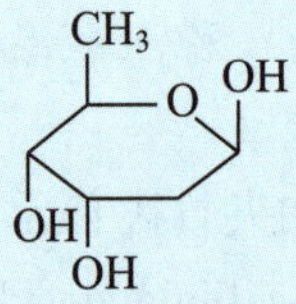 D- 洋地黄毒糖　　D- 加拿大麻糖　　L- 夹竹桃糖

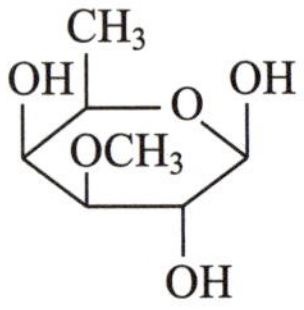

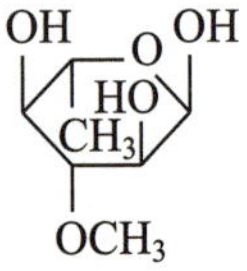

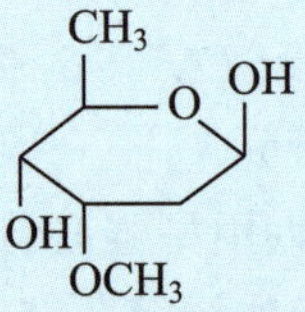

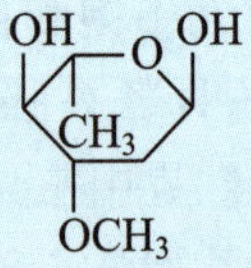

（三）糖与苷元的连接方式

根据苷元 C_3 位羟基与糖的连接方式不同,可将强心苷分为三类:Ⅰ型、Ⅱ型、Ⅲ型。植物中以Ⅰ型、Ⅱ型较多,Ⅲ型较少。

1. Ⅰ型强心苷　苷元 C_3-O-(2, 6- 二去氧糖)$_x$-(D- 葡萄糖)$_y$,如紫花洋地黄苷 A（purpurea glycoside A）和毒毛花苷 K（strophanthink）。

(洋地黄毒糖)$\frac{4}{3}$——^{1}葡萄糖

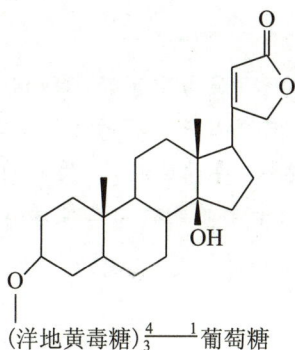

紫花洋地黄苷 A

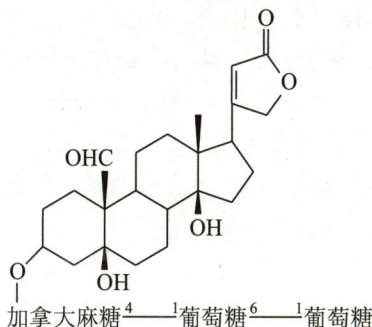

毒毛花苷 K

加拿大麻糖^4——^{1}葡萄糖^6——^{1}葡萄糖

2. Ⅱ型强心苷　苷元 C_3-O-(6-去氧糖)$_x$-(D-葡萄糖)$_y$，如黄花夹竹桃苷 A（thevetin A）和乌本苷（ouabain，作为测定强心苷生物效价的标准品）。

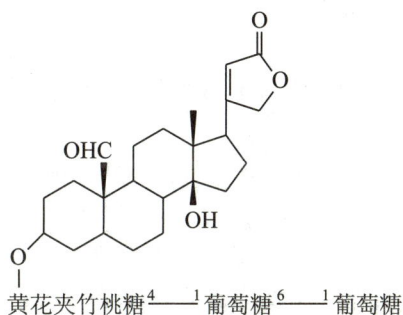

黄花夹竹桃糖^4——^{1}葡萄糖^6——^{1}葡萄糖

黄花夹竹桃苷 A

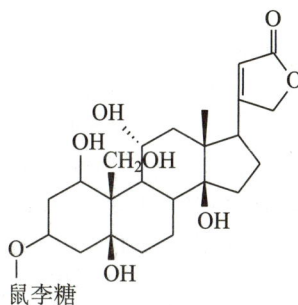

鼠李糖

乌本苷

3. Ⅲ型强心苷　苷元 C_3-O-(D-葡萄糖)$_x$，如绿海葱苷（scilliglaucoside）。

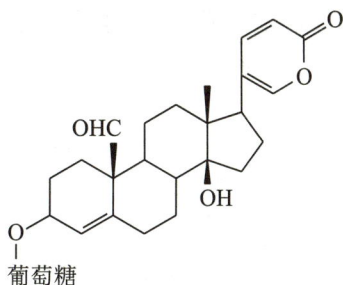

葡萄糖

绿海葱苷

知识链接

强心苷的结构和强心作用的关系

强心苷的强心作用与甾体母核的立体结构、取代基及分子的极性有关。

1. 甾体母核的立体结构　A/B 环为顺式结构的甲型强心苷元，C_3 羟基必须是 β-构型，α-构型无活性；A/B 环为反式结构的甲型强心苷元，C_3 羟基是 β-构型、α-构型均有活性。若 C/D 环为顺式稠合，具有强心活性；若 C/D 环为反式稠和或 C_{14} 羟基与邻位氢原子脱水形成脱水苷元，强心活性消失。

2. 取代基　C_{17} 位取代基对强心活性影响较大，若 C_{17} 位为 β-构型的不饱和内酯环时，强心作用较强；为 α-构型或内酯环水解开环，强心作用降低或消失；若内酯环中的不饱和双键被饱和，强心作用和毒性明显减弱，安全范围增大，在临床上有一定实用价值。乙型强心苷元的毒性大于甲型强心苷元。

3. 强心苷的极性　强心苷的极性可以改变强心苷的水 / 油分配系数，影响强心苷对心肌细胞膜上类脂质的亲和力，进而影响强心作用的强度。若强心苷含有的 2,6- 二去氧糖数目愈多，亲脂性愈强，对心肌亲和力也强，其强心作用也越强，毒性也越强；反之葡萄糖分子数目愈多，极性愈强，活性与毒性愈低，有希望发展成为较安全的药物。乙型强心苷的毒性规律为：苷元＞单糖苷＞双糖苷。

二、理 化 性 质

（一）性状

强心苷类化合物多为无色晶体或无定形粉末，具有旋光性，对黏膜有刺激性。C_{17} 侧链为 β- 构型者味苦，有生物活性；而 α- 构型无苦味，也无生物活性。

（二）溶解性

强心苷一般可溶于水、甲醇、乙醇、丙酮等极性溶剂，微溶于乙酸乙酯、含醇三氯甲烷，难溶于乙醚、苯、石油醚等非极性溶剂。

强心苷的溶解性与其所含糖基的种类、数目及苷元上取代基的种类、数目和位置有关。一般来说，强心苷分子中羟基数越多，极性越强，在水中溶解度越大；反之，则极性弱，在水中溶解度越小。如原生苷比相应次生苷和苷元的亲水性强，可溶于水，难溶于亲脂性有机溶剂。但洋地黄毒苷虽是三糖苷，因所含糖均为 α- 去氧糖（洋地黄毒糖），整个分子中只有 5 个羟基，所以极性小，亲脂性强，难溶于水（1：100 000），而易溶于三氯甲烷（1：40）；乌本苷虽是单糖苷，只含有一个鼠李糖（6- 去氧糖），但分子中却有 8 个羟基，极性大，易溶于水（1：75），难溶于三氯甲烷。

（三）水解性

强心苷中苷键可被酸、酶水解成次生苷或苷元，分子中的内酯环和其他酯键可被碱水解，水解反应是研究强心苷的化学组成及改造强心苷结构的重要手段。

1. 酸水解　根据水解条件的不同，可分为温和酸水解法和强烈酸水解法。

（1）温和酸水解：用稀酸 0.02～0.05mol/L 的盐酸或硫酸，在含水乙醇中经短时间加热回流，能使苷元与 2- 去氧糖之间的苷键、相邻 2- 去氧糖之间的糖苷键水解；2- 去氧糖与 2- 羟基糖、相邻 2- 羟基糖之间的糖苷键不被水解。因此，温和酸水解可使Ⅰ型强心苷水解成苷元、一个或几个 2- 去氧糖单糖及含一个 2- 去氧糖分子的低聚糖；Ⅱ型、Ⅲ型强心苷在此条件下不发生水解。

紫花洋地黄苷A　　　　　　　　　　　　　　毒毛花苷K

[洋地黄毒苷元-(洋地黄毒糖)₃-葡萄糖]　　　[毒毛旋花子苷元-加拿大麻糖-葡萄糖]

稀酸　　[H₂O]　　　　　　　　　　　　　稀酸　　[H₂O]

↓　　　　　　　　　　　　　　　　　　　↓

洋地黄毒苷元+2洋地黄毒糖+洋地黄毒糖-葡萄糖　　毒毛旋花子苷元+加拿大麻糖-葡萄糖

温和酸水解法的优点是对苷元影响较小，不会引起脱水反应，对不稳定的 α- 去氧糖亦不致分解。但不适用于 16 位有甲酰基的洋地黄强心苷类，因为在此条件下，甲酰基很易水解，得不到原来的苷元，所以对此类苷需采用更温和的水解条件。

（2）强烈酸水解法：用 3%～5% 的盐酸或硫酸在含水乙醇中加温加压，由于水解条件较剧烈，可水解所有的苷键、糖苷键，同时使苷元结构发生脱水反应。水解产物包括若干个单糖和脱水苷元，如黄花夹竹桃苷 A 在此条件下的水解。

ER-9-4

强心苷的温和酸水解

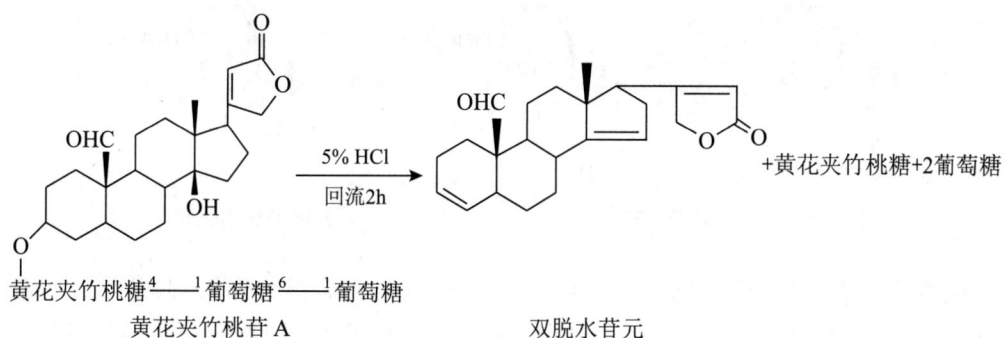

黄花夹竹桃苷 A   双脱水苷元

（3）氯化氢丙酮法（Mannich 或 Siewert 法）：在强心苷的丙酮溶液中加入 1% 氯化氢试剂，于 20℃放置 2 周，强心苷可水解成原生苷元和糖的衍生物。此法适用于易溶于丙酮的单糖苷，例如用此法水解铃兰毒苷。

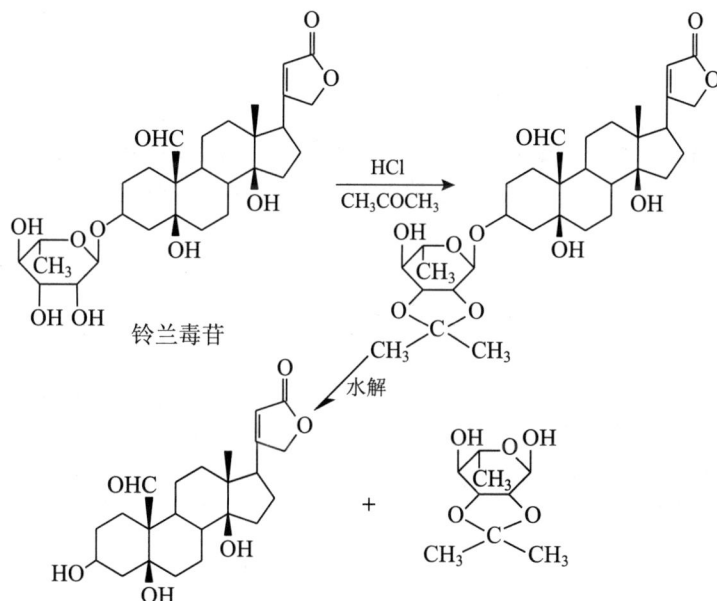

2. 碱水解 强心苷分子中的内酯键、酰基在不同的碱性条件下，可以发生水解、双键转位及异构化等反应。

（1）酰基的水解：采用碳酸氢钠、碳酸氢钾处理可水解 2- 去氧糖上的酰基；氢氧化钙、氢氧化钡能水解强心苷分子中所有的酰基，但不会使内酯键水解。

（2）内酯键的水解：氢氧化钠或氢氧化钾的水溶液，加热，可使内酯键水解开裂，加酸后又环合成内酯键，该水解条件比较强烈，同时水解所有的酰基。

（3）甲型强心苷在氢氧化钠或氢氧化钾的醇溶液中，$\Delta^{\alpha\beta}\gamma$- 内酯可发生双键转位，生成活性亚甲基、内酯型异构化苷及开链异构化苷（开链异构化苷酸化后不再形成内酯键），活性亚甲基可与某些试剂缩合显色，用于定性检识。乙型强心苷在此条件，只能使内酯键水解，不产生活性亚甲基及异构化苷。

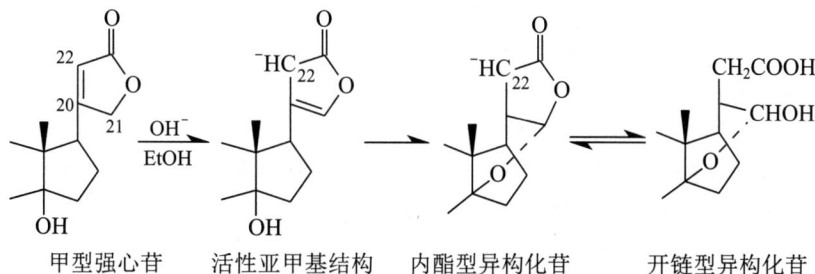

甲型强心苷   活性亚甲基结构   内酯型异构化苷   开链型异构化苷

乙型强心苷   开链型异构化苷

3. 酶水解 在含强心苷的植物中,存在水解 β-D- 葡萄糖苷键的酶,无水解 2- 去氧糖的酶,所以酶水解只能水解除去分子中的葡萄糖,保留 2- 去氧糖部分,生成次生苷。如毛花洋地黄苷丙经酶水解生成了次生苷。

毛花洋地黄苷丙

[异羟基洋地黄毒苷元-(洋地黄毒糖)$_3$-β-D葡萄糖]

↓β-D-葡萄糖酶

异羟基洋地黄毒苷元-(洋地黄毒糖)$_3$+葡萄糖

酶水解具有专属性,不同的酶可水解不同的苷键。在分离强心苷时,常得到一系列的同一苷元的苷类,它们的区别在于 D- 葡萄糖的个数不同,可能是由于水解酶的作用所致。如 K- 毒毛旋花子苷的酶水解过程。

K-毒毛旋花子苷

(毒毛旋花子苷元-加拿大麻糖^4——$^1\beta$-D葡萄糖^6——$^1\beta$-D-葡萄糖)

β-D-葡萄糖苷酶	毒毛旋花子双糖酶
↓	↓
K-毒毛旋花子次苷-β+β-D-葡萄糖	加拿大麻苷+(D-葡萄糖)$_2$
(毒毛旋花子苷元-加拿大麻糖-β-D-葡萄糖)	(毒毛旋花子苷元-加拿大麻糖)

除了植物体中共存的酶以外,一些生物体中的酶,也能使强心苷中的苷键水解。如来源于动物脏器和蜗牛的消化液、紫苜蓿和一些霉菌中的水解酶,能将强心苷的糖链逐步水解,直至得到苷元。该方法常用于研究强心苷的结构。

三、提取与分离

(一)提取技术

由于强心苷在植物体中的含量较低,总苷含量常低于 1%;同一植物中又可能含有几个甚至几十个结构、性质相似的强心苷类化合物,又由于强心苷常与糖类、皂苷、色素、鞣质等化学成分共存,使强心苷在多种溶剂中的溶解度受到影响;另一方面,由于强心苷在提取分离过程中,易发生水解、脱水和异构化等反应,使生物活性降低;以上诸多因素给强心苷的提取分离带来很大困难。

1. 原生苷的提取技术 强心苷虽有亲脂性苷、弱亲脂性苷及水溶性苷之分,但都可以溶解在亲水性有机溶剂中,如 70%～80% 的乙醇进行提取,既可提高提取效率,又可以破坏酶的活性。如从毛花洋地黄叶中提取强心苷总苷采用 70% 的热乙醇(60℃)渗漉法提取。当原料中含脂类杂质较多时,可先用石油醚或汽油脱脂后再提取。

2. 次生苷的提取技术 提取次生苷时,可采用 40℃发酵酶解或适当的化学方法水解原生苷后,再用 70%～80% 的乙醇进行提取。如地高辛的提取,先将毛花洋地黄叶加等量水 40℃发酵酶解 20 小时,再用 80% 的乙醇回流提取。

（二）分离技术

分离强心苷可以采用重结晶法、溶剂萃取法、逆流分溶法和色谱分离法。在大多数情况下需要采用多种方法配合使用，反复分离才能得到单体。含量较高的成分，可选用适当的溶剂，反复重结晶得到单体；也可以利用强心苷在两相溶剂中分配系数不同而达到分离。如毛花洋地黄总苷中苷甲、苷乙在三氯甲烷中溶解度大于苷丙，因此可利用两相溶剂萃取法进行分离。

利用色谱法可以得到纯度较高的强心苷。吸附色谱法常用于分离亲脂性强心苷，一般用硅胶为吸附剂，苯 - 甲醇、三氯甲烷 - 甲醇作流动相进行梯度洗脱；对极性较大的强心苷可用硅胶、硅藻土、纤维素为支持剂的分配色谱法，以三氯甲烷 - 甲醇 - 水、乙酸乙酯 - 甲醇 - 水作流动相进行梯度洗脱；高效液相色谱法在分离复杂组分及低含量强心苷的工作中起很大作用。

知识链接

毛花洋地黄中的强心苷

毛花洋地黄 Digitalis lanata Ehrh. 在临床应用已有百年历史，至今仍是治疗心力衰竭的有效药物。其叶中含有三十多种强心苷类化合物。其中属于原生苷化合物的有毛花洋地黄苷甲、乙、丙、丁和戊（lanatoside A、B、C、D、E），并以毛花洋地黄苷甲和苷丙含量较高，含量分别为总苷的47%和37%。毛花洋地黄苷丙水解去乙酰基产物，通用名为去乙酰毛花苷；地高辛（digoxin）是毛花洋地黄苷丙的次级苷。

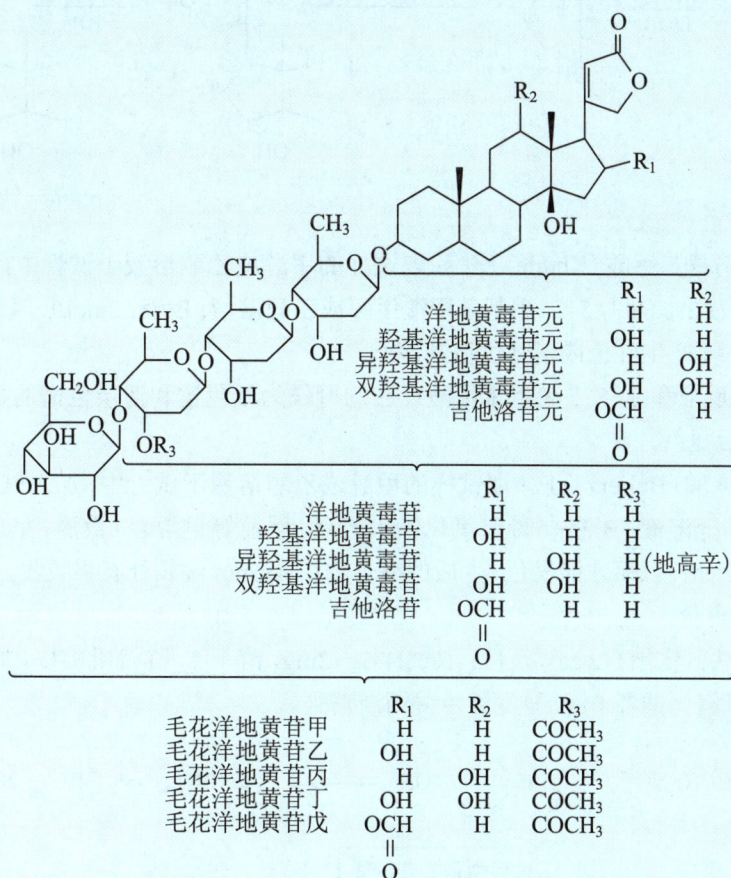

	R_1	R_2	
洋地黄毒苷元	H	H	
羟基洋地黄毒苷元	OH	H	
异羟基洋地黄毒苷元	H	OH	
双羟基洋地黄毒苷元	OH	OH	
吉他洛苷元	OCH=O	H	

	R_1	R_2	R_3
洋地黄毒苷	H	H	H
羟基洋地黄毒苷	OH	H	H
异羟基洋地黄毒苷	H	OH	H（地高辛）
双羟基洋地黄毒苷	OH	OH	H
吉他洛苷	OCH=O	H	H

	R_1	R_2	R_3
毛花洋地黄苷甲	H	H	$COCH_3$
毛花洋地黄苷乙	OH	H	$COCH_3$
毛花洋地黄苷丙	H	OH	$COCH_3$
毛花洋地黄苷丁	OH	OH	$COCH_3$
毛花洋地黄苷戊	OCH=O	H	$COCH_3$

洋地黄毒苷（digitoxin）亲脂性较强，口服吸收完全，作用缓慢而持久，多口服用于慢性病例。地高辛在 C_{12} 位引入羟基，亲脂性降低，口服不易吸收，一般静脉注射作用迅速，用于急性病例。去乙酰毛花苷比毛花洋地黄苷丙少1个乙酰基，亲脂性太强，口服吸收也差，如果加入10%乙醇制成灭菌溶液，则适用于注射，起效快，是一种速效强心苷类药物。

四、检 识 技 术

（一）化学检识技术

强心苷的显色反应与甾体母核、五元不饱和内酯环、2- 去氧糖等结构有关。

1. 五元不饱和内酯环的显色反应　甲型强心苷类 C_{17} 位上的五元不饱和内酯环，在碱性醇溶液中，双键发生转位，产生 C_{22} 活性亚甲基，活性亚甲基上的活性氢原子能与活性亚甲基试剂反应而显色。乙型强心苷不能产生活性亚甲基，因此无此类反应。

（1）间二硝基苯（Raymond）反应：取试样约 1mg，用适量的 50% 乙醇溶解后加间二硝基苯乙醇液 0.1ml，摇匀，再加 20% 氢氧化钠溶液 0.2ml，呈紫红色。

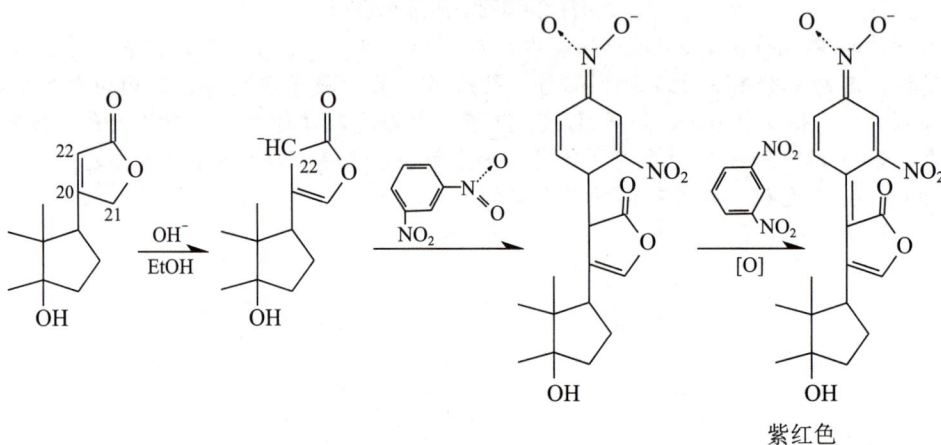

紫红色

（2）3，5 二硝基苯甲酸（Kedde）反应：取试样的甲醇或乙醇溶液于试管中，加入 3，5 二硝基苯甲酸试剂（A 液：2% 的 3，5- 二硝基苯甲酸甲醇或乙醇溶液；B 液：2mol/L 氢氧化钾溶液，用前等量混合）3～4 滴，产生红色或紫红色溶液。

间二硝基苯反应和 3，5 二硝基苯甲酸反应均可作为纸色谱和薄层色谱的显色剂，喷雾后显紫红色，几分钟后褪色。

（3）碱性苦味酸（Baljet）反应：取试样的甲醇或乙醇溶液于试管中，加入碱性苦味酸试剂（A 液：1% 苦味酸乙醇溶液；B 液：5% 氢氧化钠水溶液，用前等量混合）数滴，呈现橙色或橙红色，反应有时需要 15 分钟以后才能显色，生成的缩合物在 485nm 波长处有强吸收。可用此性质测定强心苷类药物的含量。

（4）亚硝酰铁氰化钠（Legal）反应：取试样 1～2mg，溶于 2～3 滴吡啶中，加 3% 亚硝酰铁氰化钠和 2mol/L 氢氧化钠各 1 滴，呈深红色并渐渐消失。

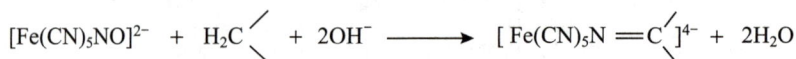

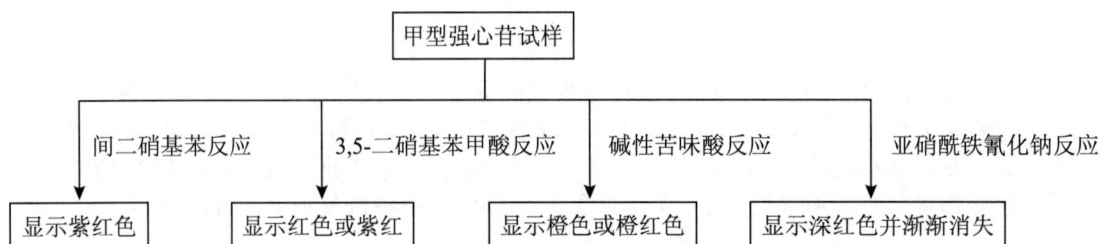

$$[Fe(CN)_5NO]^{2-} + H_2C \diagdown + 2OH^- \longrightarrow [Fe(CN)_5N=C \diagup]^{4-} + 2H_2O$$

2.2-去氧糖的显色反应　由于只有 I 型强心苷含有 2-去氧糖，故此类反应仅用于 I 型强心苷的检识。

（1）三氯化铁-冰醋酸（Keller-Kiliani，简称 K-K）反应：取试样 1mg 溶于 5ml 冰醋酸中，加 1 滴 20% 三氯化铁溶液，沿试管壁缓缓加入 5ml 浓硫酸，观察界面和醋酸层的颜色变化，如有游离的 2-去氧糖存在，醋酸层渐呈蓝或蓝绿色。界面的颜色随苷元羟基、双键的位置和数目不同而异，可显红色、绿色、黄色等，界面的呈色是由于浓硫酸的作用，久置后因碳化作用均转为暗色。

此反应为 2-去氧糖的特征反应，只对游离的 2-去氧糖或在此条件下能水解产生游离 2-去氧糖的强心苷显色。但对 2-去氧糖和葡萄糖或其他羟基糖连接的二糖苷或三糖苷及乙酰化的 2-去氧糖在此反应条件下不能水解生成 2-去氧糖，故不显色。

> 📋 **案例分析**
>
> **地高辛口服溶液的化学鉴别**
>
> 　取地高辛口服溶液 5ml，浓缩至 1ml，置小试管中，加三氯化铁的冰醋酸溶液（取冰醋酸 10ml，加三氯化铁试液 1 滴）1ml，摇匀，沿管壁缓缓加硫酸 1ml 使成两液层，接界处即显棕色；放置后，上层显靛蓝色。
>
> 　问题：此案例是利用哪种化学反应鉴别地高辛制剂中的化学成分？该化学成分具有怎样的结构特征？

（2）过碘酸-对硝基苯胺反应：取试样的醇溶液点在滤纸（或薄层板）上，先喷过碘酸钠水溶液（过碘酸钠水溶液 5ml 加蒸馏水 10ml 稀释），于室温放置 10 分钟，再喷对硝基苯胺试剂（1% 对硝基苯胺的醇溶液 4ml 加浓盐酸 1ml 混匀），则在灰黄色背底上迅速出现深黄色斑点，将纸条置紫外灯下观察，则为棕色背底上现黄色荧光斑点，再喷 5% 氢氧化钠甲醇溶液，色斑转为绿色。

过碘酸能将 2-去氧糖氧化成丙二醛，再与对硝基苯胺试剂缩合而呈黄色。此反应可作为薄层色谱或纸色谱显色剂。

（3）对-二甲氨基苯甲醛反应：将试样的醇溶液点在滤纸上，喷对-二甲氨基苯甲醛试剂（1% 对-二甲氨基苯甲醛的醇溶液 4ml 加浓盐酸 1ml），于 90℃ 加热，含有 2-去氧糖的强心苷可显灰红色斑点。

（4）呫吨氢醇反应（xanthydrol 反应）：取试样 1～10μg 加入呫吨氢醇试剂（呫吨氢醇 10mg 溶解于 100ml 冰醋酸中，加入 1ml 浓盐酸）1ml，置沸水浴中数分钟后呈红色。本反应非常灵敏，所有含 2-去氧糖的化合物都能呈色，可用于含 2-去氧糖化合物的定性、定量分析。

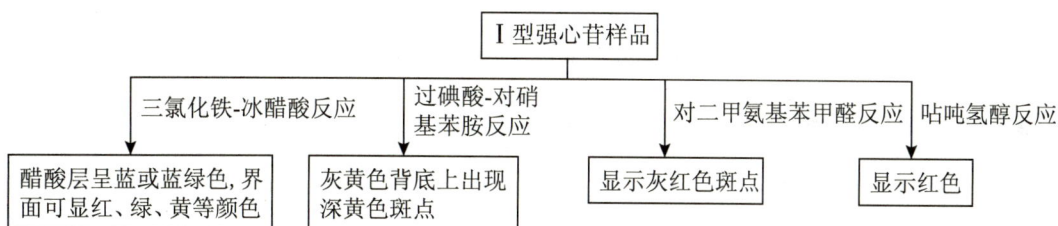

3. 甾体母核的显色反应　三氯醋酸 - 氯胺 T(chloramine T)反应:三氯醋酸 - 氯胺 T 试剂是用 25% 三氯醋酸乙醇溶液 4ml 加 3% 氯胺 T 水溶液 1ml 混匀制得。不同苷元类型的洋地黄苷类试样发生反应后,可显示不同的荧光,因此利用该反应能初步鉴别洋地黄类强心苷的苷元类型。

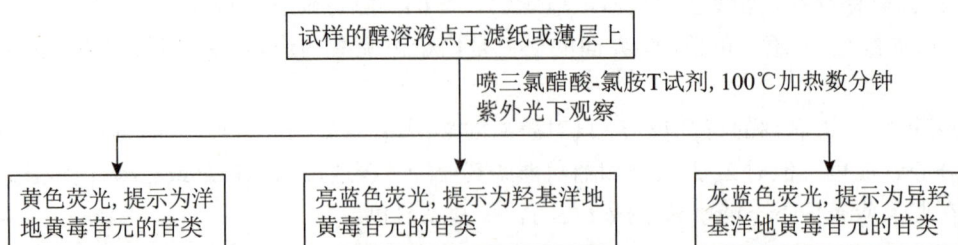

```
        ┌─────────────────────────┐
        │  试样的醇溶液点于滤纸或薄层上  │
        └─────────────────────────┘
                     │  喷三氯醋酸-氯胺T试剂,100℃加热数分钟
                     │  紫外光下观察
     ┌───────────────┼───────────────┐
     ▼               ▼               ▼
┌──────────┐   ┌──────────┐   ┌──────────┐
│黄色荧光,提示为洋 │   │亮蓝色荧光,提示为羟基洋│   │灰蓝色荧光,提示为异羟│
│地黄毒苷元的苷类  │   │黄毒苷元的苷类    │   │基洋地黄毒苷元的苷类 │
└──────────┘   └──────────┘   └──────────┘
```

此外,皂苷检识项下的醋酐 - 浓硫酸反应、醋酸 - 乙酰氯反应、三氯甲烷 - 浓硫酸反应、五氯化锑或三氯化锑反应,也可以用于强心苷类甾体母核的检识。

(二)色谱检识技术

检识强心苷的色谱法有纸色谱、薄层色谱等色谱方法。

1. 纸色谱　用纸色谱检识强心苷时,可根据强心苷及苷元的极性选择固定相,若强心苷的亲水性较强,宜选水为固定相,水饱和的丁酮、乙醇 - 甲苯 - 水(4:6:1)、三氯甲烷 - 甲醇 - 水(10:2:5)等为流动相;亲水性较弱的强心苷或苷元,可用甲酰胺为固定相,甲酰胺饱和的甲苯或苯为流动相。

2. 薄层色谱

(1)吸附薄层色谱:由于强心苷分子中含有较多的极性基团,尤其是多糖苷,极性强,与氧化铝上产生的吸附作用也较强,分离效果较差,因此可采用硅胶作吸附剂,三氯甲烷 - 甲醇 - 冰醋酸(85:13:2)、二氯甲烷 - 甲醇 - 甲酰胺(80:19:1)、乙酸乙酯 - 甲醇 - 水(80:5:5)等溶剂系统作为展开剂进行检识,若展开剂中加少量甲酰胺或水可以减少拖尾现象。对于极性较弱的苷元及一些单糖苷,亦可采用氧化镁、硅酸镁作吸附剂,以乙醚或三氯甲烷 - 甲醇(99:1)等作展开剂,取得较好的分离效果。

(2)分配薄层色谱:一般选用硅藻土、纤维素为支持剂,甲酰胺、二甲基甲酰胺或乙二醇作固定相;三氯甲烷 - 丙酮(4:1)、三氯甲烷 - 正丁醇(19:1)等溶剂系统作流动相。分配色谱分离检识强心苷类的效果要比吸附薄层色谱好,所得斑点集中,承载分离试样的量较大。

3. 显色方法

(1)检识甲型强心苷的显色剂:1% 苦味酸水溶液与 10% 氢氧化钠水溶液(95:5)混合,喷后于 100℃加热数分钟,显橙红色;2% 3,5- 二硝基苯甲酸乙醇溶液与 2mol/L 氢氧化钾溶液等体积混合,喷后显红色,数分钟后红色渐渐褪去。

(2)检识各种强心苷的显色剂:2% 三氯化锑的溶液,喷后于 100℃加热数分钟,各种强心苷及苷元显不同颜色;25% 三氯醋酸乙醇溶液与 3% 氯胺 T(4:1)混合,喷后于 100℃加热数分钟,在紫外灯下显蓝(紫)、黄(褐)色荧光。

考点提示:强心苷的化学检识

五、含有强心苷类化合物的常见中药

含有强心苷类化合物的常见中药见表 9-3。

表9-3　含有强心苷类化合物的常见中药

药名	原植物	主要成分
夹竹桃	夹竹桃科植物夹竹桃 *Nerium indicum* Mill. 的叶或树皮	主要含欧夹竹桃苷丙，还含有欧夹竹桃苷甲、欧夹竹桃苷乙及夹竹桃苷 A、B、D、F、G、H、K 等
见血封喉	桑科植物见血封喉 *Antiaris toxicaria* Lesch. 的分泌物	主要含见血封喉别糖苷、见血封喉醛、见血封喉各糖苷、见血封喉糖苷、α- 见血封喉糖苷
莲生桂子花	萝藦科植物马利筋 *Asclepia curassavica* Linn. 的全草	主要含马利筋苷、卡罗托苷，还有多种卡烯内酯成分：如卡罗托苷元、乌他苷元、克罗毒苷元等
铃兰	百合科植物铃兰 *Convallaria keiskei* Miq. 全草及根	主要含铃兰毒苷、铃兰毒醇苷、铃兰毒原苷、去葡萄糖墙花毒苷、3β, 5β, 11α, 14β- 四羟基 - 卡烯 -20（22）内酯 -3α-*L*- 鼠李糖苷等
罗布麻	夹竹桃科植物罗布麻 *Apocynum venetum* L. 的全草	主要含加拿大麻苷、毒毛旋花子苷元、K- 毒毛旋花子次苷 -β 及芸香苷、儿茶素、多种氨基酸、新异芸香苷等成分
羊角拗	夹竹科植物羊角拗 *Strophanthus divaricatus*（Lour.）的根及茎叶	主要含羊角拗苷、羊角拗异苷、西诺苷、西诺异苷、考多苷、考多异苷、沙木苷、*D*- 毒毛旋光苷 -I 和 *D*- 毒毛旋光苷 -Ⅲ
香加皮	萝藦科植物杠柳 *Periploca sepium* Bge. 的干燥根皮	主要含香加皮苷 A、B、C、D，杠柳毒苷、杠柳次苷及 4- 甲氧基水杨醛等成分

（王　英）

复习思考题

1. 强心苷依据苷元结构不同怎样分类？按连接糖不同分为几类？
2. 甲型强心苷和乙型强心苷的结构有何特点，如何用化学方法区别？
3. 鉴别强心苷中的 α- 去氧糖的反应有哪些？
4. 提取强心苷过程中要注意哪些事项？
5. 毛花洋地黄中主要强心苷成分有哪些？

ER-9-7

扫一扫，测一测

ER-10-1

PPT课件

项目十　生物碱类化合物

ER-10-2

知识导览

学习目标

1. 掌握生物碱的分类、理化性质、提取分离和检识方法。
2. 熟悉防己、黄连中主要生物碱成分的结构、提取分离方法、检识及生物活性。
3. 了解生物碱类化合物的分布、生物活性及含有生物碱化合物的常见中药。
4. 具有开展中药药效物质基础研究的实践能力，能提取防己、黄连中生物碱，并具有精制、分离及鉴定生物碱的能力。
5. 具有坚定的中医药文化自信和传承创新能力。

情境导学:

“哑巴吃黄连——有苦说不出”，这句话您听说过吗？黄连以味苦而闻名，中医认为黄连有清热燥湿、泻火解毒的功效，用于湿热蕴毒所致的痢疾、黄疸等。黄连最早载于《神农本草经》，并被列为上品。《名医别录》记载：黄连生巫阳川谷及蜀郡太山之阳。李时珍谓：其根连珠而色黄，故名。现代药理学研究发现黄连具有保护心脑血管、抗肿瘤、降血糖、抗病原微生物等作用。目前以黄连为主的单味或复方制剂有“黄连胶囊”“黄连上清丸”“清胃黄连丸”“黄连羊肝丸”“黄连双清丸”等。

问题：含有黄连的中成药非常多，黄连中的有效成分是何种类型的化合物？其结构特点如何？可以用什么方法从黄连中提取得到？

生物碱（alkaloids）是指生物体内具有显著生物活性的一类含氮有机化合物。不包括氨基酸、蛋白质和B族维生素。

生物碱主要分布于植物界，已在100多个科属的植物中发现生物碱。如双子叶植物的毛茛科、防己科、罂粟科；单子叶植物的百合科、石蒜科；裸子植物的麻黄科、松科等。另外，少数动物体内也含有生物碱，如蟾酥毒汁中的蟾酥碱。

生物碱常集中存在于植物体的某一组织或器官中，如黄柏中的生物碱主要分布在树皮中；益母草中的生物碱主要分布在植物的全草部分；黄连中的生物碱主要分布在根茎中等。

生物碱在植物体中的含量差别较大，如金鸡纳树皮中生物碱的含量为15%以上；麻黄中生物碱含量为1%～2%，一般植物体中生物碱的含量在1%左右。生物碱的含量与产地及采集时间有关，如生长在山西大同的麻黄，其生物碱的含量较高；秋末时采集的又较春分时采集的含量高20%。

由于植物的生源关系，同一植物体中常含有几种或几十种结构类似的生物碱。如在小檗科小檗属植物小檗中就分离出十几种结构相似的异喹啉类生物碱。受植物间亲缘关系的影响，同科属植物往往也含有结构相同或类似的生物碱，如毛茛科黄连属的多种植物中均含有小檗碱。

多数生物碱在植物体中以盐形式存在(大多为有机酸盐),碱性极弱的以游离形式存在,部分与糖结合成苷。

考点提示: 生物碱类化合物的生物活性

ER-10-3

生物碱概述

一、结 构 分 类

生物碱类化合物种类繁多,结构复杂。常用的分类方法是依据氮原子是否在环上,将生物碱分为有机胺、氮杂环和其他结构三大类型。

(一)有机胺类

结构类型见表10-1。

表10-1　有机胺类生物碱的结构类型及特点

结构类型	结构特点	实例	
		结构及名称	来源及功效
有机胺类	氮原子不在环状结构内	H_3CO—, HO—, H_3CO—COO(CH₂)₄NH—C=NH, NH₂ 益母草碱(leonurine)	益母草为唇形科植物益母草的新鲜或干燥地上部分。益母草碱是益母草的有效成分,有收缩子宫、镇静及利尿等作用
		秋水仙碱(colchicines)	秋水仙为百合科秋水仙的球茎,秋水仙碱为秋水仙的有效成分,为高效抗痛风药,临床应用已有200多年历史。用于治疗关节疼痛和痛风,能抑制癌细胞的生长

知识链接

麻黄中生物碱的结构类型

麻黄中生物碱属于有机胺类。目前从麻黄中已分离出6种有机胺类生物碱。主要成分麻黄碱及伪麻黄碱的化学名为:1-苯基-1-羟基-2-甲氨基丙烷。在麻黄碱与伪麻黄碱分子结构中有2个手性碳原子,应该有4个异构体,但从麻黄中只分离出左旋麻黄碱和右旋伪麻黄碱2个对映异构体。

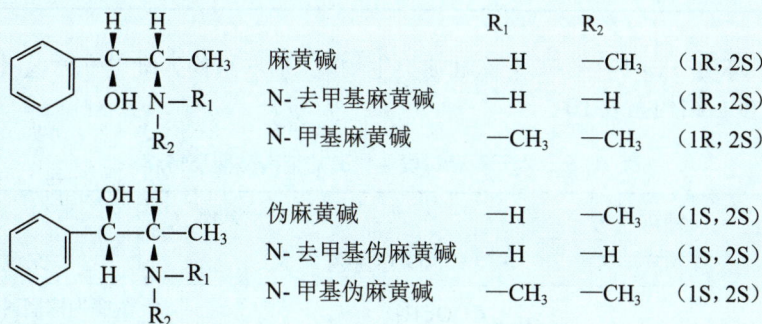

	R_1	R_2	
麻黄碱	—H	—CH₃	(1R, 2S)
N-去甲基麻黄碱	—H	—H	(1R, 2S)
N-甲基麻黄碱	—CH₃	—CH₃	(1R, 2S)
伪麻黄碱	—H	—CH₃	(1S, 2S)
N-去甲基伪麻黄碱	—H	—H	(1S, 2S)
N-甲基伪麻黄碱	—CH₃	—CH₃	(1S, 2S)

(二)氮杂环类

氮原子在环状结构内,分为五元氮杂环衍生物及六元氮杂环衍生物。

1．五元氮杂环类　该类生物碱又称吡咯类生物碱。基本结构为吡咯和四氢吡咯，结构见表 10-2。

表 10-2　五元氮杂环类生物碱的结构类型及特点

结构类型	结构特点	实例	
		结构及名称	来源及功效
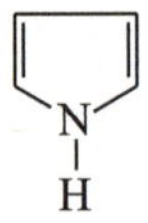 吡咯类	吡咯或四氢吡咯	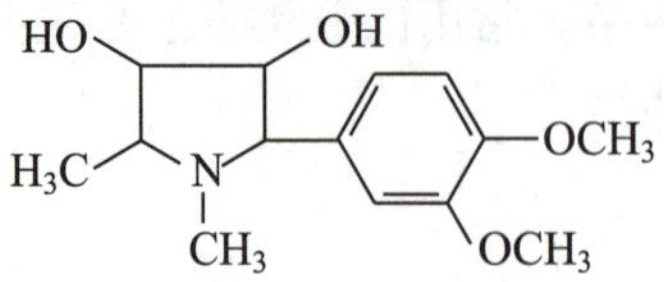 党参碱（codonopsine） 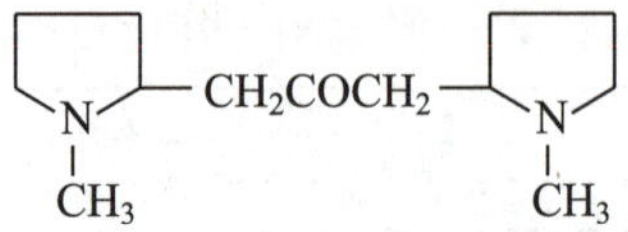 红古豆碱（cuscohygrine）	党参为桔梗科植物党参、素花党参或川党参的干燥根。党参碱存在于党参中，有降压作用 红古豆碱存在于多种颠茄科植物中，红古豆碱有中枢神经镇静作用和外周抗胆碱作用，其活性较阿托品弱，但抑制胃肠道蠕动和胃液分泌的作用相对较强。尚有扩张外周血管、增加冠脉流量的作用及一定的平喘作用
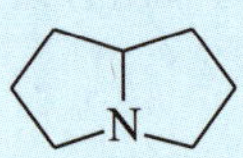 吡咯里西啶类	两分子吡咯共用一个氮原子的稠环化合物	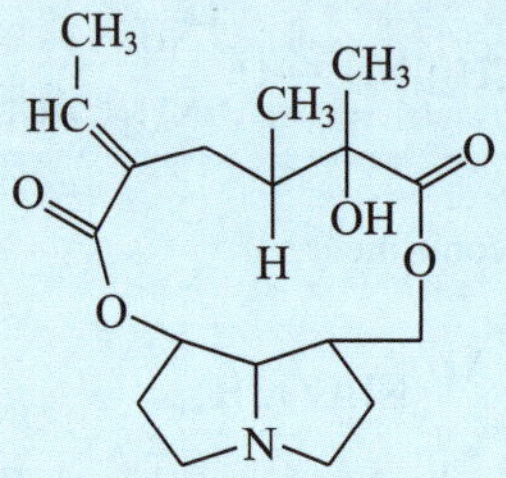 阔叶千里光碱	阔叶千里光碱存在于菊科阔叶千里光和蜂斗菜属及兰科线柱兰属等多种植物中，具有阿托品样活性，用于治疗胃肠道过分蠕动和胃溃疡
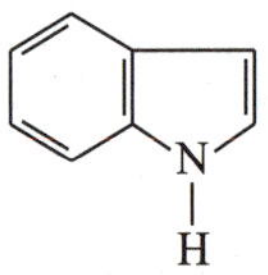 吲哚类	苯并吡咯结构	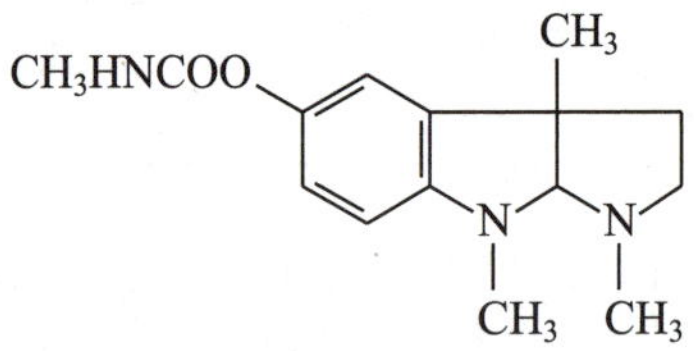 毒扁豆碱（physostigmine） 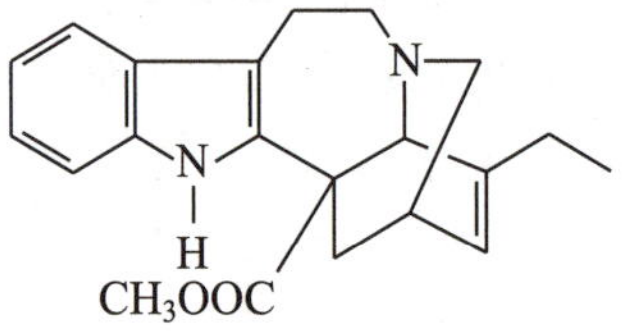 长春花碱（catharanthine）	毒扁豆系非洲产豆科植物毒扁豆的种子，毒扁豆碱是毒扁豆的有效成分，具有抗胆碱酯酶作用 长春花系夹竹桃科植物长春花的全草。长春花中的长春花碱具有抗肿瘤活性

2．六元氮杂环类　该类生物碱又称吡啶类生物碱，基本结构为吡啶和六氢吡啶（哌啶）。此类生物碱种类较多。结构见表 10-3。

表 10-3　六元氮杂环类生物碱的结构类型及特点

结构类型	结构特点	实例	
		结构及名称	来源及功效
简单吡啶型	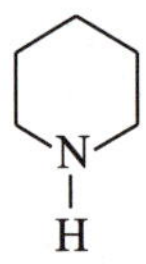 哌啶或吡啶衍生物	 哌啶	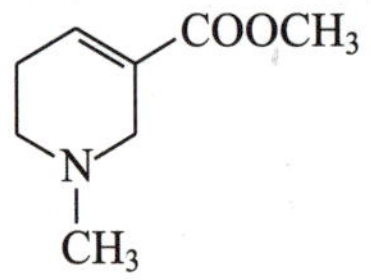 槟榔碱（arecoline） 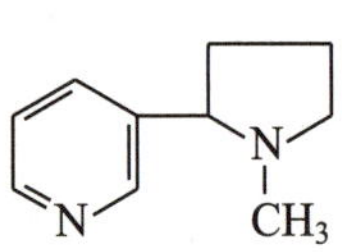　烟碱（nicotine）	槟榔为棕榈科植物槟榔的干燥成熟种子。槟榔碱有拟胆碱作用。用于治疗青光眼，能使绦虫瘫痪，可用作驱绦虫药 烟碱，俗称尼古丁，存在于茄科

续表

结构类型	结构特点	实例	
		结构及名称	来源及功效
			植物中的生物碱,也是烟草的重要成分,有成瘾性和依赖性,重复使用能增加心率和升高血压并降低食欲
喹诺里西啶型 喹诺里西啶	二个哌啶共用一个氮原子的稠环衍生物	苦参碱(matrine)　氧化苦参碱(oxymatrine)	苦参系豆科植物苦参的干燥根。苦参碱和氧化苦参碱,具有抗乙型肝炎病毒作用和抗肿瘤活性
喹啉型 喹啉	苯并吡啶氮原子在α-位	奎宁(quinine) 喜树碱(camptothecine)	茜草科红色金鸡纳树、莱氏金鸡纳树、黄色金鸡纳树及棕色金鸡纳树的树皮、枝皮及根皮。奎宁有抗疟作用 喜树碱存在于喜树的果实中,喜树为山茱萸目珙桐科旱莲属喜树,可用于治疗胃癌、肠癌、慢性粒细胞型和急性白血病等
简单异喹啉型 异喹啉	苯并吡啶氮原子在β-位	萨苏林(salsoline)　R=H 萨苏里丁(salsolidine) R=CH₃	鹿尾草系藜科植物鹿尾草的全草。存在于鹿尾草中的萨苏林和萨苏里丁具有扩张血管及使血压下降作用,亦有镇静作用
苄基异喹啉型 苄基异喹啉	单或双苄基异喹啉衍生物	罂粟碱(papaverine) 小檗胺(berbamine)	罂粟系罂粟科植物罂粟的果实,存在于罂粟中的罂粟碱具有解痉作用 三颗针系小檗科植物拟豪猪刺、小黄连刺、细叶小檗或匙叶小檗等同属植物的干燥根。存在于三颗针中的小檗胺具有促进白细胞增生作用

续表

结构类型	结构特点	实例	
		结构及名称	来源及功效
原小檗碱型 原小檗碱	两分子异喹啉共用一个氮原子的稠环化合物,多为叔胺碱	延胡索乙素(tetrahydropalmatine)	延胡索为罂粟科植物延胡索的干燥块茎。存在于延胡索中的延胡索乙素,具有镇静止痛作用
小檗碱型 小檗碱	两分子异喹啉共用一个氮原子的稠环化合物,多为季铵碱	小檗碱(berberine)	黄连为毛茛科植物黄连、三角叶黄连或云连的干燥根茎。存在于黄连、三颗针中的小檗碱具有抗菌消炎等作用
吗啡烷型	哌啶环与多氢菲垂直稠合的化合物	吗啡(morphine) 可待因(codeine)	鸦片是罂粟的初级产品。吗啡是鸦片中的一种主要的生物碱,具有镇痛等作用,有成瘾性 可待因由吗啡经甲基化制成,具有镇咳和镇痛作用,其镇咳作用为吗啡的1/4,镇痛作用为吗啡的1/12~1/7,其成瘾性弱于吗啡
莨菪烷	莨菪醇与有机酸缩合的酯	莨菪碱(hyoscyamine) 东莨菪碱(scopolamine) 山莨菪碱(anisodamine)	莨菪烷类生物碱主要存在于茄科植物洋金花(茄科植物白花曼陀罗的干燥花),颠茄叶(茄科植物颠茄的干燥叶),天仙子(茄科植物莨菪的干燥成熟种子)等药材中 莨菪碱、阿托品和东莨菪碱,均具有解痉、镇痛和解毒作用。阿托品为莨菪碱的外消旋体。东莨菪碱具有解有机磷中毒和麻醉前镇静剂作用;山莨菪碱和樟柳碱都具有明

续表

结构类型	结构特点	实例	
		结构及名称	来源及功效
莨菪烷	莨菪醇与有机酸缩合的酯	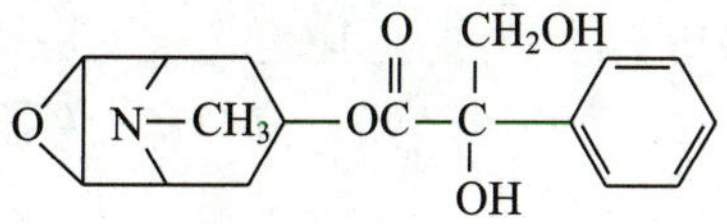 樟柳碱（anisodine）	显的抗胆碱作用及扩张小动脉、改善微循环作用。山莨菪碱临床上用于抗感染中毒性休克，樟柳碱对由神经系统炎症和脑血管引起的急性脑瘫及震颤有一定的恢复作用

（三）其他类

其他类生物碱主要包括甾体类、嘌呤类、萜类等。结构见表 10-4。

表 10-4　其他类生物碱的结构类型及特点

结构类型	结构特点	实例	
		结构及名称	来源及功效
甾体类	有甾体母核，氮原子既可在杂环内，也可在杂环外，但不在甾体母核内	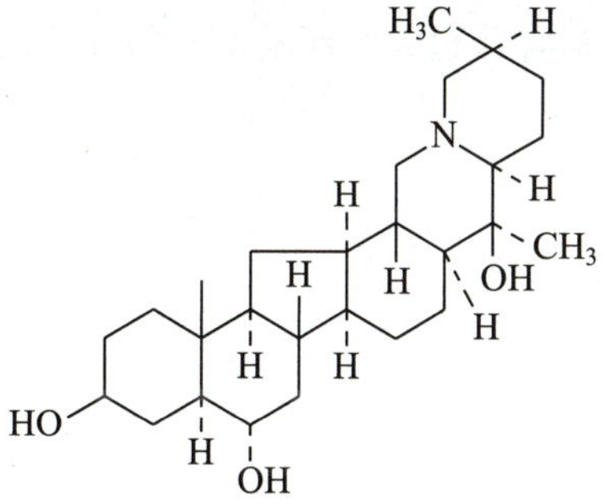 贝母碱（peimine）	贝母系百合科植物浙贝母的鳞茎，存在于贝母中的贝母碱有镇咳、镇静等作用
嘌呤类	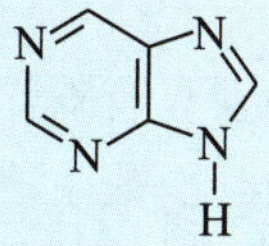 多氮杂环	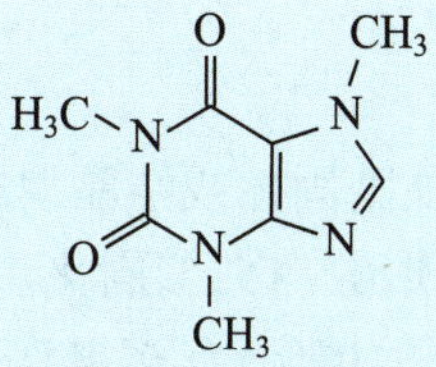 咖啡因（caffeine）	从茶中得到的咖啡因具有兴奋中枢神经作用

知识链接

川乌中的生物碱

川乌为毛茛科植物乌头 *Aconitum carmichaelii* Debx. 的干燥母根，其含有的乌头碱（aconitine）为二萜类双酯型生物碱，具麻辣味（1/10 000 溶液就可产生麻舌感），毒性极强。若将双酯型生物碱在碱水中加热，或将乌头直接浸泡于水中加热，或在水中长时间浸泡后再蒸，都可使酯基水解。水解分两步进行，先水解去掉一个酯基生成单酯型生物碱，然后再水解去掉一个酯基生成无酯键的醇胺型生物碱，单酯型生物碱毒性较双酯型生物碱的毒性弱，醇胺型生物碱毒性更低，但仍具有疗效。如乌头碱水解后生成单酯型的苯甲酰乌头原碱（benzoylaconine）毒性为乌头碱的 1/200，苯甲酰乌头原碱再进一步水解生成无酯键的乌头原碱（aconine），其毒性为乌头碱的 1/2 000，几乎无麻舌感，带有苦味。水解反应如下：

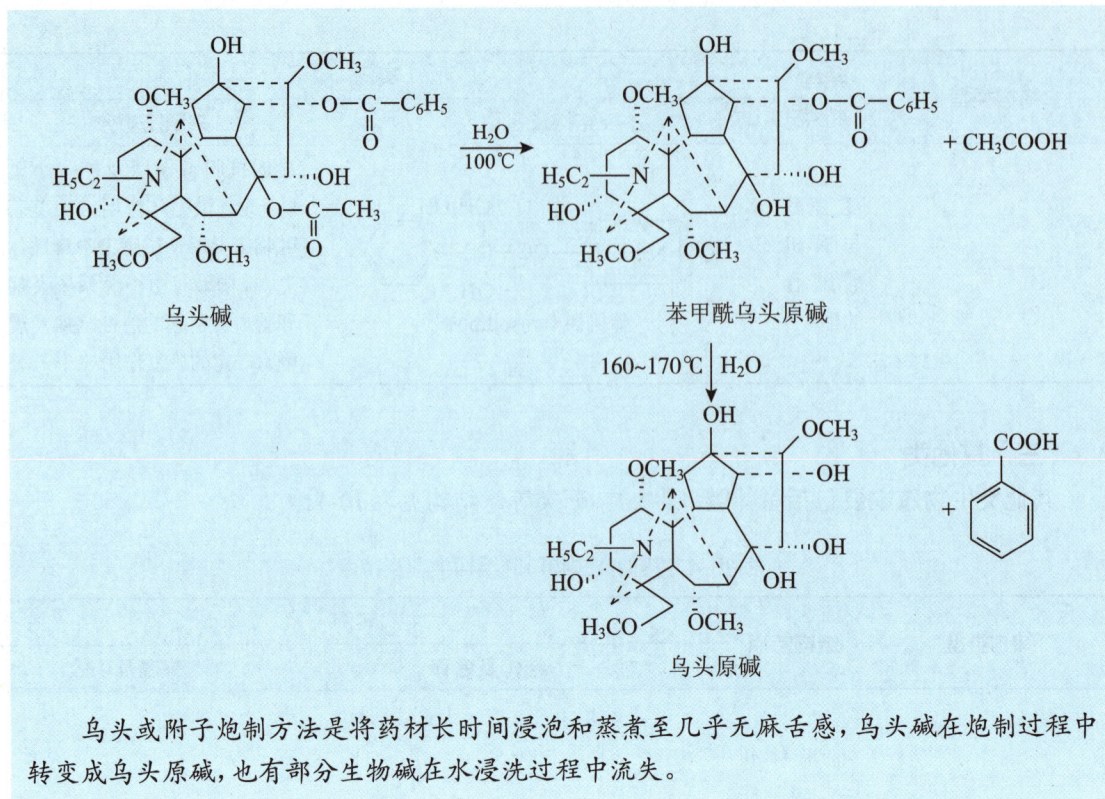

乌头碱　　　　　　　　　　　　　　　　　　苯甲酰乌头原碱

乌头原碱

乌头或附子炮制方法是将药材长时间浸泡和蒸煮至几乎无麻舌感,乌头碱在炮制过程中转变成乌头原碱,也有部分生物碱在水浸洗过程中流失。

考点提示: 生物碱类化合物的分类

二、理 化 性 质

生物碱的种类繁多,结构复杂,化学性质各异,但因具有氮原子而有如下共性。掌握生物碱的共性对提取、分离和检识具有重要意义。

(一)性状

1. 形态　大多数生物碱是结晶型固体或结晶型粉末,有固定的熔点,个别具有双熔点。如粉防己碱为针状结晶,126~127℃熔融,153℃固化,217~218℃复熔(分解)。少数生物碱为非结晶型粉末或液体。如分子量较小的槟榔碱、槟榔次碱和烟碱,在常温下为液体,并能随水蒸气蒸馏。大多数的固体生物碱无挥发性,不能随水蒸气蒸馏,少数小分子、游离态生物碱具有挥发性和升华性。如咖啡因具有升华性,麻黄碱等具有挥发性等。

2. 颜色　大多数生物碱为无色或白色,少数含有较长共轭体系的生物碱具有颜色,如小檗碱为黄色、血根碱为红色,还有一些生物碱在可见光下不显色,但在紫外光下可显各种不同颜色的荧光。

3. 气味　生物碱多具苦味或辛味,成盐后苦味增强,如盐酸小檗碱的苦味强于小檗碱。个别生物碱具有甜味,如甜菜碱。

(二)旋光性

含有手性碳原子或本身为手性分子的生物碱具有旋光性。生物碱的旋光性与测定时的溶剂、浓度、温度、溶液的 pH 值等因素有关。如麻黄碱在水溶液中的 $[\alpha]_D^{20}+11.2°$;在乙醇中的 $[\alpha]_D^{20}-6.3°$。旋光性不同的生物碱,生物活性也有差异,一般左旋体的生物活性和毒性强于右旋体,如 l- 莨菪碱比 d- 莨菪碱的散瞳作用大 100 倍。

天然的莨菪碱为左旋体。由于结构中莨菪酸部分手性碳原子上的氢,位于羧基的 α- 位,在有酸、碱存在或加热情况下，可以通过烯醇化转变为外消旋体(阿托品)，因此在莨菪碱的提取分离及储存过程中要适当控制条件。莨菪碱的外消旋化反应过程如下：

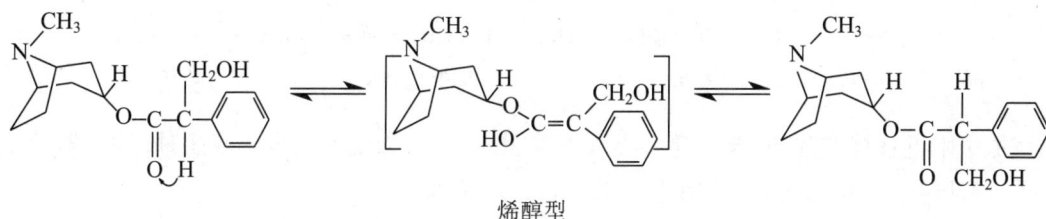

烯醇型

阿托品的生物活性与莨菪碱相似，毒性比莨菪碱小，所以临床使用阿托品制剂。山莨菪碱的外消旋化产物常简称为"654-2"；东莨菪碱的外消旋化产物是阿托生；樟柳碱由于羰基无 α- 氢，所以不产生外消旋化。

（三）酸碱性

1. 碱性概念及碱性强弱的表示方法

（1）碱性：Brönsted 酸碱质子理论认为，提供质子的物质为酸，接受质子的物质为碱。Lewis 酸碱电子理论认为，能给出电子对的物质为碱，能接受电子对的物质为酸。在生物碱分子中，氮原子最外层电子结构中有一对 $2S^2$ 孤对电子，能给出电子对或接受酸中的质子而形成盐，所以具有碱性。

（2）碱性的表示方法：由于多数游离生物碱的水溶性较小，很难用生物碱在水溶液中的电离平衡常数的对数值 pK_b 表示其碱性，而常用其共轭酸（生物碱盐）在水溶液中的电离平衡常数的对数值 pK_a 表示碱性强弱。pK_a 值越大，碱性越强；pK_a 值越小，碱性越弱。一般情况下，$pK_a<2$ 为极弱碱，pK_a 2～7 为弱碱，pK_a 7～11 为中强碱，$pK_a>11$ 为强碱。

2. 碱性与分子结构的关系 碱性强弱主要与氮原子接受质子或给出电子的能力有关，若氮原子上的电子云密度愈高，接受质子的能力愈强，碱性愈强，反之碱性愈弱；若氮原子易给出电子，碱性越强，反之愈弱。

影响氮原子电子云密度主要因素有：氮原子的杂化方式、诱导效应、共轭效应、空间效应及分子内氢键的形成。

（1）氮原子的杂化方式：生物碱分子中氮原子的孤对电子有 sp、sp^2、sp^3 三种杂化方式。在杂化轨道中，P 轨道的电子活动性大，能量高，易给出电子。当氮原子最外层 2S 轨道中的电子参与杂化后，p 电子成分所占比例越大，碱性越强，即碱性强弱顺序为 $sp^3>sp^2>sp$。如烟碱、异喹啉、四氢异喹啉。

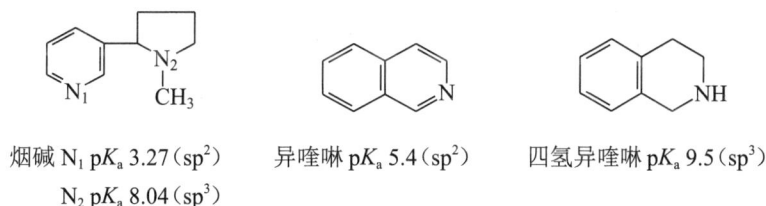

烟碱 N_1 pK_a 3.27（sp^2）　　　异喹啉 pK_a 5.4（sp^2）　　　四氢异喹啉 pK_a 9.5（sp^3）
N_2 pK_a 8.04（sp^3）

季铵碱中的氮原子与其他原子形成四个共价键，因此氮原子最外层有九个电子，其中有一个未成键的电子，类似钠原子的最外层电子结构，极易给出一个电子达到稳定结构，所以碱性较强（$pK_a>11$），如黄连碱。

（2）诱导效应：氮原子连接供电子基团时，使氮原子上的电子云密度升高，碱性增强，如二甲胺碱性>甲胺>氨。但是三甲胺碱性弱于二甲胺，原因是三甲胺为叔胺碱，其结

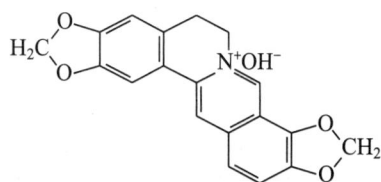

黄连碱 pK_a 11.53

构中的三个甲基阻碍了氮原子接受质子的能力,使碱性降低。

	NH_3	H_3C-NH_2(伯胺)	$H_3C-NH-CH_3$(仲胺)	$H_3C-\overset{\displaystyle CH_3}{\underset{\displaystyle }{N}}-CH_3$(叔胺)
pK_a	9.75	10.64	10.70	9.74

氮原子附近连接有羟基、羰基等各类含氧基团或芳环、双键等吸电子基团时,则使氮原子上的电子云密度降低,碱性变弱。如苯异丙胺碱性>麻黄碱。

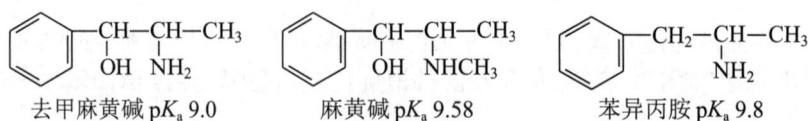

去甲麻黄碱 pK_a 9.0　　　麻黄碱 pK_a 9.58　　　苯异丙胺 pK_a 9.8

（3）共轭效应:吸电子共轭效应使氮原子上的电子云密度降低,碱性减弱。如苯胺（pK_a 4.58）,环己胺（pK_a 10.14）;吡啶（pK_a 5.25）,吡咯（pK_a 0.4）;四氢吡咯中氮原子没有芳杂环共轭,较吡咯中氮原子的碱性强;吡啶中的氮原子没有参与共轭体系,碱性强;吡咯中的氮原子参与了共轭体系,碱性弱。

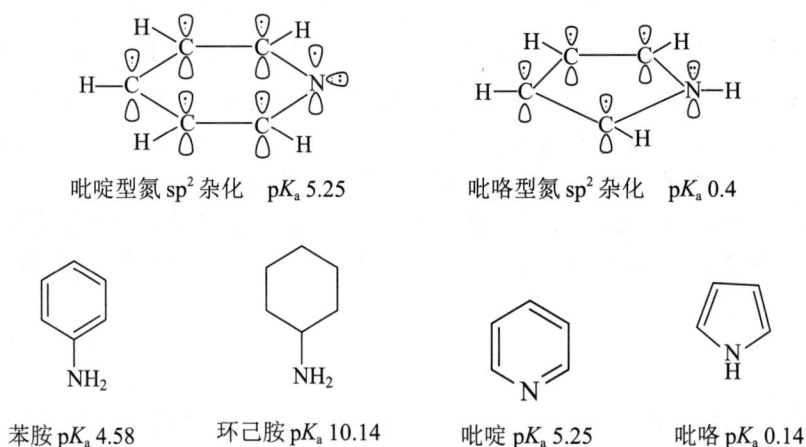

吡啶型氮 sp^2 杂化　　pK_a 5.25　　　　吡咯型氮 sp^2 杂化　　pK_a 0.4

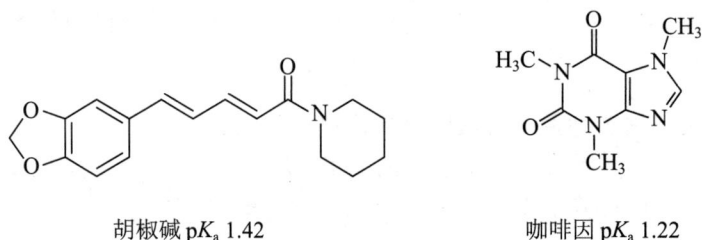

苯胺 pK_a 4.58　　环己胺 pK_a 10.14　　吡啶 pK_a 5.25　　吡咯 pK_a 0.14

酰胺类生物碱的氮原子与羰基形成 p-π 共轭,由于 p-π 共轭体系中氧原子的吸电子作用,使氮原子的电子云密度变得更低,几乎不呈碱性而呈中性,故很难与酸成盐。如胡椒碱（pK_a 1.42）、秋水仙碱（pK_a 1.84）、咖啡因（pK_a 1.22）。

有些特殊结构的生物碱如咖啡因（多氮同环芳杂环）,由于分子中氮原子之间形成吸电子共轭体系,并且与氮原子邻位的羰基吸电子共轭效应的影响,使其碱性大大降低。

胡椒碱 pK_a 1.42　　　　　　　　咖啡因 pK_a 1.22

供电子共轭效应使碱性增强,如含胍基生物碱,由于胍基中的氮原子与双键产生了 p-π 共轭,使胍基接受质子后形成的铵离子（共轭酸盐）具有高度共轭稳定性,不易给出质子,故呈强碱性。

胍(pK_a=13.6)

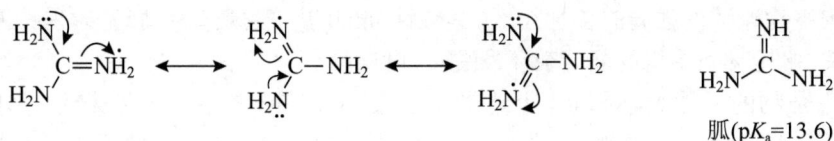

（4）空间效应：空间效应对生物碱碱性的影响，与氮原子周围取代基的大小和结构有关，如果取代基占据了较大空间，分子的立体结构对氮原子产生较大的屏蔽效应，使质子难以接近氮原子，碱性变弱。

莨菪碱、山莨菪碱、东莨菪碱均属于叔胺碱，由于屏蔽效应的影响，碱性强弱有差异，莨菪碱＞山莨菪碱＞东莨菪碱。原因是莨菪碱结构中的 6、7 位为氢原子取代，对氮原子的空间屏蔽作用小，碱性最强（pK_a 9.65）；东莨菪碱（pK_a 7.50）的 6、7 位因有三元氧环取代，对氮原子的空间屏蔽作用较强，故碱性较弱；山莨菪碱的 6 位为羟基取代，对氮原子的屏蔽介于氢原子、三元氧环之间，碱性介于莨菪碱、东莨菪碱之间。

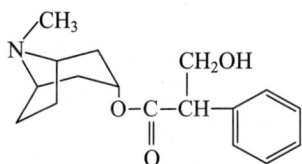

莨菪碱立体结构

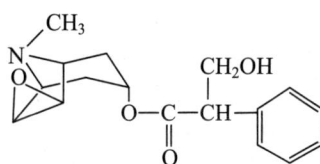

东莨菪碱立体结构

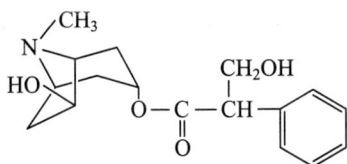

山莨菪碱立体结构

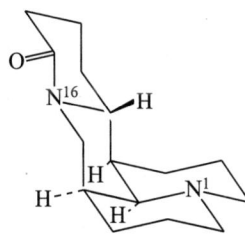

苦参碱立体结构

如果取代基较大，但取代基的立体结构对氮原子产生的屏蔽效应小，对生物碱的碱性影响也较小。如苦参碱分子中 N_{16} 为酰胺，呈中性；N_1 为叔胺，从立体结构分析，三个烷基产生供电子诱导效应，而稠环的刚性结构又使屏蔽效应小，所以碱性较强。

（5）氢键效应：生物碱的盐若能生成稳定的分子内氢键，较难给出质子，则碱性较强。如麻黄碱和伪麻黄碱，由于分子中甲基和苯基的互相排斥作用，使麻黄碱的盐不易形成分子内氢键，伪麻黄碱的盐易形成分子内氢键，麻黄碱盐的稳定性小于伪麻黄碱盐的稳定性，所以麻黄碱的碱性也小于伪麻黄碱。

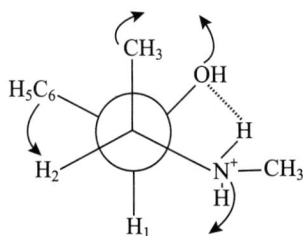

麻黄碱共轭酸 pK_a 9.58

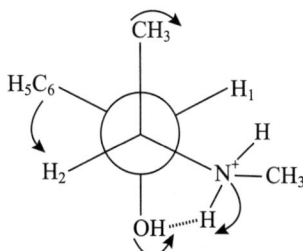

伪麻黄碱共轭酸 pK_a 9.74

综合影响生物碱碱性强弱的各种因素，其碱性强弱的一般规律为：胍基＞季铵碱＞脂肪胺、脂杂环＞芳胺、吡啶环＞多氮同环芳杂环＞酰胺、吡咯环。

对具体化合物的碱性大小判断，上述影响因素必须综合考察。一般来说，空间效应和诱导效应共存时，前者居于主导地位；诱导效应和共轭效应共存时，往往后者的影响为大。此外，除分子结构本身影响生物碱的碱性强度外，外界因素如溶剂、温度等也可影响其碱性强度。

3. 酸性　生物碱分子中若有羧基、酚羟基等酸性基团，使生物碱又显酸性，成为酸碱两性化合物，如吗啡。

（四）溶解性

1. 游离生物碱

（1）脂溶性生物碱：大多数游离的仲胺、叔胺类为脂溶性生物碱，该类生物碱易溶于乙醇、苯、乙醚等有机溶剂和酸水中，尤其在三氯甲烷中的溶解性较好，不溶或难溶于水和碱水。如可待因在不同溶剂中的溶解度为：三氯甲烷中（1：0.5）、乙醇中（1：2）、水中（1：120）。

（2）水溶性生物碱：主要指季铵碱、含有胍基结构的生物碱。这些生物碱可溶于水、甲醇、乙醇，难溶于三氯甲烷、苯、乙醚等亲脂性有机溶剂。如小檗碱的溶解度为：在冷水中（1：20）、热水中（1：8）、冷乙醇中（1：100）、热乙醇中（1：12），难溶于亲脂性有机溶剂。

某些生物碱既有一定的亲水性，可溶于水、醇类，又可溶于亲脂性有机溶剂，如麻黄碱、苦参碱、氧化苦参碱、东莨菪碱、樟柳碱、烟碱等，这些生物碱的结构特点是分子较小、极性强或具有醚键、氮氧配位键，或为液体生物碱。如麻黄碱的溶解度为：在水中（1：20）、乙醇中（1：0.2）、可溶于三氯甲烷、苯和乙醚。

2. 生物碱盐　生物碱盐为离子型化合物，具有盐的通性，一般可溶于水、乙醇，难溶于亲脂性有机溶剂。如盐酸麻黄碱的溶解度为：在水中（1：3）、乙醇中（1：14），不溶于三氯甲烷和乙醚。

生物碱盐的水溶性大小与成盐所用酸的种类有关。一般情况下，生物碱的无机酸盐水溶性大于有机酸盐，无机酸盐又以含氧酸盐的水溶性大于卤代酸盐，有机酸盐中小分子有机酸盐的水溶性大于大分子有机酸盐。

有些生物碱盐类的溶解性不符合上述一般规律。如喜树碱不溶于一般有机溶剂而易溶于酸性三氯甲烷，奎宁、罂粟碱、半边莲碱、辛可宁等生物碱的盐酸盐溶于三氯甲烷，小檗碱盐酸盐、普托品硝酸盐和盐酸盐等难溶于水。盐酸小檗碱在冷水中的溶解度（1：500），远小于游离小檗碱（1：20）。

3. 含特殊官能团的生物碱

（1）酸碱两性生物碱：指含有酚羟基或羧基的生物碱。这类生物碱除具有生物碱的通性外，还具有酸性，可溶于碱水。但通常在 pH 值 8～9 的溶液中，溶解性差，易产生沉淀。

（2）具有内酯或内酰胺结构的生物碱：该类生物碱在碱性条件下加热水解开环形成盐而溶于水中，酸化后又环合成原来的结构而溶于有机溶剂中。

考点提示：生物碱类化合物的碱性及强弱比较

三、提取与分离

（一）提取技术

提取生物碱主要采用溶剂提取法，少数具有升华性或挥发性的生物碱，可相应采用升华法或水蒸气蒸馏法提取。目前，超临界流体萃取技术在提取生物碱方面也有一定的应用。

溶剂提取法所用的溶剂有水或酸水、亲水性有机溶剂、亲脂性有机溶剂三类。采用何种溶剂提取，需要根据生物碱的溶解度、碱性及在植物体中的存在形式来选择。

1．水或酸水　适合水溶性生物碱或在酸水中可以生成水溶性盐的生物碱。一般用 0.1%～1% 的硫酸、盐酸、醋酸或酒石酸，常用浸渍法或渗漉法提取，含淀粉少的药材可用煎煮法。此法不适合酰胺类等碱性极弱的生物碱提取。

2．亲水性有机溶剂　适用于各类生物碱的提取。常用 60%～95% 乙醇或酸性乙醇为提取溶剂，采用浸渍法、渗漉法或回流法。此法优点是带入的水溶性杂质少，浓缩方便，但脂溶性杂质较多，如树脂及脂溶性色素等，须进一步处理。

3．亲脂性有机溶剂　适合大多数脂溶性生物碱，可选三氯甲烷、乙醚、苯等溶剂，提取前用氨水、石灰乳等碱水湿润药材，使生物碱盐转为游离形式利于亲脂性有机溶剂的提取。该法具有选择性高，杂质少的优点，但亲脂性有机溶剂的穿透力弱、提取效率低、成本较高。

由于一种生物碱可同时溶解在几种不同的溶剂中，因此，同一生物碱可选用多种溶剂进行提取，常见的生物碱类型及提取溶剂见表 10-5。

表10-5　生物碱常用的溶剂提取技术及特点

生物碱的类型	溶剂类型	提取方法	特点
脂溶性生物碱	亲脂性有机溶剂：三氯甲烷、乙醚、苯	回流提取、连续回流提取法、超声波提取法	提取前药材应加碱水湿润。杂质少、成本高、时间长
	亲水性有机溶剂：60%～95% 乙醇或酸性乙醇	回流提取、连续回流提取法、超声波提取法、浸渍法、渗漉法	水溶性杂质少、易浓缩；脂溶性杂质多，常含有树脂及脂溶性色素
	酸水：0.1%～1% 盐酸、硫酸、醋酸、酒石酸的水溶液	浸渍法、渗漉法	操作简便、成本低。不易浓缩、易霉变、水溶性杂质多。碱性极弱的生物碱不能采用此法
水溶性生物碱（生物碱盐）	亲水性有机溶剂：60%～95% 乙醇或酸性乙醇	回流提取、连续回流提取法、超声波提取法、浸渍法、渗漉法	水溶性杂质少、易浓缩；脂溶性杂质多，常含有树脂及脂溶性色素
	酸水：0.1%～1% 盐酸、硫酸、醋酸、酒石酸的水溶液	浸渍法、渗漉法	操作简便、成本低、不易浓缩、易霉变、水溶性杂质多
	水	煎煮法、浸渍法、渗漉法	操作简便、成本低、不易浓缩、易霉变、水溶性杂质多

考点提示： 生物碱类化合物的提取分离技术

（二）分离技术

用各种提取方法获得的提取液仍然是混合物，需除去杂质并将混合的生物碱分离。除去杂质的过程为纯化，将总生物碱中各生物碱单体分开的过程为分离，同一种方法既可用于纯化也可用于分离。

1．溶剂萃取技术

（1）简单萃取技术：不具有酸性的生物碱，可用简单萃取法除去水溶性杂质和脂溶性杂质。

1）酸水提取液

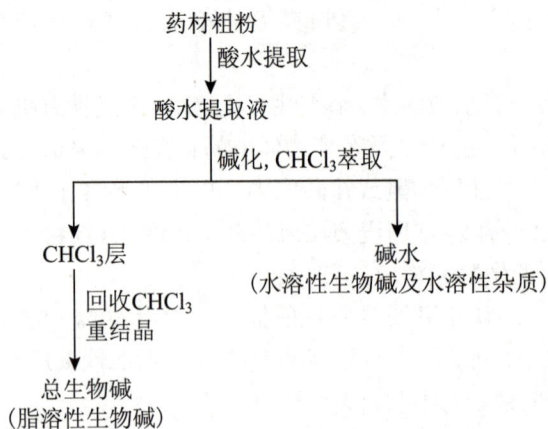

药材粗粉
↓ 酸水提取
酸水提取液
↓ 碱化, CHCl$_3$萃取

CHCl$_3$层　　　　　　　　　　碱水
　　　　　　　　　　　　　（水溶性生物碱及水溶性杂质）
↓ 回收CHCl$_3$
　重结晶

总生物碱
（脂溶性生物碱）

2）乙醇提取液

药材粗粉
↓ 乙醇提取
乙醇提取液
↓ 回收乙醇
浓缩液
↓ 1%盐酸水溶解

酸水液　　　　　　　　　　胶状沉淀
　　　　　　　　　　　　　（脂溶性杂质）
↓ 碱化, CHCl$_3$萃取

CHCl$_3$层　　　　　　　碱水
　　　　　　　　　　（水溶性生物碱）
↓ 回收CHCl$_3$
残渣
↓ 丙酮重结晶
总生物碱

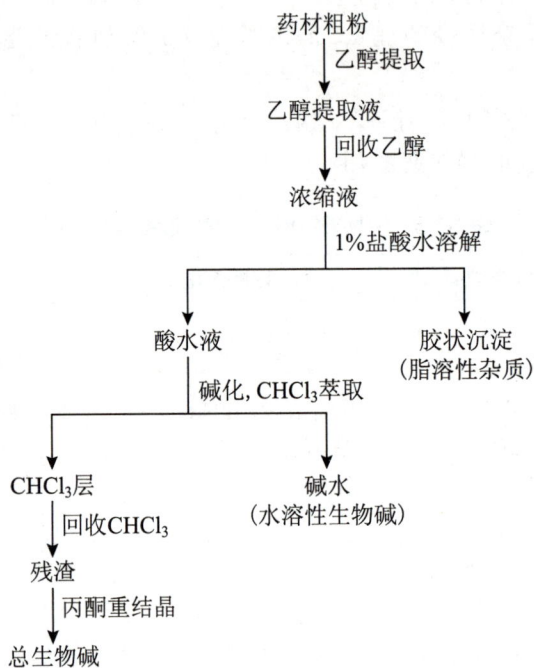

3）亲脂性有机溶剂提取液

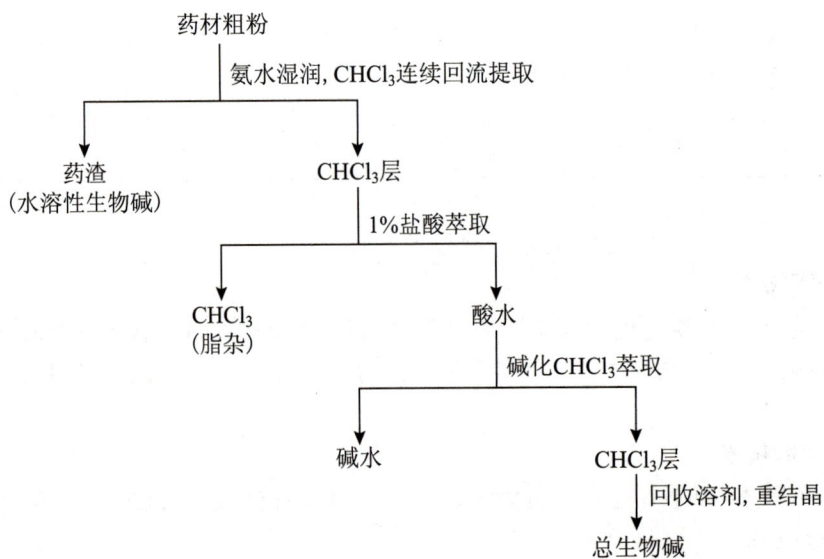

药材粗粉
↓ 氨水湿润, CHCl$_3$连续回流提取

药渣　　　　　　　　　CHCl$_3$层
（水溶性生物碱）
　　　　　　　　　　　↓ 1%盐酸萃取

CHCl$_3$　　　　　　　酸水
（脂杂）　　　　　　　↓ 碱化CHCl$_3$萃取

碱水　　　　　　　　CHCl$_3$层
　　　　　　　　　　↓ 回收溶剂, 重结晶
　　　　　　　　　　总生物碱

有时为了提高萃取效率,可在水溶液中加入适量的无机盐后,再用亲脂性有机溶剂萃取。

(2)系统溶剂分离萃取技术:

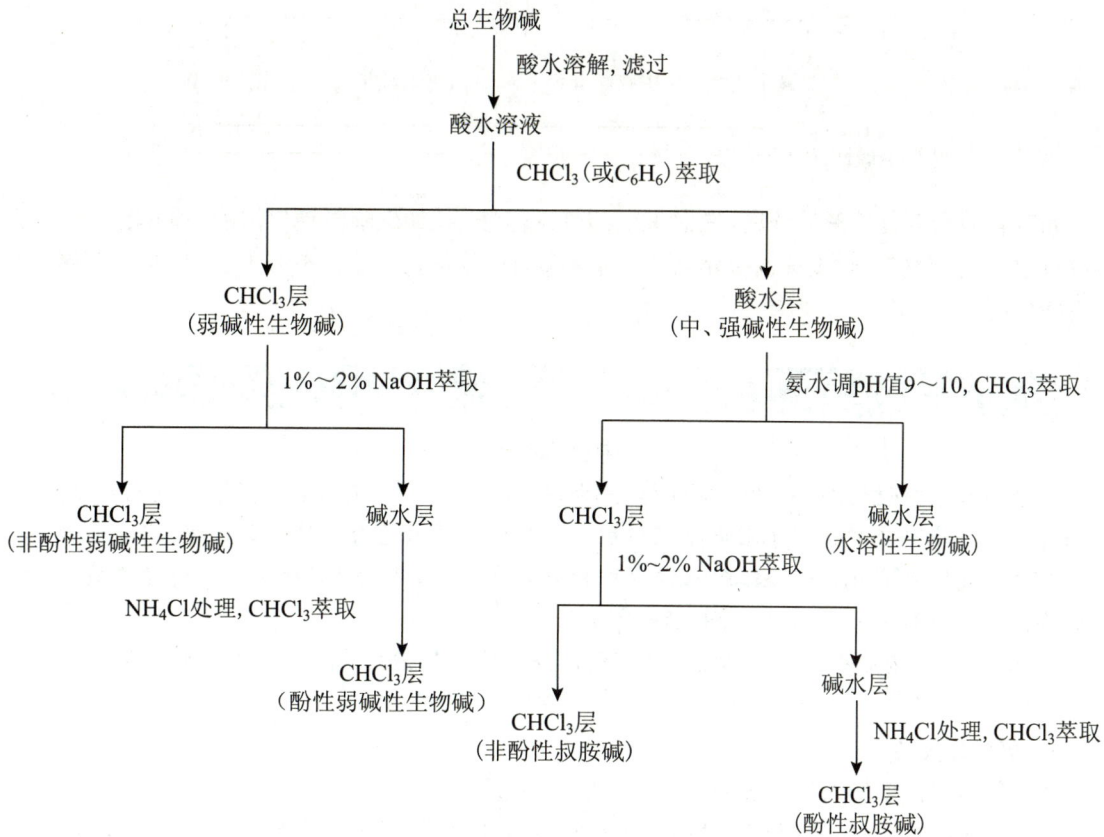

```
                        总生物碱
                         │
                         │ 酸水溶解,滤过
                         │
                       酸水溶液
                         │
                         │ CHCl₃(或C₆H₆)萃取
                         │
          ┌──────────────┴──────────────────────┐
          │                                      │
       CHCl₃层                                 酸水层
    (弱碱性生物碱)                          (中、强碱性生物碱)
          │                                      │
          │ 1%～2% NaOH萃取              氨水调pH值9～10,CHCl₃萃取
          │                                      │
    ┌─────┴──────┐                      ┌────────┴────────┐
    │            │                      │                 │
  CHCl₃层      碱水层                  CHCl₃层            碱水层
(非酚性弱碱性生物碱)                                    (水溶性生物碱)
    │                                    │                 │
NH₄Cl处理,CHCl₃萃取          1%~2% NaOH萃取        NH₄Cl处理,CHCl₃萃取
    │                              │                       │
  CHCl₃层                  ┌───────┴──────┐              CHCl₃层
(酚性弱碱性生物碱)          │              │           (酚性叔胺碱)
                         CHCl₃层        碱水层
                       (非酚性叔胺碱)
```

使用系统溶剂萃取法时,应注意酸碱的强度、萃取的时间、温度及加热时间等条件的控制,防止化合物结构发生变化。

(3)pH 梯度萃取技术:利用生物碱与酸生成盐的能力不同,可以溶解在不同 pH 值水溶液中的性质,进行分离的方法为 pH 梯度萃取法。具体操作方式有两种。

1)将总生物碱溶于酸水,使其全部转变成盐,然后逐步加碱使溶液的 pH 值由小到大,每调一次 pH 值,用三氯甲烷等亲脂性有机溶剂萃取一次,碱性弱的生物碱先由盐转变成游离生物碱,转溶于三氯甲烷等亲脂性有机溶剂中,碱性强的生物碱留在水溶液中。如此反复萃取,可以将生物碱按碱性由弱到强的顺序分离。

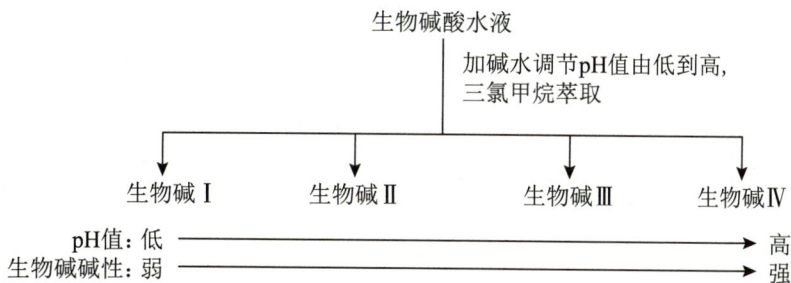

```
                    生物碱酸水液
                         │
                         │ 加碱水调节pH值由低到高,
                         │ 三氯甲烷萃取
          ┌───────┬──────┴──────┬──────────┐
          │       │             │          │
       生物碱 I  生物碱 II     生物碱 III   生物碱 IV

   pH值: 低 ──────────────────────────────→ 高
   生物碱碱性: 弱 ─────────────────────────→ 强
```

2)将总碱溶于三氯甲烷等亲脂性有机溶剂中,用 pH 值由大到小的水溶液依次萃取,碱性强的先转变成盐溶于 pH 值较大的水溶液中,碱性弱的生物碱后转变成盐溶于 pH 值较小的水溶液中,如此反复萃取,将生物碱按碱性由强到弱的顺序进行分离。

总生物碱三氯甲烷液
加酸水pH值由高到低
依次萃取

生物碱 I   生物碱 II   生物碱 III   生物碱 IV

pH值：高 ——————————————————→ 低
生物碱碱性：强 ——————————————————→ 弱

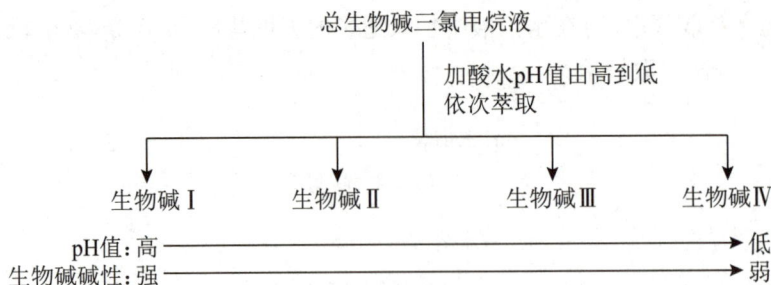

如莨菪碱和东莨菪碱的分离，在总碱的酸性水溶液中，加碳酸氢钠使溶液显弱碱性，用三氯甲烷萃取，东莨菪碱碱性弱先游离溶解于三氯甲烷中，莨菪碱成盐状态溶于水中，将莨菪碱与东莨菪碱分离。

案例分析

中药麻醉剂

很多人都听说过"麻沸散""蒙汗药"。古方"麻沸散"就是东汉名医华佗发明的世界最早的麻醉剂。中药麻醉适用于临床疾病中出现的疼痛和手术治疗中的麻醉止痛。"麻沸散"中含有洋金花。洋金花性温，味辛，有毒，具有平喘止咳，解痉镇痛的功效。用于哮喘咳嗽，脘腹冷痛，风湿痹痛，小儿慢惊，外科麻醉等。

问题：①洋金花中具有解痉镇痛的有效成分是什么？②怎样提取分离得到这类成分？

2. 沉淀分离技术

在生物碱溶液中加入某些试剂，使生物碱产生沉淀而分离的方法。

（1）酸溶碱沉法：将脂溶性生物碱溶于酸水中成盐，用亲脂性有机溶剂萃取除去脂溶性杂质，然后将酸水碱化，使生物碱转变为游离状态产生沉淀，水溶性杂质则留在碱水中。

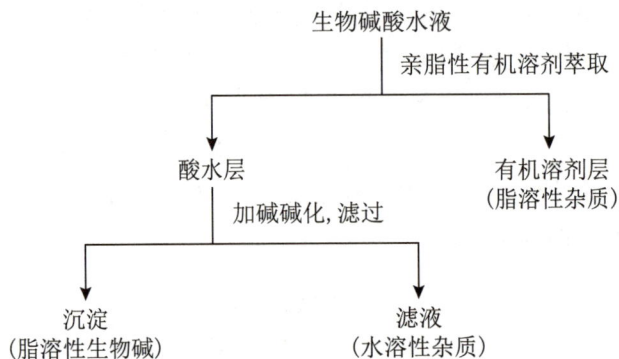

生物碱酸水液
亲脂性有机溶剂萃取

酸水层   有机溶剂层
                                      （脂溶性杂质）
加碱碱化，滤过

沉淀   滤液
（脂溶性生物碱）   （水溶性杂质）

（2）利用生物碱特殊官能团进行分离：生物碱分子中如果含有酚羟基、羧酸基、内酯键、内酰胺键等官能团，可利用其在碱水和酸水中发生可逆反应的性质用于分离。如阿片生物碱中吗啡（结构式见表 10-3）是酚性生物碱，可溶于氢氧化钠水溶液，从而与可待因分离。

（3）生物碱沉淀试剂技术

1）原理：在生物碱酸水溶液中加入生物碱沉淀试剂雷氏铵盐 $NH_4[Cr(NH_3)_2(SCN)_4]$，使其与生物碱产生沉淀与杂质分离的方法。该方法主要适用于水溶性生物碱的纯化。

2）操作技术

生物碱

　　　↓　加pH值2～3的盐酸水溶液至完全溶解,滤过

滤液

　　　↓　加入新配制的雷氏铵盐饱和水溶液,待沉淀完全后,滤过

沉淀(雷氏生物碱盐沉淀)

　　　↓　用少量水洗涤1～2次,抽干

沉淀

　　　↓　溶于丙酮,滤过

丙酮溶液

　　　↓　通过氧化铝柱,用丙酮洗脱

丙酮洗脱液

　　　↓　加饱和硫酸银水溶液,滤过

滤液

　　　↓　加入计算量的氯化钡溶液,待沉淀完全后,滤过

滤液

　　　↓　蒸干

沉淀
(生物碱的盐酸盐)

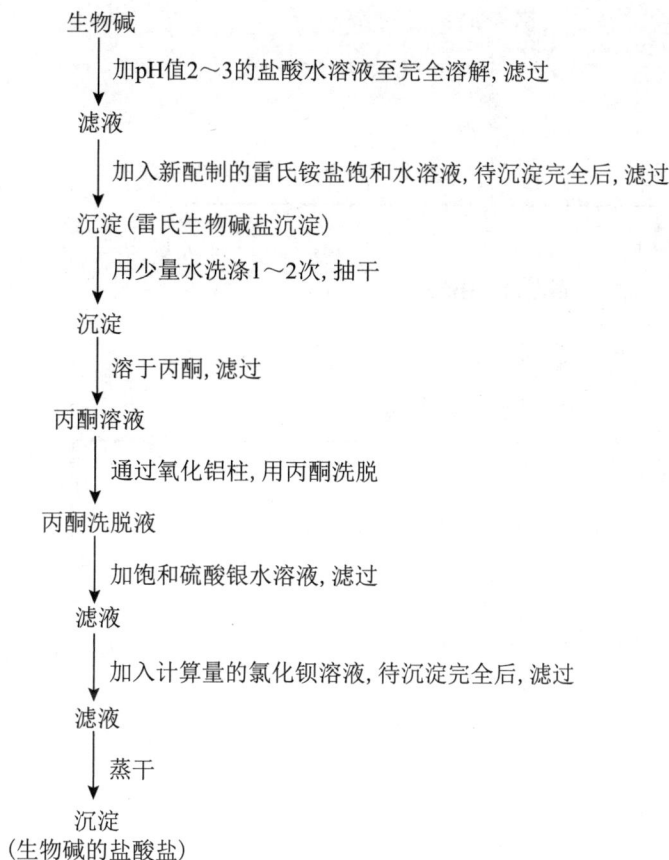

反应过程如下:

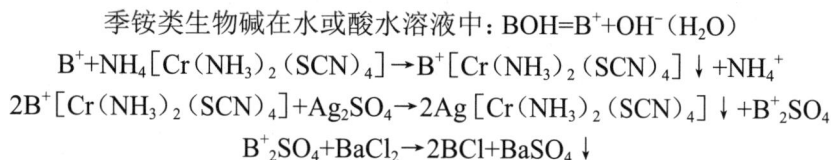

$$季铵类生物碱在水或酸水溶液中: BOH = B^+ + OH^- (H_2O)$$

$$B^+ + NH_4[Cr(NH_3)_2(SCN)_4] \rightarrow B^+[Cr(NH_3)_2(SCN)_4] \downarrow + NH_4^+$$

$$2B^+[Cr(NH_3)_2(SCN)_4] + Ag_2SO_4 \rightarrow 2Ag[Cr(NH_3)_2(SCN)_4] \downarrow + B^+_2SO_4$$

$$B^+_2SO_4 + BaCl_2 \rightarrow 2BCl + BaSO_4 \downarrow$$

（4）利用生物碱极性不同进行的分离技术:在混合组分的溶液中加入与该溶液互溶的溶剂,通过改变溶液的极性来改变溶液中某些组分的溶解度,使其从溶液中析出的方法。改变加入溶剂的种类或用量,使各组分溶解度降低,逐步析出沉淀,即为分级沉淀。

苦参碱与氧化苦参碱均溶于三氯甲烷,但氧化苦参碱因具有 N→O 配位键,极性大于苦参碱,故在乙醚中的溶解度比苦参碱的小,在两者的三氯甲烷溶液中,逐渐加乙醚,氧化苦参碱在三氯甲烷 - 乙醚中的溶解度降低,产生结晶,苦参碱在三氯甲烷 - 乙醚中的溶解度较大,不产生结晶,达到分离目的。

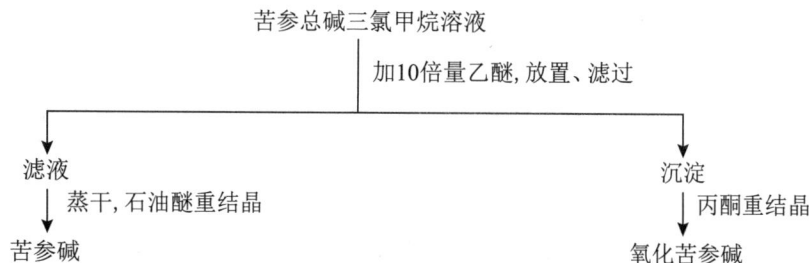

苦参总碱三氯甲烷溶液

　　　↓　加10倍量乙醚,放置、滤过

滤液	沉淀
↓ 蒸干,石油醚重结晶	↓ 丙酮重结晶
苦参碱	氧化苦参碱

（5）利用生物碱盐溶解度不同进行的分离技术:如草酸麻黄碱在水中溶解度较草酸伪麻黄碱小,可将麻黄总碱溶于草酸溶液,适当浓缩后,草酸麻黄碱先沉淀析出,草酸伪麻黄碱后沉淀析出。

```
                          麻黄粗粉
                             │ 加8倍量水, 浸煮2～3次
                             ↓
                          浸煮液
                             │ NaOH调至pH值11～12, 甲苯萃取
            ┌────────────────┴────────────────┐
            ↓                                  ↓
          甲苯层                              碱水层
            │ 加2%草酸溶液, pH值6.5～7
      ┌─────┴─────┐
      ↓           ↓
   甲苯溶液      草酸溶液
                  │ 减压浓缩, 滤过
            ┌─────┴──────────────────────────┐
            ↓                                 ↓
          结晶                              母液
            │ 加8倍量水煮沸, 加饱和CaCl₂溶液,       │ 加饱和CaCl₂溶液静置,
            │ 加Na₂S饱和溶液至pH值7～7.5, 静置, 滤过  │ 滤过
      ┌─────┴─────┐                          ↓
      ↓           ↓                        结晶
    滤液      沉淀(CaC₂O₄、Fe₂S₃)         (盐酸伪麻黄碱)
      │ 加HCl至pH值6.5～7, 滤过
      ↓
    粗结晶
      │ 加水溶解, HCl调pH值5.6～6, 活性炭脱色, 重结晶
      ↓
  盐酸麻黄碱
```

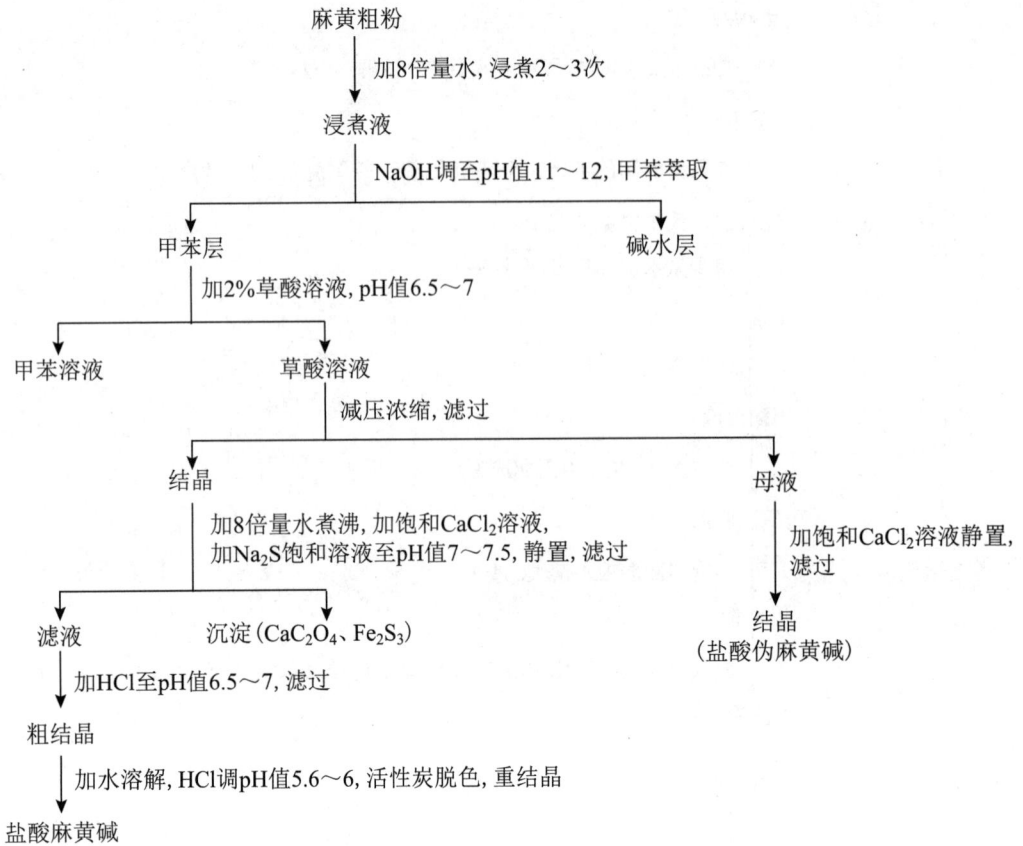

流程说明:①麻黄碱和伪麻黄碱易溶于水,故原料用水浸煮,两者均可被提出。
　　　　　②草酸麻黄碱遇 $CaCl_2$ 后,发生置换反应,成为盐酸麻黄碱。
　　　　　③在精制过程中,加入 Na_2S 溶液,是为了除去产品中夹杂的铁化合物。

(6)盐析分离技术:在生物碱的酸水溶液中,加入无机盐至一定浓度或制成饱和溶液,使生物碱盐的溶解度降低与水溶性大的杂质分离。常用的无机盐有氯化钠、硫酸钠、硫酸镁、硫酸铵等。

3.结晶分离技术　利用生物碱混合物中各组分溶解度不同进行分离的方法。是纯化物质最后阶段采用的方法。

4.色谱分离技术

(1)离子交换树脂法:将生物碱转变成阳离子,通过阳离子交换树脂,交换到树脂上,而中性、阴离子杂质(糖类、有机酸)不被吸附,随溶液流出。如果生物碱碱性强弱不同,在洗脱过程中,碱性弱的先被洗脱下来,碱性强的后被洗脱下来,如麻黄碱和伪麻黄碱的分离。

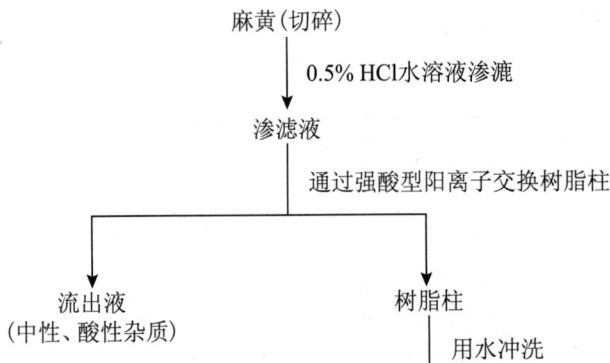

```
                          麻黄(切碎)
                             │ 0.5% HCl水溶液渗漉
                             ↓
                          渗滤液
                             │ 通过强酸型阳离子交换树脂柱
            ┌────────────────┴────────────────┐
            ↓                                  ↓
          流出液                              树脂柱
       (中性、酸性杂质)                         │ 用水冲洗
```

```
                              │
          ┌───────────────────┴───────────────────┐
          ▼                                        ▼
       方法一                                    方法二
          │                                        │
    4mol/L HCl洗脱,                          5%氨水-乙醇洗脱,
    控制洗脱量                                控制洗脱量
          │                                        │
    ┌─────┴─────┐                          ┌──────┴──────┐
    ▼           ▼                          ▼             ▼
   树脂        洗脱液                      树脂          洗脱液
 (伪麻黄碱)      │                       (伪麻黄碱)         │
            减压浓缩                               加NaCl饱和,CHCl₃萃取
            析晶,滤过                                      │
                │                                       ▼
                ▼                                    CHCl₃层
            盐酸麻黄碱                                    │
                                                   1% HCl萃取
                                                        │
                                                        ▼
                                                     酸水层
                                                        │
                                                减压浓缩,析晶,滤过
                                                        │
                                                        ▼
                                                    盐酸麻黄碱
```

流程说明:酸水渗漉液中钙离子影响生物碱与树脂交换,麻黄的水蒸气蒸馏液进行离子交换效果更好。

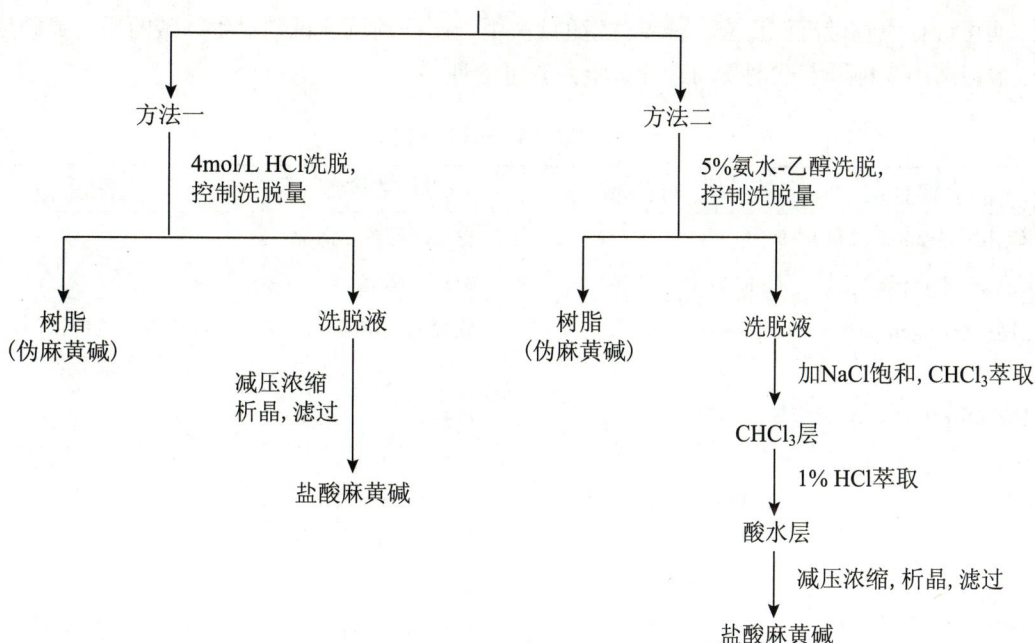

ER-10-5

大孔吸附树脂分离纯化生物碱类化合物的研究

(2)吸附色谱技术:极性弱的生物碱常采用吸附色谱法,常用氧化铝为吸附剂,三氯甲烷、苯为洗脱剂。对于结构相似的生物碱,需反复操作才能达到分离。

(3)分配色谱技术:适用于极性较大的生物碱的分离。

实际工作中,还有采用凝胶色谱法、大孔树脂吸附法等分离生物碱的混合物。

知识拓展

高速逆流色谱分离黄柏生物碱

高速逆流色谱分离黄柏中的生物碱,采用三氯甲烷-甲醇-0.5mol/L HCl(2:1:1),通过一次分离,得到 6 种单一生物碱、一种含有 2 个成分的生物碱。由于是液-液萃取,完全消除了气-液色谱中常见的吸附现象。此技术特别适用于分离极性大的组分以及一些生物大分子。

四、检识技术

(一)化学检识技术

1.生物碱沉淀试剂反应　在酸性水溶液或稀醇溶液中,生物碱与某些试剂生成难溶于水的复盐或分子络合物的反应,称为生物碱沉淀反应,这些试剂称为生物碱沉淀试剂。

根据生成物不同,沉淀反应分为三种:一是生成不溶性盐类的反应,如硅钨酸试剂、苦味酸试剂、磷钼酸试剂等;二是生成疏松的配合物的反应,如碘-碘化钾试剂;三是生成不溶性加成物的反应,如碘化铋钾、碘化汞钾等一些重金属盐类(表10-6)。

生物碱沉淀反应大多在酸性条件下进行(个别为中性条件)。大多数生物碱能发生沉淀反应,个别生物碱如麻黄碱、咖啡碱不发生沉淀反应。干扰沉淀反应的是一些水溶性杂质,如蛋白质、氨基酸、多肽、鞣质等,因此在反应前应排除杂质干扰,防止出现假阳性。方法是:将酸水提取液碱化,用三氯甲烷萃取,分取三氯甲烷层后再用酸水萃取,此酸水层除去了上述水溶性干扰

物质,即可进行生物碱沉淀反应。需要注意的是,由于不同的沉淀试剂对生物碱的反应灵敏度不同,一般应选用3种以上试剂分别进行试验方有可信性。

表10-6 常用生物碱沉淀试剂

名称	试剂组成	生成物	备注
碘-碘化钾(Wagner 试剂)	$KI-I_2$	棕色或棕褐色沉淀	
碘化汞钾(Mayer 试剂)	$HgI_2 \cdot 2KI$	类白色沉淀	
碘化铋钾(Dragendorff 试剂)	$BiI_3 \cdot KI$	红棕色无定形沉淀	改良碘化铋钾试剂常用于薄层色谱显色
硅钨酸(10%)(Bertrand 试剂)	$SiO_2 \cdot 12WO_3$	淡黄色或灰白色无定形沉淀	
磷钼酸	$H_3PO_4 \cdot 12MoO_3 \cdot H_2O$	生成白色至黄褐色无定形沉淀,加氨水转变成蓝色	
苦味酸(Hager 试剂)	(结构式)	晶形沉淀	在中性条件下进行反应,产生的结晶可用于鉴定和含量测定
硫氰酸铬铵(雷氏铵盐)	$NH_4[Cr(NH_3)_2(SCN)_4]$	生成难溶性复盐,往往有一定晶形和熔点(或分解点)	用于分离及含量测定

生物碱沉淀试剂的用途:可预测中药中生物碱的存在;可检测药材中生物碱是否提取完全;可用于生物碱的分离;也可根据沉淀的颜色、形状及熔点做定性试验。

2.生物碱显色试剂反应 生物碱显色试剂能与不同的生物碱单体产生不同颜色,因此显色反应主要用于生物碱的检识和区别各类生物碱。常用的显色试剂以浓硫酸为主,有 Macquis 试剂(含少量甲醛的浓硫酸),该试剂遇吗啡显紫红色,可待因显蓝色;Mandelin 试剂(1%钒酸铵浓硫酸液),遇莨菪碱显红色,吗啡显棕色,士的宁显蓝紫色,奎宁显淡橙色;Fröhde 试剂(1%钼酸钠浓硫酸液),遇吗啡显紫~棕绿色,利血平显黄~蓝色,小檗碱显棕绿色等。由于影响颜色的因素较多,所以生物碱显色试剂不如沉淀试剂应用广泛。

3.其他生物碱检识反应

(1)二硫化碳-硫酸铜反应(仲胺类反应):在麻黄碱或伪麻黄碱的乙醇溶液中,加入二硫化碳、硫酸铜和氢氧化钠试液后,即可产生棕色或黄色沉淀。该反应对甲基麻黄碱(叔胺)为负反应。反应机理如下:

（2）硫酸铜 - 氢氧化钠反应（氨基醇类反应）：

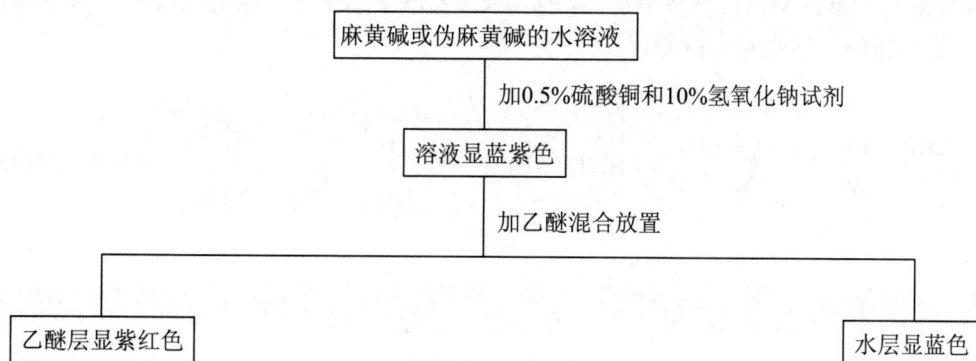

```
        麻黄碱或伪麻黄碱的水溶液
                │
    加0.5%硫酸铜和10%氢氧化钠试剂
                │
          溶液显蓝紫色
                │
          加乙醚混合放置
        ┌───────┴───────┐
  乙醚层显紫红色              水层显蓝色
```

反应机理如下：

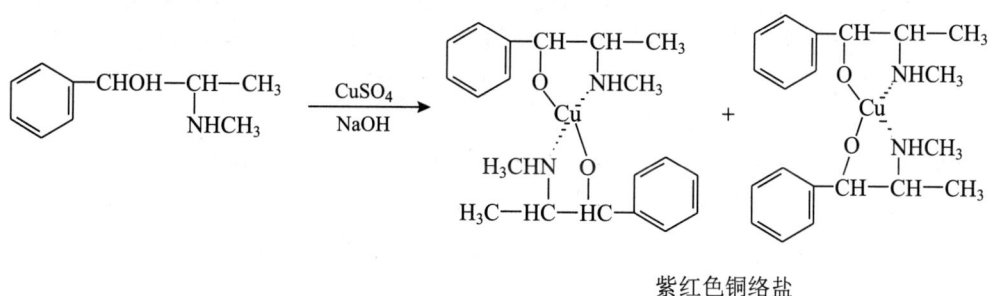

紫红色铜络盐

（3）氯化汞试验：莨菪碱的碱性强，在加热条件下可使氯化汞转变成氧化汞（砖红色），东莨菪碱的碱性较弱，与氯化汞反应时只能生成白色的分子复盐沉淀。

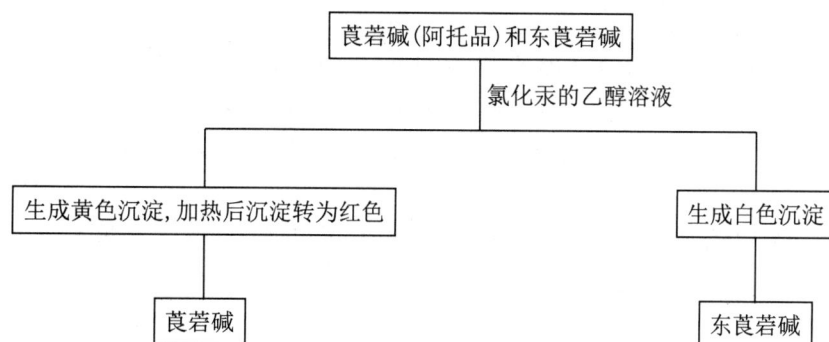

```
      莨菪碱(阿托品)和东莨菪碱
                │
          氯化汞的乙醇溶液
        ┌───────┴───────┐
生成黄色沉淀,加热后沉淀转为红色        生成白色沉淀
        │                      │
      莨菪碱                   东莨菪碱
```

（4）硝基醌化试验（Vitali 反应）：莨菪碱（阿托品）、东莨菪碱、山莨菪碱与发烟硝酸作用时，反应生成三硝基化合物，三硝基化合物再与强碱醇溶液反应，生成醌式结构化合物呈深紫色，渐变为暗红色，最后颜色消失。樟柳碱无 α- 氢，不能生成醌式结构，在同一条件下无此现象。

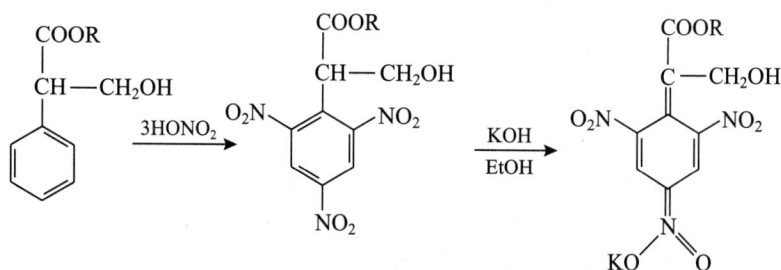

R: 代表莨菪醇部分

（5）过碘酸氧化乙酰丙酮缩合（DDL）反应：樟柳碱分子中的邻二羟基结构，可被过碘酸氧化成甲醛，甲醛与乙酰丙酮在乙酰胺中加热，缩合成二乙酰基二甲基二氢吡啶（DDL）而显黄色，此反应可用于樟柳碱的鉴别及含量测定。

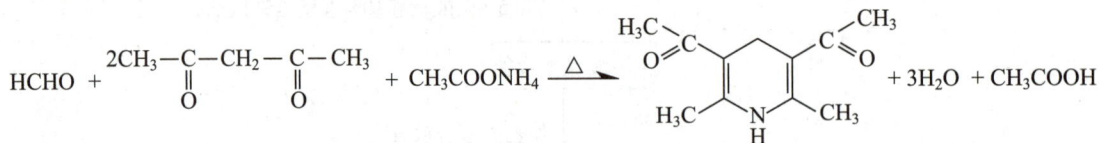

$$HCHO + 2CH_3-\overset{\displaystyle O}{\underset{\displaystyle ||}{C}}-CH_2-\overset{\displaystyle O}{\underset{\displaystyle ||}{C}}-CH_3 + CH_3COONH_4 \xrightarrow{\triangle} \text{（DDL结构式）} + 3H_2O + CH_3COOH$$

案例分析

麻黄的化学鉴别

《中国药典》麻黄的鉴别：取本品粉末 0.2g，加水 5ml 与稀盐酸 1～2 滴，煮沸 2～3 分钟，滤过。滤液置分液漏斗中，加氨试液数滴使呈碱性，再加三氯甲烷 5ml，振摇提取。分取三氯甲烷液，置两支试管中，一管加氨制氯化铜试液与二硫化碳各 5 滴，振摇，静置，三氯甲烷层显深黄色；另一管为空白，以三氯甲烷 5 滴代替二硫化碳 5 滴，振摇后三氯甲烷层无色或显微黄色。

问题：①该化学鉴别反应的机理是什么？②操作过程中需要注意哪些问题？

考点提示：麻黄碱、伪麻黄碱、莨菪烷类生物碱的化学检识及应用

（二）色谱检识技术

生物碱的色谱检识应用非常广泛，常用的有薄层色谱、纸色谱和高效液相色谱等。

1. 薄层色谱

（1）吸附薄层色谱：常用的吸附剂有氧化铝、硅胶、活性炭等。氧化铝吸附性能较强，常用于亲脂性较强的生物碱的检识。

由于硅胶具有弱酸性，可能造成碱性强的生物碱以盐和游离两种形式存在，出现拖尾或形成复斑现象。一般可采取加碱的方法消除硅胶的酸性：一是用稀碱溶液或碱性缓冲液代替水制成碱性硅胶薄层；二是在展开剂中加入少量碱性试剂如二乙胺、氨水等；三是在色谱缸中加一盛有氨水的小烧杯。

流动相以三氯甲烷或苯为主的混合溶剂，应用时可根据生物碱的极性和种类调整展开剂的组成，有时加入二乙胺、氨水，确保生物碱以游离形式展开。如苦参中生物碱的色谱检识技术。

1）硅胶 G 薄层色谱检识

展开剂：三氯甲烷 - 甲醇 - 浓氨水（5：0.6：0.2）

显色剂：改良碘化铋钾

R_f 值：苦参碱（0.61），氧化苦参碱（0.37）

2）氧化铝薄层色谱检识

展开剂：苯 - 丙酮 - 乙醇（70：16：1）

显色剂：改良碘化铋钾

R_f 值：苦参碱（0.50），氧化苦参碱（0.25）

（2）分配薄层色谱：用吸附薄层色谱法检识生物碱效果不理想时，可选用硅胶、纤维素为支持剂的分配薄层色谱法进行检识。以甲酰胺为固定相、三氯甲烷为主的混合溶剂作移动相，适合分离弱极性和中等极性的生物碱；以水为固定相、BAW 系统为移动相，适合分离水溶性生物碱及生物碱盐。

（3）显色方法：有颜色的生物碱可直接观察或在紫外光下观察荧光；化学检识法常用改良碘化铋钾等生物碱沉淀试剂或显色试剂显色。目前，采用碘化铂钾、碘铂酸等试剂显色的逐渐增多，这些试剂与不同的生物碱常显不同颜色。

📋 **案例分析**

麻黄的薄层色谱鉴别

《中国药典》2020 年版麻黄的薄层色谱鉴别：取麻黄粉末 1g，加浓氨试液数滴，再加三氯甲烷 10ml，加热回流 1 小时，滤过，滤液蒸干，残渣加甲醇 2ml 充分振摇，滤过，滤液为供试品溶液。另取盐酸麻黄碱对照品，加甲醇制成每 1ml 含 1mg 的溶液，为对照品溶液。照薄层色谱法（通则 0502）试验，吸取上述两种溶液各 5μl，分别点于同一硅胶 G 薄层板上，以三氯甲烷 - 甲醇 - 浓氨试液（20：5：0.5）为展开剂，展开，取出，晾干，喷茚三酮试液，在 105℃加热至斑点显色清晰。供试品色谱中，在与对照品色谱相应的位置上，显相同的红色斑点。

问题：①在鉴别试验中，两次用到浓氨试液，其作用一样吗？②为何喷茚三酮试液可以显色？

考点提示：生物碱类化合物的薄层色谱检识及应用

2. 纸色谱　生物碱的纸色谱固定相常用水、甲酰胺或缓冲溶液。以水作固定相的纸色谱，采用亲水性溶剂系统（如 BAW）为展开剂；以甲酰胺作固定相，多用三氯甲烷为主的溶剂系统（使用前用甲酰胺饱和）为展开剂；酸性缓冲溶液为固定相的纸色谱可以保证生物碱全部以盐的形式展开。用酸性多缓冲纸色谱法可以初步了解总碱中各生物碱的碱性强弱，故在 pH 梯度萃取法分离生物碱混合物之前常被采用。如图 10-1 所示，三种生物碱由于碱性的差别（碱性 a＞b＞c），依次被截留在 pH 值由大到小的缓冲层中。

纸色谱所用显色剂与薄层色谱基本相同，但含硫酸等具腐蚀性的显色剂不宜使用。

3. 高效液相色谱法　高效液相色谱分析法在生物碱的定性及定量应用非常广泛，根据生物碱及共存物的性质可选用分配色谱法、吸附色谱法和离子交换色谱法。其分配色谱法中，常用 C_{18}（C_8）烷基键合硅胶、氨基或氰基键合相为固定相，甲醇 - 水、乙腈 - 水或磷酸缓冲液等为流动相。

在实验条件相同时，被测试样与对照生物碱标准品保留时间相同，则为相同化合物；当实验条件不同，可将已知生物碱标准品加入被测试样中测定，峰面积增加的生物碱与已知对照品为同一化合物。如《中国药典》2020 年版麻黄生物碱的高效液相色谱检识技术。

（1）色谱条件与系统适用性试验：以极性乙醚连接苯基键合硅胶为填充剂；以甲醇 -0.092% 磷酸溶液（含 0.04% 三乙胺和 0.02% 二正丁胺）（1.5：98.5）为流动相；检测波长为 210nm。理论板数按盐酸麻黄碱峰计算应不低于 3 000。

（2）对照品溶液的制备：取盐酸麻黄碱对照品、盐酸伪麻黄碱对照品适量，精密称定，加甲醇分别制成每 1ml 各含 40μg 的混合溶液，即得。

（3）供试品溶液的制备：取本品细粉约 0.5g，精密称定，置具塞锥形瓶中，精密加入 1.44% 磷酸溶液 50ml，称定重量，超声处理（功率 600W，频率 50kHz）20 分钟，放冷，再称定重量，用

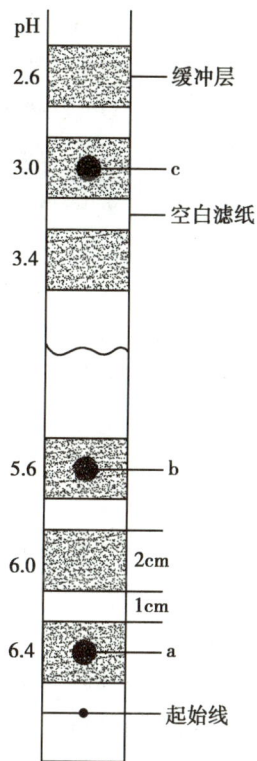

a、b、c 为三种生物碱。
图 10-1　多缓冲纸色谱

1.44% 磷酸溶液补足减失的重量，摇匀，滤过，取续滤液，即得。

（4）测定法：分别精密吸取对照品溶液与供试品溶液各 10μl，注入液相色谱仪，照高效液相色谱法（通则 0512）测定，即得。

本品按干燥品计算，含盐酸麻黄碱（$C_{10}H_{15}NO \cdot HCl$）和盐酸伪麻黄碱（$C_{10}H_{15}NO \cdot HCl$）的总量不得少于 0.80%。

五、含有生物碱类化合物的常用中药

含有生物碱的常用中药见表 10-7。

表 10-7 含有生物碱的常用中药

药名	原植物	主要化学成分
百部	直立百部 *Stemona sessilifolia*（Miq.）Miq.、蔓生百部 *Stemona japonica*（Bl.）Miq. 或对叶百部 *Stemona tuberosa* Lour. 的干燥块根	对叶百部碱、异对叶百部碱、次对叶百部碱等生物碱
槟榔	槟榔 *Areca catechu* L. 的种子	槟榔碱、槟榔次碱、鞣质、槟榔红、脂肪
荜茇	荜茇 *Piper longum* L. 的近成熟或成熟果穗	胡椒碱、荜茇明碱、荜茇酰胺、挥发油、棕榈酸
半边莲	半边莲 *Lobelia chinensis* Lour. 的全草	山梗菜碱、山梗菜酮等生物碱，黄酮、皂苷、氨基酸等
北豆根	蝙蝠葛 *Menispermum dauricum* DC. 的根茎	北豆根碱、去甲北豆根碱等十余种生物碱
白鲜皮	白鲜 *Dictamnus dasycarpus* Turcz. 的根皮	白鲜碱、黄柏酮、白鲜内酯、皂苷、挥发油等
川芎	川芎 *Ligusticum chuanxiong* Hort. 的根茎	川芎嗪、挥发油、川芎内酯、阿魏酸等
常山	常山 *Dichroa febrifuga* Lour. 的根	黄常山碱甲、乙、丙等三种互变异构体，常山次碱等伞形花内酯等
川乌	乌头 *Aconitum carmichaelii* Debx. 的母根	中乌头碱、次乌头碱、乌头碱、川乌碱甲、川乌碱乙等
草乌	北乌头 *Aconitum kusnezoffii* Reichb. 的块根	中乌头碱、次乌头碱、乌头碱、异乌头碱等
附子	乌头 *Aconitum carmichaelii* Debx. 的子根加工品	中乌头碱、次乌头碱、乌头碱的水解产物（苯甲酰乌头碱、苯甲酰次乌头碱、苯甲酰中乌头碱、乌头胺、中乌头胺、次乌头胺），乌药碱、棍掌碱等
地骨皮	枸杞 *Lycium chinense* Mill. 或宁夏枸杞 *Lycium barbarum* L. 的根皮	甜菜碱、皂苷、苦味质等
大腹皮	槟榔 *Areca catechu* L. 的果皮	微量槟榔碱
防己	粉防己 *Stephania tetrandra* S. Moore 的根	粉防己碱、防己诺林碱等生物碱
广防己	广防己 *Aristolochia fangchi* Y. C. Wu ex L. D. Chou et S. M. Hwang 的根	马兜铃内酰胺、尿囊素等生物碱、有机酸、甾醇
钩藤	钩藤 *Uncaria rhynchophylla*（Miq.）Miq. ex Havil.、大叶钩藤 *Uncaria macrophylla* Wall.、毛钩藤 *Uncaria hirsuta* Havil. 华钩藤 *Uncaria sinensis*（Oliv.）Havil. 或无柄果钩藤 *Uncaria sessilifructus* Roxb. 的带钩茎枝	钩藤碱、异钩藤碱等生物碱
胡芦巴	胡芦巴 *Trigonella foenum-graecum* L. 的种子	胡芦巴碱、胆碱等。皂苷、黄酮、植物甾醇等

续表

药名	原植物	主要化学成分
厚朴	来源于木兰科植物厚朴 *Magnolia officinalis* Rehd. et Wils. 或凹叶厚朴 *Magnolia officinalis* Rehd. et Wils. 的干燥干皮、根皮及枝皮	木兰箭毒碱、厚朴酚、挥发油、鞣质
黄连	黄连 *Coptis chinensis* Franch.、三角叶黄连 *Coptis deltoidea* C. Y. Cheng et Hsiao、云连 *Coptis teeta* Wall. 的根茎	小檗碱、药根碱、黄连碱等生物碱
黄柏	黄皮树 *Phellodendron chinense* Schneid. 的树皮	小檗碱、黄柏碱、木兰碱等生物碱、黏液质、黄柏酮、黄柏内酯、甾醇等
荷叶	莲 *Nelumbo nucifera* Gaertn. 的叶	荷叶碱、莲碱、*N*-去甲基荷叶碱、原荷叶碱、荷叶苷、维生素 C、有机酸
苦参	苦参 *Sophora flavescens* Ait. 的根	苦参碱、*N*-去甲基金雀花碱、氧化苦参碱等生物碱、黄酮类化合物
龙胆	条叶龙胆 *Gentiana manshurica* Kitag.、龙胆 *Gentiana scabra* Bge.、三花龙胆 *Gentiana triflora* Pall. 或坚龙胆 *Gentiana rigescens* Franch. 的根及根茎	龙胆碱、龙胆苦苷、龙胆三糖等
漏芦	祁州漏芦 *Rhaponticum uniflorum*（L.）DC. 的根	蓝次头碱
莲子心	莲 *Nelumbo nucifera* Gaertn. 成熟种子中的幼叶及胚根	莲心碱、异莲心碱、甲基莲心碱、去甲基衡州乌药碱等、黄酮类
麻黄	草麻黄 *Ephedra sinica* Stapf、中麻黄 *Ephedra intermedia* Schrenk et C. A. Mey、木贼麻黄 *Ephedra equisetina* Bge. 的草质茎	麻黄碱、伪麻黄碱等生物碱
麦芽	大麦 *Hordeum vulgare* L. 的芽	大麦胍碱 A、B 及其葡萄糖苷、大麦芽碱、淀粉水解酶、蛋白分解酶
马钱子	马钱 *Strychnos nux-vomica* L. 的种子	士的宁、马钱子碱、异番木碱等生物碱
秦艽	秦艽 *Gentiana macrophylla* Pall.、麻花秦艽 *Gentiana straminea* Maxim.、粗茎秦艽 *Gentiana crassicaulis* Duthie ex Burk 或小秦艽 *Gentiana dahurica* Fisch. 的根	龙胆碱、次龙胆碱、秦艽丙素等生物碱。龙胆苦苷
青风藤	青藤 *Sinomenium acutum*（Thunb.）Rehd. et Wils. 及毛青藤 *Sinomenium acutum*（Thunb.）Rehd.et Wils. var. *cinereum* Rehd. et Wils. 的藤茎	青藤碱、木兰碱、异青藤碱等十余种生物碱。甾醇、丁香树脂酚等
青黛	由爵床科植物马蓝 *Baphicacanthus cusia*（Nees）Bremek.、蓼科植物蓼蓝 *Polygonum tinctorium* Ait. 或十字花科植物菘蓝 *Isatis indigotica* Fort. 的叶或茎叶经加工制得的干燥粉末、团块或颗粒	含靛玉红、靛蓝等

续表

药名	原植物	主要化学成分
山豆根	越南槐 *Sophora tonkinensis* Gagnep. 的根	苦参碱、氧化苦参碱、*N-* 甲基金雀花碱等生物碱。另含苷类、黄酮、酚类化合物
天仙子	莨菪 *Hyoscyamus niger* L. 的种子	莨菪碱、东莨菪碱等多种生物碱
吴茱萸	吴茱萸 *Euodia rutaecarpa*（Juss.）Benth.、石虎 *Euodia rutaecarpa*（Juss.）Benth. var. *officinalis*（Dode）Huang 或疏毛吴茱萸 *Evodia rutaecarpa*（Juss.）Benth. var. *bodinieri*（Dode）Huang 的果实	吴茱萸碱、吴茱萸次碱等多种生物碱。挥发油、吴茱萸内酯等
续断	川续断 *Dipsacus asper* Wall. ex Henry 的根	龙胆碱、三萜皂苷
益母草	益母草 *Leonurus japonicus* Houtt. 地上部分	益母草碱、水苏碱、益母草定、益母草宁等生物碱。黄酮、植物甾醇、氯化钾等
洋金花	白花曼陀罗 *Datura metel* L. 的花	东莨菪碱、莨菪碱等多种生物碱
延胡索	延胡索 *Corydalis yanhusuo* W. T. Wang 块茎	延胡索乙素、紫堇碱、原阿片碱等 20 种以上的生物碱
浙贝母	浙贝母 *Fritillaria thunbergii* Miq. 的鳞茎	浙贝母碱、去氢浙贝碱及其他 4 种微量生物碱

考点提示： 含生物碱的常用中药：防己、麻黄、黄连、黄柏、洋金花、苦参、乌头、延胡索、益母草

实训任务十四　防己中生物碱的提取分离与检识技术

【实训目的】

1. 掌握汉防己甲素、汉防己乙素的性质及提取、分离、检识的原理。
2. 熟练运用回流法提取防己中的生物碱。
3. 学会汉防己甲素、汉防己乙素的化学与色谱检识技术。

【实训原理】

1. 化学成分及结构　防己是防己科植物粉防己 *Stephania tetrandra* S. Moore 的根，习称汉防己，味苦，性寒，具有祛风止痛、利水消肿的功效，用于治疗风湿痹痛，水肿脚气，小便不利，湿疹疮毒。防己的主要活性成分为生物碱，含量在 1.5%～2.3% 之间，已分离出至少六种以上生物碱，其中汉防己甲素（粉防己碱，tetrandrine）的含量为药材的 1%～2%；汉防己乙素（防己诺林碱，fangchinoline）的含量约为药材的 0.5%；轮环藤酚碱（cyclanoline）含量为药材的 0.2%。《中国药典》2020 年版规定其含量，按干燥品计算含汉防己甲素（$C_{38}H_{42}N_2O_6$）和汉防己乙素（$C_{37}H_{40}N_2O_6$）的总量不得少于 1.6%。

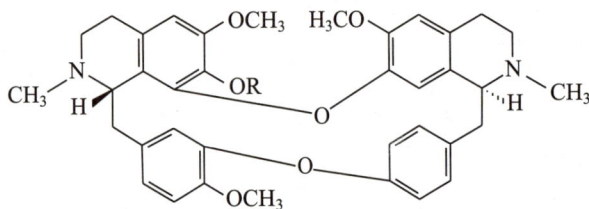

汉防己甲素　R＝CH₃
汉防己乙素　R＝H

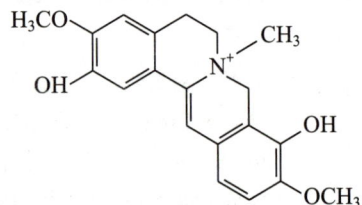

轮环藤酚碱

粉防己碱和防己诺林碱均属于双苄基异喹啉类生物碱的衍生物,为叔胺型;轮环藤酚碱则属于小檗碱型季铵碱。

2.性质

（1）性状:汉防己甲素、汉防己乙素和轮环藤酚碱均为白色结晶。从丙酮中重结晶出来的汉防己甲素和汉防己乙素具有双熔点。

（2）碱性:汉防己甲素和乙素均为叔胺,具中等强度碱性,轮环藤酚碱属于原小檗碱型季铵碱,具有强碱性。汉防己乙素的酚羟基处于两个含氧基团之间,受到空间阻碍和分子内氢键的影响,使酚羟基的酸性减弱,难溶于氢氧化钠溶液中,被称为隐性酚羟基。

（3）溶解性:汉防己甲素和乙素为脂溶性生物碱,不溶于水、石油醚,可溶于三氯甲烷、乙醚、丙酮、乙醇等有机溶剂。汉防己甲素极性小于乙素,能溶于冷苯,汉防己乙素难溶于冷苯;轮环藤酚碱属于季铵碱,为水溶性生物碱,可溶于水、甲醇、乙醇,难溶于苯、乙醚等有机溶剂。

【实训操作步骤】

（一）提取、精制和分离技术

1.总生物碱的提取技术

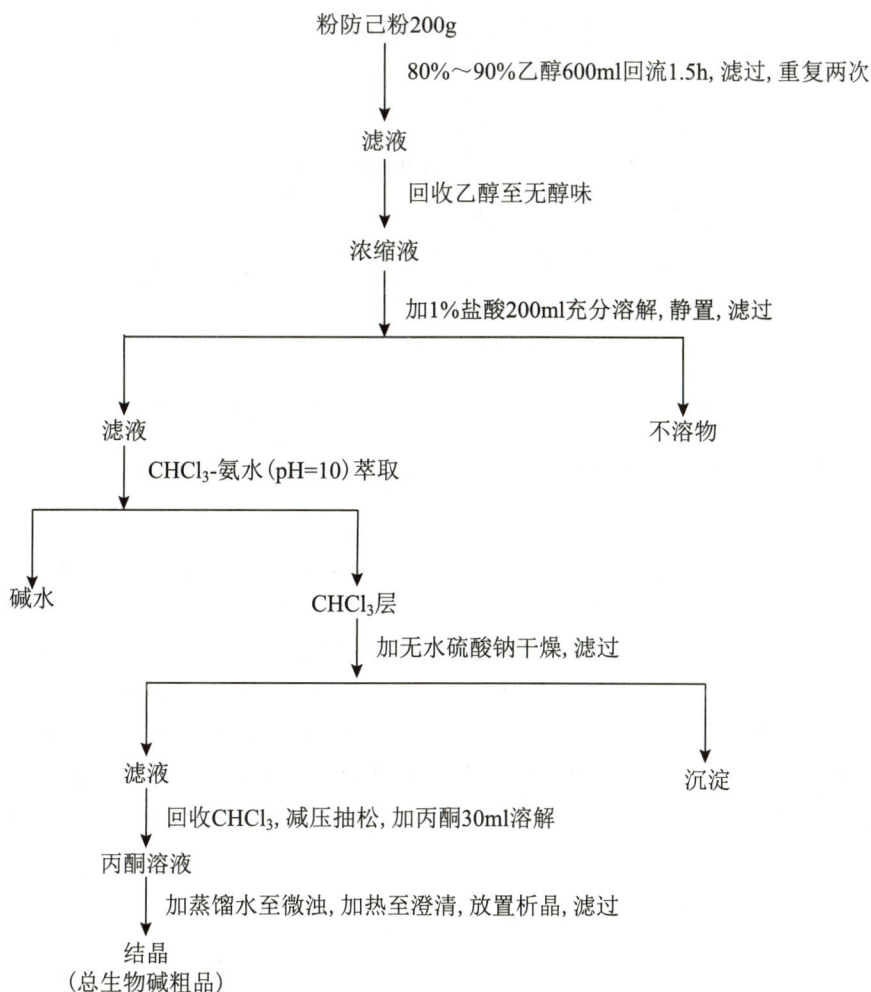

粉防己粉200g

→ 80%～90%乙醇600ml回流1.5h,滤过,重复两次

滤液

→ 回收乙醇至无醇味

浓缩液

→ 加1%盐酸200ml充分溶解,静置,滤过

滤液 ／ 不溶物

滤液 → CHCl₃-氨水(pH=10)萃取

碱水 ／ CHCl₃层

CHCl₃层 → 加无水硫酸钠干燥,滤过

滤液 ／ 沉淀

滤液 → 回收CHCl₃,减压抽松,加丙酮30ml溶解

丙酮溶液

→ 加蒸馏水至微浊,加热至澄清,放置析晶,滤过

结晶
（总生物碱粗品）

2．总生物碱的精制技术

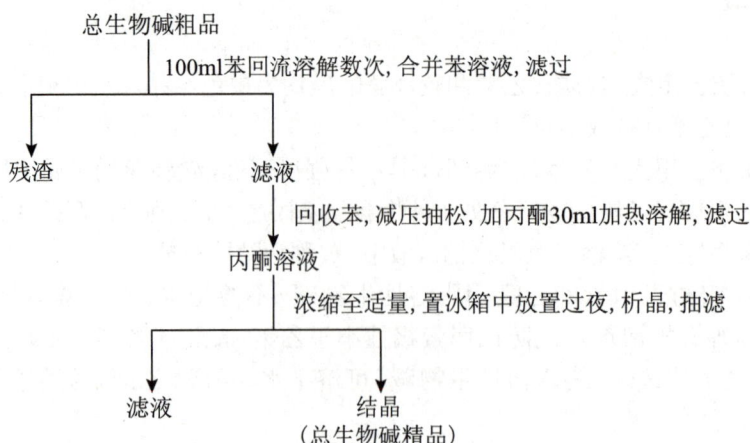

总生物碱粗品

100ml苯回流溶解数次,合并苯溶液,滤过

→ 残渣

→ 滤液

回收苯,减压抽松,加丙酮30ml加热溶解,滤过

丙酮溶液

浓缩至适量,置冰箱中放置过夜,析晶,抽滤

→ 滤液

→ 结晶（总生物碱精品）

3．汉防己甲素和乙素的分离技术

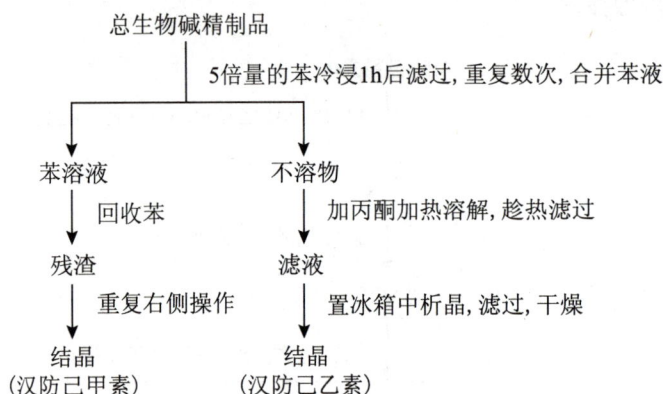

总生物碱精制品

5倍量的苯冷浸1h后滤过,重复数次,合并苯液

→ 苯溶液
回收苯
→ 残渣
重复右侧操作
→ 结晶（汉防己甲素）

→ 不溶物
加丙酮加热溶解,趁热滤过
→ 滤液
置冰箱中析晶,滤过,干燥
→ 结晶（汉防己乙素）

流程说明：根据汉防己甲素和汉防己乙素游离时亲脂性,易溶于乙醇、三氯甲烷、热苯等有机溶剂,但两者与盐酸成盐后均易溶于水的性质,提取得到总生物碱。再利用两者在冷苯中的溶解度不同,使之相互分离。

知识链接

防己提取分离工艺的改进

称取粉防己粗粉100g,用85%乙醇（500ml/1h；300ml/45min；200ml/30min）回流提取3次,合并提取液,回收乙醇至无醇味,在搅拌下滴加1%的盐酸100ml,静置48h后用滤纸滤过除去沉淀,用浓氨水调溶液至pH值9,放置48小时后抽滤,沉淀干燥后用15ml丙酮加热溶解,在丙酮溶液中滴1～2滴蒸馏水至溶液微浊,放置待溶剂挥干得白色结晶。改进后的工艺,操作简单,总生物碱纯度达98%。

（二）检识技术

1．化学检识技术

（1）生物碱沉淀试剂：取汉防己甲素的盐酸水溶液8ml分别置于4支试管中,分别滴加碘化铋钾试剂、碘化汞钾试剂、碘 - 碘化钾试剂、硅钨酸试剂各2～3滴,观察并记录反应结果。

（2）钼硫酸试剂：在防己生物碱的乙醇溶液中加钼硫酸试剂观察并记录反应结果。

（3）三氯化铁试剂：在汉防己乙素的乙醇溶液中加三氯化铁试剂，观察并记录反应结果。

2. 色谱检识技术

①供试品溶液：汉防己甲素、乙素的乙醇溶液；②对照品溶液：汉防己甲素、乙素对照品的乙醇溶液；③薄层板：硅胶 CMC-Na；④展开剂：三氯甲烷 - 丙酮 - 甲醇（6：1：1）氨气饱和；⑤展距：10cm；⑥显色剂：喷雾改良碘化铋钾试剂。

【实训注意事项】

1. 提取总生物碱时，回收乙醇至稀浸膏状即可，不宜过干，否则当加入 1% 盐酸水溶液后，易结成胶状团块，影响提取效果。

2. 用三氯甲烷萃取生物碱时，由于易产生乳化，影响分层，所以不能用力振摇，应将分液漏斗轻轻旋转振动。

3. 进行薄层色谱检识时，薄层板要预先用展开剂进行饱和。

【实训思考】

1. 分离汉防己甲素与汉防己乙素的原理是什么？

2. 为什么使用 pH 值 10 的氨水萃取防己中的总生物碱？

3. 在实训操作过程中，如何利用生物碱沉淀试剂检测是否萃取完全？

【实训评价】

项目		内容	分值	得分
职业素养与操作规范	仪表着装	工作服穿着规范、双手洁净	5	
	行为习惯	爱护仪器，不浪费药品、试剂，及时记录实验数据；实验完毕后按要求将仪器、药品、试剂等清理复位	10	
	实验用品和仪器	清查给定的药品、试剂、仪器	5	
提取分离操作	提取防己总生物碱	正确用回流法提取生物碱，回收乙醇至稀浸膏状，不宜过干，以免加入 1% 盐酸水溶液后，易结成胶状团块，影响提取效果	15	
	萃取分离防己总生物碱	两相溶剂萃取时，应注意不可用力振摇，应将分液漏斗轻轻旋转摇动，以免产生乳化现象，影响分层。取最后一次三氯甲烷萃取液 1 滴，滴于一薄层板或滤纸片上，干燥后，喷洒改良碘化铋钾试剂，观察有无红棕色斑点出现，若无红棕色斑点，表示已萃取完全	15	
	汉防己甲素和乙素的分离	正确进行苯冷浸，丙酮重结晶分离操作	15	
化学与色谱检识	化学检识	按要求规范操作，并记录实验结果	15	
	展开剂的配制	按要求正确配制展开剂		
	点样与展开	用毛细管吸取适量样品溶液，垂直轻轻点于薄层的起始线上；重复点样时，应点在同一圆心上；点样斑点不能过大，否则互相交叉或拖尾，不能得到很好分离；密闭展开	10	
	显色	喷雾改良碘化铋钾试剂在薄层上显棕色	10	
总分			100	

实训任务十五   盐酸小檗碱的提取分离与检识技术

【实训目的】

1. 掌握小檗碱的主要性质及检识原理。
2. 熟练运用煎煮、渗漉、浸渍等方法从不同植物中提取制备小檗碱。
3. 能用化学检识技术、色谱检识技术检识小檗碱。

【实训原理】

小檗碱最早是从中药黄连中得到。黄连为毛茛科植物黄连 *Coptis chinensis* Franch.、三角叶黄连 *Coptis deltoidea* C. Y. Cheng et Hsiao 或云连 *Coptis teeta* Wall. 的根茎,以上三种分别称为"味连""雅连""云连",是临床常用的中药。黄连性寒味苦,具有清热燥湿、泻火解毒功效。小檗碱在自然界分布很广,如我国毛茛科的黄连属和唐松属,防己科的古山龙属,芸香科的黄柏属、小檗科的小檗属、十大功劳属等 50 多种植物含有小檗碱,小檗碱有多种制剂用于临床。

1. 化学成分   小檗碱是黄连的主要有效成分。黄连中已分离得到的还有掌叶防己碱(巴马汀 palmatine)、黄连碱、甲基黄连碱、药根碱、表小檗碱、木兰碱等生物碱。这些生物碱中除木兰碱外,均属小檗碱型季铵生物碱,其中小檗碱的含量最高。小檗碱以盐酸小檗碱的状态存在于黄连中。

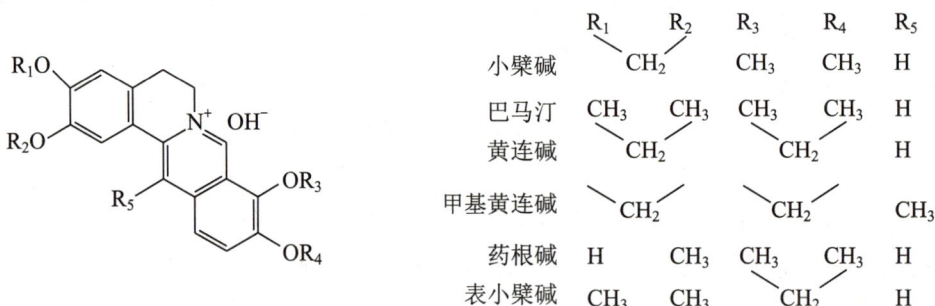

	R_1	R_2	R_3	R_4	R_5
小檗碱	CH_2		CH_3	CH_3	H
巴马汀	CH_3	CH_3	CH_3	CH_3	H
黄连碱	CH_2		CH_2		H
甲基黄连碱	CH_2		CH_2		CH_3
药根碱	H	CH_3	CH_3	CH_3	H
表小檗碱	CH_3	CH_3	CH_2		H

药理实验表明,小檗碱有较强的抗菌、抗病毒作用,主要对痢疾杆菌、葡萄球菌和链球菌有显著的抑制作用。小檗碱、黄连碱、巴马汀、药根碱等小檗碱型生物碱具有明显的抗炎、抗溃疡、免疫调节及抗肿瘤等作用。

2. 性质

(1) 性状:小檗碱为黄色针状结晶,含 5.5 分子结晶水(水或稀醇中结晶),100℃干燥后仍能保留 2.5 分子结晶水,加热至 110℃变为黄棕色,于 160℃分解。盐酸小檗碱(含 2 分子结晶水)为黄色小针状结晶,味极苦,加热至 220℃左右分解,生成红棕色的小檗红碱,继续加热至 285℃左右完全熔融。

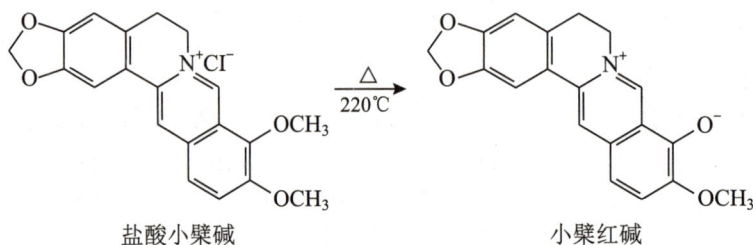

盐酸小檗碱   小檗红碱

(2) 互变异构:小檗碱主要以氢氧化季铵的形式存在。在季铵式小檗碱的水溶液中加入过量的碱则生成醇式(叔胺)和醛式(仲胺)小檗碱的沉淀。这些现象的产生是由于小檗碱具有 α-

羟胺结构,能表现为季铵式、醇式、醛式三种互变异构体。其中季铵式结构可以离子化,呈强碱性,溶液为红棕色。在溶液中加入过量碱之后,抑制了季铵式结构的解离,离解平衡向生成醇式和醛式结构转变,部分季铵式结构转变成醇式或醛式结构,溶液颜色转变为棕色或黄色。

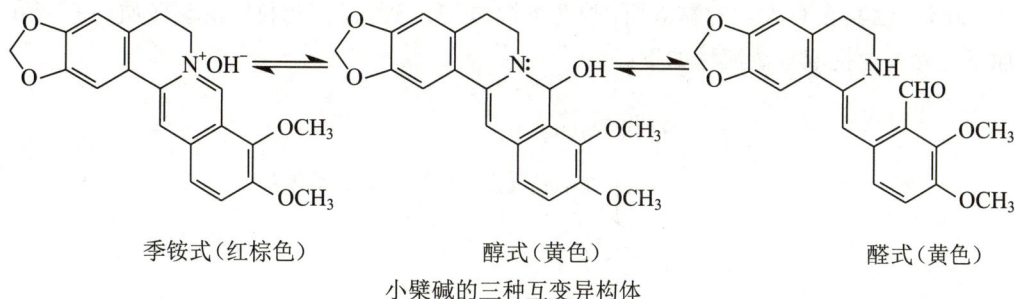

季铵式(红棕色)　　　　　　醇式(黄色)　　　　　　醛式(黄色)

小檗碱的三种互变异构体

（3）溶解度:游离的季铵式小檗碱能缓缓溶于冷水中（1∶20）,在冷乙醇中（1∶100）,易溶于热水（1∶8）或热乙醇（1∶12）中,难溶于苯、三氯甲烷、丙酮等有机溶剂中。醇式或醛式结构的小檗碱为叔胺和仲胺小檗碱,亲脂性强,难溶于水,易溶于有机溶剂中。小檗碱的盐酸盐在冷水中溶解度小（1∶500）,可溶于沸水,几乎不溶于乙醇,小檗碱的硫酸盐、磷酸盐在水中溶解度较大,分别为（1∶30）和（1∶15）。小檗碱的大分子有机酸盐在水中的溶解度较小,当黄连与甘草、黄芩、大黄等中药配伍时,小檗碱与甘草酸、黄芩苷、大黄鞣质形成难溶于水的盐或分子复合物而析出。

（4）碱性:小檗碱为季铵型生物碱,能离子化呈强碱性,pK_a 11.5。

【实训操作步骤】

（一）盐酸小檗碱的提取制备技术

1.从黄连中提取制备盐酸小檗碱技术

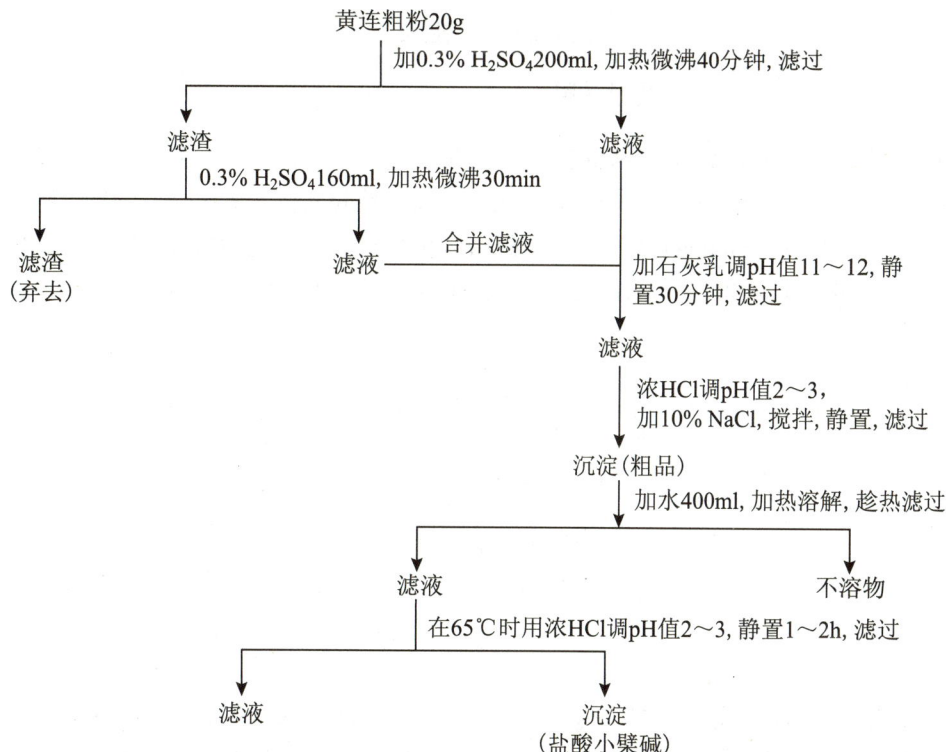

流程说明:①硫酸提取时浓度控制在0.2%～0.3%,浓度过高会生成硫酸氢小檗碱,水溶性（1∶100）下降,影响提取效率。

②用石灰乳调pH值11～12,使小檗碱从硫酸盐转为游离状态,并可沉淀黏液质、果胶等多糖类杂质。

③盐析NaCl浓度不超过10%,否则易造成盐酸小檗碱细小结晶呈悬浮状,难以滤过。

2．从黄柏中提取制备盐酸小檗碱技术　黄柏为芸香科植物黄皮树 *Phellodendron chinense* Schneid. 的干燥树皮,习称"川黄柏"。性味苦寒,有清热燥湿、泻火除蒸、解毒疗疮的功效。黄柏中的主要有效成分为小檗碱,《中国药典》2020 年版规定其干燥品含小檗碱以盐酸小檗碱计,不得少于 3.0%。因其含有大量的黏液质,故在提取时加石灰乳,使药材中的黏液质与石灰乳生成钙盐而沉淀除去。提取分离流程如下:

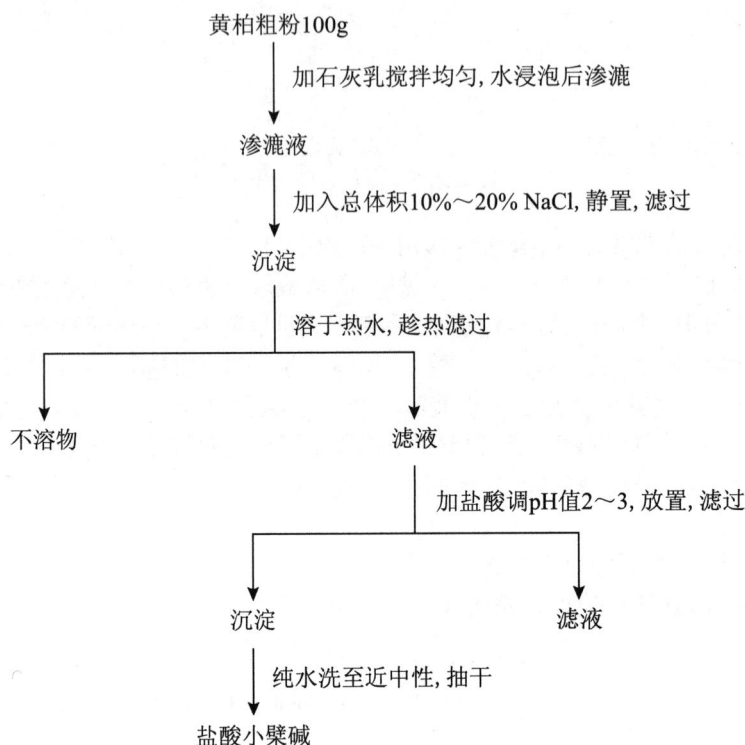

黄柏粗粉100g

↓ 加石灰乳搅拌均匀,水浸泡后渗漉

渗漉液

↓ 加入总体积10%～20% NaCl,静置,滤过

沉淀

↓ 溶于热水,趁热滤过

不溶物　　　　　　　滤液

↓ 加盐酸调pH值2～3,放置,滤过

沉淀　　　　　　　滤液

↓ 纯水洗至近中性,抽干

盐酸小檗碱

3．自三颗针中提取制备小檗碱的技术　三颗针为小檗科小檗属植物细叶小檗 *Berberis poiretii* Schneid.、小黄连刺 *Berberis wilsonae* Hemsl 等多种同属植物的根。三颗针中除含有小檗碱外,还含有小檗胺(berbamine)、巴马汀、药根碱等生物碱。《中国药典》2020 年版规定,以干燥品计算其含盐酸小檗碱不得少于 0.60%。现代工业生产用各种基原的三颗针植物为原料提取制备小檗碱。

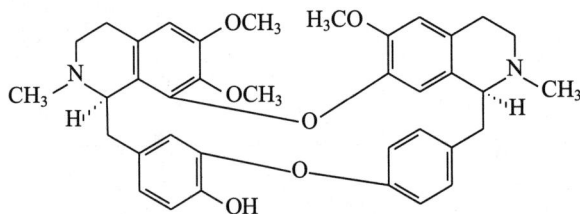

小檗胺

小檗胺为双苄基异喹啉型酚性叔胺碱,具有中等强度的碱性,常温下为白色结晶,mp.197～210℃(石油醚),$[\alpha]_D^{20}$ +114.6°(CHCl$_3$)。可溶于乙醇、三氯甲烷、乙醚,难溶于水。由于分子结构含有酚羟基能与强碱生成盐,因此小檗胺既可溶于酸水,又可溶于碱水(pH 值＞10)。药理实验表明,小檗胺对白细胞及血小板减少症、原发性高血压、硅肺等疾病均有一定疗效。

以三颗针为原料用稀硫酸浸渍，小檗碱和小檗胺都以硫酸盐溶解出来。加盐酸和氯化钠后，两者转为盐酸盐。因盐酸小檗碱难溶于水而盐酸小檗胺可溶于水，滤过，即可使两者分离。含有盐酸小檗胺的溶液加氨水调 pH 值 9，使小檗胺转变为游离状态，在水中不溶而沉淀析出。注意加碱调 pH 值不能过高，以免小檗胺溶于氢氧化钠溶液中。

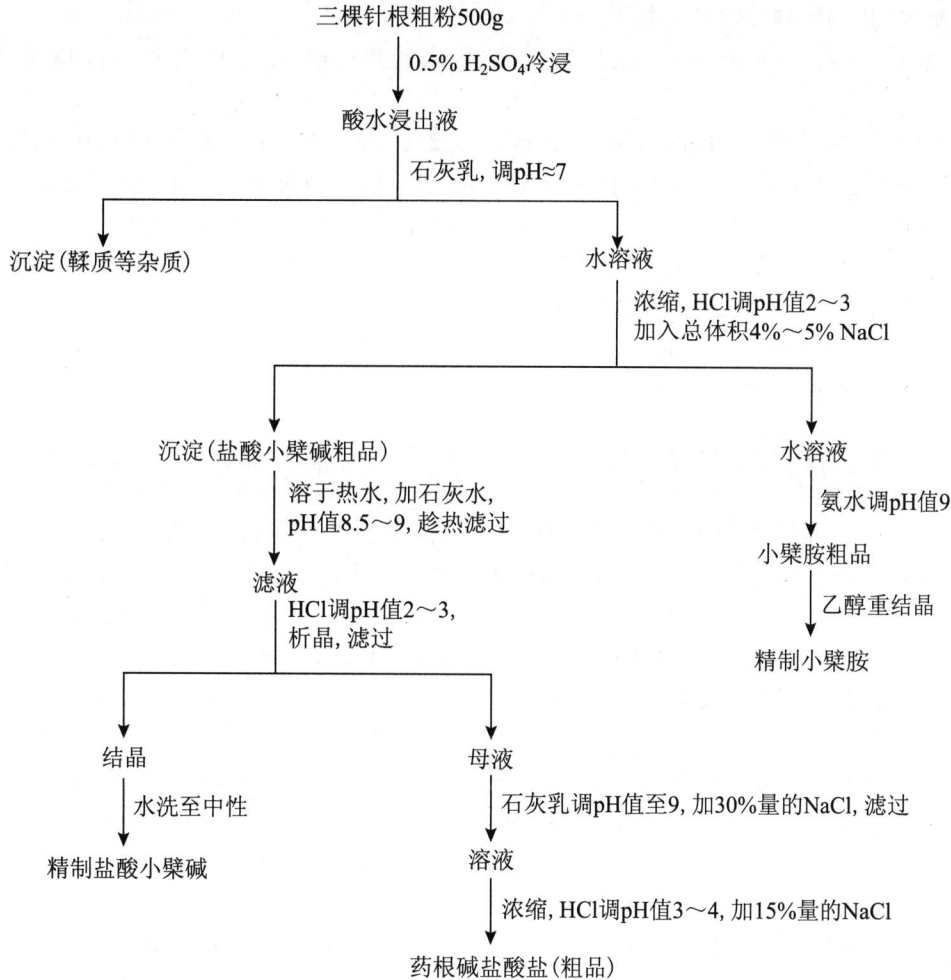

```
               三棵针根粗粉500g
                    │
                    │ 0.5% H₂SO₄冷浸
                    ▼
               酸水浸出液
                    │
                    │ 石灰乳,调pH≈7
          ┌─────────┴──────────┐
          ▼                     ▼
   沉淀(鞣质等杂质)           水溶液
                               │
                               │ 浓缩,HCl调pH值2～3
                               │ 加入总体积4%～5% NaCl
              ┌────────────────┴──────────────┐
              ▼                                ▼
      沉淀(盐酸小檗碱粗品)                    水溶液
              │                                │
              │ 溶于热水,加石灰水,              │ 氨水调pH值9
              │ pH值8.5～9,趁热滤过             ▼
              ▼                            小檗胺粗品
            滤液                               │
              │                                │ 乙醇重结晶
              │ HCl调pH值2～3,                  ▼
              │ 析晶,滤过                   精制小檗胺
       ┌──────┴───────┐
       ▼              ▼
     结晶            母液
       │              │
       │ 水洗至中性    │ 石灰乳调pH值至9,加30%量的NaCl,滤过
       ▼              ▼
 精制盐酸小檗碱       溶液
                      │
                      │ 浓缩,HCl调pH值3～4,加15%量的NaCl
                      ▼
                药根碱盐酸盐(粗品)
```

（二）检识技术

1. 化学检识技术

（1）生物碱沉淀试剂检识　取小檗碱的硫酸水溶液 8ml 分别置于 4 支试管中，分别滴加碘化铋钾试剂、碘化汞钾试剂、碘 - 碘化钾试剂、硅钨酸试剂各 2～3 滴，观察并记录反应结果。

（2）丙酮试剂检识　在盐酸小檗碱水溶液中，滴加 20% 氢氧化钠试剂，使其互变异构产生醛式小檗碱，然后加丙酮试剂，醛式小檗碱与丙酮加成，生成丙酮小檗碱（叔胺）黄色沉淀（有固定熔点，可用于鉴别）。

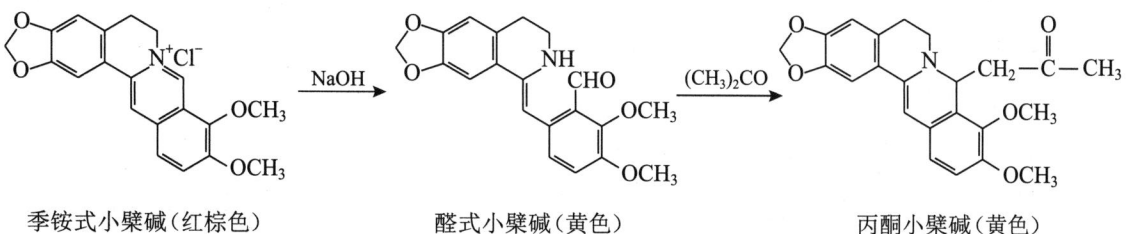

季铵式小檗碱（红棕色）　　醛式小檗碱（黄色）　　丙酮小檗碱（黄色）

（3）漂白粉试剂检识　在小檗碱的酸性水溶液中加入适量的漂白粉（或通入氯气），小檗碱水溶液由黄色转变为樱红色。

（4）没食子酸试剂检识　小檗碱的乙醇提取液，加 5% 没食子酸试剂 2～3 滴，蒸干，趁热加数滴硫酸，即显深绿色。

2. 薄层色谱检识技术

（1）吸附剂：高效硅胶 G 薄层板。

（2）供试品溶液：取黄连粉末 0.25g，加甲醇 25ml，超声处理 30 分钟，滤过，取滤液作为供试品溶液。

（3）对照药材和对照品溶液：取黄连对照药材 0.25g，加甲醇 25ml，超声处理 30 分钟，滤过，取滤液作为对照药材溶液。另取盐酸小檗碱对照品，加甲醇制成每 1ml 含 0.5mg 的溶液，作为对照品溶液。点样 1μl。

（4）展开剂：以环己烷 - 乙酸乙酯 - 异丙醇 - 甲醇 - 水 - 三乙胺（3∶3.5∶1∶1.5∶0.5∶1）为展开剂，置浓氨试液预饱和 20 分钟的展开缸内。

（5）显色：置紫外光灯（365nm）下检视。供试品色谱中，在与对照药材色谱和对照品色谱相应的位置上，显相同颜色的荧光斑点。

🌐 知识链接

《中国药典》黄连药材中生物碱的高效液相色谱检识技术

色谱条件与系统适用性试验：以十八烷基硅烷键合硅胶为填充剂，以乙腈 -0.05mol/L 磷酸二氢钾溶液（50∶50）（每 100ml 中加十二烷基硫酸钠 0.4g，再以磷酸调节 pH 值为 4.0）为流动相；检测波长为 345nm。理论板数按盐酸小檗碱峰计算应不低于 5 000。

对照品溶液的制备：取盐酸小檗碱对照品适量，精密称定，加甲醇制成每 1ml 含 90.5μg 的溶液，即得。

供试品溶液的制备：取黄连粉末（过二号筛）约 0.2g，精密称定，置具塞锥形瓶中，精密加入盐酸 - 甲醇（1∶100）的混合溶液 50ml，密塞，称定重量，超声处理（功率 250W，频率 40kHz）30 分钟，放冷，再称定重量，用甲醇补足减失的重量，摇匀，滤过，精密量取续滤液 2ml，置 10ml 量瓶中，加甲醇至刻度，摇匀，滤过，取续滤液，即得。

测定法：分别精密吸取对照品溶液与供试品溶液各 10μl，注入液相色谱仪，照高效液相色谱法（通则 0512）测定，以盐酸小檗碱对照品的峰面积为对照，分别计算小檗碱、表小檗碱、黄连碱和巴马汀的含量，用待测成分色谱峰与盐酸小檗碱色谱峰的相对保留时间确定。表小檗碱、黄连碱、巴马汀、小檗碱的峰位，其相对保留时间应在规定值的 ±5% 范围之内，即得。相对保留时间见下表：

待测成分（峰）	相对保留时间	待测成分（峰）	相对保留时间
表小檗碱	0.71	巴马汀	0.91
黄连碱	0.78	小檗碱	1.00

本品按干燥品计算，以盐酸小檗碱计，含小檗碱（$C_{20}H_{17}NO_4$）不得少于 5.5%，表小檗碱（$C_{20}H_{17}NO_4$）不得少于 0.80%，黄连碱（$C_{19}H_{13}NO_4$）不得少于 1.6%，巴马汀（$C_{21}H_{21}NO_4$）不得少于 1.5%。

【实训注意事项】

1. 渗漉法提取黄柏中的小檗碱时，要加入足量的石灰乳搅拌均匀，否则容易造成提取液中残留有多糖(黏液质),使提取液不易滤过。

2. 在提取分离小檗碱、小檗胺时,利用盐酸小檗碱难溶于水,而盐酸小檗胺易溶于水的性质分离;流程中小檗胺在 pH 值 9～10 的水溶液中产生沉淀,若 pH 值>10 或 pH 值<9,则小檗胺可溶解。

3. 进行薄层色谱检识时,要先用氨蒸气预饱和展开缸。

【实训思考】

1. 分析黄连提取工艺中每一步骤小檗碱存在的形式。
2. 解释三颗针中提取小檗碱、小檗胺用硫酸水溶液浸渍的原因。
3. 简述分离小檗碱、小檗胺的原理。

【实训评价】

项目		内容	分值	得分
职业素养与操作规范	仪表着装	工作服穿着规范、双手洁净	5	
	行为习惯	爱护仪器,不浪费药品、试剂,及时记录实验数据;实验完毕后按要求将仪器、药品、试剂等清理复位	10	
	实验用品和仪器	清查给定的药品、试剂、仪器	5	
提取分离操作	盐酸小檗碱的提取	正确进行酸水提取操作,酸水浓度以 0.2%～0.3% 为宜;合并滤液加石灰乳调 pH 值 11～12;盐析时 NaCl 浓度不超过 10%	30	
	盐酸小檗碱的精制	小檗碱精制时调 pH 值至 2,使小檗胺等叔胺型生物碱留在溶液中,以便得到较纯的小檗碱	10	
化学与色谱检识	盐酸小檗碱的检识	按要求规范操作,并记录实验结果	10	
	展开剂的配制	按要求正确配制合适的展开剂	10	
	点样与展开	用毛细管吸取样品溶液,垂直点样,点样量要适中;先用氨蒸气预饱和展开缸,再密闭展开	10	
	显色	先置于紫外光灯(365nm)下检视,再喷雾改良碘化铋钾试剂,观察斑点颜色	10	
总分			100	

(彭　电)

? 复习思考题

1. 指出吡啶类、莨菪烷类、异喹啉类、吲哚类和麻黄类生物碱的结构特征。
2. 生物碱的碱性强弱与分子结构有何关系?
3. 常用生物碱沉淀试剂有哪些?哪些化学成分干扰生物碱沉淀反应?
4. 如何应用离子交换树脂法分离纯化生物碱?
5. 雷氏铵盐沉淀法可用来除去哪些生物碱中的杂质?
6. 如要提取药材中的脂溶性生物碱,可选用的溶剂有哪些?
7. 如要提取药材中的水溶性生物碱,可选用的溶剂有哪些?
8. 如要同时提取药材中的脂溶性生物碱、水溶性生物碱,可选用的溶剂有哪些?

ER-10-7

扫一扫,测一测

FR-11-1

PPT课件

FR-11-2

知识导览

项目十一　其他类型化合物

学习目标

1. 掌握鞣质的结构、分类、理化性质和除去鞣质的方法；牛黄中胆汁酸类成分的结构特点、鉴定方法和提取分离；金银花中绿原酸的结构特点和生物活性。

2. 熟悉有机酸、氨基酸、蛋白质的理化性质和检识技术。

3. 了解蟾酥、麝香、斑蝥中主要化学成分的结构及生物活性；主要矿物药的成分、功效及检测。

4. 学会提取分离绿原酸的方法，能够用化学法、色谱法检识有机酸类化合物。

5. 具备科学严谨的作风，独立思考的能力，树立药品质量安全意识及开拓创新的精神，激发为祖国中医药事业而奋斗的热情。

情境导学：

中药五倍子为漆树科植物盐肤木、青麸杨或红麸杨叶上的干燥虫瘿，主要由五倍子蚜寄生而形成。秋季采摘，置沸水中略煮或蒸至表面呈灰色，杀死蚜虫，取出，干燥。按外形不同，分为“肚倍”和“角倍”。五倍子性寒，味酸、涩，具有敛肺降火、涩肠止泻、敛汗、止血、收湿敛疮的功效，主治肺虚久咳、久泻久痢、便血痔血、痈肿疮毒、皮肤湿烂等症。五倍子中主要有效成分为鞣质，五倍子鞣质具有抗菌、收敛、止血、止泻的作用，临床上常用其制剂治疗腹泻。五倍子鞣质是可水解鞣质的代表，医药上称为五倍子鞣酸，在国际上被称为中国鞣质，是制药、染料、化工、制革工业的原料。

问题：鞣质类成分结构是怎样的？可以用什么方法提取分离得到？

中药中除了含有生物碱、苷类、黄酮类、蒽醌类、香豆素类、萜类和挥发油等化学成分外，还广泛存在着鞣质、有机酸、氨基酸、蛋白质、多糖、植物甾醇等化学成分。动物药、矿物药和海洋生物中也存在一些活性成分。

一、鞣　质

鞣质又称单宁（tannins）或鞣酸（tannic acid），是植物界中一类结构比较复杂的多元酚类化合物，分子量通常为500～3 000。这类化合物能与蛋白质结合生成不溶于水的沉淀，可用于鞣制皮革，故被称为鞣质。

鞣质广泛存在于植物界，约70%以上的植物中含有鞣质类化合物，以蔷薇科、大戟科、蓼科、茜草科植物中最为多见，如地榆、大黄、虎杖、仙鹤草、老鹳草、四季青、麻黄等均含有大量鞣质。

某些虫瘿中含量特别多,如五倍子所含鞣质的量可高达70%以上。鞣质存在于植物的皮、木、叶、根、果实等部位,树皮中尤为常见,其大多呈游离状态存在,部分与其他物质(如生物碱类)结合而存在。

知识链接

鞣质的生物活性

1. 收敛作用　内服可用于治疗胃肠道出血、溃疡和水泻等症,外用于创伤、灼伤,可使创伤的微血管收缩,并与创面渗出物中的蛋白质凝固,形成痂膜,减少创面的液体分泌和感染。

2. 抗菌、抗病毒作用　鞣质能凝固微生物体内的原生质,故有抑菌作用;某些鞣质具有抗病毒作用,如贯众能抑制多种流感病毒。

3. 解毒作用　鞣质能与生物碱和某些重金属生成不溶性沉淀,可作为解毒剂,减少有毒物质被人体吸收。

4. 降压作用　从槟榔中分离得到的一种鞣质具有降压作用,而对正常血压无影响。

5. 其他作用　鞣质具较强的还原性,可清除生物体内的超氧自由基,延缓衰老。此外,鞣质还有对神经系统的抑制作用、降低血清中尿素氮的含量、抗变态反应、抗炎、驱虫等作用。

(一)结构分类

鞣质按其水解情况主要分为两大类。

1. 可水解鞣质(hydrolysable tannins)　可水解鞣质结构中具有酯键和苷键,在稀酸、碱、酶的作用下,可水解成小分子酚酸类化合物和糖或多元醇。根据水解的主要产物不同,又可分为没食子鞣质(gallotannins)和逆没食子鞣质(ellagitannins),逆没食子鞣质的原始结构中并无逆没食子酸,其逆没食子酸是由水解产物中黄没食子酸或六羟基联苯二甲酸失水而来。结构分类见表11-1。

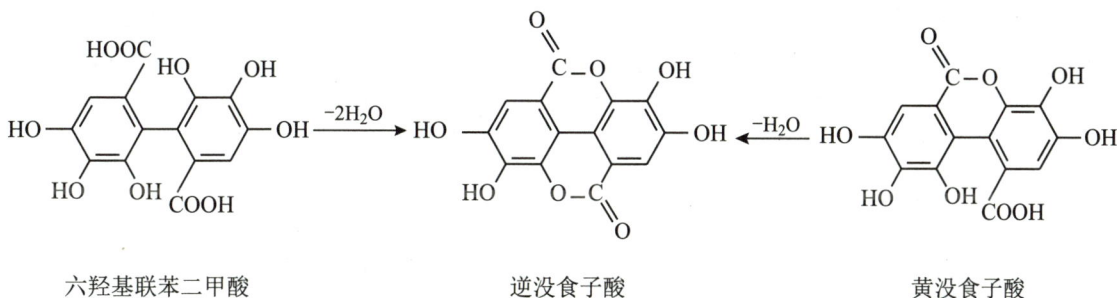

六羟基联苯二甲酸　　　　逆没食子酸　　　　黄没食子酸

2. 缩合鞣质　缩合鞣质结构中不含有酯键或苷键,在酸、碱、酶作用下不能水解,但可缩合成高分子不溶于水的化合物"鞣红"(tannin reds),又称鞣酐(phlobaphenies)。缩合鞣质在中药中分布广泛,天然鞣质多属此类,如柿子、儿茶、钩藤、茶叶、肉桂等都含缩合鞣质。大黄含鞣质约为10%~30%,主要也为缩合鞣质。

表 11-1　可水解鞣质的结构类型及特点

结构类型	结构特点	实例	
		结构及名称	来源及功效
没食子鞣质	水解产生没食子酸	五倍子鞣质（gallotannins acid） $X+Y+Z$=0或1或2或3或4或5或6或7 没食子酰基 没食子酰 -β-D- 葡萄糖（galloy-β-D-glucose）	五倍子鞣质是一混合物，由 1 分子 D- 葡萄糖与 5～12 分子没食子酸缩合而成，其中以 1，2，3，4，6- 五 -O- 没食子酰 -β-D- 葡萄糖为"核心"，在 2，3，4 位上还可连更多的没食子酰基。中药大黄中含有没食子酰 -β-D- 葡萄糖可水解鞣质及缩合鞣质。大黄鞣质具有降低血清尿素氮活性作用，可治疗慢性肾功能不全等症，还可以消除自由基，具有抗氧化作用
逆没食子鞣质	水解产生逆没食子酸	地榆素 H-2	地榆中的鞣质具有止血、抗炎、抗菌、抗癌、镇吐作用

　　此类鞣质的结构较为复杂，一般认为是（+）- 儿茶素（catechin）、（-）- 表儿茶素（epicatechin）等黄烷 -3- 醇或黄烷 -3，4- 二醇通过 C-C 键缩合而成。儿茶素不是鞣质，只有相互缩合成大分子多聚体后才具有鞣质的特性。目前从中药中分得的缩合鞣质主要有二、三、四聚体，也有五聚体和六聚体。结构见表 11-2。

表11-2　缩合鞣质的结构类型及特点

结构类型	结构特点	实例
		结构及名称
缩合鞣质	 （+）- 儿茶素 （–）- 表儿茶素	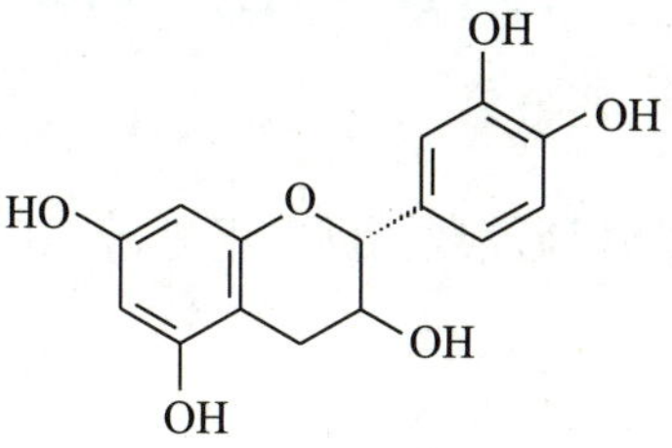 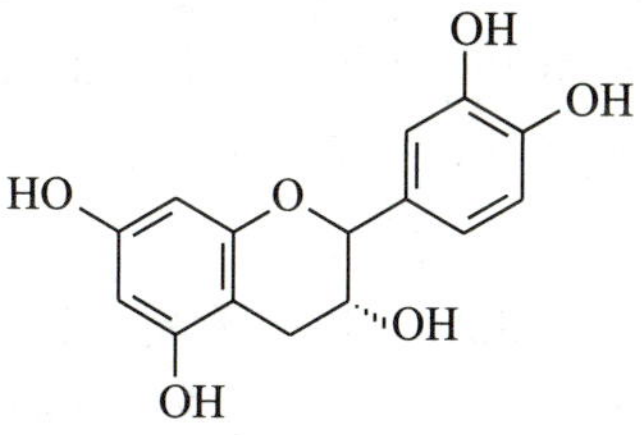 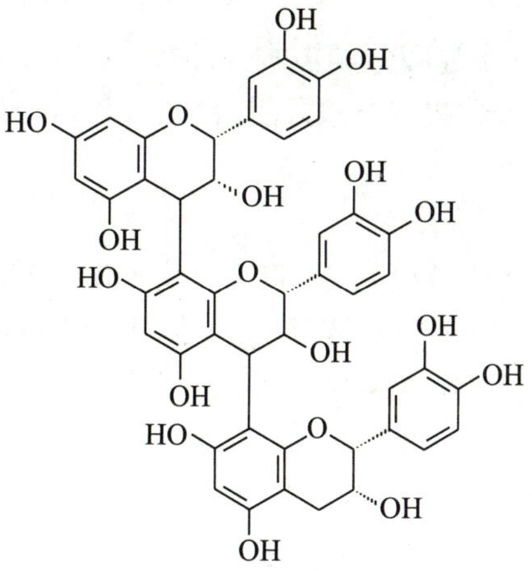 原花青定 C-1

<u>考点提示：</u>鞣质的结构和分类

（二）理化性质

1. 性状　大多为无定形粉末，多具有吸湿性。有苦涩味，具收敛性。分子中酚羟基数量较多，因邻位酚羟基易被氧化，故难以得到无色单体，多为黄色、棕色或褐色。

2. 溶解性　极性强，较易溶于水、甲醇、乙醇、丙酮，可溶于乙酸乙酯、丙酮和乙醇的混合液，难溶或不溶于乙醚、苯、三氯甲烷、石油醚等。

3. 还原性　具强还原性，能还原斐林试剂，可使高锰酸钾水溶液褪色。

4. 沉淀反应　鞣质分子中有邻位酚羟基，可与多种金属离子螯合。鞣质的水溶液与 Fe^{3+} 能产生蓝（黑）色或绿（黑）色或沉淀，由于大多数植物药材含有鞣质，因此煎煮法提取时应避免使用铁器。

鞣质是大分子酸，鞣质水溶液能与蛋白质（如明胶溶液）产生不溶于水的沉淀，此性质在工业上可用于鞣革。鞣质与蛋白质的沉淀反应在一定条件下是可逆的，将所得沉淀与丙酮回流，鞣质可溶于丙酮而与蛋白质分离。

鞣质的水溶液与重金属盐（如醋酸铅、醋酸铜、氯化亚锡、重铬酸钾等）、碱土金属的氢氧化物（如氢氧化钙）及氯化物等均可产生沉淀。此外，还可与生物碱生成难溶或不溶性沉淀。鞣质的沉淀反应在提取、分离、定性、定量或除去鞣质过程中广泛使用。

<u>考点提示：</u>鞣质的理化性质

知识拓展

含鞣质中药的不合理配伍

由于鞣质是大分子酸，化学性质活泼，与一些药物同时使用（口服或外用），可发生化学反应，降低疗效，甚至产生不良反应。如治疗胃炎、消化道溃疡时应用六味木香散同时口服阿托品、山莨菪碱或胃蛋白酶；治疗肝炎应用茵陈蒿汤同时口服维生素 B_1、B_6；治疗烧烫伤应用大黄、地榆、四季青为主的外用制剂时加入头孢菌素类、氨基糖苷类抗生素、氯霉素、四环素类均降低疗效；治疗疮痈应用如意黄金散也不能与上述抗生素同时使用；鞣质还可以与铁、锌、钙等金属离子产生沉淀。

ER-11-3

五倍子中鞣质类成分的提取分离

药剂师在审核处方时，尤其是中西药混合处方，要避免发生不合理配伍。如特殊需要，可以改变给药途径或错开给药时间，把不良反应降到最低程度，同时向临床医师介绍中药化学知识，避免不合理配伍。

（三）提取分离技术

鞣质的提取一般采用溶剂法，根据"相似相溶原理"通常采用水、甲醇、乙醇、丙酮等极性较大的溶剂。

1. 提取技术

（1）乙醇提取法：将药材粗粉用乙醚脱脂后，用95%乙醇溶液冷浸或渗漉提取，提取液浓缩成浸膏，加热水溶解，充分搅拌后滤过，滤液滴加1.5%的咖啡因沉淀鞣质（少数鞣质如四季青鞣质不与咖啡因产生沉淀，则加入明胶），取沉淀物加少量甲醇溶解后，加水稀释，再用三氯甲烷抽提，使咖啡因进入三氯甲烷层，水层用乙酸乙酯萃取，分取乙酸乙酯层，减压回收得鞣质粗品。

（2）丙酮提取法：将药材粗粉放入高速粉碎机内，加50%～70%丙酮，破碎成均匀浆状，甩滤，药渣反复3次得提取液，再减压回收丙酮得粗总鞣质。上述方法提取得到的粗总鞣质仍是一混合物，可用葡聚糖凝胶色谱法进一步纯化，即可得到单体鞣质化合物。

据鞣质的理化性质，提取和浓缩过程中应注意：选用新鲜的植物药材，采用冷浸或渗漉法提取；严禁使用铁制或铜制提取容器；原料的干燥宜在尽可能短的时间内完成，避免在水分、日光、氧气和酶的作用下变质；提取温度应控制在50℃以下，以避免鞣质的氧化或水解；提取浓缩过程中尽量避免与酸、碱或氧化剂接触。

2. 分离技术

柱色谱法是目前分离单体鞣质最主要的方法。普遍采用的是葡聚糖凝胶Sephadex LH-20，以水、不同浓度的醇或丙酮为洗脱剂。

（四）除去鞣质的方法

在中药成分的提制过程中，鞣质常被作为杂质而去除，特别是对中药注射剂而言，鞣质能与蛋白质结合生成水不溶性的鞣酸蛋白，若中药注射剂中含有鞣质，用于肌内注射会引起局部硬结和疼痛；鞣质还具有强还原性，性质不稳定，致使中药注射剂易于变色、混浊或沉淀。所以在中药注射剂制备过程中要除尽鞣质，除去方法常有以下几种。

1. 两次灭菌法

鞣质在水溶液中是一种胶体状态，高温可破坏胶体的稳定性，低温可使之沉淀。如中药注射剂，可将配好的药液封装于输液瓶中，100℃加热30分钟，然后冷藏24小时，滤过，滤液封于安瓿再次加热灭菌。

2. 石灰法

利用鞣质与钙离子结合生成水不溶性沉淀，可向中药的水溶液中加入氢氧化钙，使鞣质沉淀析出。或在中药原料中拌入石灰乳，使鞣质与钙离子结合生成水不溶物而与其他成分分离。

3. 明胶法

在中药的水提取液中加入4%明胶溶液，至沉淀完全，滤过，滤液减压浓缩至小体积，加入3～5倍量的乙醇以沉淀过剩的明胶。

4. 铅盐法

在中药的水提液中加入饱和的醋酸铅或碱式醋酸铅溶液，使鞣质沉淀，滤过后滤液再用常规方法脱铅。

5. 聚酰胺吸附法

将中药水提液通过聚酰胺柱，鞣质与聚酰胺以氢键结合而吸附在聚酰胺上，用80%以上的乙醇难以洗脱，而中药中其他成分如黄酮、蒽醌等大部分可被80%乙醇洗脱，以达到去除鞣质的目的。

6. 溶剂法

利用鞣质与碱成盐后难溶于醇的性质，在乙醇溶液中用40%氢氧化钠溶液调至

pH 值 9~10，可使鞣质沉淀，滤过除去。

此外氨水或氢氧化铝沉淀法、氧化镁或活性炭吸附法也常应用。以上各种去除鞣质方法的选择，首先应考虑不使有效成分丢失或破坏。

考点提示：除去鞣质的原因与方法

（五）检识技术

1. 化学检识技术

（1）三氯化铁试剂：鞣质的水溶液与三氯化铁试液作用产生不同的颜色变化或沉淀。如为可水解鞣质，反应后显蓝至蓝黑色，如为缩合鞣质，则显绿色至污绿色（沉淀）。

（2）铁氰化钾氨溶液：鞣质与铁氰化钾氨溶液反应呈深红色，并很快变成棕色。

（3）明胶水溶液：鞣质与明胶水溶液能产生沉淀，可作为鉴别、提纯鞣质的方法。

以下几种反应可用于区分鉴别可水解鞣质与缩合鞣质，也可用于鞣质的检识。见表 11-3。

表 11-3　两类鞣质的鉴别反应

试剂	可水解鞣质	缩合鞣质
稀酸（共沸）	无沉淀	暗红色沉淀
溴水	无沉淀	黄色或橙红色沉淀
石灰水	青灰色沉淀	棕或棕红色沉淀
醋酸铅	沉淀	沉淀（可溶于稀醋酸）
甲醛和盐酸	无沉淀	沉淀
三氯化铁	蓝或蓝黑色	绿或绿黑色（沉淀）

2. 色谱检识技术　由于鞣质结构中的酚羟基多，在薄层鉴定时一般在展开剂中加入微量的酸，从而增加酚羟基的游离度，以便得到集中的斑点。

（1）展开剂：苯 - 甲酸乙酯 - 甲酸（2∶7∶1）。

（2）显色剂：1%~5% 三氯化铁：呈绿色或暗绿色斑点；铁氰化钾 - 三氯化铁（1∶1）：呈蓝色斑点。

二、有　机　酸

有机酸是指分子中含有羧基（不包括氨基酸）的一类酸性化合物。广泛存在于植物的叶、花、茎、果实、种子、根等部位。在植物体内除少数以游离态存在外，多数与钾、钠、钙、镁等金属离子或生物碱结合成盐而存在，也有结合成酯存在。

中药有效成分的研究表明，有机酸具有多方面的生物活性。如金银花中绿原酸有抗菌、抗病毒、保肝利胆等作用；鸦胆子中的油酸具有抗癌作用；地龙中的丁二酸具有止咳平喘的作用；当归中阿魏酸具有抗心肌缺血的作用；巴豆中巴豆油酸具有致泻作用；丹参中乳酸是其扩张冠状动脉的活性成分之一。

（一）结构分类

有机酸按结构可分为脂肪族有机酸、芳香族有机酸和萜类有机酸。

1. 脂肪族有机酸　脂肪族有机酸是一类带有羧基的脂肪族化合物，分子中少于 8 个碳的有机酸被称为低级脂肪酸，8 个碳及以上的有机酸被称为高级脂肪酸。按照主链的饱和程度不同，可分为饱和脂肪酸和不饱和脂肪酸，见表 11-4。

表 11-4 脂肪族有机酸的结构类型及特点

结构类型		结构特点	实例
脂肪族有机酸	饱和脂肪酸	主链为饱和烷烃	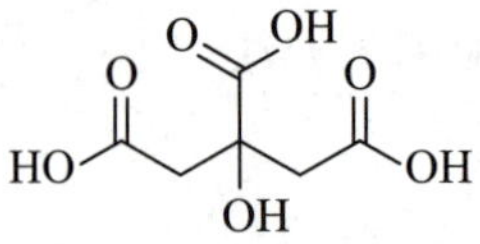 柠檬酸（citric acid） 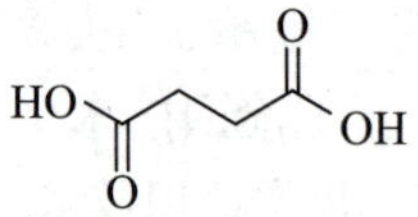 琥珀酸（succinic acid）
	不饱和脂肪酸	主链为不饱和烷烃	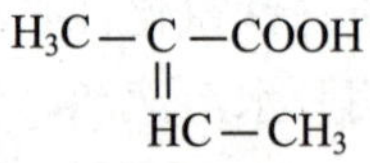 当归酸（angelic acid） 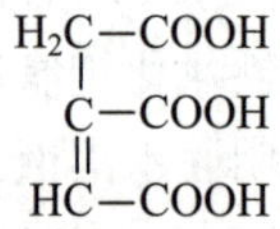 乌头酸（aconitic acid）
	脂环有机酸	主链为环状烷烃	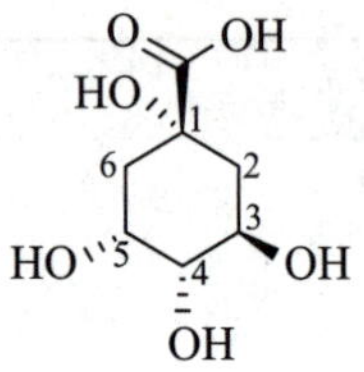 奎宁酸（quinic acid）

FR-11-5

阿魏酸的研究进展

2. 芳香族有机酸 芳香族有机酸在植物界分布非常广泛，多为桂皮酸类衍生物，其基本结构为苯丙酸，取代基多为羟基、甲氧基等。常见的有对羟基桂皮酸（hydroxycinnamic acid）、咖啡酸（caffeic acid）、阿魏酸（ferulic acid）、异阿魏酸（isoferulic acid）和芥子酸（sinapic acid）等。有些桂皮酸衍生物在植物中以酯的形式存在，如咖啡酸和奎宁酸成酯形成 3-O- 咖啡酰奎宁酸（又称绿原酸）和 3，4-O- 二咖啡酰奎宁酸。结构见表 11-5。

表 11-5 芳香族有机酸的结构类型及特点

结构类型	结构特点	实例
芳香族有机酸	含有苯环，多为桂皮酸类衍生物	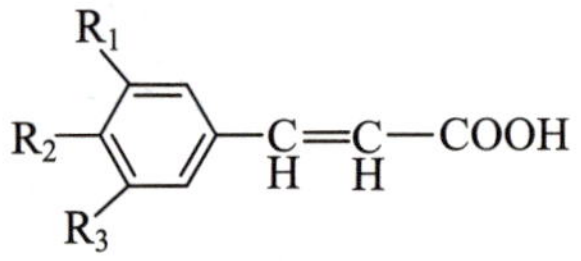 对羟基桂皮酸 $R_1=R_3=H$ $R_2=OH$ 咖啡酸 $R_1=R_2=OH$ $R_3=H$ 阿魏酸 $R_1=OCH_3$ $R_2=H$ $R_3=H$ 异阿魏酸 $R_1=OH$ $R_2=OCH_3$ $R_3=H$ 芥子酸 $R_1=R_3=OCH_3$ $R_2=OH$ 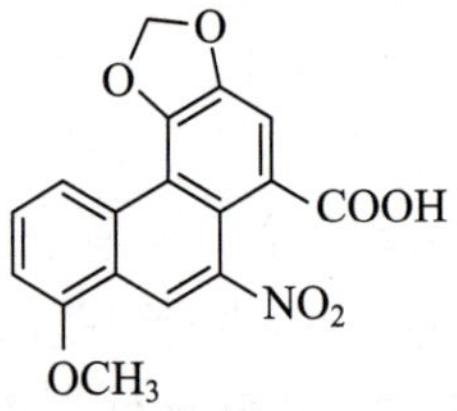 马兜铃酸（aristolochic acid） 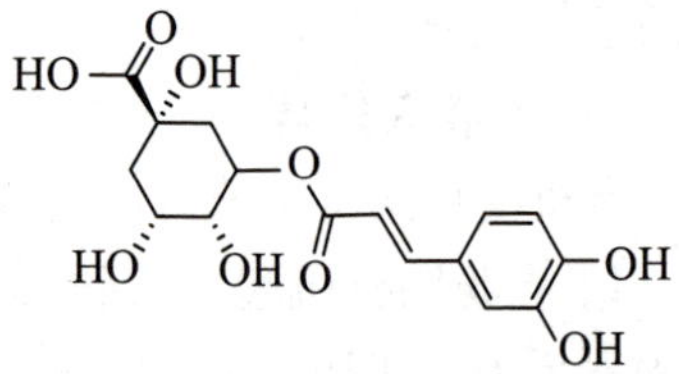 绿原酸（chlorogenic acid）

考点提示：桂皮酸类衍生物的化学结构特点、马兜铃酸和绿原酸的化学结构特点

> ### 知识拓展
>
> #### 马兜铃酸
>
> 自然界含有马兜铃酸的植物达 600 余种，广泛分布在热带和亚热带地区，在我国有 40 余种，如马兜铃（北马兜铃的果实）、青木香（马兜铃的根部）、天仙藤（马兜铃的茎）、广防己（木防己）、汉中防己（异叶马兜铃）、关木通（木通马兜铃）、寻骨风（绵毛马兜铃）、朱砂莲等，这些植物的主要成分中均含有马兜铃酸。另外细辛、威灵仙、追风藤等植物也含少量马兜铃酸。
>
> 马兜铃酸具有利尿、祛痰、强心、降压、抗心律失常多种药理作用。据报道，马兜铃酸具有较强的肾毒性，易导致肾功能衰竭。目前国家药品监督管理局已经取消了关木通、广防己、青木香 3 味含马兜铃酸的中药药用标准。在 2020 年版《中国药典》（一部）中，马兜铃、天仙藤等未被继续收载。在临床上使用含有马兜铃酸的中药时，应给予足够的重视，严格控制用法用量，合理用药，保障人民生命健康安全。

3．萜类有机酸　属于萜类化合物，如甘草次酸（glycyrrhetinic acid）、齐墩果酸（oleanolic acid）等，化合物结构已在项目八皂苷类化合物中介绍过。

（二）理化性质

1．性状　低级脂肪酸和不饱和脂肪酸大多为液体，高级脂肪酸和芳香酸大多为固体。某些低级脂肪酸和芳香酸有挥发性，能随水蒸气蒸馏。

2．溶解性　低级脂肪酸多溶于水和乙醇，随着碳原子数目的增多，亲脂性增强，易溶于乙醚、苯、三氯甲烷和热乙醇等有机溶剂。芳香酸一般难溶于水，易溶于乙醇、乙醚等有机溶剂。有机酸均能溶于碱水。

3．酸性　有机酸含有羧基，具有较强的酸性，可与碱结合成盐。其中钠、钾盐易溶于水，铅、钙盐难溶于水。此性质可用于有机酸的提取和分离。

4．酸败　脂肪酸在空气中久置，会产生难闻的气味，这种现象称为酸败。

（三）提取分离技术

1．提取技术

（1）水或碱水提取：有机酸在植物中一般以盐的形式存在，可用水或稀碱水（碳酸氢钠）直接提取，提取液酸化后滤出沉淀或用适当的有机溶剂萃取。此外，也可利用生成二价金属盐（常用铅盐、钙盐）的沉淀进行分离，再分解沉淀物，使有机酸游离析出。

（2）有机溶剂提取：利用游离有机酸（分子量小的除外）易溶于有机溶剂，难溶于水，而有机酸盐易溶于水，难溶于有机溶剂的性质，可先酸化使有机酸游离，再用合适的有机溶剂提取。

2．分离技术　在水或稀碱水溶液中的有机酸呈解离状态，可采用强碱性阴离子交换树脂进行分离纯化。操作方法是：将含有机酸的水溶液通过强碱性阴离子交换树脂柱，使酸根离子交换到树脂上，其他碱性或中性分子成分流出树脂柱，交换后的树脂用水洗涤，再用稀酸水（稀碱水）洗脱，即得游离有机酸（有机酸盐）。

若要得到较纯的单体有机酸，需要进一步结合分步结晶、色谱法等方法分离。

（四）检识技术

1．化学检识技术

（1）溴酚蓝试验：试样的酸性乙醇溶液点于滤纸上，干后，喷雾 0.1% 溴酚蓝乙醇溶液（70% 乙醇），立即检视，如在蓝色背景中显黄色斑点，表明可能含有有机酸。如显色不明显，可再喷雾氨水，然后暴露在盐酸蒸气中，背景逐渐由蓝色变为黄色，而有机酸的斑点仍然为

蓝色。

(2) 芳香胺 - 还原糖试验：将试样滴在滤纸上，再滴加苯胺(5g)和木质糖(5g)的50%乙醇溶液，125～130℃加热，出现棕色斑点。

溴酚蓝试验要求试样浓度达到一定要求，否则现象不明显。而芳香胺 - 还原糖试验灵敏度较高。

2. 色谱检识技术   纸色谱和薄层色谱是有机酸常用的检识方法。由于有机酸的酸性较强，解离度大，为防止有机酸在展开过程中发生解离而产生拖尾现象，常在展开剂中加入高浓度的甲酸或醋酸，抑制其解离，或加入浓氨水，使其转为铵盐，这样均可得到集中的斑点。另外，也可将有机酸做成各种衍生物以改善其分离效果，如与脲形成的衍生物可使多种脂肪酸(包括顺式和反式，直链和支链)得到分离。

(1) 纸色谱：展开剂系统有正丁醇 - 冰醋酸 - 水(4：1：5，上层)、正丁醇 - 乙醇 - 水(4：1：5，上层)、正丁醇 - 吡啶 - 二氧六环 - 水(14：4：1：1)等。

(2) 薄层色谱：吸附色谱常用硅胶和聚酰胺作吸附剂。硅胶吸附薄层的展开系统有乙酸乙酯 - 甲醇 - 浓氨水(90：5：3)、95%乙醇 - 浓氨水 - 水(10：16：12)。聚酰胺吸附薄层的展开系统常用95%乙醇、三氯甲烷 - 甲醇(1：1)。

有机酸纸色谱和薄层色谱常用的显色剂有：甲基红 - 溴酚蓝混合指示剂(蓝色背景上出现黄色斑点)、苯胺 - 木质糖的50%乙醇溶液(加热后出现棕色斑点)。

注：选择甲基红 - 溴酚蓝混合指示剂时，若展开剂含有酸性组分，则在喷洒显色剂时应将薄层色谱或纸色谱于120℃加热1小时，以去除酸性背景，保证分离斑点的显色效果。

三、氨 基 酸

氨基酸(amino acid)是一类既含氨基又含羧基的化合物。目前发现的氨基酸有300多种，可分为两类：一类是组成蛋白质的氨基酸，有20余种，均为α- 氨基酸。此类氨基酸大部分已被应用于临床，如精氨酸、谷氨酸作为肝性脑病的抢救药；组氨酸用于治疗胃和十二指肠溃疡及肝炎等。另一类是非蛋白质氨基酸，存在于植物和中草药中，被称为天然游离氨基酸。如使君子中的使君子氨酸(quisqualic acid)和鹧鸪菜中的海人草酸(kainic acid，又称红藻氨酸)是驱蛔的有效成分；南瓜子中的南瓜子氨酸(cucurbitine)有抑制血吸虫和绦虫的作用；三七中的田七氨酸(dencichine)有止血作用；天冬、棉根皮中的天门冬素(asparagine)有止咳平喘的作用。

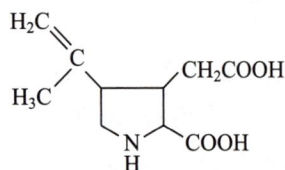
海人草氨酸

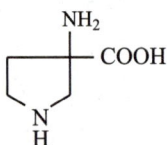
南瓜子氨酸

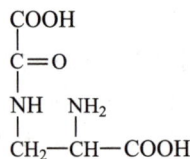
田七氨酸

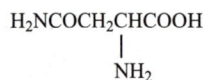
天门冬素

（一）结构分类

根据氨基和羧基的相对位置，可分为α- 氨基酸、β- 氨基酸、γ- 氨基酸等。其中组成蛋白质的氨基酸均为α- 氨基酸，具有 R—(CH)NH₂—COOH 通式。此外，可根据氨基酸分子中所含氨基与羧基的相对数目不同，分为中性氨基酸、酸性氨基酸和碱性氨基酸。

（二）理化性质

氨基酸为无色结晶，多易溶于水，难溶于有机溶剂。由于氨基酸分子中既有氨基又有羧基，呈两性反应，与强酸、强碱均能成盐，同时分子内氨基与羧基可相互作用生成内盐。当将氨基酸溶液调至特定的 pH 值,使分子中羧基电离和氨基电离恰好相等,整个氨基酸不显电性,此时溶液的 pH 值称为氨基酸的等电点(pI)。氨基酸处于等电点时,其溶解度最小,易于析出。常利用这种特性进行氨基酸的分离和精制。

(三)提取分离技术

氨基酸极性强,通常以水或稀乙醇为提取溶剂。提取中药中的氨基酸时,应将中药粗粉用水浸泡,滤过,滤液减压浓缩至 1ml 相当于 1g 中药,加 2 倍乙醇沉淀去除蛋白质、糖类等杂质,滤过,滤液浓缩至小体积,然后通过强酸性阳离子交换树脂。用 1mol/L 氢氧化钠或 1~2mol/L 氨水洗脱,收集对茚三酮试剂呈阳性反应的部分,即为总氨基酸部分。亦可用 70% 乙醇溶液回流(或冷浸)提取,乙醇提取液经减压浓缩至小体积(应无乙醇味),然后如上通过阳离子交换树脂即得总氨基酸。总氨基酸提取液,还要进一步分离提纯才能获得单体。

(四)检识技术

1.化学检识技术

(1)茚三酮(Ninhydrin)试验:氨基酸与 0.2% 茚三酮试剂加热反应生成蓝紫色化合物,个别氨基酸如脯氨酸、海人草酸显黄色。此反应受氨气干扰,伯胺、仲胺、麻黄碱等也呈阳性反应。

操作注意事项:将供试液用毛细管滴于滤纸上,稍晾干,喷茚三酮试剂,置于烘箱中 110℃加热 15 分钟至显出颜色。由于茚三酮试剂对氨气亦有显色,故应避免实验室氨气的干扰。

(2)吲哚醌(Isatin)试验:用 1% 吲哚醌乙醇液与不同的氨基酸反应,产生的颜色各异。此反应的灵敏度不如茚三酮,但不受氨气的干扰。

(3)1,2-萘醌-4-磺酸钠(Folin)试验:取 1,2-萘醌-4-磺酸钠 0.02g,溶于 100ml 5% 碳酸钠中即为 Folin 试剂,须临用时现配。不同氨基酸的显色不同,此法喷雾亦可。

2.色谱检识技术

(1)纸色谱:常用展开剂为正丁醇-冰醋酸-乙醇-水(4:1:1:2)、甲醇-水-吡啶(80:20:4)、水饱和的酚。

(2)薄层色谱:展开剂为正丁醇-冰醋酸-水(4:1:5,上层)、三氯甲烷-甲醇-17% 氨水(2:2:1)、酚-水(3:1)等。

纸色谱和薄层色谱通用的显色剂有:①Ninhydrin 试剂:喷后于 110℃加热显紫色。脯氨酸、海人草酸显黄色;②Isatin 试剂:喷后于 100~110℃加热 10 分钟,不同氨基酸显不同的颜色;③Folin 试剂:喷后于室温干燥,不同的氨基酸显不同的颜色。

四、蛋白质和酶

蛋白质(protein)是生物体最基本的物质。蛋白质是由 α-氨基酸通过肽键结合而成的一类高分子化合物。酶(enzyme)是一类具有催化活性的蛋白质。具有蛋白质的通性,还具有促进中药化学成分水解的性质。

研究表明,蛋白质和酶具有较多的生物活性,特别是酶类在临床上发挥着很大的作用。如天花粉蛋白具有引产和抗病毒的作用,对人类免疫缺陷病毒也有抑制作用;番木瓜中的木瓜酶(蛋白水解酶)可驱除肠内寄生虫;地龙中的纤溶酶对血栓和纤溶蛋白有显著溶解作用;超氧化物歧化酶(superoxide dismutase,SOD)可降低人体自由基,延缓机体衰老;凤梨中的凤梨酶(菠萝酶)可以消化蛋白质,驱除肠内寄生虫,临床上治疗各种原因所致的炎症如支气管炎、急性肺炎等;蜂毒素中的蜂毒肽,是抗生素的一种,有强溶血作用和表面活性,蜂毒明肽具有兴奋中枢神经的作用;水蛭中水蛭素是一种含有 65 个氨基酸残基的单链多肽,具有抗凝血、抗血栓形成、改善血液流变性、抗肿瘤等多种作用。

（一）理化性质

1. 溶解性 多数蛋白质和酶溶于水，不溶于有机溶剂。蛋白质的溶解度受 pH 值影响。

2. 高分子化合物 蛋白质和酶的溶液是亲水胶体。分子量大，多在一万至数十万，甚至可达数千万，为高分子化合物，不能通过半透膜。常可利用此性质提纯蛋白质。

3. 两性和等电点 由于蛋白质分子中有自由的氨基和羧基，因此同氨基酸一样具有两性和等电点。

4. 变性 蛋白质和酶在与高温、高压、紫外线等物理因素或强酸、强碱、有机溶剂、重金属盐等化学因素作用时，易产生不可逆的变性而丧失活性。可利用此性质除去中药的蛋白质类成分。

5. 盐析 在蛋白质和酶的水溶液中加入大量电解质如氯化钠、硫酸铵、硫酸钠等，可使蛋白质沉淀析出。此性质是可逆的，常用于提纯有活性的蛋白质。

6. 水解和酶解 蛋白质在酸、碱、酶作用下可逐步水解，最终产物为 α-氨基酸。

（二）提取分离技术

提取有生物活性的蛋白质一般采用水冷浸提取，但浸出液中常含有糖、无机盐、有机酸、苷类等杂质，故先加入等量的乙醇或丙酮，使蛋白质和酶沉淀。由于常温下蛋白质和酶对有机溶剂不稳定，故操作时应在较低温度下迅速进行，并需要加以搅拌，防止局部浓度过高。

得到的蛋白质混合物如含有杂质，经离心沉淀分离后，可再用分级沉淀法、透析法、超速离心法、色谱法、凝胶滤过法、电泳法等进行分离纯化，可获得单体。

知识拓展

电泳法分离蛋白质

电泳法分离蛋白质的原理是：在溶液中蛋白质分子的末端氨基与羧基电离，使其成为带电颗粒，可在电场中移动，移动方向和速度取决于蛋白质分子所带的静电荷，在一定 pH 值下的溶液中，不同蛋白质分子携带的静电荷不同，致使它们在电场中的迁移率有差异，从而达到分离目的。

电泳法可分为一维电泳和二维电泳。一维电泳普遍采用聚丙烯酰胺凝胶电泳（polyacrylamide gel electrophoresis, PAGE），可用于分离蛋白质混合物或蛋白质分子大小的测定。

（三）检识技术

1. 化学检识技术

（1）沉淀反应：蛋白质与高浓度乙醇、重金属盐（如氯化高汞、醋酸铅、硫酸铜）、酸性沉淀试剂（如三氯醋酸、苦味酸、硅钨酸、鞣质）等均可产生沉淀。

（2）双缩脲反应：蛋白质在碱性溶液中与稀硫酸铜作用，产生紫红色。此反应可用于蛋白质、多肽的定性和定量。

（3）酸性蒽醌紫反应：蛋白质与酸性蒽醌紫的硫酸液显紫色。氨基酸、多肽呈阴性反应。

（4）茚三酮反应：与氨基酸反应相同。

2. 色谱检识技术
硅胶 G 色谱板，以三氯甲烷-甲醇（9:1）展开，喷 0.2% 茚三酮试剂，加热显色。

五、动 物 药

（一）牛黄

牛黄为牛科动物牛 *Bos taurus domesticus* Gmelin 的干燥胆结石。具有清心、豁痰、开窍、凉肝、息风、解毒的功效，是牛黄清心丸、六神丸、小儿牛黄片、牛黄至宝丸等多种中药制剂组成之一。现代药理研究表明：牛黄具有镇静、抗惊厥、解热、强心、降压、降脂、利胆保肝、抗炎、镇咳、抗微生物和抗肿瘤的作用。如用牛黄醒脑注射液治疗癫痫病；牛磺酸胶囊治疗上呼吸道感染等。

1. 主要化学成分及其结构　牛黄主要含72%～76.5%的胆红素（bilirubin）和8%的胆汁酸。此外，还含有类肽的平滑肌收缩成分（smooth muscle contractor，SMC）、牛磺酸等多种氨基酸、胆固醇、麦角固醇和无机盐等。其中，胆汁酸的主要组成为胆酸（cholic acid）、去氧胆酸（deoxycholic acid）、鹅去氧胆酸（chenodeoxycholic acid）和石胆酸（lithocholic acid）。去氧胆酸具有松弛平滑肌作用，是牛黄解痉的有效成分。《中国药典》2020年版以胆酸和胆红素为天然牛黄的质量控制成分，要求胆酸含量不得少于4.0%，胆红素含量不得少于25.0%。

考点提示：牛黄的主要化学成分

由于天然牛黄来源有限，不能满足医疗需求，我国现已研制成功人工牛黄，并制定了统一配方及主要原料的质量规格。《中国药典》2020年版规定人工牛黄由牛胆粉、胆酸、猪去氧胆酸、牛磺酸、胆红素、胆固醇、微量元素等参照天然牛黄的已知成分配制而成。人工牛黄按干燥品计算，含胆红素不得少于0.63%，含胆酸不得少于13.0%。

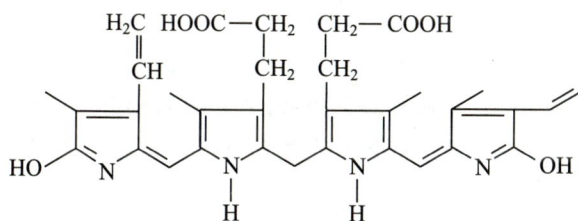

胆红素

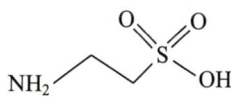

牛磺酸

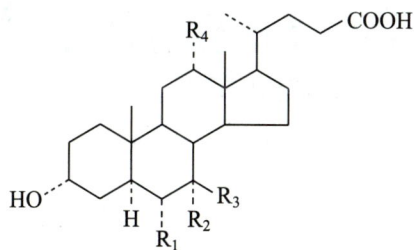

	R$_1$	R$_2$	R$_3$	R$_4$
胆酸	H	OH	H	OH
去氧胆酸	H	H	H	OH
猪去氧胆酸	OH	H	H	H
鹅去氧胆酸	H	OH	H	H
熊去氧胆酸	H	H	OH	H
石胆酸	H	H	H	H

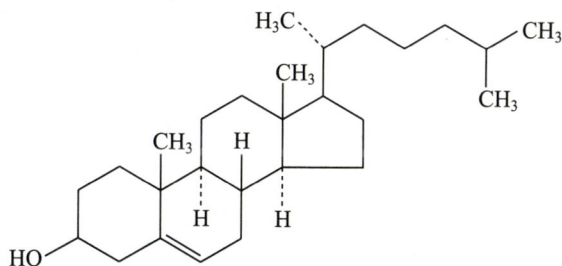

胆固醇

黄由化学配伍而成,因胆红素等成分的含量与天然牛黄相比较低,并不能完全同等的替代天然牛黄。80年代,我国药学工作者经过30多年研发,运用现代生物仿生技术,在牛体外成功培育出优质牛黄,即体外培育牛黄。

体外培育牛黄是我国具有自主知识产权的天然名贵药材替代品,是中医药现代化的重要里程碑。2004年1月,体外培育牛黄正式被国家食品药品监督管理局批准与天然牛黄"等量投料使用"。体外培育牛黄在2005、2010、2015、2020年版《中国药典》中,与天然牛黄的功能主治完全一致。国内自主研发和全球首创的体外培育牛黄实现了中药有效成分特别是其成分含量难以明确的突破,是我国中药现代化领域的一项重大发明创新。作为新时代的药学生应该向老一辈科学家学习,热爱传承传统中医药文化,为推动中医药现代化进程而奋斗。

2.胆汁酸类的主要性质

(1)性状:胆酸为白色或类白色的粉末,气微,味苦。猪去氧胆酸为白色或类白色的粉末,气微,味微苦。

(2)溶解性:游离的胆汁酸难溶于水,易溶于有机溶剂,与碱成盐后易溶于水。

(3)末端羧基反应:①胆汁酸的末端有羧基,与碱反应生成盐,常用碱水提取胆汁酸;②与醇反应生成酯后易析出结晶,在酸水中回流数小时又可得到游离的胆汁酸。故利用此性质可精制各种胆汁酸。

制备胆汁酸酯类的操作:取粗品胆汁酸1份,甲醇10份,浓盐酸或浓硫酸0.1份,混匀后加热回流15分钟,冷却,放置1天即可产生胆汁酸的酯类结晶。该法产率高,适用范围广。

课堂互动

上述制备胆汁酸酯类的操作,甲醇和浓盐酸的作用分别是什么?

3.胆汁酸的化学检识

(1)甾体母核的反应:胆汁酸类具有甾体母核结构,可发生甾体母核特征反应,如与三氯醋酸试剂显红至紫色,与醋酐-浓硫酸试剂反应呈现黄→红→紫→蓝→绿等系列颜色变化。

(2)Geregory Pascoe反应:取1ml胆汁加6ml 45%硫酸及1ml 0.3%糠醛,密塞振摇后在65℃水浴中放置30分钟,含胆酸的溶液显蓝色。该反应结合紫外分光光度法用于胆酸的含量测定。

(3)Hammarsten反应:取少量试样,用20%铬酸溶液溶解,温热,胆酸为紫色,鹅去氧胆酸不显紫色。

案例分析

《中国药典》中胆酸的试管检识技术

取本品0.1mg,加60%冰醋酸溶液2ml,超声处理10分钟使溶解,滤过,取滤液1ml,置试管中,加新制的糠醛溶液(1→100)1ml与硫酸溶液(取浓硫酸50ml与水65ml混合)13ml,在70℃水浴中加热,溶液应呈蓝紫色。

思考:上述操作应用的是胆酸的什么检识反应?

4.胆汁酸的色谱检识

(1)纸色谱:多以70%醋酸作固定相,以不同比例的异丙醚-庚烷为展开剂。显色剂为10%

磷钼酸乙醇液、间二硝基苯、10% 硫酸乙醇液、三氯化锑的三氯甲烷溶液等。

（2）薄层色谱：硅胶薄层色谱广泛用于动物胆汁酸的分离和鉴定。常以异辛烷 - 异戊醚 - 冰醋酸 - 正丁醇 - 水（10∶5∶5∶3∶1）为展开剂分离游离胆汁酸，显色剂有磷钼酸、30% 硫酸、冰醋酸 - 浓硫酸、茴香醛 - 浓硫酸等。

（二）蟾酥

蟾酥为脊索动物蟾蜍科中华大蟾蜍 *Bufo bufo gargarizans* Cantor 或黑眶蟾蜍 *Bufo melanostictus* Schneider 耳后腺及皮肤腺的干燥分泌物。本品辛温、有毒，有解毒、止痛、开窍醒神之功。用于痈疽疗疮、中暑吐泻、腹痛神昏、手术麻醉等，是中成药六神丸、喉症丸、救心丸、蟾立苏等多种中药制剂的组成之一。

知识拓展

蟾酥的现代药理研究

现代药理研究表明：蟾酥有强心、兴奋呼吸、升压、促进造血功能、镇痛、局麻、抗炎、抗肿瘤及抗放射、镇咳、祛痰、平喘等作用。临床上用于手术失血引起的低血压、肺心病、中毒性肝炎、CO 中毒、新生儿窒息引起的呼吸循环衰竭。华蟾素注射液可用于肿瘤治疗，并可降低放、化疗的副作用。蟾酥酊可用于麻醉拔牙及口腔炎症。蟾酥水溶性总成分的注射液用于治疗肺结核。

---

1. 主要化学成分　蟾酥中所含化学成分比较复杂，按其溶解性分为两类。

（1）脂溶性成分：主要有蟾蜍甾二烯（乙型强心苷元）类和少量强心甾烯蟾毒（甲型强心苷元）类，具强心和止痛作用。此外尚有胆甾醇、β- 谷甾醇、麦角甾醇等。

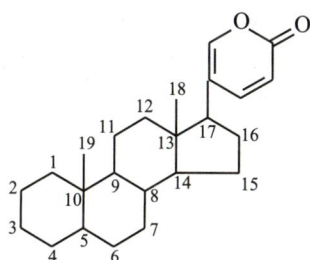

蟾蜍甾二烯类

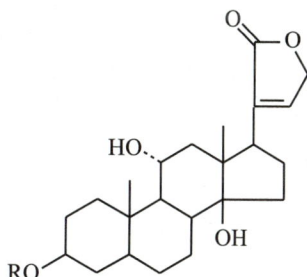

强心甾烯蟾毒类

（2）水溶性成分：此类成分多为吲哚类生物碱，已分离出蟾酥碱（bufotenine）、蟾酥甲碱（bufotenidine）、5- 羟色胺（serotonin）近 10 种吲哚类衍生物。此外尚含有氨基酸、多糖、肾上腺素等。

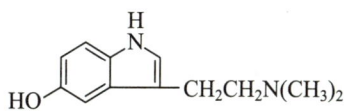

蟾酥碱

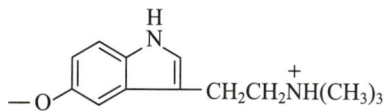

蟾酥甲碱

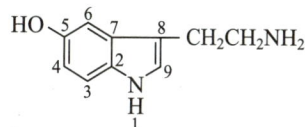

5- 羟色胺

考点提示：蟾酥中的主要化学成分

2. 主要化学成分的性质与检识　蟾毒配基和蟾毒类一般为白色棱柱状结晶或淡黄色结晶性粉末，无臭、味苦。易溶于三氯甲烷、甲醇和乙醇，略溶于乙酸乙酯及乙醚，不溶于石油醚和水。蟾酥碱等吲哚类生物碱可溶于水，但不稳定、易氧化。

蟾蜍甾二烯类和强心甾烯蟾毒类遇醋酐 - 浓硫酸显蓝绿色。强心甾烯蟾毒类因具甲型强心苷母核，故 Legal、Kedde、Baljet、Raymond 等反应呈阳性；而蟾蜍甾二烯类母核为乙型强心苷元，上述反应呈阴性，通常遇浓硫酸显不同颜色。

《中国药典》2020 年版中蟾酥的鉴别方法是：取本品粉末 0.1g，加三氯甲烷 5ml，浸泡 1 小时，滤过，滤液蒸干，残渣加醋酐少量使溶解，滴加硫酸，初显蓝紫色，渐变为蓝绿色。

（三）斑蝥

斑蝥为芫青科昆虫南方大斑蝥 *Mylabris phalerata* Pallas 或黄黑小斑蝥 *M. cichorii* Linnaeus 的干燥体。本品辛，热，有大毒。功能破血散结、攻毒，并有强烈的刺激作用。临床上用于治疗肝癌、肺癌、直肠癌、皮肤顽癣等均有一定的疗效。

知识拓展

斑蝥素的应用

斑蝥素片可治疗原发性肝癌；复方斑蝥丸可治疗中、晚期食管癌和胃癌；复方斑蝥片可用于病毒性肝炎的治疗，对乙肝表面抗原的转阴率效果良好；复方斑蝥酊治疗银屑病和神经性皮炎；斑蝥研磨蜂蜜调为糊状敷于印堂穴冷灸，可治疗过敏性鼻炎和慢性鼻窦炎等。本品有剧毒，有强烈刺激作用，内服慎用。

斑蝥的主要有效成分为斑蝥素（cantharidin），属单环单萜类化合物，mp.216~218℃，升华点为 110℃。具强臭和皮肤黏膜刺激性，能引起充血、发赤和起疱。不溶于冷水，微溶于热水，易溶于氢氧化钠液，也可溶于丙酮、三氯甲烷、乙酸乙酯和油类。在硫酸液中斑蝥素与对二甲氨基苯甲醛作用显紫色，此颜色再加入浓硫酸可被冲淡，加入水后紫红色立即消失。

斑蝥素结构改造后的衍生物如羟基斑蝥胺（N-hydroxycantharidimide）、斑蝥酸钠（natriicantharidas）、甲基斑蝥素（N-methylcantharidimide）、去甲斑蝥素（nor-cantharidin）等抗肿瘤作用与斑蝥素类似，但毒性较低，其中羟基斑蝥胺只有斑蝥素毒性的 1/5 000。去甲斑蝥素为国内创制的抗肿瘤新药，临床用于治疗原发性肝癌、食管癌、胃癌以及白细胞低下症等。

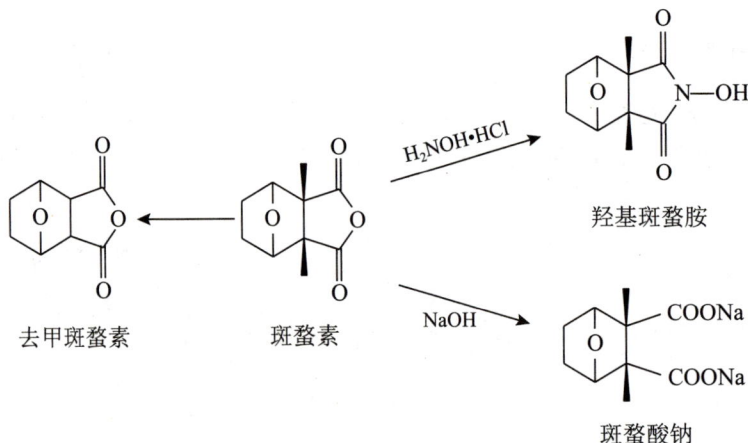

去甲斑蝥素　　斑蝥素　　羟基斑蝥胺　　斑蝥酸钠

考点提示：斑蝥中的主要化学成分

（四）麝香

为鹿科动物林麝 *Moschus berezovskii* Flerov、马麝 *Moschus sifanicus* Przewalski 或原麝

Moschus moschiferus Linnaeus 成熟雄体香囊中的干燥分泌物。有特殊的香气,可制成香料,亦可入药。主产四川、西藏、云南、陕西、甘肃、内蒙古等地。野生麝多在冬季至次春猎取,捕获后,割取香囊,阴干,习称"毛壳麝香",用时剖开香囊,除去囊壳,取囊中分泌物,可称"麝香仁"。人工驯养麝多用手术取香法,直接从香囊中取出麝香仁,阴干。麝香药性辛,温。具有开窍醒神,活血通经,消肿止痛等功效。

1. 主要化学成分 麝香的化学成分复杂,主要如下。

(1) 大环化合物:主要有麝香酮、麝香醇、降麝香酮、麝香吡啶、麝香吡喃等。麝香酮是主要有效成分之一,也是麝香的香味成分,有特异强烈香气,对冠心病有如硝酸甘油同样的疗效,而且副作用小。

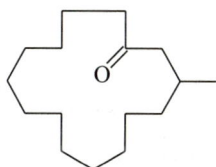 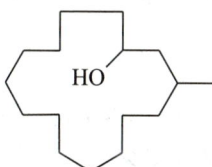 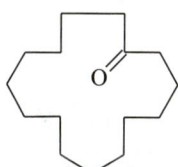 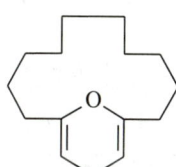

麝香酮　　　　　　　麝香醇　　　　　　　降麝香酮　　　　　　麝香吡喃

天然麝香酮含量约为 0.5%~2%,质量较佳的麝香含麝香酮 2% 左右。麝香酮为油状液体,难溶于水,易溶于乙醇。天然麝香酮一般为左旋体,现已经可以人工合成麝香酮。

(2) 蛋白质、多肽和氨基酸:为麝香的主要有效部位,其中蛋白质含量约为 25%。MP(musk peptide)是分子量为 1 000 的多肽,有很强的抗炎活性,至少为氢化可的松的 40 倍;麝香 65 是分子量为 5 000~6 000 的多肽,其抗炎活性为氢化可的松的 20 倍,水解后检出 15 种氨基酸,主要是甘氨酸、丝氨酸、谷氨酸、缬氨酸和天冬氨酸。

除上述成分外,麝香中还含有 10 余种性激素、脂肪酸(与胆甾醇结合成酯)、胆固醇、钾、钙、镁、铝、硫酸盐、磷酸盐、碳酸盐等无机成分和纤维素、尿素、尿囊素等其他成分。

考点提示:麝香中的主要化学成分

2. 天然麝香的替代产品

(1) 人工麝香:人工合成,属于国家保密品种,与天然麝香等同配方使用。为天然麝香主要代替品。如用于六神丸、麝香保心丸等制剂。

(2) 灵猫香:来源于雄雌灵猫香囊分泌物,灵猫香香气比麝香更为优雅,常作高级香水、香精的定香剂。作为名贵中药材,具有清脑的功效。

(3) 麝香鼠香:来源于成年雄性麝鼠香囊中的分泌物,也含有麝香酮、降麝香酮、环十七酮等成分,主要用于高档日用香精定香剂。

常用动物药及功效见表 11-6。

表 11-6 常用动物药及功效

品名	功效	品名	功效
九香虫	理气止痛,温中助阳	桑螵蛸	固精缩尿,补肾助阳
土鳖虫	破血逐淤,续筋接骨	蛇蜕	祛风,定惊,退翳,解毒
地龙	清热定惊,通络,平喘,利尿	蜂胶	补虚弱,化浊脂,止消渴
乌梢蛇	祛风,通络,止痉	蝉蜕	疏散风热,利咽,透疹,明目退翳,解痉挛
水牛角	清热凉血,解毒,定惊	鹿角	温肾阳,强筋骨,行血消肿
全蝎	息风镇惊,通络止痛,攻毒散结	羚羊角	平肝息风,清肝明目,散血解毒
阿胶	补血滋阴,润燥,止血	蛤蚧	补肺益肾,纳气定喘,助阳益精
龟甲	滋阴潜阳,益肾强骨,养血补心,固经止崩	蕲蛇	祛风,通络,止痉
龟甲胶	滋阴,养血,止血	僵蚕	息风止痉,祛风止痛
珍珠母	平肝潜阳,安神定惊,明目退翳	鳖甲	滋阴潜阳,退热除蒸

六、矿 物 药

矿物药是以无机成分为主的一类天然化合物,包括药用的天然矿石、矿物加工品及动物化石。

(一)主要成分

利用矿物药治疗疾病,在我国有悠久的历史。历代本草均有记载,《神农本草经》中记载玉石类药物 41 种,《本草纲目》的金石部记载药 161 种,如朱砂、铅丹、代石、滑石、石膏、铜青、砒石等,分别以汞、铅、铁、硅、钙、铜、砷等为主要成分。2020 年版《中国药典》一部中收载矿物药的主成分和功效见表 11-7。在收载的中成药中,有一百多种含有矿物药,说明了矿物药在实际应用中的重要性。

表 11-7 矿物药的主成分及功效

品名	主要成分	功效	检识
石膏	$CaSO_4 \cdot 2H_2O$	清热泻火,除烦止渴	Ca^{2+}, SO_4^{2-}
白矾	$[KAl(SO_4)_2 \cdot 12H_2O]$	外用解毒杀虫,燥湿止痒;内服止血止泻,祛除风痰	K^+, Al^{3+}, SO_4^{2-}
芒硝	$Na_2SO_4 \cdot 10H_2O$	泻热通便,润燥软坚,清火消肿	Na^+, SO_4^{2-}
玄明粉	Na_2SO_4	泻热通便,润燥软坚,清火消肿	Na^+, SO_4^{2-}
自然铜	FeS_2	散瘀,接骨,止痛	Fe^{2+}
朱砂	HgS	清心镇惊,安神解毒	Hg^{2+}, SO_4^{2-}
雄黄	As_2S_2	解毒杀虫,燥湿祛痰,截疟	As^{2+}, SO_4^{2-}
硫黄	矿物硫族自然硫	外用解毒杀虫疗疮;内服补火助阳通便	
炉甘石	$ZnCO_3$	解毒明目退翳,收湿止痒敛疮	Zn^{2+}, CO_3^{2-}
钟乳石	$CaCO_3$	温肺,助阳,平喘,制酸,通乳	Ca^{2+}
紫石英	CaF_2	温肾暖宫,镇心安神,温肺平喘	Ca^{2+}, F^-
赤石脂	$[Al_4(SiO_{10})(OH)_8 \cdot 4H_2O]$	涩肠,止血,生肌敛疮	Al^{3+}

续表

品名	主要成分	功效	检识
滑石	$[Mg_3(Si_4O_{10})(OH)_2]$	利尿通淋,清热解暑,祛湿敛疮	Mg^{2+}
赭石	Fe_2O_3	平肝潜阳,重镇降逆,凉血止血	Fe^{3+}
磁石	Fe_3O_4	镇惊安神,平肝潜阳,聪耳明目,纳气平喘	Fe^{3+}, Fe^{2+}
禹余粮	$[FeO(OH)]$	涩肠止泻,收敛止血	Fe^{3+}
花蕊石	$CaCO_3$	化瘀止血	CO_3^{2-}
金礞石	K、Mg、Al 硅酸盐及碳酸类	坠痰下气,平肝镇惊	
青礞石	Mg、Al、Fe 硅酸盐及碳酸盐类	坠痰下气,平肝镇惊	
煅石膏	$CaSO_4$	收湿,生肌,敛疮,止血	Ca^{2+}, SO_4^{2-}
红粉	HgO	拔毒,除脓,去腐,生肌	Hg^{2+}
皂矾	$FeSO_4 \cdot 7H_2O$	解毒燥湿,杀虫补血	Fe^{2+}, SO_4^{2-}
轻粉	Hg_2Cl_2	外用杀虫,攻毒,敛疮;内服祛痰消积,逐水通便	Hg^+, Cl^-
滑石粉	$[Mg_3(Si_4O_{10})(OH)_2]$	利尿通淋,清热解暑;外用祛湿敛疮	Mg^{2+}
大青盐	$NaCl$	清热,凉血,明目	Na^+, Cl^-

（二）提取分离技术

关于矿物药的提取分离方面的报道很少,一是由于矿物药的主要成分及其含量比较明确,且主要成分含量均高达 90% 以上,极大部分为无机物;二是考虑到其有效成分多为微量元素,对其分离提取难度极大;三是中药以口服为主,而矿物药大多为难溶的无机物,在汤剂和中成药中仅为微量成分。目前对矿物药的提取分离主要从分析测定的需要来考虑。

知识拓展

冰硼散的含量测定技术

冰硼散由冰片、朱砂、硼砂和玄明粉四味药组成。取冰硼散约 2.5g,用 12ml 乙醚分三次萃取,每加一次乙醚用玻璃棒搅拌,置离心机中离心分离,吸取澄清液,合并三次乙醚萃取液于蒸发皿中,挥去乙醚即得冰片。萃取冰片后的剩余物,缓慢加入热水 5ml,用玻璃棒搅拌,使硼砂与玄明粉溶解,离心后吸出上清液,重复上述操作,直至离心液中加入酚酞指示剂1 滴不显红色,即表示硼砂与玄明粉已提取完全,此时残留物即为朱砂。上述分出两部分可作为冰片和朱砂的含量测定。水提取液中的玄明粉与朱砂可以不再分离,用酸碱滴定法分别测定两者的含量。

（三）检测技术

常用的矿物药如朱砂、雄黄为含汞、含砷的毒物,按惯例严禁入药。为解决这一矛盾,保证用药安全,《中国药典》规定了此类药物相应的定性鉴别和含量测定方法,并对一些药物进行铁盐、重金属和砷盐等检测。此外,对矿物药中的微量元素可用原子吸收光谱等进行检测。

中成药中的矿物药,应对各矿物药中的主要成分作含量测定。例如,对磁石、赭石、自然铜、禹余粮等作铁含量测定;对朱砂作硫化汞含量测定;对雄黄作砷含量测定。同时对矿物药进行重金属和砷含量检测。

实训任务十六　金银花中有机酸的提取分离与检识技术

【实训目的】

1. 熟练掌握回收溶剂技术。
2. 学会提取分离绿原酸的方法。
3. 能够用化学法、色谱法检识有机酸类化合物。

【实训原理】

金银花为忍冬科植物忍冬 *Lonicera japonica* Thunb. 的干燥花蕾或带初开的花,又名忍冬,双花,为临床常用中药,具有清热解毒、疏散风热之功效,主治痈肿疔疮、喉痹、丹毒、热毒血痢、风热感冒、温病发热等。金银花的化学成分主要为有机酸类、挥发油类、黄酮类、三萜皂苷类物质等。绿原酸类化合物是金银花抗菌的主要有效成分,包括绿原酸(chlorogenic acid)和异绿原酸(isochlorogenic acid)。《中国药典》规定金银花含木犀草苷不得少于 0.050%,含绿原酸不得少于 1.5%,含酚酸类的总量不得少于 3.8%。

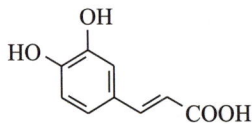

绿原酸即 3-O- 咖啡酰奎宁酸,为一分子咖啡酸与一分子奎宁酸结合成的酯。绿原酸具有较强的酸性,能使石蕊试纸变红,可与碳酸氢钠成盐,可溶于水,易溶于热水、乙醇及丙酮,极微溶于乙酸乙酯,难溶于乙醚、三氯甲烷、苯等有机溶剂。异绿原酸为一混合物,其异构体主要有 3 种,分别为 3,5-O- 二咖啡酰奎宁酸(异绿原酸 A)、3,4-O- 二咖啡酰奎宁酸(异绿原酸 B)、4,5-O- 二咖啡酰奎宁酸(异绿原酸 C)。绿原酸和异绿原酸分子中均有酯键、不饱和双键及多元酚结构,性质不稳定,故提取时应避免高温、强光及长时间加热。

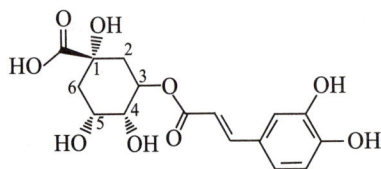

绿原酸(chlorogenic acid)　　咖啡酸(caffeic acid)

【实训操作步骤】

1. 提取与分离　取金银花粗粉 100g,加水煎煮提取 2 次,每次 1 小时,滤过,水提取液低温浓缩,再用石灰乳调至 pH 值 10~11,放置,滤过,取沉淀物加 2 倍量乙醇混悬,用 50% 硫酸调 pH 值至 3~4,充分搅拌,滤过,滤液用 40% 氢氧化钠溶液中和至 pH 值 6.5~7.0,滤过,低温回收乙醇,浓缩至干,即得绿原酸粗品。提取分离流程如下:

```
                      金银花粗粉
                          │ 水煎煮两次,合并滤液
                      水提取液
                          │ 50℃以下浓缩
                       提取物
                          │ 加20%石灰乳调至pH值10~11
          ┌───────────────┴───────────────┐
        水层                            沉淀
    (水溶性杂质)                          │ 加2倍量乙醇混悬,用50%硫酸调pH值至3~4
              ┌─────────────────────────┴──────────────┐
            沉淀                                      滤液
        (主要为硫酸钙)                                    │ 40%氢氧化钠溶液中和至pH值6.5~7.0,滤过
                    ┌─────────────────────────────────┴──────────────┐
                  沉淀                                             滤液
                                                                    │ 回收乙醇
                                                              金银花提取物
                                                            (含绿原酸和异绿原酸)
```

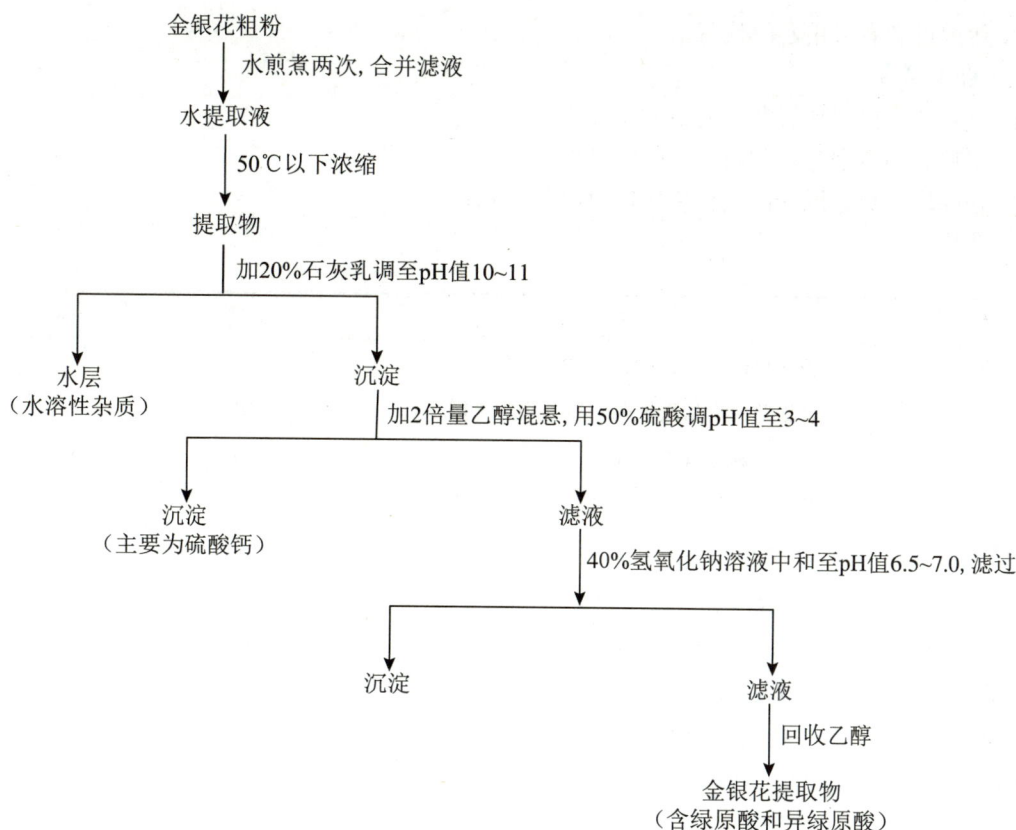

流程说明:①根据绿原酸和异绿原酸易溶于热水、乙醇和丙酮的性质,用水加热提取获得。
②浓缩液加石灰乳使绿原酸和异绿原酸生成难溶于水的钙盐沉淀,与水溶性杂质分离。
③沉淀加50%硫酸产生硫酸钙沉淀,同时绿原酸和异绿原酸游离溶于水中。

2. 检识技术

(1)溴酚蓝试验:将金银花提取物的乙醇溶液点于滤纸上,干燥后,喷雾0.1%溴酚蓝乙醇溶液(70%乙醇),观察斑点颜色,应在蓝色背景上显黄色斑点。

(2)聚酰胺薄层色谱检识

吸附剂:聚酰胺薄层。

对照品溶液:绿原酸的甲醇溶液(每1ml含1mg),点样5μl。

供试品溶液:金银花提取物的甲醇溶液(每1ml含2mg),分别点样1μl。

展开剂:36%醋酸。

显色剂:聚酰胺薄层置紫外光灯(365nm)下检视。供试品色谱中,在与对照品色谱相应的位置上,显相同颜色的斑点或荧光斑点。

(3)硅胶薄层色谱检识

吸附剂:硅胶H薄层板。

对照品溶液:绿原酸对照品的甲醇溶液(每1ml含1mg),点样10μl。

供试品溶液:金银花提取物的甲醇溶液(每1ml含2mg),点样10~20μl。

展开剂:乙酸丁酯-甲酸-水(7:2.5:2.5)的上层溶液。

显色剂:置紫外光灯(365nm)下检视。供试品色谱中,在与对照品色谱相应的位置上,显相同颜色的荧光斑点。

【实训注意事项】

1. 在提取液浓缩至小体积时转入蒸发皿的操作中,应使用相同溶剂少量多次洗涤仪器并转入蒸发皿中,以减少产品的损失。

2. 甲醇过敏者可用乙醇代替。

【实训思考】

1. 金银花水提液加石灰乳的目的是什么？
2. 绿原酸的色谱分析常用何类吸附剂？
3. 在提取分离绿原酸的过程中应注意哪些问题？

【实训评价】

项目	内容	分值	得分
前期准备	玻璃仪器清洗、实验试剂配制等	10	
	金银花中有机酸提取分离方法的选择	10	
	提取分离装置的选择	10	
	有机酸检识试剂的配制和检识方法的选择	10	
提取分离	正确组装提取分离装置	10	
	正确进行 pH 值调节操作	10	
化学检识	正确进行溴酚蓝化学检识操作	10	
色谱检识	正确进行色谱检识操作	10	
结果记录	正确记录检识结果	10	
整体评价	态度：严肃、认真 操作：熟练、准确	10	
总分		100	

（张天超）

ER-11-6

含有其他类型化
合物的常用中药

？　复习思考题

1. 从中药提取液中除去鞣质常用的方法有哪些？
2. 应用离子交换树脂法分离有机酸的原理是什么？
3. 哪些因素可以使蛋白质变性？
4. 人工牛黄统一处方由哪些物质组成？
5. 什么是氨基酸的等电点？氨基酸在等电点时有何性质？
6. 如何区别氨基酸和蛋白质？

ER-11-7

扫一扫，测一测

项目十二　中药活性成分的研究

学习目标

1. 掌握中药活性成分研究的基本途径和方法，中药活性成分筛选方法，化学成分预试验的基本操作。

2. 熟悉中药有效成分结构测定技术，中药标准提取物的概念、分类及制备技术。

3. 了解常见中药活性成分的结构测定方法以及中药活性成分研究的发展趋势。

4. 能根据化学成分特性合理设计并进行预试验。

5. 通过中药活性成分研究的学习，树立热爱中药学事业的责任感和事业心，以及勇于创新的科学态度。

情境导学：

中药之所以能防治疾病是因为其所含的活性成分。中药从古代"膏、丹、丸、散"剂型到现代胶囊剂、注射剂等剂型的变化过程，是中华民族对中药防病治病的物质基础不断认识和升华的过程。20世纪以来，随着现代分离技术、光谱技术和活性检测技术的飞速发展，青蒿素、紫杉醇、小檗碱、喜树碱、冬凌草甲素等一大批中药活性成分广泛应用于临床。其中，中国科学院药学工作者从中药冬凌草中提取分离并鉴定出抗癌、抗炎有效成分冬凌草甲素，进而对其一系列的开发与应用，是中药活性成分研究的典型实例，为中药的传承与创新提供了可复制、可借鉴的思路。

问题： 如何开展中药活性成分的研究？

中药防治疾病的物质基础是其所含的化学成分，确切地说，主要是中药中具有防病治病作用或生物活性的化学成分即有效成分。如植物中含有的生物碱、皂苷、强心苷、黄酮、挥发油和有机酸类，矿物中的微量元素，动物体内的激素、肽类，往往具有一定的生物活性，成为中药的有效成分。

来源各异的中药，其化学成分十分复杂，即使是同一种中药，也含有多种不同的化学成分。而且一种中药往往有多种功效，有一个或多个有效成分，每一种功效也可能是多种化学成分协同作用的结果。因此，要明确中药中具有治疗作用的化学成分，就必须进行有效成分的研究。同时，只有明确了中药的有效成分，才能为中药的生产、加工、质量控制、合理用药提供依据，并为扩大中药资源、进行化学合成和结构修饰、探索中药防治疾病的原理奠定基础。

一、研究途径和方法

中药活性成分的研究途径如下：

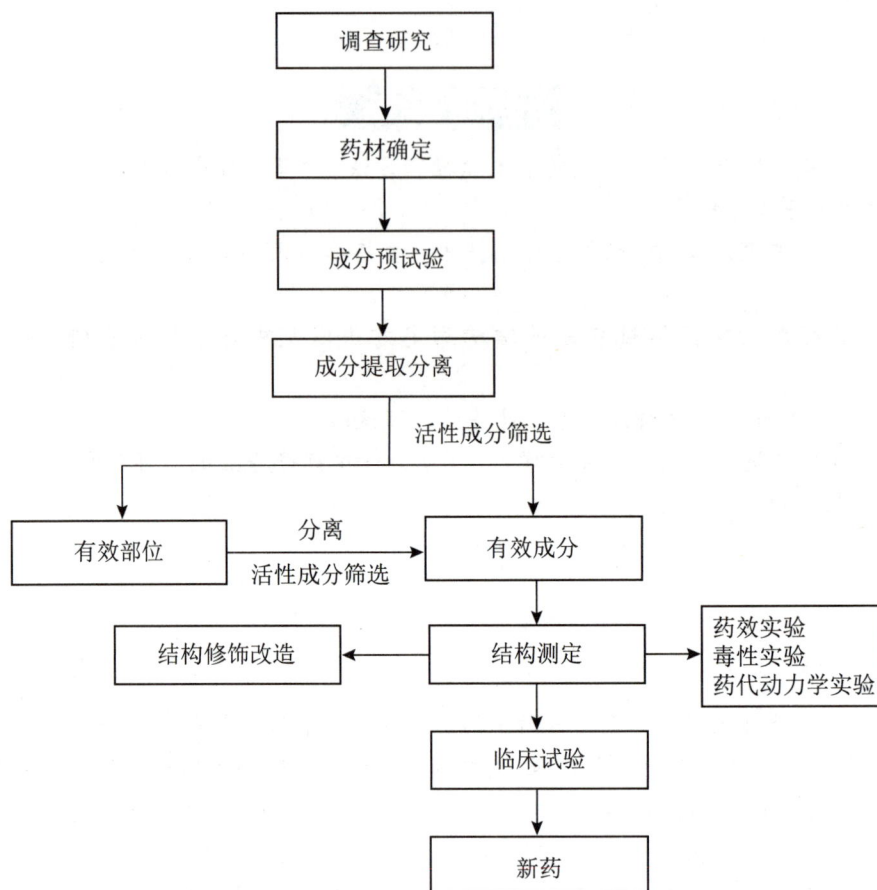

```
            ┌──────────┐
            │  调查研究  │
            └──────────┘
                 │
            ┌──────────┐
            │  药材确定  │
            └──────────┘
                 │
            ┌──────────┐
            │ 成分预试验 │
            └──────────┘
                 │
            ┌──────────┐
            │ 成分提取分离│
            └──────────┘
             活性成分筛选
        ┌────────┴────────┐
   ┌────────┐    分离   ┌────────┐
   │ 有效部位 │─────────→│ 有效成分 │
   └────────┘ 活性成分筛选 └────────┘
                            │
┌──────────┐      ┌──────────┐   ┌──────────────┐
│结构修饰改造│←────│ 结构测定  │──→│ 药效实验       │
└──────────┘      └──────────┘   │ 毒性实验       │
                       │          │ 药代动力学实验  │
                  ┌──────────┐    └──────────────┘
                  │ 临床试验  │
                  └──────────┘
                       │
                  ┌──────────┐
                  │  新药    │
                  └──────────┘
```

考点提示：中药活性成分的研究途径

选择研究的目标，既要挖掘、整理中医药学的遗产，又要以现代科学方法为手段。对某一中药进行研究前，首先要查阅文献，对其历史、现状和前人研究的情况以及国内外研究趋势，进行全面了解。在进行药材资源调查时，必须注意对被研究药材的植物科、属及学名做出鉴定，以确保被研究药材品种正确无误。

调查研究是研究中的一个重要环节。所研究的中药必须是临床疗效可靠，药材品种明确，组方正确合理的药物。

（一）临床调查

临床调查是中药活性成分研究工作的出发点。只有那些临床疗效确切的中药才有必要进行有效成分的提取和分离，而对有效成分的确定和使用，必须进行全面、详细的临床调查。

研究工作者要参加临床实践，及时收集和分析病例资料。着重调查病名和真实疾病是否相符；疾病症状和疗效的关系；药物的剂型、剂量、给药途径和疗效的关系；药物毒副作用等。根据调查结果，确定客观真实的临床疗效指标。

（二）药材资源调查

我国幅员辽阔，中药资源十分丰富。但由于历史原因，造成品种混乱，存在同名异物或同物异名、代用品、伪劣品等问题。即使已被临床证明具有疗效的中药,还必须对其药材资源进行调查了解,鉴定中药的品种、确定学名是一项非常重要的工作。

药材资源调查大致有以下几方面:对药材的来源和特征进行调查了解,确保药材的品种正确无误;对药材的产地或某地的市售品、野生或栽培等作详细记载,再根据药物原植物的拉丁学名弄清科、属、种的关系;对同种药材的不同产地、生态环境、药用部位、采收时间作全面调查;对药材的不同加工炮制方法和保存情况作细致了解。对使用的药材经鉴定后,要留样保存备查。

(三)查阅文献资料

文献资料的查阅和总结,是贯穿中药活性成分研究工作中的一项重要内容。通过对文献资料的查阅、整理分析,从中获得有益的启示和线索,给制定研究方案提供充分依据,避免盲目性和不必要的重复。

对文献资料的查阅,首先应根据研究的目的,确定查找范围。再选择一定的检索工具,如目录、索引等。然后再进行具体查找资料工作,如查找著作、期刊、会议记录、论文集、专题报告等。最后整理成专题资料,以供今后工作中参考。中药活性成分研究工作中一般常用的工具书、索引、文摘及期刊如下。

1. 目录与索引 目录与索引是最为常用的检索工具,可以迅速查到相关文献的信息。如:《中文科技资料目录——中草药》(1978 年至今)、《中药成分化学研究文献目录》(1975—1982 年)、《默克索引》(*The Merck Index*)、《化合物索引》(*Index Chemicus*)(1960 年至今)、美国《化学文摘》(*Chemical Abstracts*,CA)中的分子式索引、关键词索引、著者索引和专利索引等。但是目录与索引不能了解有关文献的基本内容。

2. 文摘 文摘是将文献内容做成摘要,花费较少的时间和精力,就能掌握有关文献的基本内容。美国《化学文摘》(1907 年至今),收集了 150 多个国家和地区的有关化学、化工方面的文献,有 20 多种索引,并有光盘,是目前国内外医药学、化学、化工信息最全面的检索工具。此外还有《国际药学文摘》(*International Pharmaceutical Abstracts*,IPA)、《生物学文摘》(*Biological Abstracts*,BA)(1926 年至今)、《中国药学文摘》(1982—2011 年)《中药研究文献摘要》(1920—1961 年;1962—1974 年;1975—1979 年)、《天然产物新进展》(*Natural Product Updates*)等。

3. 工具书和手册 工具书和手册的内容经过加工整理,比较系统、全面,内容也比较成熟。如《中华人民共和国药典》2020 年版、《中药大词典》、《中药志》、《新编药物学》、《中国药学年鉴》(1980 年至今)、《植物药有效成分手册》、《英拉汉植物名称》、《英汉化学化工词典》、《有机化学词典》(*Dictionary of Organic Compounds*)、《天然产物词典》(*Dictionary of Natural Products*)、《植物化学词典》(*Phytochemical Dictionary*)、《生物碱词典》(*Dictionary of Alkaloids*)、《萜类词典》(*Dictionary of Terpenoids*)、《黄酮体化学》(*The Chemistry of Flavonoid Compounds*)等。

4. 医药期刊 期刊具有出版周期短,刊载论文速度快,数量大,内容新等特点,能及时反映当前科学水平。中文期刊主要可查阅:《中草药》《中成药》《中药材》《中国中药杂志》等。外文期刊可查阅:《植物化学》(*Phytochemistry*)、《药用植物》(*Planta Medica*)、《天然产物杂志》(*The Journal of Natural Products*)、《天然产物报告》(*Natural Product Reports*)、《化学与药学公报》(*Chemical and Pharmaceutical Bulletin*)、《药学杂志》(*Journal of Pharmaceutical Sciences*)等。常见的医药期刊见表 12-1。

此外,还可查阅一些科技报告、专业会议录、学位论文、专科学会出版物等。随着当前电脑、CD-ROM、电子书籍、网络的快速发展,加速了已收录资料的获取。如美国洛克西德公司的

表12-1　常见医药期刊

中文期刊	外文期刊
《中草药》	Accounts of Chemical Research
《中成药》	ACS Medicinal Chemistry Letters
《中国实验方剂学杂志》	Analytical Chemistry
《中国现代应用药学》	Angewandte Chemie International Edition
《中国新药杂志》	Archives of Pharmacal Research
《中国药房》	Biological Abstracts
《中国药科大学学报》	Bioorganic & Medicinal Chemistry
《中国药理学通报》	Bioorganic & Medicinal Chemistry Letters
《中国药学杂志》	Chemical Abstract
《中国医药工业杂志》	Chemical Communications
《中国医院药学杂志》	Chemical Research in Chinese Universities
《中国中药杂志》	Chemistry & Biodiversity
《中华中医药学刊》	Chemistry — A European Journal
《中药材》	Chemistry — An Asian Journal
《中药新药与临床药理》	Chemistry Select
《中药药理与临床》	Chem Med Chem
《中华中医药杂志》	Chinese Chemical Letters
《北京中医药大学学报》	Chinese Journal of Natural Medicines
《分析测试学报》	Chirality
《高等学校化学学报》	Current List of Medical Literature
《光谱学与光谱分析》	European Journal of Medicinal Chemistry
《广西植物》	Food Chemistry
《化学试剂》	Journal of Agricultural and Food Chemistry
《化学通报》	Journal of Asian Natural Products Research
《化学学报》	Journal of Biological Chemistry
《化学研究与应用》	Journal of Chromatography A
《精细化工》	Journal of Medicinal Chemistry
《理化检验·化学分册》	Journal of Natural Products
《南京中医药大学学报》	Journal of the American Chemical Society
《沈阳药科大学学报》	Natural Product Communications
《时珍国医国药》	Natural Product Reports
《食品安全质量检测学报》	Natural Product Research
《食品工业科技》	Nature Chemistry
《食品科技》	Nature Communications
《食品研究与开发》	New Journal of Chemistry
《食品与生物技术学报》	Planta Medica
《世界科学技术 — 中医药现代化》	Proceedings of the National Academy of Sciences
《西北植物学报》	Research on Chemical Intermediates
《西南农业学报》	Steroids
《药物分析杂志》	Tetrahedron
《药学学报》	Tetrahedron Letters
《有机化学》	药学学报（英文版）
《植物研究》	中医杂志（英文版）

DLALOG 系统是目前与药学文献有关的存储量最大、范围最广的系统,其中包括 CA、BA、IPA 等数据库;中国学术期刊光盘版(CAJ-CD)是我国第一部电子全文期刊,包括医药卫生系列共 15 个专题文献数据库;万方数据知识服务平台(http://www.wanfangdata.com.cn/index.html)以及中国知网(http://www.cnki.net/)是国内科技期刊全文、科技论文、会议论文、学位论文近百个数据库为一体最完整的科技信息群。常用药学网站政府及主办部门网站可查询:国家药品监督管理局(https://www.nmpa.gov.cn/)、国家中医药管理局(http://www.natcm.gov.cn/)、世界卫生组织(http://www.who.int/zh/)、中国药学会(https://www.cpa.org.cn/)、丁香园(http://www.dxy.cn/)、药智数据(http://db.yaozh.com/)。利用计算机网络检索文献,现已成为最快速、准确、信息量最大的方法。

二、中药化学成分预试验

(一)试验目的

中药化学成分预试验要求通过简单的提取分离和定性反应,初步确定中药中可能含有的化学成分的种类。由于中药中化学成分种类很多,在研究中药有效成分时,首先通过预实验确定药材中有效成分的结构类型、性质,然后根据预试验获得的信息,筛选和建立合理的提取、分离及检查方法,为追踪活性成分作向导。

(二)试验方法

中药化学成分预试验的方法可以分为两类。一类是单项预试验,即根据工作的需要有重点的检查某一类成分。另一类是系统预试验,即用简便、快速的方法,对中药中存在的各类化学成分进行全面定性检查。

中药预试验按检识方法不同分为试管法和色谱法。试管法是将供试液和化学试剂加到试管中,在试管中进行定性检识的方法。此法操作简单,反应现象直观,但由于中药提取液中各成分间可能存在干扰,化学反应选择性、灵敏度低,所以该法对供试液的纯度要求较高。色谱法是在滤纸或薄层板上将供试液中各类化学成分初步分开后,喷洒各类显色剂,进行定性检识的方法。此法选择性、灵敏度高且操作方便,更适用于预试验工作。

预试验往往只能提供初步线索,其准确性受多种因素影响,主要表现在:共存成分相互干扰;提取分离方案不很完善;提取液中杂质多,颜色深,影响定性反应的观察;定性检出试剂专属性差;成分含量低,与检出试剂反应灵敏度低;成分在植物体中的存在状态等。如用以检查生物碱的碘化铋钾试剂对香豆素、萜类内酯等中性化合物也能产生沉淀反应,但其反应速度较生物碱慢,当植物中中性内酯成分含量较高时,反应速度加快,很难以时间区别,则易把内酯化合物误认为生物碱。相反,麻黄碱是生物碱,但对大多数生物碱沉淀试剂呈阴性反应。又如植物中的酸性成分往往与钠、钾、钙、镁结合成盐存在,因此不能由于水和乙醇提出液不呈酸性而轻易否定酸性成分的存在。某些具强烈生物活性的化学成分在植物中含量很低,如美登素在原植物中仅含千万分之二,运用一般预试验的方法很难发现。为尽量克服以上影响因素,提高预试验检出的准确性,可从以下几方面考虑。

1. 观察药材的性状特征　通过对药材性状的观察可初步判定药材中可能含有哪些化学成分。如黄色药材可能含有黄酮、蒽醌等;红色药材可能含有蒽醌或其他醌类、酮类化合物;具苦味的可能含生物碱、强心苷;具酸味的可能含有机酸;具甜味的常含糖类成分;具涩味的可能含鞣质等。

2. 供试液的制备　应尽量除去干扰成分,减少或消除成分间的干扰。如检查生物碱时,可利用生物碱溶于酸水和脂溶性有机溶剂的性质,采用溶剂萃取法将生物碱与蛋白质、鞣质等干扰成分分离,消除其对生物碱沉淀反应的干扰。

3. 提高化学反应选择性　在化学检识时,应选用专属性较强的化学反应进行检识。一般须选用三种以上的不同试剂同时检查,根据反应结果进行综合分析。如检识强心苷类化合物时,首选 α- 去氧糖反应,再配合醋酐 - 浓硫酸(Liebermann-burchard)和碱性苦味酸(Baljet)反应等,也可同时采用 TLC 或 PC 检识。

4. 对照试验和空白试验　反应颜色判断不准确时,可同时做对照试验和空白试验。

5. 配合其他测定方法　成分含量太低时,可配合生物测定方法。

预试验结果只能提供药材中可能含有哪些类型的化学成分,要完全确定某类化学成分的存在,则须进一步检识。

考点提示:单项预试验的概念、影响因素;提高单项预试验准确性的方法

(三)预试验溶液的制备

1. 单项预试验溶液的制备　通常将中药材分别用石油醚、95% 乙醇和水提取,便可以将绝大部分化学成分提取出来。

(1)水提取液:取药材粉末 10g,加 100ml 蒸馏水,室温浸泡 24 小时,滤过,取少量滤液检查蛋白质、氨基酸,剩余滤液和滤渣水浴加热(55～60℃)1 小时,滤过,滤液检查糖、皂苷、有机酸、鞣质、生物碱盐。

(2)乙醇提取液:

```
                        药材粗粉10g
                            │
              95%乙醇100ml回流1小时,滤过
              ┌─────────────┴─────────────┐
            药渣                        乙醇液
                                          │
                     加水使成70%乙醇液,再加2/3量石油醚萃取
                     ┌────────────────────┴────────┐
                石油醚层                         乙醇层
               (叶绿素、油脂)                      │
                                      回收乙醇,浸膏分为两部分
                          ┌─────────────────────────┴─────────────┐
                       1/2浸膏                                  1/2浸膏
                          │                                        │
                5% HCl, 搅拌溶解                          加95%乙醇溶解,滤过
              ┌───────────┴──────────┐              ┌──────────────┴──────────┐
          酸水液                   残渣            残渣                     乙醇液
        (检查生物碱)                 │                                 (检查苷类、黄酮、蒽醌、
                          加入EtOAc, 及                                香豆素、酚类、萜类内酯、
                          5% NaOH, 萃取数次                              生物碱、甾体、有机酸)
                   ┌──────────┴──────────┐
               碱水层                  EtOAc层
          (检查有机酸、酚类)                │
                                回收EtOAc,再用
                                95%乙醇溶解
                                      │
                                    乙醇液
                       (检查香豆素、萜类内酯、强心苷、甾体)
```

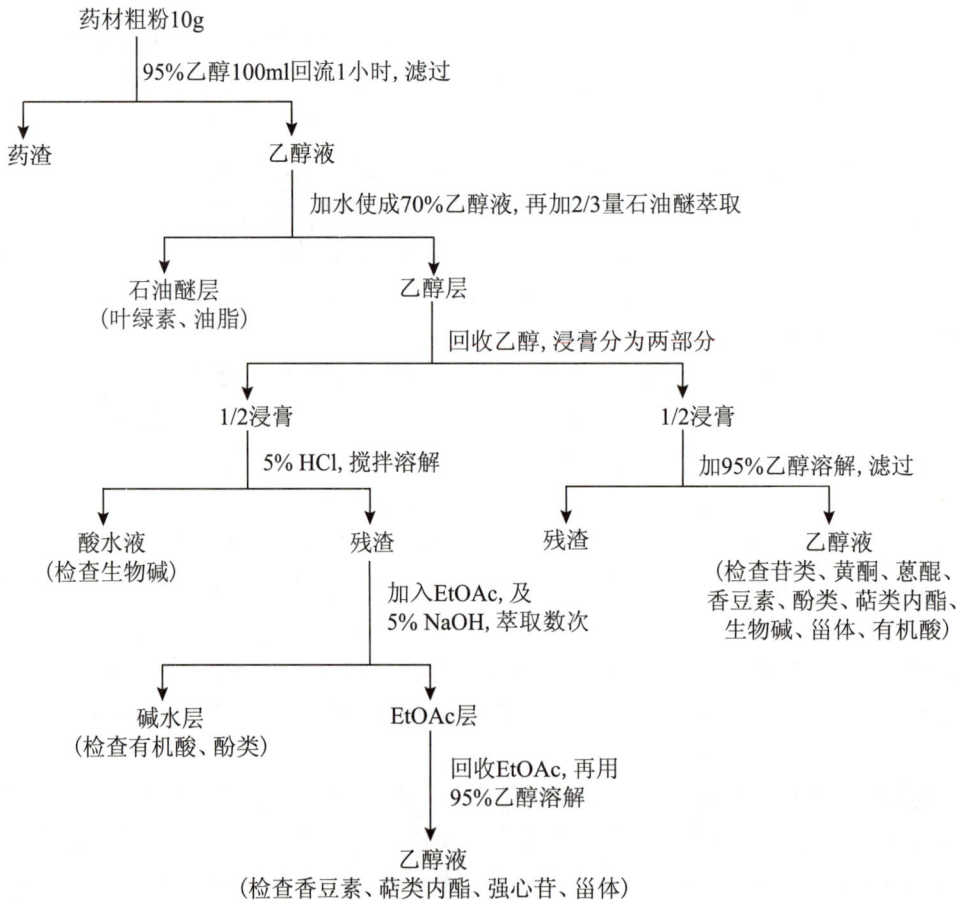

(3)石油醚提取液:取药材粉末 1g,加 10ml 石油醚(60～90℃),浸渍 24 小时,滤过,滤液进行萜类、挥发油、甾体、油脂等亲脂性成分检查。

2. 系统预试验供试液制备　利用各类成分极性大小的不同,用极性由小到大的溶剂依次提

取，常用的溶剂梯度顺序为：石油醚、苯、乙醚、三氯甲烷、乙酸乙酯、正丁醇、丙酮、乙醇、水。每级提取液，可进一步根据化合物的酸碱性，采用酸、碱液处理，使其分为酸性、碱性和中性部分。

考点提示： 预试验溶液的制备方法

（四）供试液中化学成分的检识

各类化学的检识反应一般在试管、滤纸片或薄层板上进行。检识时应尽量采用对寻查成分专属性强的反应，如蒽醌首选碱液反应；强心苷首选 Keller-Kiliani 反应；皂苷首选泡沫试验等。另外还可结合仪器分析的方法，如利用甾体皂苷的特征红外光谱，可迅速准确地辨认甾体皂苷。常用化学成分的检识反应见表 12-2。

表 12-2　常见类型化学成分检识

试剂	检出成分	反应现象
碘化铋钾（Dragendorff）	生物碱	橘红色沉淀
碘化汞钾（Mayer）	生物碱	类白色或淡黄色沉淀
硅钨酸（Bertrand）	生物碱	浅黄色沉淀或结晶
碘 - 碘化钾（Wagner）	生物碱	褐色沉淀
茚三酮（Ninhydrin）	氨基酸、多肽、蛋白质	蓝（紫）色
吲哚醌（Isatin）	氨基酸、小分子肽	蓝、红、棕色斑点
双缩脲（Biuret）	肽类、蛋白质	紫红色
酸性蒽醌紫（Solway purple）	蛋白质	紫色
溴酚蓝	有机酸	黄色斑点
三氯化铁	酚类、鞣质	绿、蓝绿、蓝黑、暗紫色
三氯化铁 - 铁氰化钾	鞣质	蓝色
明胶试验	鞣质	白色沉淀
咖啡碱	鞣质	棕色沉淀
香草醛 - 盐酸	间苯二酚、间苯三酚	不同程度红色
4- 氨基安替比林 - 铁氰化钾（Emerson）	酚（酚羟基对位无取代基）	橙（棕）红色
α- 萘酚 - 浓硫酸（Molish）	糖、苷类	两液交界面紫红色环
斐林（Fehling）	还原糖	砖红色（黄色）沉淀
苯胺 - 邻苯二甲酸	还原糖	红棕色
碱液	蒽醌	红色
醋酸镁	邻二酚羟基蒽醌、黄酮	黄色、橙红色、紫色
盐酸镁粉	黄酮	红或紫色（少数蓝色）
三氯化铝	邻二 OH 或 3-OH、5-OH 黄酮	黄绿色荧光
浓氨水	黄酮	明显的黄色荧光
异羟肟酸铁	内酯、香豆素	红或紫色
开环 - 闭环试验	内酯、香豆素	加碱液后澄清，酸化后出现浑浊
重氮化试剂	酚（酚羟基对位无取代基）	红色或紫红色
醋酐 - 浓硫酸（Liebermann-Burchard）	三萜、甾体	甾体最后呈蓝绿色；三萜最后呈红或紫色，不出现绿色
三氯醋酸	三萜、甾体	红、紫、蓝紫、蓝、黄褐、黄

续表

试剂	检出成分	反应现象
三氯甲烷 - 浓硫酸	三萜、甾体	三氯甲烷层有绿色荧光,硫酸层显血红色或蓝色
溶血试验	皂苷	溶血现象
泡沫试验	皂苷	多量持续性泡沫 碱管泡沫比酸管高数倍(甾体皂苷); 酸管与碱管泡沫高度相同(三萜皂苷)
三氯化铁 - 冰醋酸(Keller-Kiliani)	强心苷(α- 去氧糖)	上层蓝绿色,界面紫(红)色环
呫吨氢醇(Xanthydrol)	强心苷(α- 去氧糖)	红色
间二硝基苯(Raymond)	强心苷(活性次甲基)	紫红色
碱性 3,5- 二硝基苯甲酸(Kedde)	强心苷(活性次甲基)	紫红色
碱性亚硝酰铁氰化钠(Legal)	强心苷(活性次甲基)	深红色渐渐退去
碱性苦味酸(Baljet)	强心苷(活性次甲基)	橙(红)色
香草醛 - 浓硫酸	挥发油	颜色变化
油斑试验	挥发油	挥发无迹
	脂肪油	显油斑
苦味酸钠	氰苷	试纸变为砖红色
普鲁士蓝	氰苷	试纸变为蓝色
硝酸铈	醇类	棕色
2,4- 二硝基苯肼	醛、酮	黄红色斑点

　　供试液中化学成分还可以选择色谱方法来检识,色谱预试不仅可以减少成分间的相互干扰,还可以根据展开剂和各成分的比移值 R_f,推断各成分的极性大小和溶解性能。如有寻查物的标准品作对照,可以初步判断供试液中含有何种化合物。各类成分的常用色谱预试条件见表 12-3。

表 12-3　各类成分色谱预试条件

化合物	色谱种类	展开剂	显色剂
生物碱	氧化铝薄层色谱	三氯甲烷 - 甲醇(9:1)	改良碘化铋钾
糖	纸色谱	正丁醇 - 醋酸 - 水(4:1:5,上层)	苯胺 - 邻苯二甲酸
蒽醌	硅胶薄层色谱	环己烷 - 乙酸乙酯(7:3)	氨试剂熏
黄酮	聚酰胺薄层色谱	甲醇 - 水(6:4)	1% 三氯化铝乙醇液
香豆素	硅胶薄层色谱	石油醚 - 三氯甲烷(1:1)	观察荧光
强心苷	纸色谱(甲酰胺为固定相)	苯 - 三氯甲烷 - 甲酰胺(6:4:饱和)	碱性 3,5- 二硝基苯甲酸
甾体、三萜	硅胶薄层色谱	三氯甲烷 - 丙酮(8:2)	10% 三氯化锑三氯甲烷液
挥发油	硅胶薄层色谱	石油醚 - 乙酸乙酯(8:2)	1% 香草醛 - 浓硫酸
酚类、鞣质	纸色谱	正丁醇 - 醋酸 - 水(4:1:5,上层)	1% 三氯化铁
有机酸	纸色谱	正丁醇 - 醋酸 - 水(4:1:5,上层)	0.05% 溴酚蓝乙醇液
氨基酸	纸色谱	正丁醇 - 醋酸 - 水(4:1:5,上层)	茚三酮

三、中药活性成分的筛选

（一）筛选方法

在对中药进行活性成分筛选时，应以能反映中药治疗作用的药理活性指标（即动物试验）为标准。筛选方法有两种：一种是在提取分离得到单体后再进行活性测试，即对每一个单体成分进行多个生物活性试验指标的观察。这种方法测试结果准确，但分离工作盲目性较大，特别是那些活性很强的微量成分在分离过程中易丢失，目前已渐少采用。另一种是将提取分离的每一阶段的组分进行活性评估，追踪其活性最强部分，再继续追踪，结合药理试验筛选，直到获得活性单体成分。此种方法筛选工作复杂，需要较好的设备和仪器。但此方法只是以活性为指标进行追踪，可大大减少分离的盲目性，且微量成分不易遗漏，现多采用这种方法进行活性成分研究。

（二）筛选实例

大黄是蓼科植物掌叶大黄（*Rheum palmatum* L.）唐古特大黄（*Rheum tanguticum* Maxim. ex Balf.）或药用大黄（*Rheum officinale* Baill.）的根及根茎。有泻热通便、凉血解毒、逐瘀通经的功效。研究者通过对大白鼠大黄粉末的喂食实验，确立了泻下作用是提取、分离、筛选大黄中泻下成分的药理指标，并进一步筛选，得到番泻苷 A 为泻下作用的主要成分。

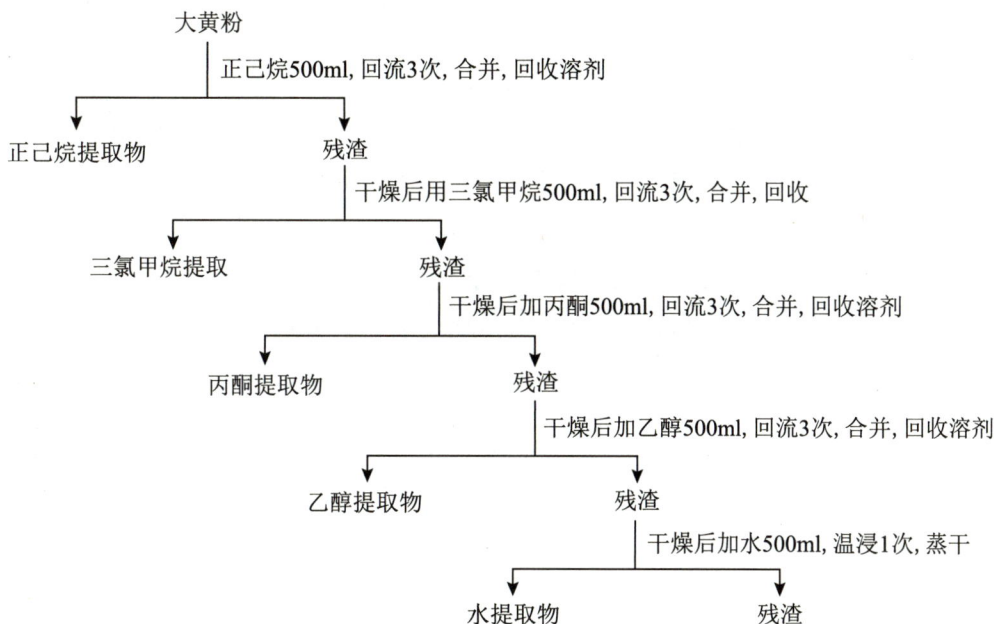

每组用大白鼠 10 只分别按不同剂量喂食，观察其泻下情况，结果（表 12-4）表明：大黄水提取物泻下作用最强，所以水提取物是大黄泻下作用的主要活性部分。

表 12-4　大黄泻下作用活性部位筛选统计

成分提取物	喂食剂量（mg/kg 体重）				
	20	50	100	200	500
正己烷提取物	—	—	—	0	0
三氯甲烷提取物	—	—	—	0	2
丙酮提取物	—	—	—	0	2
乙醇提取物	—	—	0	2	7
水提取物	—	4	4	10	10

将水提取物继续分离：

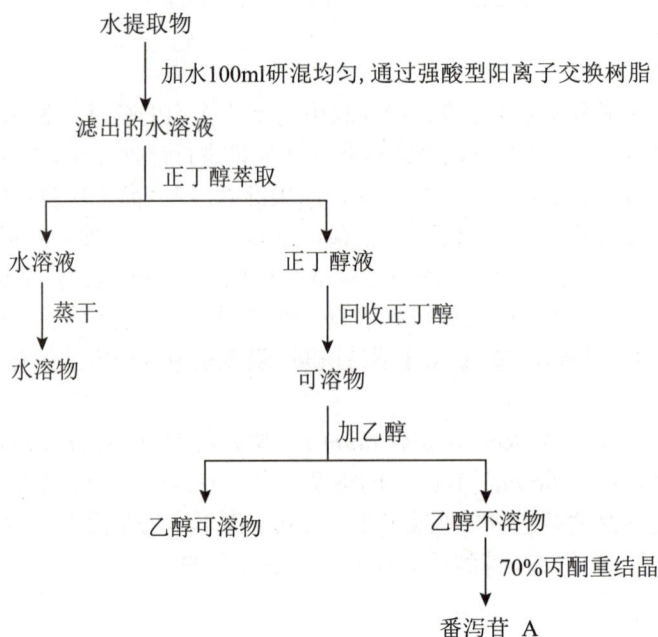

```
                        水提取物
                          │
                          │加水100ml研混均匀,通过强酸型阳离子交换树脂
                          ▼
                     滤出的水溶液
                          │
                          │正丁醇萃取
              ┌───────────┴───────────┐
              ▼                       ▼
           水溶液                   正丁醇液
              │                       │
              │蒸干                   │回收正丁醇
              ▼                       ▼
           水溶物                   可溶物
                                      │
                                      │加乙醇
                          ┌───────────┴───────────┐
                          ▼                       ▼
                      乙醇可溶物               乙醇不溶物
                                                  │
                                                  │70%丙酮重结晶
                                                  ▼
                                               番泻苷 A
```

以上分离出来的各个部分再进行泻下作用药理实验,结果(表 12-5)说明:水溶物无效,乙醇可溶物略有泻效,乙醇不溶物才是主要活性成分。将乙醇不溶物重结晶后,得到番泻苷 A,其泻下作用较乙醇不溶物更强。乙醇不溶物中还含有少量番泻苷 B 和 C,均具泻下作用,但由于含量少,不是主要成分。

表 12-5　大黄泻下作用活性部位筛选统计

成分提取物	喂食剂量(mg/kg 体重)							
	5	10	15	20	50	100	200	500
水溶物	—	—	—	—	—	—	0	0
乙醇可溶物	—	—	—	0	1	7	9	10
乙醇不溶物	0	4	7	9	10	10	10	10
番泻苷 A	2	4	8	9	10	10	10	10

(三)筛选时注意事项

1. 中药活性的确认　确保供试物具有活性,这是活性成分筛选的前提。对供试中药有时必须采用多项指标,体内外结合进行测试加以确认。

2. 中药活性的多成分体现　中药表现出的某种活性,有可能不是由一种成分所产生,而是由多种成分相互协同表现出来的。在经提取分离后,成分的活性可能减弱或消失。如附子水煎剂中的 Ca^{2+} 与微量的乌头碱共同存在时,有明显的强心作用,而单一 Ca^{2+} 和单一乌头碱均无强心作用,说明两者在强心作用上是协同完成的。

3. 动物模型的选择　选择、建立适宜的动物模型,试验模型有整体动物,离体器官、组织、细胞、酶或受体等。由于人和动物的异种差异及动物的个体差异,病理模型难以建立,使得活性筛选方法不太适宜。实际工作中,要尽可能查阅有关文献,因地制宜加以选用。

4. 中药活性的多方面　中药在临床治疗上经常表现出多方面的活性,研究者应力求找出其中最本质的作用,选择建立适宜的活性测试体系,才有可能追踪分离出目的活性成分甚至有效成分。

其他生物活性成分筛选技术

1. 细胞模型 细胞水平的筛选模型可以应用到各种人类疾病的研究和治疗药物的筛选中，由于细胞的生长条件和来源较实验动物更经济方便，细胞水平的筛选模型可以进行大规模药物筛选。其最大优势是能够反映内外环境综合因素引起的整个细胞变化，更易于评价药物的作用和药用价值。

2. 受体模型 随着酶学和受体理论的形成和发展，药物的作用靶点逐渐被揭示，迄今为止，已经发现的药物作用靶点近 2 000 种。以受体靶点为目标，寻找与之作用的药物，是药物筛选的重要途径，克服了很多疾病没有合适的动物模型以及有些药物喂给动物，未到达受体时，就在肠道或肝脏中被代谢而无法观察到其活性等缺点。能准确地反映药物作用的机制。

3. 高通量筛选技术（high throughput screening，HTS） 是应用分子细胞水平的药物活性评价模型，通过自动化手段对大量样品进行生物活性或药理作用的检测以发现新药。每日可筛选数千个样品，是药物快速、微量、灵敏、大规模筛选的新方法。

4. 微流控芯片技术 指基于微流控技术将多个涉及生化微操作的组成单元通过特定的技术集成于一块几平方厘米甚至更微型的芯片上，通过微通道系统的特殊设计，具有高度集成性，使混合物更容易通过采样、混合、提取、分离、检测等单元步骤。

HTS 和微流控芯片技术相结合并运用到中药活性成分筛选的过程中，可以同时评价活性和毒性，提高研发速度。尤其能对我国传统古方、验方在分子和细胞水平进行快速的筛选、验证。具广阔的应用前景。

四、中药有效成分结构测定

中药化学成分经过提取、分离、精制成为单体化合物后，必须进行鉴定，确定其化学结构，才有可能深入探讨有效成分的生物活性、构效关系、体内代谢或结构改造等内容。

目前，自中药中提取分离和鉴定的化学成分包括已知成分和未知成分两类。鉴定已知成分时，如有对照品，最好用试样与对照品同时进行熔点、混合熔点、色谱（TLC 或 HPLC）和红外光谱对照试验。如果试样与对照品的熔点相同，混合熔点不降低，色谱中斑点的 R_f 值或出峰时间 t 相同，红外光谱也完全相同，则可相当肯定地判断试样与对照品为同一化合物。若无对照品，则应依据波谱数据，或制备衍生物与文献数据核对。如果欲鉴定的化合物为文献未记载的物质，一般可按下列步骤进行。

（一）化合物纯度检测技术

在结构研究前必须首先确定化合物的纯度。若纯度不合格，会给结构测定工作带来很大的难度，甚至会导致结构测定工作的失败。纯度检查的方法很多，对固体物质可检查有无均匀一致的晶形，有无明确、敏锐的熔点，熔距是否过大；液体物质可通过测定沸点、沸程（5℃以内）、折光率及相对密度等判断其纯度。无论是固体还是液体物质，只要有光学活性，比旋度也可作为纯度判断的一个指标，如比旋度与文献数据相同，则表明已是或接近纯品。

在纯度检查工作中最常应用的还是各种色谱方法，如薄层色谱（TLC）、纸色谱（PC）、气相色谱（GC）或高效液相色谱（HPLC）等。一般用 TLC 或 PC 时，只有当试样经数种不同展开剂系统检定，均呈现单一斑点时，方可断定为单一化合物。个别情况下，甚至须采用正相和反相两种色谱方法加以确认。GC 法只适用于在高真空和一定加热条件下能够气化却不被分解的物质，而 HPLC 法则不受此限制。

（二）分子式确定技术

确定一个化合物的分子式，经典的方法是先进行元素的定性分析，检查含有哪几种元素，再测定各元素在化合物中的百分含量，从而求出化合物的实验式，然后依据测出的分子量，计算出该化合物的分子式。这种常规方法，试样用量较大，而且准确性差，因此只在试样较多或某些特殊情况下使用。目前测定分子式最常用也最精确的方法是质谱法（MS）。高分辨质谱法（HR-MS）不仅可给出化合物的精确分子量，还可直接给出化合物的分子式，是目前最常用的方法。

（三）结构测定的程序和方法

化合物的分子式被确定之后，就需要进行功能团和分子结构骨架的确定。一般首先求算化合物的不饱和度，准确计算出结构中可能含有的双键数或环数，再结合所测得的物理常数、化学定性试验、化学降解等反应，以及紫外光谱、红外光谱、质谱、核磁共振等波谱数据，综合分析，以确定化合物所含的功能团，具有何种母核，属于哪类化合物。对于已知成分，可选标准品做对照试验，对未知成分结构的最后确定尚有待于与合成品进行比较。

在进行有效成分的结构鉴定时，由于同科、同属生物常含有相同或相似的化合物，所以应先对文献中有关其原生物或近缘生物成分的报道进行调查。并结合在提取、分离、精制过程中获得的对该化合物的部分理化性质，作为判断该化合物的基本骨架或结构类型的参考依据；对于文献未记载的新化合物，则可通过制备、检测其衍生物的物理、化学数据并与文献数据对照，也可测定该化合物及衍生物的各种波谱，来确定其化学结构。研究程序一般为：首先初步推断化合物类型；其次测定分子式、计算不饱和度、确定官能团、结构片段或基本骨架；再其次推断并确定分子的平面结构；最后推断并确定分子的立体结构（构象及构型）。中药化学成分结构测定的程序和采用的方法大致如下：

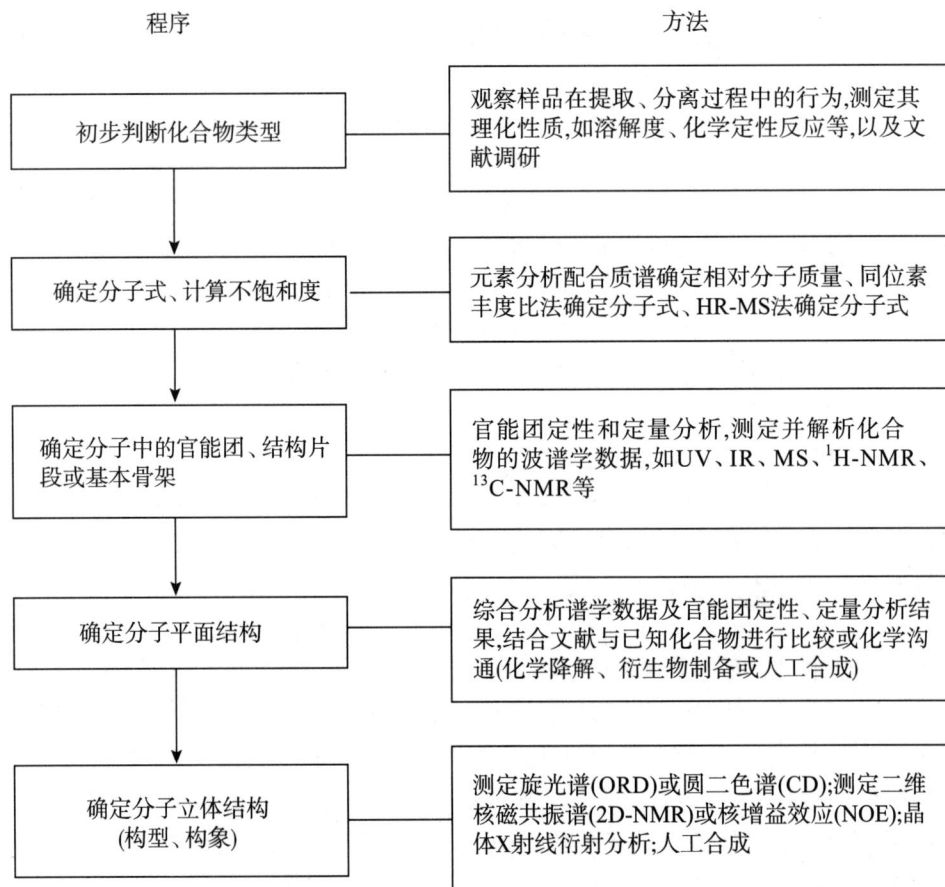

程序	方法
初步判断化合物类型	观察样品在提取、分离过程中的行为,测定其理化性质,如溶解度、化学定性反应等,以及文献调研
确定分子式、计算不饱和度	元素分析配合质谱确定相对分子质量、同位素丰度比法确定分子式、HR-MS法确定分子式
确定分子中的官能团、结构片段或基本骨架	官能团定性和定量分析,测定并解析化合物的波谱学数据,如UV、IR、MS、^{1}H-NMR、^{13}C-NMR等
确定分子平面结构	综合分析谱学数据及官能团定性、定量分析结果,结合文献与已知化合物进行比较或化学沟通(化学降解、衍生物制备或人工合成)
确定分子立体结构（构型、构象）	测定旋光谱(ORD)或圆二色谱(CD);测定二维核磁共振谱(2D-NMR)或核增益效应(NOE);晶体X射线衍射分析;人工合成

活性成分的结构修饰和改造

　　对生物活性成分进行结构修饰和改造目的,是降低药物的毒副作用、提高药物的活性或改变药物的溶解性能。如斑蝥素修饰成羟基斑蝥胺后毒性仅为原来的1/5 000;长春碱修饰成长春地辛神经毒性下降,抑制侵蚀性肿瘤系统作用增强;青蒿素修饰成蒿甲醚后活性提高,临床复发率下降;丹参酮 II$_A$ 制成水溶性的磺酸钠盐后,抗心绞痛作用增加;琥珀酸(丁二酸)常与活性结构中羟基脱水生成单酯的钠、钾盐,不仅增加水溶性易于制成注射剂,而且增加药物在组织内的停留时间,减慢药物的代谢速度和排泄速率,延长药物的半衰期,如穿琥宁、青蒿琥酯;中药青黛的有效成分靛玉红具有抗白血病活性。但其水溶性与脂溶性均低,口服吸收受到限制,因而临床生效较慢,部分病人引起腹痛、腹泻,甚至便血等胃肠道刺激症状。通过对靛玉红进行构效关系和结构修饰研究,发现 N$_1$ 引入甲基(甲基靛玉红)也产生抗癌活性,再将羰基转变为相应肟后,抗癌活性则更强。

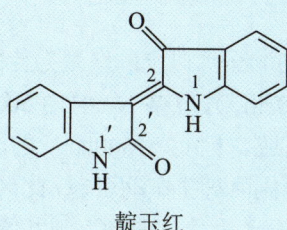

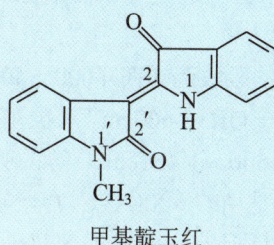

靛玉红　　　　　　　　　甲基靛玉红

(四)结构测定中的波谱分析技术

　　目前,波谱分析等近代技术已成为确定中药有效成分化学结构的主要手段,尤其是最近发展起来的超导核磁共振技术的普及和各种二维核磁共振谱(two-dimensional nuclear magnetic resonance spectrum,2D NMR)及质谱新技术的开发利用,使其进一步具备了灵敏度高、选择性强、试样用量少及快速、简便的优点,大大加快了确定化合物结构的速度并提高了准确性。这里将结构测定中常用的四种波谱作一简要介绍。

　　1. 紫外光谱　紫外光谱(ultraviolet spectra,UV)是分子中某些价电子吸收了一定波长(200~400nm)的紫外光,从低能级(基态)跃迁到高能级(激发态)而产生的一种光谱。用不同波长的紫外光为光源,依次照射一定浓度的试样溶液,化合物分子因紫外线照射吸收能量而产生电子跃迁,在不同波长下测定物质的吸收度,并用波长对吸收度或摩尔吸收系数作图而得的吸收光谱图,又称吸收曲线(图12-1)。

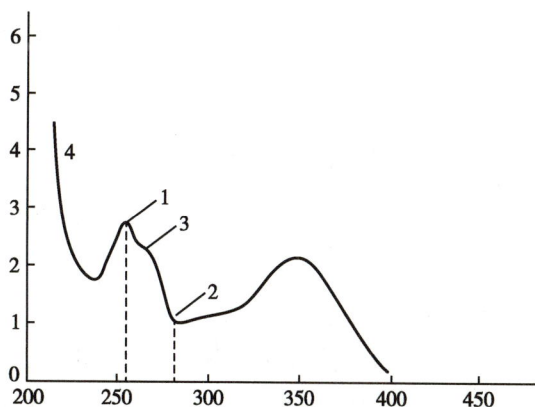

1.吸收峰;2.谷;3.肩峰;4.末端吸收。

图12-1　某化合物的紫外吸收光谱(λ/nm)

吸收曲线的峰所对应的波长称为最大吸收波长（λ_{max}），吸收曲线的谷所对应的波长称为最小吸收波长（λ_{min}）。在吸收峰的旁边若出现小的曲折，类似人肩膀的小峰，则称为肩峰，对应的波长以 λ_{sh} 表示。若在最短波长（200nm）处有一相当强度的吸收但不成峰形的部分，称为末端吸收。由于吸收峰的峰位是化合物分子电子能级跃迁时所吸收的特征频率，故化合物分子的结构决定了吸收曲线上的 λ_{max}、λ_{min}、λ_{sh} 及整个曲线的形状，使 UV 光谱可提供该化合物结构的基本骨架信息或有助于确定化合物的部分结构。

一般来说，UV 光谱主要提供分子中的共轭体系结构信息，是测定含有共轭双键、α,β- 不饱和羰基（醛、酮、酸、酯）结构的化合物及芳香化合物结构的一种重要手段。在某些场合下，还对测定化合物的精细结构具有一定意义，如黄酮类化合物，测定其 UV 光谱时，加入某种诊断试剂后，可因分子中取代基的类型、数目及排列方式不同而发生光谱形状的改变。

2. 红外光谱　红外光谱（infrared spectra, IR）是用不同波长的红外线照射，分子吸收红外线后引起化学键的振动或转动能级跃迁而形成的吸收光谱。红外谱图中的横坐标用波数 v（cm^{-1}）表示，纵坐标用百分透光率 $T\%$ 表示，谱图中的吸收峰与紫外光谱中的吸收峰相反，实际是向下的"谷"。

红外光谱的吸收范围在 $4\,000 \sim 400\,cm^{-1}$ 区域。其中 $1\,300\,cm^{-1}$ 以上的区域为特征频率区，特征官能团如羟基—OH（$3\,600\,cm^{-1}$）、羰基 C=O（$1\,800 \sim 1\,600\,cm^{-1}$）、氨基 N—H（$3\,500 \sim 3\,300\,cm^{-1}$）、芳环 C=C（$1\,600 \sim 1\,450\,cm^{-1}$）等的吸收均出现在这个区域。$1\,300 \sim 600\,cm^{-1}$ 的区域为指纹区，出现的峰主要是由 C—X（X=C, O, N）单键的伸缩振动及各种弯曲振动引起，此区域可作为确定化合物类型和所具有官能团的旁证。通常将红外光谱划分为九个主要区段，以便于化合物结构的解析，见表 12-6。

表 12-6　红外光谱的九个主要区段

波数 /cm^{-1}	基团及振动类型
$3\,750 \sim 3\,000$	v_{OH}、v_{NH}
$3\,300 \sim 3\,000$	$v_{\equiv CH}$、$v_{=CH}$、$v_{\phi H}$
$3\,000 \sim 2\,700$	v_{CH}（CH_3、CH_2、CH、CHO）
$2\,400 \sim 2\,100$	$v_{C\equiv C}$、$v_{C\equiv N}$
$1\,900 \sim 1\,650$	$v_{C=O}$（酸酐、酰氯、酯、醛、酮、羧酸、酰胺）
$1\,675 \sim 1\,500$	$v_{C=C}$（脂肪族及芳香族）、$v_{C=N}$
$1\,475 \sim 1\,300$	δ_{CH}（面内）
$1\,300 \sim 1\,000$	v_{C-O}（醇、醚、酯、羧酸、酚）、v_{C-N}
$1\,000 \sim 650$	$v_{\phi H}$（烯氢、芳氢）

红外光谱主要用于功能基的确认、芳环取代类型的判断等。在实际工作中，红外光谱常用于确定某被测物是否为已知成分。因每种化合物都有其特定的红外光谱，所以如果被测物质与已知对照品的红外光谱完全一致，则可断定是同一物质。如无对照品，也可检索有关红外光谱文献进行核对。图 12-2 是苯乙酮的红外光谱图。

3. 质谱　质谱（mass spectrometry, MS）是化合物分子受一定能量冲击，失去电子，生成阳离子，而后在稳定的磁场中按质荷比（m/z）顺序进行分离，通过检测器记录而得的图谱。质谱法是确定化合物的分子量、分子式及结构信息的重要手段。其特点是灵敏度高，精密度好，试样用量少，分析范围广。质谱图中横坐标以质荷比表示（m/z），纵坐标以相对强度表示。化合物苯甲基乙醚的质谱如图 12-3 所示。

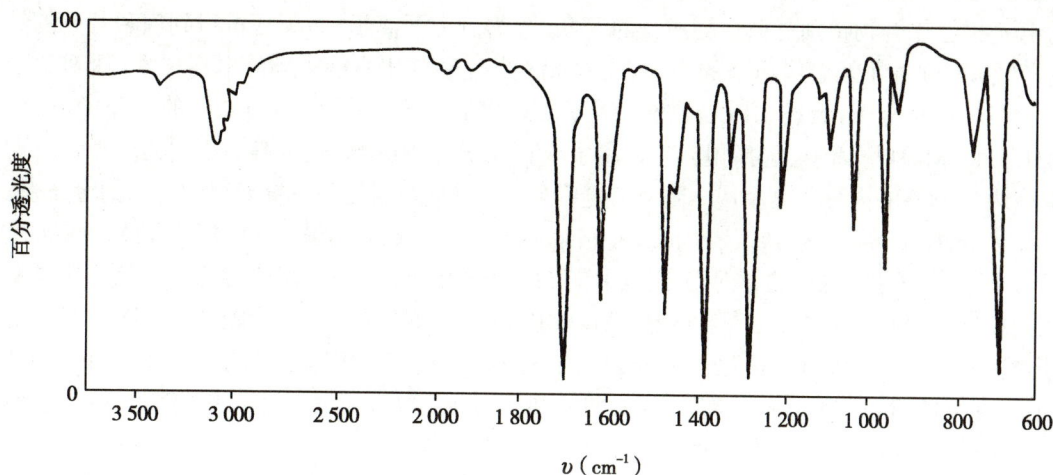

图 12-2 苯乙酮的红外光谱图

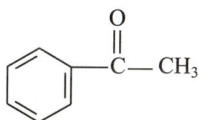

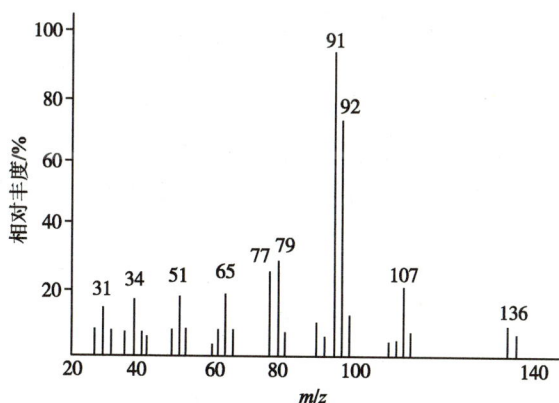

图 12-3 某化合物的质谱图

在质谱图中,可以观察到分子离子峰和碎片离子峰。一般把强度最高的峰定为基峰,质荷比 m/z 最高处的峰为分子离子峰(M^+),分子离子峰的 m/z 即为化合物的分子量。但也有例外,某些对热不稳定的化合物,其最高 m/z 的峰不一定是分子离子峰。

在结构解析中应用质谱,主要是通过分子离子峰获得化合物的分子量信息,运用高分辨的质谱还可获得化合物的分子式;用碎片峰结合分子离子峰推测结构;运用串联质谱技术还可以达到对混合离子信息进行分离后再鉴定的目的。

随着现代分析技术的飞速发展,近年来,新的离子源不断出现,使质谱在结构鉴定中发挥着重要作用。按离子源不同可分为电子轰击质谱(EI-MS)、场解吸质谱(FD-MS)、快原子轰击质谱(FAB-MS)、电喷雾质谱(ESI-MS)等。其中,EI 是目前应用最普遍、发展最成熟的电离方法,EI-MS 的特点是样品需要气化,能得到较多的碎片离子信息,为解析化合物的结构提供较多的信息,但对于相对分子质量较大或热稳定性差的样品,常常得不到分子离子峰。FD-MS 无须将试样加热气化即可使化合物电离,故特别适用于极性大、难气化、热稳定性较差的固体样品分析,如有机酸、糖苷类、甾体类、氨基酸、生物碱、肽类和核苷酸等。FAB-MS 常用于热稳定性差的大分子极性化合物特别是糖苷类成分的研究,除得到分子离子峰外,还可得到糖和苷元的结构碎片峰,从而弥补了场解吸质谱的不足。ESI-MS 是一种使用强静电场的电离技术,既可分析大分子也可分析小分子,常与 HPLC 联合使用。ESI-MS 对于分子量小于 1 000 的小分子,会产生 $[M+H]^+$ 或 $[M-H]^-$ 离子,选择相应的正离子或负离子形式检测,就可得到物质的分子量。而分子量高达 20 000 的大分子会生成一系列多电荷离子,通过数据处理系统能得到样品的分子量。

4. 核磁共振谱　核磁共振谱(nuclear magnetic resonance, NMR)是有磁矩的原子核(如 ^1H、^{13}C 等)在磁场中受电磁波的辐射,产生能级跃迁(即发生核磁共振)而获得的共振信号。常用的核磁共振谱有氢核磁共振谱,简称氢谱(^1H-NMR);碳核磁共振谱,简称碳谱(^{13}C-NMR)。氢谱和碳谱互相补充,已成为中药化学成分结构研究中不可缺少的工具。目前,分子量在 1 000 以下、几个毫克的微量物质,甚至单用 NMR 测定技术也可确定它们的分子结构,因此,在进行有机化合物结构鉴定时,NMR 谱与其他光谱相比,其作用最为重要。

(1)氢谱:由于 ^1H 的信号灵敏度高,故氢谱测定比较容易,应用最广泛。氢谱提供的主要结构信息有化学位移、谱线的积分面积以及裂分情况(重峰数及偶合常数 J),这些信息对识别分子中 ^1H 的类型、^1H 的数目及相邻原子或基团的情况,从而推定化合物的结构具有十分重要的意义。

1)化学位移:H 核因周围化学环境不同,其外围电子云密度及绕核旋转产生的磁屏蔽效应不同,不同类型的 ^1H 核共振信号出现在不同区域,据此可以识别。化学位移用 δ 表示,单位为 ppm。^1H-NMR 谱的化学位移范围在 0~20ppm。化学位移是一个相对数值,它是以内标物四甲基硅烷(TMS)的共振峰为原点,测出各峰与原点的相对距离即为化学位移。一些典型的 ^1H 核化学位移,如醛基 9.5~10.5,糖端基 4.5~6.0、烷基 0.8~1.3、烷氧基 3.3~3.5,双键、羰基和芳环上的甲基 1.6~2.5,炔氢 2~3,烯氢 5~7,芳氢 6~9,而活泼氢的化学位移不定,加 D_2O 后消失。

2)共振峰的裂分及偶合常数:共振峰的裂分是由氢核的自旋裂分引起的。磁环境不同的两个或两组 ^1H 核,在一定距离内会因相互自旋偶合干扰而使共振峰发生裂分,所以在谱图上,可看到单峰(s),有时又可看到裂分后产生的不同峰形,如二重峰(d)、三重峰(t)、四重峰(q)、多重峰(m)等。谱线裂分的数目符合"n+1"规律,即某基团的氢与 n 个相邻氢偶合时被裂分为 $n+1$ 重峰。如乙基(—CH_2CH_3)中,亚甲基与甲基相邻产生偶合,裂分的峰数为 3+1,呈现四重峰;而甲基裂分的峰数为 2+1,呈现三重峰。

裂分峰之间的距离称为偶合常数,用 J 表示,单位是 Hz。偶合常数反映的是两个氢核之间作用的强弱,J 值大小取决于间隔键的距离。间隔的键数越少,J 的绝对值越大;反之则越小。若间隔两个键即 H—C—H,用 ^2J 表示,一般为 10~16Hz;若间隔三个键即 H—C—C—H,用 ^3J 表示,饱和体系中约为 0~16Hz。通常,超过三个单键以上的偶合可忽略不计。但在 π 系统中,如烯丙基及芳环,因电子流动性较大,即使间隔超过了三个键,仍可发生弱偶合作用,这种偶合常称为远程偶合,J 值很小,一般为 0~3Hz。

3)峰面积:在 ^1H-NMR 谱中,峰面积以积分曲线高度表示。每个吸收峰的积分面积与产生该峰的 ^1H 核数目相当,因此,通过比较各峰与积分曲线高度,便可获知产生各峰的 ^1H 核数目的相对比例,再借助已知的分子式即可计算出各峰所代表的 ^1H 核数目。

解析 ^1H-NMR 谱的一般步骤是:观察有几组吸收峰,根据每组峰的化学位移推测可能的 H 质子类型;比较偶合常数,找出自旋偶合裂分的吸收峰,考察发生相互偶合的 H 质子数目和结构关系;观察峰形(峰的数目、宽窄等),确定基团与基团之间的关系,推测化合物结构;最后结合化合物的理化性质及 IR、UV、MS、元素分析等结果,确定化合物的结构式,必要时可与化合物的标准 NMR 谱比较核实。

(2)碳谱:碳谱与氢谱的原理基本相同。在 ^{13}C-NMR 谱中,利用度最高的参数是 ^{13}C 核的化学位移。化学环境及磁环境不同的 ^{13}C 核,其化学位移不同,据此可判断 ^{13}C 的类型。^{13}C-NMR 谱的化学位移 δ_C 范围为 0~250ppm,由于化学位移变化范围宽(约为氢谱的 20 倍),故碳谱的分辨率更高。对某些分子中碳原子上无氢的化合物,根据其 ^{13}C-NMR 谱,甚至可直接推测出分子的骨架结构。

碳谱中最重要的是 ^{13}C-^1H 之间的偶合。因周围 ^1H 核的偶合干扰而使 ^{13}C 核产生的裂分数目仍然遵守"$n+1$"规律。以直接相连的 ^1H 的偶合影响为例,^{13}C 信号将分别表现为四重峰(CH_3)、三重峰(CH_2)、二重峰(CH)及单峰(C)。根据 ^{13}C 与 ^1H 核相隔的键数,可分为 $^1J_{CH}$、$^2J_{CH}$、$^3J_{CH}$ 等,其中,$^1J_{CH}$ 值最大,约为 120~250Hz;$^2J_{CH}$ 值约为 5~60Hz;$^3J_{CH}$ 值更小。相隔二个键以上的 ^{13}C-^1H 偶合(如 $^2J_{CH}$、$^3J_{CH}$ 等)统称为远程偶合,实用价值不大。由于分子中两个 ^{13}C 相连的概率只有 0.1%,所以一般检测不到 ^{13}C-^{13}C 的偶合,可以不予考虑。

近年来由于脉冲傅里叶变换核磁共振装置的出现及计算机的引入,使核磁共振技术得到迅速发展,尤其是二维核磁共振谱(2D-NMR 谱)技术的显著进步,使核磁共振技术更加完善,用少量试样在较短时间内即可对复杂中药有效成分进行结构测定。

综上所述,紫外光谱、红外光谱、核磁共振谱与质谱通称四大光谱,这四种光谱技术常相辅相成,各自以不同的角度推导化合物的结构。常用波谱方法在鉴定化合物结构中的应用如下表 12-7。

表 12-7 常用波谱及在结构鉴定中的应用

波谱类型	在结构鉴定中的应用
IR 光谱	确定其分子中的官能团的种类及其大致的周围化学环境;鉴定已知化合物的结构
UV 光谱	主要用于推断化合物的骨架类型;某些情况下,如香豆素类、黄酮类等化合物,它们的 UV 光谱在加入某种诊断试剂后,可因分子结构中取代基的类型、数目及排列方式不同而改变,故还可用于测定化合物的精细结构
NMR 谱	
^1H-NMR 谱	质子数、化学位移(δ)、偶合常数(J)推断分子中有关氢原子的类型、数目、互相之间关系、周围化学环境,以及构型、构象等结构信息
^{13}C-NMR 谱	利用去偶碳谱中信号峰的类型、数目及化学位移(与周围的化学环境及电子密度相关)来判断碳原子的类型
MS 谱	利用电子轰击质谱(EI-MS 提供分子离子峰和碎片离子峰);场解析质谱(FD-MS 可得到明显的分子离子峰)等,快原子轰击质谱(FAB-MS 得到糖和苷的分子离子峰、糖和苷元的结构片段);据分子离子峰推断化合物分子量;据高分辨质谱推断元素组成、分子式;据碎片离子峰辨认化合物类型、推导碳骨架等

(五)常见化学成分的波谱特征
1. 蒽醌类化合物
(1)紫外光谱:蒽醌母核有四个吸收峰,分别由苯甲酰基结构和醌样结构产生。如下所示:

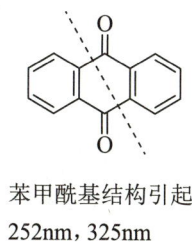

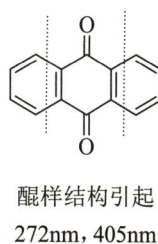

苯甲酰基结构引起
252nm,325nm

醌样结构引起
272nm,405nm

羟基蒽醌衍生物的紫外光谱与蒽醌母核类似。此外,多在 230nm 附近有一强大的吸收峰,故羟基蒽醌类可有五个主要吸收峰:

第Ⅰ峰230nm 左右（连接酚羟基引起）

第Ⅱ峰240～260nm（由苯甲酰基结构引起）

第Ⅲ峰262～295nm（由对醌结构引起）

第Ⅳ峰305～389nm（由苯甲酰基结构引起）

第Ⅴ峰400nm 以上（由对醌结构中的 C═O 引起）

上述各吸收谱带的具体位置和吸收强度与蒽醌母核上的取代基性质、数量及位置有关。其基本规律如下。

1）第Ⅰ峰与羟基数目的关系：羟基蒽醌母核上羟基数目越多，第Ⅰ峰越向长波方向移动，与羟基位置无关。峰带Ⅰ的具体位置与分子中的酚羟基数目之间的关系见表12-8。

表12-8　羟基蒽醌类第Ⅰ峰的紫外吸收

OH 数	OH 位置	λ_{max}/nm
1	1-; 2-	222.5
2	1, 2-; 1, 4-; 1, 5-	225
3	1, 2, 8-; 1, 4, 8-; 1, 2, 6-; 1, 2, 7-	230±2.5
4	1, 4, 5, 8-; 1, 2, 5, 8-	236

2）第Ⅲ峰与 β- 羟基的关系：第Ⅲ峰的峰位和吸收强度主要和 β- 羟基有关。因为 β- 羟基能通过蒽醌母核向羰基供电子，故使吸收峰波长红移，吸收强度也增强。通常，第Ⅲ峰的吸收强度 $\log\varepsilon$＞4.1 者，提示有 β- 羟基，若 $\log\varepsilon$＜4.1，则表示无 β- 羟基。

3）第Ⅴ峰与 α- 酚羟基的关系：第Ⅴ峰主要受 α- 羟基数目的影响，羟基数目越多，第Ⅴ峰红移就越多，规律见表12-9。

表12-9　羟基蒽醌类第Ⅴ峰的紫外吸收

α- 酚羟基数目	λ_{max}/nm（$\log\varepsilon$）
无	356～362.5（3.30～3.88）
1	400～420
2 （1, 5- 二羟基）	418～440（二个峰）
2 （1, 8- 二羟基）	430～450
2 （1, 4- 二羟基）	470～500（靠 500nm 处有一肩峰）
3	485～530（二至多个吸收）
4	540～560（多个重峰）

当蒽醌化合物具有 4 个以上的取代基出现重峰时，形成精细结构，其吸收光谱并不特别规律。在鉴别时应与已知标准品对照，若供试品与标准品为同一物质，则两者的光谱应完全一致。但要注意，在判断未知物结构时，紫外光谱相同，只表明不饱和结构骨架相同，其余结构不一定完全相同，还需通过其他方法证实。

（2）红外光谱：醌类化合物红外光谱的主要特征是羰基、双键和苯环的吸收峰。羟基取代的蒽醌类化合物的红外区域主要有：$\upsilon_{C═O}$（1 675～1 653cm^{-1}）、υ_{OH}（3 600～3 130cm^{-1}）及 $\upsilon_{芳环}$（1 600～1 480cm^{-1}）的吸收峰。

1）羰基的频率：$\upsilon_{C═O}$ 吸收峰的位置与分子中 α- 酚羟基的数目及位置有很大的相关性，对推测结构中 α- 酚羟基的取代情况有极大的参考价值。

无取代的蒽醌，两个 C＝O 化学环境相同，只在 1 675cm^{-1} 出现一个吸收峰；具有一个 α-OH 的蒽醌，将出现两个 C＝O 吸收峰，其中一个 C＝O 与羟基缔合，吸收峰位明显降低，另一个是未缔合的正常 C＝O 吸收峰，两峰间相距约 24～38cm^{-1}；若具有两个以上 α-OH 时，因 α-OH 数量与其取代位置的不同，则对 C＝O 的吸收位置产生不同的影响，见表 12-10。

表 12-10　羟基蒽醌衍生物羰基红外光谱数据

α-羟基数目	羟基位置	游离 C＝O 频率 /cm^{-1}	缔合 C＝O 频率 /cm^{-1}	C＝O 频率差 /cm^{-1}
0	无 α-羟基	1 678～1 653	—	—
1	1-OH	1 675～1 647	1 637～1 621	24～38
2	1,4 或 1,5-二 OH	—	1 645～1 608	—
2	1,8-二 OH	1 678～1 661	1 626～1 616	40～57
3	1,4,5-三 OH	—	1 616～1 592	—
4	1,4,5,8-四 OH	—	1 592～1 572	—

2）羟基的频率：α-OH 因与相邻的羰基缔合，其吸收频率均在 3 150cm^{-1} 以下；β-OH 的吸收频率比 α-OH 高得多，在 3 600～3 150cm^{-1} 区间，若有一个吸收峰，提示有 1 个 β-OH（包括 1 个 —CH$_2$OH），若有几个吸收峰，则可能有 2 个或多个 β-OH。

（3）氢核磁共振谱：^{1}H-NMR 谱可以提供蒽醌母核上的芳氢、取代基上氢及两者间相互影响产生化学位移的信息，可以帮助判断取代基的位置及性质（表 12-11）。

1）芳环质子：蒽醌的芳环质子可分为 α-H 及 β-H 两类。其中 α-H 因处于羰基的负屏蔽区，受影响较大，芳氢信号出现在低场，化学位移值较大；β-H 受羰基的影响较小，化学位移值较小。蒽醌的芳氢信号出现在 δ 8.07ppm（α-H）及 δ 6.67ppm（β-H）。当有取代基时峰形及峰位都会改变。

2）甲基质子：蒽醌核上—CH$_3$ 质子的化学位移约为 δ 2.1～2.9ppm，为单峰或宽单峰，若甲基邻位有质子，则由于远程偶合而表现为宽单峰。

3）甲氧基质子：芳环上—OCH$_3$ 化学位移约为 δ 4.0～4.5ppm 左右，单峰。

4）羟甲基质子（—CH$_2$OH）：与苯环相连的—CH$_2$OH，其—CH$_2$—质子的 δ 值约 4.6ppm，一般呈单峰，但有时因与羟基质子偶合而呈现双峰，羟基上的质子一般在 δ 4.0～6.0ppm。

5）酚羟基及羧基质子：α-酚羟基受 C＝O 影响大，出现在较低磁场，δ 值约为 11～12ppm，β-酚羟基的化学位移在较高磁场，δ 值多小于 11ppm。

表 12-11　取代基的化学位移及对芳氢的影响

取代基	化学位移（ppm）及峰形	对芳氢化学位移的影响（ppm）
无取代基		α-OH（8.07），β-OH（6.67）
—CH$_3$	2.1～2.9（s 或 brs）	–0.15
—CH$_2$OH	4.6（—CH$_2$ s）、5.6（—OH s）	–
—OCH$_3$	4.0～4.5（s）	–0.45
α-OH	11～12（s）	–0.45
β-OH	<11（s）	-0.45
—COOH	<11（s）	+0.8

（4）质谱：蒽醌质谱可以提供分子量信息，其特征是分子离子峰多为基峰，未取代蒽醌的 [M]‡ 为 208。裂解时相继失去 2 分子 CO 得到 m/z 180［M-CO］‡ 及 152［M-2CO］‡ 的强峰，并在 m/z 90 及 76 处出现较强的双电荷离子峰。此为 m/z 180 的碎片丢失 2 个电子及 152 碎片丢失 2 个电子的碎片峰（图 12-4）。

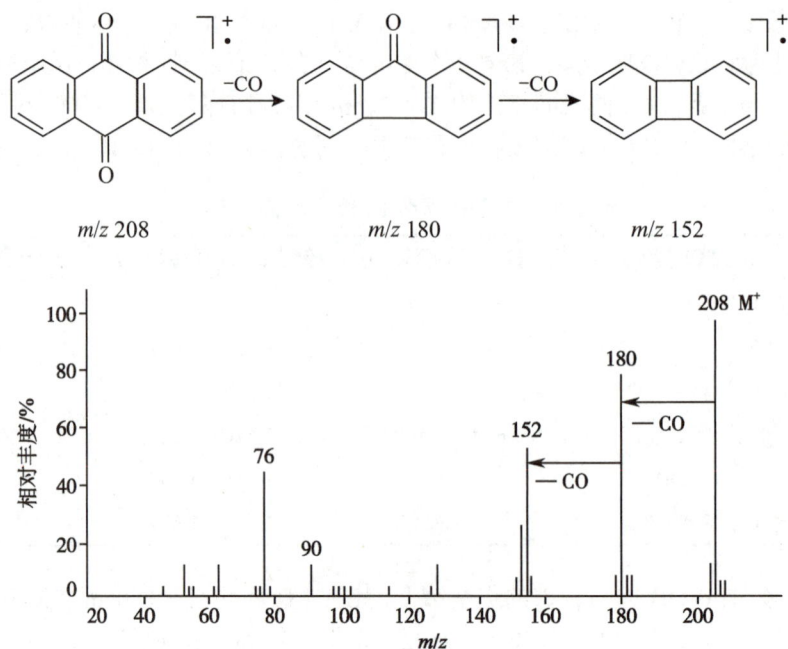

m/z 208   *m/z* 180   *m/z* 152

图 12-4 蒽醌的质谱图

取代蒽醌的质谱除可提供分子量信息，还可提供取代基信息。如大黄酚（1，8-二羟基-3-甲基蒽醌，$C_{15}H_{10}O_4$），其 $[M]^{\ddot{+}}$ 为 254，$[M-CH_3]^{\ddot{+}}$ 为 239，$[M-OH]^{\ddot{+}}$ 为 237，$[M-CO]^{\ddot{+}}$ 为 226，$[M-2CO]^{\ddot{+}}$ 为 198。

蒽醌苷类化合物用电子轰击质谱不易得到分子离子峰，其基峰常为苷元离子，须用场解吸质谱（FD-MS）或快原子轰击质谱（FAB-MS）才能出现准分子离子峰，以获得分子量的信息。

（5）蒽醌类化合物结构鉴定实例：从大黄中提取分离出一橙色针状结晶，mp.195～196℃，分子式为 $C_{15}H_{10}O_4$ 与 2% NaOH 溶液反应呈红色，与 0.5% 醋酸镁试液反应呈樱红色。光谱数据如下：

UV λ_{max} nm（$\log\varepsilon$）：225（4.37），258（4.33），279（4.01），356（4.07），432（4.08）

IR υ_{max}^{KBr} cm^{-1}：1 621，1 675，3 100

^{1}H-NMR（CDCl$_3$）δppm：2.47（3H，brs），7.11（1H，brs），7.30（1H，dd，*J*=1.5，8.5Hz），7.66（1H，brs），7.67（lH，t，*J*=8.5Hz），7.82（1H，dd，*J*=1.5，8.5Hz），12.02（1H，s），12.13（1H，s）

EI-MS *m/z*（%）：254（100），239（5.2），237（4.2），226（23），198（10.2）

结构推测步骤如下：

1）根据化合物与碱反应变红，与醋酸镁反应成红色，推测该化合物为羟基蒽醌衍生物。

2）UV 光谱：225nm（第一峰）提示分子中有两个酚羟基；279nm（4.01）（第三峰），$\log\varepsilon$ 值 <4.1，提示分子中无 β-酚羟基；432nm（第五峰），提示酚羟基可能是 1，5 位或 1，8 位。

3）IR 光谱：1 675cm^{-1} 为游离的羰基峰，1 621cm^{-1} 为缔合的羰基峰，两峰频率相差 54cm^{-1}，符合 1，8 位酚羟基特征吸收峰（若为 1，5 位只出现一个缔合羰基峰）；3 100cm^{-1} 符合 α-羟基吸收频率（若为 β-羟基吸收频率增高），进一步证明两个 α-酚羟基位置在 1，8 位。

4）^{1}H-NMR 谱：12.02（1H，s），12.13（1H，s）为两个 α-酚羟基的 H；7.82（lH，dd，*J*=1.5，8.5Hz）为 H-5，7.67（1H，t，*J*=8.5Hz）为 H-6，7.30（1H，dd，*J*=1.5，8.5Hz）为 H-7，是一个偶合系统，其中，H-6 与 H-5、H-7 邻偶，出现三重峰；H-5、H-7 除互相间位偶合外，又分别与 H-6 邻位偶合，各出现双二重峰。2.47（3H，brs）是甲基峰，7.11（1H，brs）、7.66（1H，brs）两个单峰位于甲基的两侧，因发生烯丙偶合，三者均为宽峰，所以甲基只能在 3 位。

5）EI-MS 谱：254（100）为分子离子峰 $[M]^{\ddot{+}}$，239 为 $[M-CH_3]^{\ddot{+}}$，237 为 $[M-OH]^{\ddot{+}}$，226 为 $[M-CO]^{\ddot{+}}$，198 为 $[M-2CO]^{\ddot{+}}$。证明分子式为 $C_{15}H_{10}O_4$；母核符合 9，10-蒽醌衍生物裂解方式；分子中存在甲基和羟基。

经上述分析推测，该化合物的结构为：

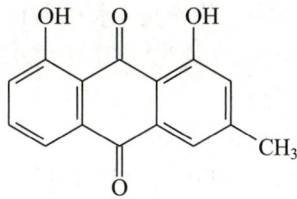

2. 香豆素类化合物

（1）紫外光谱：UV 光谱特征有苯环和 α- 吡喃酮结构的吸收峰。无取代的香豆素，在紫外光谱下有 2 个高低不同的吸收峰：274nm（$\log\varepsilon$ 4.03，带Ⅱ，苯环）和 311nm（$\log\varepsilon$ 3.72，带Ⅰ，α- 吡喃酮）；若母核上引入烷基，则最大吸收值改变很小，但母核上引入含氧取代基时，最大吸收将向长波移动。移动的多少与取代基的位置有关。如 7- 羟基，在 217nm 和 315～330nm 处有强吸收峰（$\log\varepsilon$ 约 4.2），6，7- 二羟基红移更显著，分别在 224nm 及 334nm 处出现强吸收峰。含有酚羟基的香豆素类成分，在碱性溶液中的吸收峰有显著的红移现象，且吸收有所增强。

（2）红外光谱：IR 光谱特征为 α- 吡喃酮吸收峰 1 750～1 700cm^{-1}，同时 1 270～1 220cm^{-1}、1 100～1 000cm^{-1} 也出现强吸收峰；芳香共轭双键在 1 670～1 600cm^{-1} 处出现 3 个较强吸收峰；羟基特征吸收峰出现在 3 600～3 200cm^{-1}。

（3）核磁共振谱：香豆素母核上质子受内酯羰基吸电子共轭效应影响，使 H$_3$、H$_6$、H$_8$ 质子信号处于较高磁场，H$_4$、H$_5$、H$_7$ 质子信号处于较低磁场。简单香豆素类化合物的 ^{1}H-NMR 数据见表 12-12。

表 12-12 简单香豆素类化合物的 ^{1}H-NMR 数据（内标 TMS）

取代基	溶剂	H-3	H-4	H-5	H-6	H-8	OCH$_3$	OH
6，7-(OH)$_2$	(CD$_3$)$_2$CO	6.14d	7.82d	6.77s	—	7.04s	—	—
		(1H)	(1H)	(1H)		(1H)		
		J=9Hz	J=9Hz					
7，8-(OCH$_3$)$_2$	(CD$_3$)$_2$CO	6.13d	7.80d	7.25d	6.95d	—	3.84s 3.91s	—
		(1H)	(1H)	(1H)	(1H)		(3H)(3H)	
		J=9.2Hz	J=9.2Hz	J=7.8Hz	J=7.8Hz			
8-(OCH$_3$)-7-(OH)	DMSO-d$_6$	6.20d	7.80d	7.35d	6.95d	—	3.90d	8.95d
		(1H)	(1H)	(1H)	(1H)		(3H)	(1H)
		J=9Hz	J=8Hz	J=8Hz	J=8Hz			

从表中可得出如下结论：

1）简单香豆素 H$_3$、H$_4$ 构成 AB 系统，质子信号均为双重峰，J=7～9.5Hz。H$_3$ 处于较高场（6.1～6.4ppm），H$_4$ 由于与羰基共轭，处于较低场（7.5～8.3ppm）。

2）6，7- 取代香豆素，H$_5$、H$_8$ 均为单峰。7，8- 取代香豆素，H$_5$、H$_6$ 均为双重峰（J 约为 8Hz），H$_5$ 比 H$_6$ 位于较低磁场。

3）甲氧基信号一般出现在 3.8～4.0ppm。

（4）质谱：香豆素母核的基峰为[M–CO]$^{+}$ 峰，母核有较强的分子离子峰，其他还有[M–2CO]$^{+}$ 峰等。

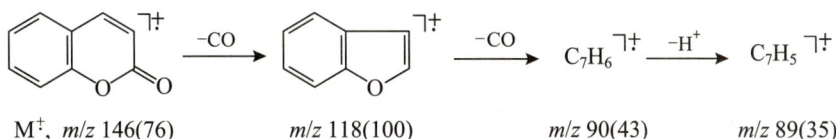

（5）香豆素类化合物结构鉴定实例：从秦皮（木犀科植物白蜡树）中分离得到一淡黄色结晶，mp.268~270℃，紫外光下显强烈蓝色荧光，异羟肟酸铁试验阳性，三氯化铁试验阳性，与Emerson 试剂反应阴性。光谱数据如下：

UV λ_{EtOH} nm(logε): 224(4.15), 249(3.64), 297(3.79), 334(4.09)

IR v_{max}^{KBr} cm^{-1}: 1 060, 1 140, 1 250, 1 300, 1 390, 1 440, 1 500, 1 560, 1 600, 1 640, 1 670, 1 700, 3 300

^{1}H-NMR (CD$_3$)$_2$CO δ: 6.14(1H, d, J=9Hz), 6.77(1H, s), 7.04(1H, s), 7.82(1H, d, J=9Hz)

EI-MS m/z(%): 178(76), 150(100), 122(43), 121(35)

结构推测步骤如下：

1）根据异羟肟酸铁试验、三氯化铁试验阳性，推断为（内）酯类化合物，并有酚羟基取代，紫外光下显强烈蓝色荧光，可能为香豆素类化合物。

2）EI-MS 谱符合一般香豆素裂解规律。分子量为 178，分子式 C$_9$H$_6$O$_4$，比香豆素母核（C$_9$H$_6$O$_2$）多两个氧，结合三氯化铁反应阳性，应为二元酚羟基取代。

$$C_9H_6O_4 \xrightarrow{-CO} C_8H_6O_3 \xrightarrow{-CO} C_7H_6O_2 \xrightarrow{-H} C_7H_5O_2$$
$$178(76) \qquad 150(100) \qquad 122(43) \qquad 121(35)$$

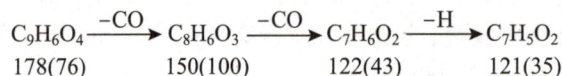

3）UV 光谱 224nm、334nm 出现强吸收峰，同时在 249nm、297nm 出现较弱的吸收峰，提示可能为 6,7 位羟基取代的香豆素。

4）IR 光谱 3 300cm^{-1} 为羟基吸收峰，1 700cm^{-1}、1 250cm^{-1}、1 060cm^{-1} 为 α-吡喃酮的吸收峰；1 600cm^{-1}、1 640cm^{-1}、1 670cm^{-1} 为芳环共轭双键的吸收峰。证实为羟基香豆素类化合物。

5）^{1}H-NMR 谱：6.14(H-3)，6.77(H-5)，7.04(H-8)，7.82(H-4)更进一步证明是 6,7 二羟基取代。

综合上述分析推断，该化合物的结构为：

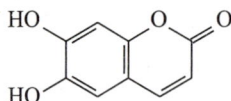

3．黄酮类化合物 紫外光谱在鉴定黄酮类化合物结构中发挥着重要作用，结构类型不同的黄酮类化合物的紫外光谱具有较好的区分度。实际工作中，为了获取更多、更准确的结构信息，除了测定样品在甲醇溶液中的紫外吸收光谱，还常常采用加入一些位移试剂后的紫外光谱，并进行谱图的对比分析。

用紫外光谱法鉴定黄酮类化合物结构的一般程序为：①测定试样在甲醇溶液中的 UV 光谱，可帮助判断黄酮化合物的母核类型；②测定试样在甲醇溶液中加入各种位移试剂后的 UV 光谱，可帮助判断取代基的位置和数目；③若试样为苷类，须水解或甲基化后水解，然后再测定苷元或其衍生物的 UV 光谱。将各种光谱对比分析，可获得结构的有关信息。

（1）黄酮类化合物在甲醇溶液中的紫外光谱特征：多数黄酮类化合物因分子中存在桂皮酰基与苯甲酰基组成的交叉共轭体系，故其甲醇溶液的紫外吸收光谱有两个主要吸收带：带Ⅰ在 300~400nm 区间（B 环桂皮酰基系统的吸收峰），带Ⅱ在 220~280nm 区间（A 环苯甲酰基系统的吸收峰）。

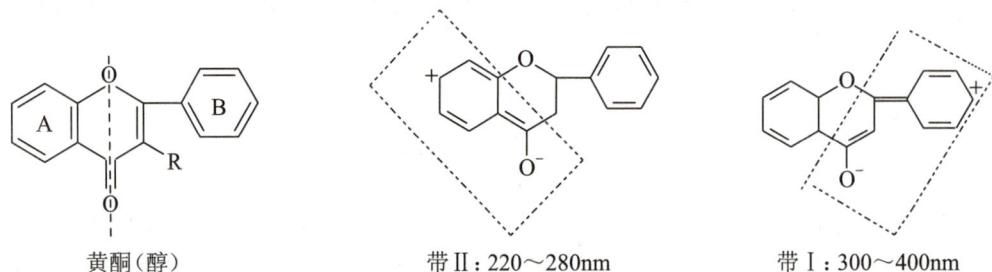

黄酮（醇）　　　　　带Ⅱ：220~280nm　　　　　带Ⅰ：300~400nm

ER-12-3
黄酮类化合物的
UV 波谱特征

不同类型的黄酮苷元，其带Ⅰ或带Ⅱ的峰位、峰形和吸收强度不同（表12-13），因此，测定试样在甲醇溶液中的 UV 光谱，可以推测其母核结构类型。

表12-13 黄酮类化合物 UV 吸收光谱的主要特征（甲醇）

结构类型	峰位 /nm		组内区别（峰位）	组间区别（峰强）
	带Ⅰ	带Ⅱ		
黄酮	310～350	250～280	带Ⅰ不同	Ⅰ、Ⅱ皆强
黄酮醇	350～385	250～280		
异黄酮	310～330（肩峰）	245～275	带Ⅱ不同	Ⅰ弱Ⅱ强
二氢黄酮（醇）	300～330（肩峰）	275～295		
查耳酮	340～390	230～270（低强度）	带Ⅰ不同	Ⅰ强Ⅱ弱
橙酮	380～430	230～270（低强度）		

1）黄酮与黄酮醇的 UV 光谱特征：主要特征为峰形相似（Ⅰ、Ⅱ皆强）。带Ⅱ峰位相似，带Ⅰ峰位不同：黄酮＜黄酮醇。如图 12-5（i）所示。

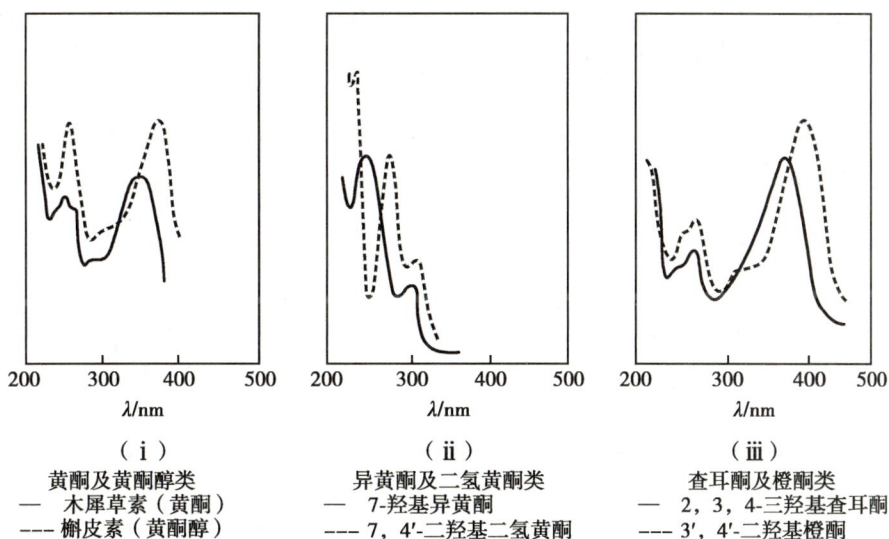

（i）
黄酮及黄酮醇类
— 木犀草素（黄酮）
--- 槲皮素（黄酮醇）

（ii）
异黄酮及二氢黄酮类
— 7-羟基异黄酮
--- 7,4'-二羟基二氢黄酮

（iii）
查耳酮及橙酮类
— 2,3,4-三羟基查耳酮
--- 3',4'-二羟基橙酮

图12-5 黄酮类化合物的 UV 光谱（甲醇）

黄酮（醇）B 环上的羟基、甲氧基等含氧基团逐渐增加时，带Ⅰ逐渐红移（表12-14），而对带Ⅱ峰位影响甚微，仅影响其形状；A 环含氧取代基主要影响带Ⅱ的峰位，对带Ⅰ影响不大。但 C_5-OH 能与 C_4-羰基形成氢键，对带Ⅰ、带Ⅱ都有影响，一般使带Ⅰ红移 3～10nm，带Ⅱ红移 6～17nm。因此，根据带Ⅰ、Ⅱ的峰位及形状，可初步推测黄酮（醇）母核上羟基的数目及位置。

表12-14 B环上引入羟基对黄酮类化合物 UV 光谱带Ⅰ的影响

化合物	B环羟基位置	带Ⅰ/nm	
3,5,7-三羟基黄酮（高良姜素）		359	红
3,5,7,4'-四羟基黄酮（山奈素）	4'	367	
3,5,7,3',4'-五羟基黄酮（槲皮素）	3',4'	370	
3,5,7,3',4',5'-六羟基黄酮（杨梅素）	3',4',5'	374	移

2）异黄酮和二氢黄酮（醇）类：主要特征为带Ⅱ为强吸收峰（都有苯甲酰基），带Ⅰ均为弱（肩）峰（B环未与C环羰基共轭）。与黄酮（醇）类的区别是带Ⅰ弱带Ⅱ强，组内带Ⅱ峰位是异黄酮类<二氢黄酮（醇）类。如图12-5（ⅱ）所示。

3）查耳酮及橙酮类：主要特征是带Ⅰ为强吸收峰，而带Ⅱ则较弱，为次强峰。带Ⅰ峰位：橙酮>查耳酮。如图12-5（ⅲ）所示。

（2）位移试剂在结构测定中的作用：位移试剂可使黄酮类化合物的酚羟基解离或形成配合物，导致光谱的特征性改变，根据这些变化可以推断酚羟基等取代基的位置或数目。这些试剂对结构具有诊断意义，故又称为诊断试剂。下面以黄酮、黄酮醇类为例介绍其对黄酮类化合物紫外光谱的影响及其在结构测定中的意义。

1）甲醇钠：甲醇钠碱性较强，可使黄酮类母核上的所有酚羟基解离，引起相应吸收带红移。

如带Ⅰ红移50～60nm，强度降低，提示有3-OH，但无4'-OH。

如带Ⅰ红移40～60nm，强度不降或增强，提示有4'-OH，如图12-6（ⅰ）所示。

如在320～330nm处出现一新吸收带，一般示有7-OH。若7-OH成苷，则无此吸收带。见图12-6（ⅰ）。

含有邻二酚羟基及连三酚羟基结构的黄酮（醇）类化合物，在甲醇钠碱性条件下容易氧化分解，故吸收峰带的强度会随测定时间的延长而衰减。

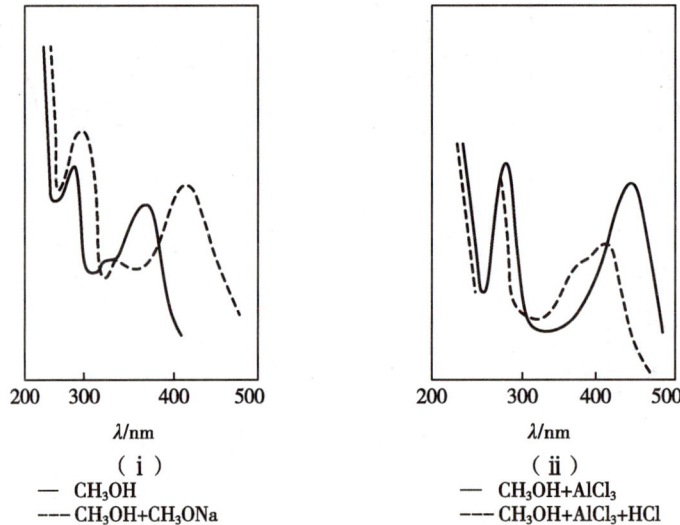

图12-6 位移试剂对芸香苷UV光谱的影响

（ⅰ）
— CH$_3$OH
---- CH$_3$OH+CH$_3$ONa

（ⅱ）
— CH$_3$OH+AlCl$_3$
---- CH$_3$OH+AlCl$_3$+HCl

2）醋酸钠：醋酸钠只能使黄酮类母核上酸性较强的7-或4'-羟基解离。如有7-羟基，则带Ⅱ红移5～20nm；如有4'-羟基，同时7-羟基被取代，带Ⅰ红移距离与甲醇钠谱相似。

3）醋酸钠-硼酸：黄酮类化合物结构中，若有邻二酚羟基（5,6-邻二酚羟基除外），在醋酸钠碱性条件下可与硼酸螯合，使相应的峰带红移。若B环有邻二酚羟基时，带Ⅰ红移12～30nm，A环有邻二酚羟基时，带Ⅱ红移5～10nm。

4）三氯化铝及三氯化铝-盐酸：可以帮助判断黄酮类化合物分子中有无3-、5-羟基及邻二酚羟基结构。若有3-、5-羟基或邻二酚羟基时，可以与三氯化铝螯合，引起相应的吸收带红移。生成的铝配合物相对稳定性顺序为：3-OH>5-OH>邻二酚OH，若加入少量盐酸后，邻二酚羟基生成的配合物可分解，又使相应的吸收带紫移。如图12-6（ⅱ）所示。

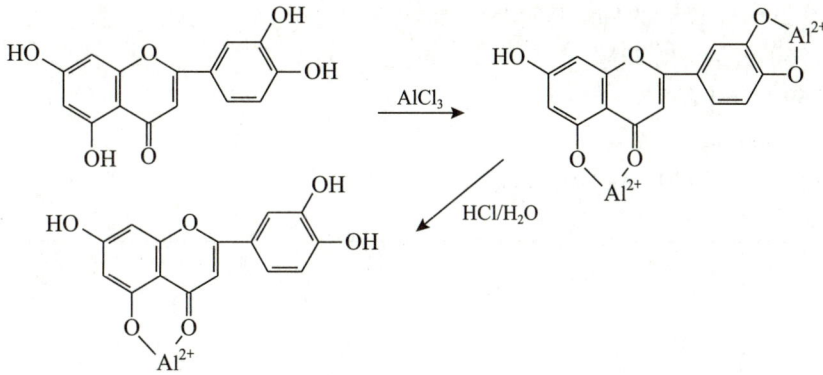

若在结构中同时存在 3- 羟基和 5- 羟基，则优先生成 3- 羟基 -4- 羰基的配合物。

实际工作中，多在测定试样甲醇溶剂光谱的基础上，与试样 +AlCl₃ 的光谱及试样 + AlCl₃+HCl 的光谱进行对比分析，以解析结构中有无 3- 羟基、5- 羟基或邻二酚羟基。以上规律总结如表 12-15 所示。

表 12-15　加入位移试剂的黄酮和黄酮醇类化合物 UV 图谱及结构特征的归属

诊断试剂	带 II	带 I	归属
NaOMe		红移 40～60nm，强度不降	示有 4′-OH
		红移 50～60nm，强度下降	示有 3-OH，无 4′-OH
	吸收谱随时间延长而衰减		示有对碱敏感的取代模式：3，4′-；3，3′，4′-；4′-；5，6，7-；5，7，8- 或 5，3′，4′-
NaOAc（未熔融）	红移 5～20nm		示有 7-OH
		在长波一侧有明显肩峰	示有 4′-OH，但无 3-OH 及（或）7-OH
NaOAc（熔融）		红移 40～65nm，强度下降	示有 4′-OH
	吸收谱随测定时间延长而衰退		示有对碱敏感的取代模式（同上）
NaOAc/H₃BO₃		红移 12～30nm	示 B 环有邻二酚羟基结构
	红移 5～10nm		示 A 环有邻二酚羟基结构（但不包括 5，6- 位）
AlCl₃	AlCl₃/HCl 光谱 =AlCl₃ 光谱		示无邻二酚羟基结构
	AlCl₃/HCl 光谱 ≠ AlCl₃ 光谱		示可能有邻二酚羟基结构
	带 I 紫移 30～40nm		示 B 环上有邻二酚羟基
	带 I 紫移 50～65nm		示 A 环、B 环均可能有邻二酚羟基
	带 I 紫移仅 20nm		示 B 环上有邻二酚羟基
AlCl₃/HCl	AlCl₃/HCl 光谱 =MeOH 光谱		示无 3-OH 或 5-OH
	AlCl₃/HCl 光谱 ≠ MeOH 光谱		示可能有 3-OH 及（或）5-OH
	带 I 红移 17～20nm		示有 5-OH 及（或）6- 含氧取代
	带 I 红移 35～55nm		示有 5-OH 而无 3-OH
	带 I 红移 50～60nm		示有 3- 或 3，5- 二 OH

根据以上这些规律，利用不同溶剂中黄酮类化合物的紫外光谱，能够判断出其基本母核和取代情况，特别是羟基的取代模式。但在实际研究中，仍须结合其他波谱技术，如 ¹H-NMR、¹³C-NMR 谱、MS 谱，尤其是 NMR 图谱技术进行综合分析，才能更为准确地确定被测样品的化学结构。

（3）黄酮类化合物结构鉴定实例：某中药中提得一抗菌消炎成分，其 FeCl₃ 反应呈暗褐色，HCl-Mg 反应呈紫红色，Molish 反应阴性，锆 - 柠檬酸反应黄色消退。紫外光谱数据和谱图如下（图 12-7），试解析其结构。

CH₃OH：242sh，253，267，291sh，349

ER-12-4

黄酮类化合物的核磁共振谱特征

ER-12-5

黄酮类化合物的质谱特征

AlCl$_3$/HCl：266sh，275，294sh，355，385

CH$_3$ONa：266sh，329sh，401

NaOAc：269，326sh，384

AlCl$_3$：274，300sh，328，426

NaOAc/H$_3$BO$_3$：259，301sh，370，430sh

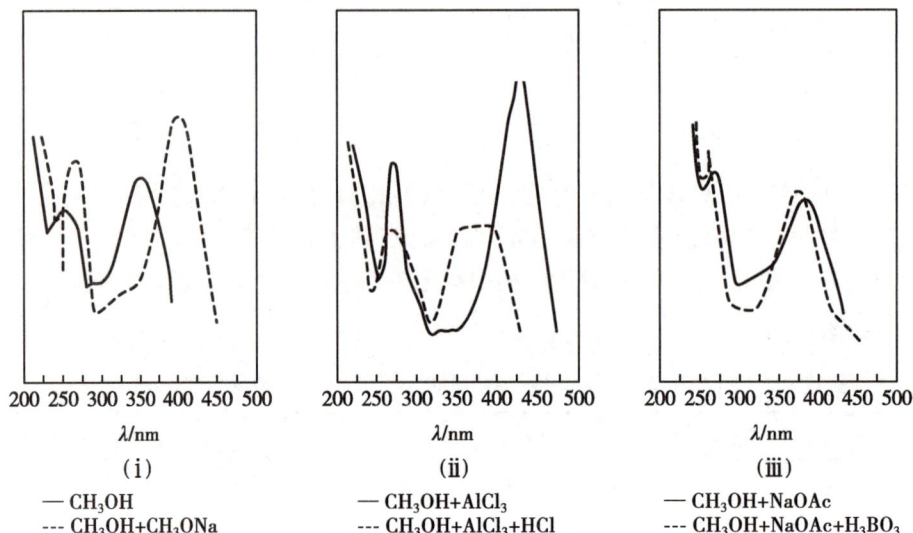

（ⅰ）
— CH$_3$OH
--- CH$_3$OH+CH$_3$ONa

（ⅱ）
— CH$_3$OH+AlCl$_3$
--- CH$_3$OH+AlCl$_3$+HCl

（ⅲ）
— CH$_3$OH+NaOAc
--- CH$_3$OH+NaOAc+H$_3$BO$_3$

图12-7　位移试剂对某化合物 UV 光谱的影响

解析：

（1）根据 FeCl$_3$ 反应呈暗褐色，HCl-Mg 反应阳性，初步推测此化合物可能是带有游离羟基的黄酮类化合物，Molish 反应提示不可能为苷，锆 - 柠檬酸反应提示有 5-OH，无 3-OH，所以应是黄酮而不是黄酮醇类。

（2）UV 光谱分析：

1）CH$_3$OH 带Ⅰ在 349nm 处，确定为黄酮类化合物的特征吸收峰。

2）将 CH$_3$OH 光谱与 CH$_3$ONa 光谱比较，带Ⅰ由 349nm 位移至 401nm，红移 52nm，且强度不变，示有游离 4′-OH。

3）CH$_3$ONa 光谱在 329nm 处有一新吸收峰，提示有游离 7-OH。

4）CH$_3$OH 光谱与 NaOAc 光谱比较，带Ⅱ由 253nm 位移至 269nm，红移 16nm，提示有 7-OH。

5）将 CH$_3$OH 光谱与 AlCl$_3$/HCl 光谱比较，带Ⅰ由 349nm 位移至 385nm，红移 36nm，提示有 5-OH，无 3-OH。

6）将 AlCl$_3$ 光谱与 AlCl$_3$/HCl 光谱比较，带Ⅰ由 426nm 位移至 385nm，紫移 41nm，提示 B 环有邻二 -OH。

7）将 CH$_3$OH 光谱与 NaOAc/H$_3$BO$_3$ 光谱比较，带Ⅰ由 349nm 位移至 370nm，红移 21nm，提示 B 环上有邻二 -OH。因前已证实有 4′-OH，故应为 3′-OH。

综上所述，该化合物结构为 5，7，3′，4′- 四羟基黄酮。将该化合物的紫外图谱与标准图谱对照，基本相同，故确定化合物为木犀草素。

ER-12-6

黄酮类化合物山柰素的结构鉴定

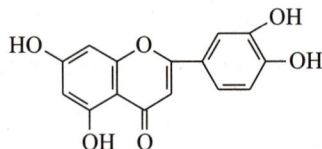

4. 皂苷类化合物

（1）紫外光谱：可用于甾体皂苷元的判断。甾体皂苷元多数无共轭体系，因此在 200～400nm 间没有明显吸收峰。如果将甾体皂苷元与浓硫酸反应后，则在 220～600nm 范围内出现最大吸收峰，和标准光谱对照，可作为定性定量依据。其紫外吸收光谱有如下规律。

1）螺缩酮结构：270～275nm 出现最大吸收峰。这是（异）螺旋甾烷特征吸收峰。

2）C_{12} 羰基：350nm 附近出现最大吸收峰。

3）饱和苷元同时具有单或双羟基：310nm 附近出现吸收峰。

4）$\Delta^{5,6}$ 同时具有 C_3 羟基：415nm 附近有吸收峰。$\Delta^{5,6}$ 同时具有 C_2、C_3 羟基，235nm 附近出现最大吸收峰。

一些甾体皂苷元与硫酸反应后的吸收光谱数据：

菝葜皂苷元 λ_{max}^{EtOH} nm（lgε）271（3.98）、310（3.85）

薯蓣皂苷元 λ_{max}^{EtOH} nm（lgε）271（3.99）、415（4.06）

丝兰皂苷元 λ_{max}^{EtOH} nm（lgε）240（4.11）、268（4.09）

卡莫皂苷元 λ_{max}^{EtOH} nm（lgε）233（4.11）、272（4.02）、349（3.89）

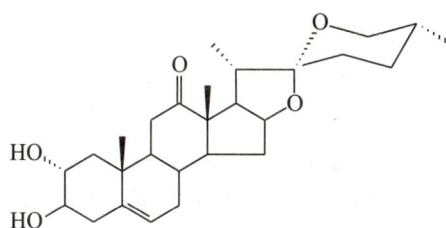

卡莫皂苷元（kammogenin）　　　　　　丝兰皂苷元（yuccagenin）

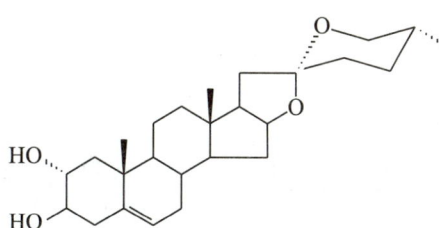

（2）红外光谱

1）甾体皂苷：红外光谱对判断甾体皂苷结构十分有用。螺旋甾烷（C_{27}β- 型）与异螺旋甾烷（C_{27}α- 型）结构中 F 环有相似的四条谱带（图 12-8）。

C_{27}β- 型：857～852cm^{-1}、899～894cm^{-1}、920～915cm^{-1}、986cm^{-1}

C_{27}α- 型：866～863cm^{-1}、899～894cm^{-1}、920～915cm^{-1}、982cm^{-1}

其中，C_{27}α- 型的 899～894cm^{-1} 处的吸收较 920～915cm^{-1} 处的强 2 倍，而 C_{27}β- 型 920～915cm^{-1} 处的吸收较 899～894cm^{-1} 处强 3～4 倍，两种构型的两条谱带正好相反，容易区别。如丝兰皂苷元（C_{27}α- 型）900cm^{-1} 比 920cm^{-1} 吸收峰强两倍；而菝葜皂苷元（C_{27}β- 型）921cm^{-1} 比 897cm^{-1} 吸收峰强三倍左右（图 12-8）。

2）三萜皂苷：通过红外光谱测定可以区别 β- 香树脂烷型（如齐墩果酸）、α- 香树脂烷型（如熊果酸）和四环三萜类（如猪苓酸）。在区域 A 1 392～1 355cm^{-1} 和区域 B 1 330～1 245cm^{-1} 范围内吸收峰不同：齐墩果酸的衍生物在区域 A 只有 2 个吸收峰 1 392～1 379cm^{-1} 和 1 370～1 355cm^{-1}，而在区域 B 则有 3 个较强的吸收峰 1 330～1 315cm^{-1}、1 306～1 299cm^{-1} 和 1 269～1 250cm^{-1}；

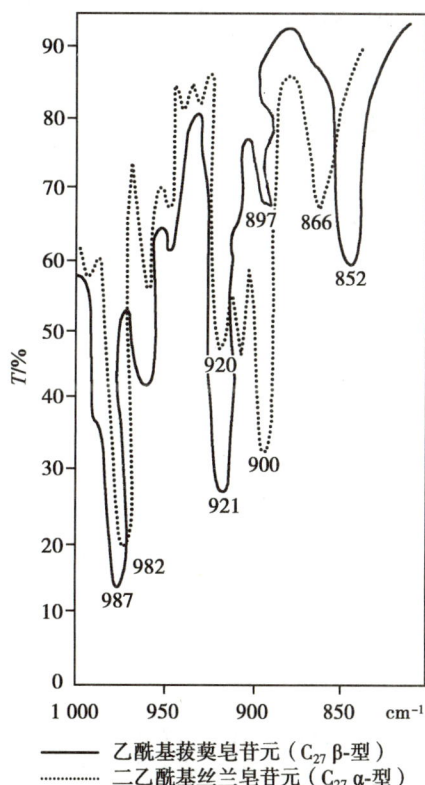

图 12-8　甾体皂苷元红外光谱（CS_2）

熊果酸的衍生物在区域 A 和 B 各有 3 个吸收峰：1 392～1 386cm^{-1}、1 383～1 370cm^{-1}、1 364～1 359cm^{-1} 和 1 312～1 308cm^{-1}、1 276～1 270cm^{-1}、1 250～1 240cm^{-1}；猪苓酸衍生物在区域 A 和 B 内吸收峰与前两类有着明显差别（图 12-9）。

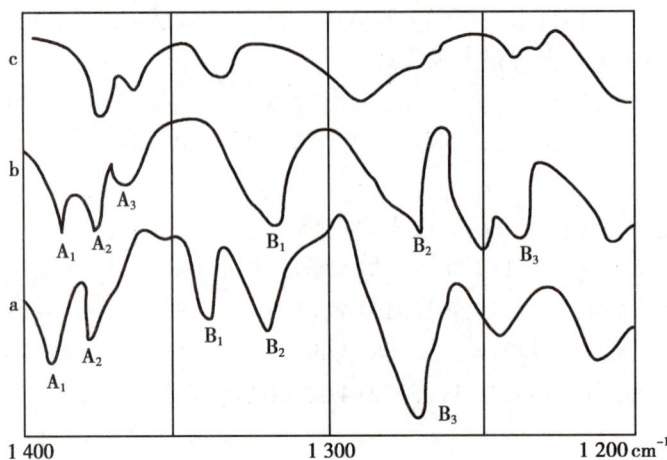

a. 齐墩果酸；b. 熊果酸；c. 猪苓酸 B。

图 12-9　三种基本碳架不同的三萜皂苷的红外光谱

知识链接

紫外光谱区分甲型强心苷和乙型强心苷

甲型强心苷因结构中具有五元不饱和内酯环（$\Delta^{\alpha\beta}$-γ- 内酯），在 217～220nm 处有最大吸收；乙型强心苷结构中具有六元不饱和内酯环（$\Delta^{\alpha\beta,\gamma\delta}$-$\delta$- 内酯），在 295～300nm 处有特征吸收。借此可区分两者。

五、中药标准提取物

（一）概述

目前多数中药材的有效成分尚未明确，用中药标准提取物作为中药制剂的原料，既能适应当前中药产业技术发展的迫切要求，又能为有效成分组方建立基础。因此，从质量控制的角度提出了中药标准提取物的概念。

中药标准提取物，是指采用现代科学技术对传统中药材进行提取加工得到的一种药效物质相对明确并具有严格质量标准的中药产品。中药标准提取物的化学组成，是多种药理活性物质按特定比例组成的混合物，继承了中药多成分协同增效的特点，体现了原中药材特定的临床功效，无论作为单味药还是组成复方，都可以替代原生药使用。可作为中药或其他制剂（如保健品、功能性食品、化妆品等）的原料产品。其技术特征表现为：相对明确的物质基础、特定的药理活性、科学合理的质量标准和产品质量的均一性和稳定性。

中药标准提取物有利于提高中药产业的技术发展水平，推动中药产业结构调整。中药现代化要求中药制剂从以传统的中药饮片或浸膏为原料向有效成分组方发展，使其化学性质、药理作用和质量控制都能明确表达。原料药生产的规范化和质量标准化是整个现代中药产业的基础和关键，但目前，因不能有效控制其生产条件的中药材和饮片难以当此重任，而标准可控、质量稳定、物质基础相对明确的中药标准提取物正是解决此问题的一种重要途径。中药标准提取物是中药现代化行之有效的手段。在中药制剂或相关产品的生产中，以中药标准化提取物投料生产，其产品的特色是剂量准确、单位剂量含量确定、服用量少。较之我国现阶段绝大部分中药产品以中药材（饮片）投料控制生产，具有规范化、标准化和产品质量稳定的优点。因此，利用中药标准化提取物直接制成中成药或其他相关制剂，是中药现代化行之有效的手段。

中药提取物产业在近十年中发展迅速。1999年科学技术部等五部委联合发布《中国高新技术产品出口目录》，将银杏叶提取物、紫杉醇、鬼臼毒素、三尖杉酯碱、麻黄提取物、香豆素类、高三尖杉酯碱、芦丁、茶黄色素等400多味"药用植物提取物颗粒"列入目录中；2000年国家发展计划委员会启动了现代中药产业化重大专项，把中药标准提取物作为重点支持对象，鼓励包括中药标准提取物在内的创新中药的发展，这些举措极大地推动了中药提取物和中药产业的现代化发展。据统计，我国中药提取物2022年前三季度，出口额为26.48亿美元，占中药出口总值的62.6%。

（二）分类

根据不同的目的或要求，中药标准提取物可分成不同的类别。

1. 按用途分类 药用提取物、食用提取物、日化用提取物等。

2. 按提取溶媒分类 水提取物、乙醇提取物等。

3. 按溶解性能分类 水溶性提取物、脂溶性提取物等。

4. 按组方分类 单味提取物、复方提取物。目前国际上普遍应用的是单味提取物，但由于单一中药提取物临床效果的局限性，复方提取物迅速发展，1999年美国出版的《液体草药提取物安全有效使用指南》一书中收载了51个复方，占本年度美国市场销售的植物提取物产品的39.6%。如《欧洲药典》2000年增补版中收载了芦荟、番泻叶和颠茄叶3种标准提取物。

5. 按形态分类 提取物含水（或溶剂）量不同，其形态也不一样，据此可分为固体提取物（dry extracts）、液体提取物（liquid extracts）、流浸膏或软提取物（soft extracts）等。

6. 按活性物质的纯化程度分类 可分为粗提取物、有效部位（如多糖类、黄酮类、挥发油等）、有效部位群、有效成分。

7. 按作用与功效分类 抗氧化剂（如绿茶提取物、松树皮提取物等）、免疫调节剂（如人参提取物、绞股蓝提取物、黄芪提取物等）、镇静剂、运动营养类、护肝类、改善心血管系统功能类、抗病原微生物类、男性保健类等。

知识链接

有效成分是具有一定的生物活性，能用分子式或结构式表示、具有一定理化常数的单体化合物。有效部位是指结构相似的多种生物活性成分的混合物。有效部位群是由两个或两个以上有效部位组成的混合物。

我国2007年实施的《药品注册管理办法》中，将未在国内上市销售的从植物、动物、矿物等物质中提取的有效成分及其制剂列为中药、天然药物一类新药，将未在国内上市销售的从植物、动物、矿物等物质中提取的有效部位及其制剂列为中药、天然药物五类新药。

（三）制备方式

中草药提取物的质量受原材料、生产工艺、贮存和运输等因素的影响，其质量均一性难以得到保证，因此，对中药提取物生产的全过程进行标准化的质量控制是必要的。中药提取物标准化是指从原材料生产开始，对全过程实施标准化控制而生产出来的中药提取物。要注意它由药学数据和临床功效支持，要控制中药材生产和提取物生产的每一个环节之后所得的提取物才能称为标准化提取物。

1. 原药材　影响中药材质量的因素多而复杂,与植物基原、产地、生长时间、采收方法、药用部位、贮存方法和时间等密切相关。例如,贯叶连翘中金丝桃素以花中含量最高,叶其次,果实含量低,而茎的含量很少,根部不含金丝桃素。中药指纹图谱研究表明,不同产地的贯叶连翘不同部位中,黄酮类、金丝桃素类和贯叶金丝桃素类的含量不同。对不同原植物基原、产地、采收时间、贮存条件和时间的枳实进行系统的研究,发现其辛弗林、N-甲基酪胺、大麦芽碱、酪胺等数种生物碱的含量和组分有明显的差异,总生物碱含量最大相差 20 倍。由此可见,中药提取物质量控制必须首先加强原药材的质量控制,规范药材的质量是保证中药提取物质量的前提。欧洲生产标准化中药提取物时,要求把原药材纳入"第一车间"进行生产和管理,对种植地域、种籽选择、种植方法、采收时间和方法及田间管理等均建立规范化的程序,对药材建立了与提取物相应的标准,这体现了药物制剂的质量控制要求。

2. 生产工艺　研究中药提取物的生产工艺除了确定合理的工艺流程和参数等技术指标外,同时是规范和控制产品质量的重要环节。例如,贯叶连翘提取物的生产工艺有乙醇提取法、甲醇提取法、碱性甲醇提取法等,三种生产工艺所得产品都能符合质量指标要求,但碱性甲醇提取法金丝桃素含量较高,其他提取方法的金丝桃素衍生物含量较低,黄酮类化合物和有机酸类含量更少。

天然中药的提取对生产条件和技术要求较高,很多先进的提取、分离纯化和干燥设备和技术应用于提取物的生产中(见表 12-16),这些技术和设备的应用大大提高了中药提取物的制备和质量。

表 12-16　先进技术在中药提取物生产中的应用

工艺技术	应用举例
大孔吸附树脂分离技术	银杏叶提取物、大豆异黄酮
离子交换树脂分离技术	辛弗林、石杉碱甲
吸附色谱技术	紫杉醇、白果内酯
高速逆流分配色谱技术	儿茶素
膜分离、膜浓缩技术	绿茶提取物
连续逆流提取技术	红车轴草提取物
超临界流体萃取技术	芳香油类、天然维生素 E
冷冻干燥技术	大蒜提取物
微囊化包合技术	当归提取物(挥发油)
酶解技术	白藜芦醇

3. 包装贮存条件　中药活性成分性质多不稳定,如茶叶提取物中的儿茶素类衍生物、贯叶连翘提取物中的贯叶金丝桃素、葡萄籽提取物中的原花色素类等,随光照、温度、湿度、酸碱度和时间等因素而产生质量变化。因此,进行质量稳定性研究以确定包装方法和包装材料、贮藏方法和时间,是保证产品质量不可缺少的一个方面。

4. 质量控制标准化　中药提取物标准化不能仅理解为提取物质量的标准化,而是指对全过程实施标准化控制而制备出来的提取物。全过程质量控制包括中药材生产、提取物工业生产的过程控制和主要生产环节的物料的质量监测,以及提取物的质量标准。具体如下流程所示:

中药提取物的标准化

药材生产的标准化

准操作规程 / 药材生产标准

药材质量标准

辅助标准

提取物生产的标准化

准操作规程 / 提取物生产标准

量标准 / 提取物质

辅助标准

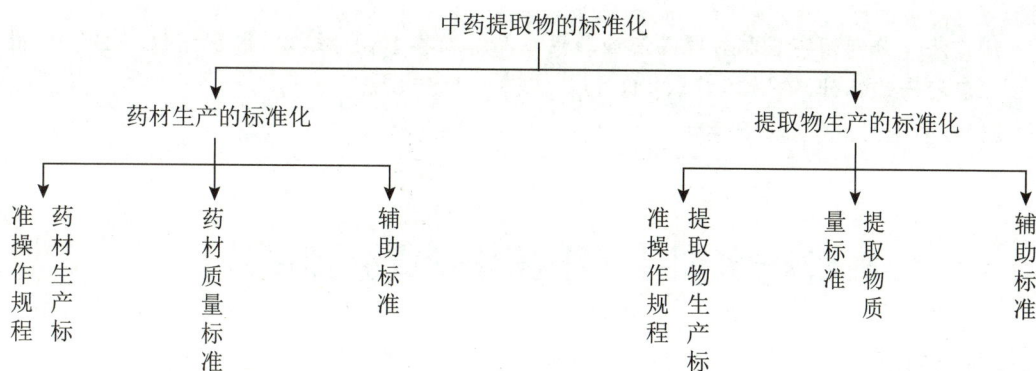

在质量控制中，要求对有效成分和有害物质进行定性定量分析，或与标准品进行对照，或采用指纹图谱进行鉴定，对原料、生产过程和成品均须进行严格检测。约有 75% 以上的中药提取检测采用了 HPLC。同时 GC、GC-MS、HPLC-MS、UV 和原子分光等方法也常用。

目前，具有国家标准或行业标准的中药标准提取物还不多，企业多以合同中的质量条款作为产品交付的合格依据。为此，国家开展了"单味植物提取物进出口质量标准"课题研究，将对药材质量标准和提取物质量标准，药材种植规程、提取物生产工艺规程和检验操作规程提出一套行之有效的质量标准。

考点提示：中药标准提取物的概念与分类

知识链接

黄芩提取物的制备（参照《中国药典》2020 年版一部）

【制法】取黄芩，加水煎煮，合并煎液，浓缩至适量，用盐酸调节 pH 值至 1.0～2.0，80℃保温，静置，滤过，沉淀物加适量水搅匀，用 40% 氢氧化钠溶液调节 pH 值至 7.0，加等量乙醇，搅拌使溶解，滤过，滤液用盐酸调节 pH 值至 1.0～2.0，60℃保温，静置，滤过，沉淀依次用适量水及不同浓度的乙醇洗至 pH 值至中性，挥尽乙醇，减压干燥，即得。

【性状】本品为淡黄色至棕黄色的粉末；味淡、微苦。

【鉴别】取本品 1mg，加甲醇 1ml 使溶解，作为供试品溶液。另取黄芩苷对照品，加甲醇制成每 1ml 含 1mg 溶液，作为对照品溶液。照薄层色谱法（通则 0502）试验，吸取上述两种溶液各 2μl，分别点于同一聚酰胺薄膜上，以醋酸为展开剂，展开，取出，晾干，置紫外灯（365nm）下检视。供试品色谱中，在与对照品色谱相应的位置上，显相同颜色的荧光斑点。

【检查】水分：不得过 5.0%（通则 0832 第二法）。

炽灼残渣：不得过 0.8%（通则 0841）。

重金属：取炽灼残渣项下遗留的残渣，依法检查（通则 0821 第二法），不得过 20mg/kg。

【含量测定】照高效液相色谱法（通则 0512）测定。

色谱条件与系统适用性试验　以十八烷基硅烷键合硅胶为填充剂；以甲醇 - 水 - 磷酸（47∶53∶0.2）为流动相；检测波长为 280nm。理论板数按黄芩苷峰计算应不低于 2 500。

对照品溶液的制备　取黄芩苷对照品适量，精密称定，加甲醇制成 1ml 含 60μg 的溶液，即得。

供试品溶液的制备　取本品约 10mg，精密称定，置 25ml 量瓶中，加甲醇适量使溶解，再加甲醇至刻度，摇匀。精密量取 5ml，置 25ml 量瓶中，加甲醇至刻度，摇匀，滤过，取续滤液，即得。

测定法　分别精密吸取对照品溶液与供试品溶液各10μl,注入液相色谱仪,测定,即得。

本品按干燥品计,含黄芩苷($C_{21}H_{18}O_{11}$)不得少于85.0%。

【贮藏】密封,置阴凉干燥处。

综合实训一　中药化学成分预试验

【实训目的】

1. 学会常见中药化学成分的鉴别原理及实验技术。
2. 熟练运用实验结果来判断检品中所含化学成分的类型。
3. 认真做好预试验记录,正确书写实验报告。

【实训原理】

预试验通常分为两类:系统预试验和单项预试验。其基本原理是利用中药中各类化学成分在不同溶剂中溶解度不同,分成数个部分,如水溶性、醇溶性及石油醚溶性等部分,再分别进行各种定性反应。各成分的检识反应可在试管或滤纸片上进行,也可用色谱法,然后根据各化学反应的现象进行分析判断,以了解试样中可能含有哪些类型的化学成分。

【实训操作步骤】

(一)水溶性成分的检识

取中药粗粉5g,加50ml蒸馏水,浸泡过夜,或于50～60℃水浴中温浸1小时,滤过,滤液供检识下列各类成分。

1. 糖、多糖和苷类

(1) Molish反应:取1ml供试液于试管中,加入1～2滴10% α-萘酚乙醇试剂摇匀,倾斜试管45°,沿管壁滴加1ml浓硫酸,分成两层。如在两液层交界面出现紫红色环,表明可能含有糖、多糖或苷类。

(2) 斐林反应:取1ml供试液于试管中,加入新配制的4～5滴斐林试剂,在沸水浴中加热数分钟,如产生砖红色氧化亚铜沉淀,表明可能含有还原糖。

将上述溶液中沉淀滤过除去,滤液加1ml 10%盐酸溶液,置沸水浴中加热水解数分钟,放冷后,滴加10%氢氧化钠溶液调pH值至中性,重复上述斐林反应,如仍产生砖红色氧化亚铜沉淀,表明可能含有多糖或苷类。

2. 氨基酸、多肽和蛋白质类

(1) 茚三酮反应:取供试液点于滤纸片上,喷雾茚三酮试剂后,吹热风数分钟,如呈紫红色或蓝色,表明可能含氨基酸、多肽或蛋白质。

(2) 双缩脲反应:取1ml供试液于试管中,加1滴10%氢氧化钠试剂,摇匀,再加0.5%硫酸铜溶液,边加边摇匀,如溶液呈现紫色、红紫色或蓝紫色,表明可能含有多肽或蛋白质。

(3) 酸性蒽醌紫反应:取供试液点于滤纸片上,喷洒酸性蒽醌紫试剂,如呈现紫色,表明可能含有蛋白质。

3. 酚类、鞣质类化合物

(1) 三氯化铁反应:取1ml供试液于试管中,加醋酸酸化后,加数滴1%三氯化铁试剂,溶液如呈现绿、蓝绿、蓝黑或紫色,表明可能含有酚性成分或鞣质。

(2) 三氯化铁-铁氰化钾反应:取供试液点于滤纸片上,干燥后,喷洒三氯化铁-铁氰化钾试剂,如立即呈现蓝色,表明可能含有鞣质。喷试剂后应立即观察,若放置一段时间,背景也能逐渐呈蓝色。如欲使纸上的斑点保存下来，在纸片仍湿润时，用稀盐酸洗涤，再用水洗至中性，置室温干燥即可。

（3）香草醛 - 盐酸反应：取供试液点于滤纸片上，干燥后，喷洒香草醛 - 盐酸试剂，如立即呈不同程度的红色，表明含有间苯二酚和间苯三酚结构的化合物。

（4）明胶 - 氯化钠反应：取 1ml 供试液于试管中，加入 1～2 滴明胶 - 氯化钠试剂，如产生白色混浊或沉淀，表明可能含有鞣质。

（5）咖啡碱反应：取 1ml 供试液于试管中，加入数滴 0.1% 咖啡碱溶液，如产生棕色沉淀，表明可能含有鞣质。

4. 有机酸类

（1）pH 试纸反应：取供试液，以广泛 pH 试纸测试，如呈酸性，表明可能含有有机酸或酚类成分。

（2）溴酚蓝反应：取供试液点于滤纸片上，喷洒 0.1% 溴酚蓝试剂的 70% 乙醇溶液，如在蓝色背景上产生黄色斑点，表明可能含有有机酸。如显色不明显，可再喷雾氨水，然后暴露于盐酸蒸气中，背景逐渐由蓝色变成黄色，而有机酸的斑点仍为蓝色。

5. 皂苷类

（1）泡沫反应：取 2ml 供试液于试管中，剧烈振摇 2 分钟，如产生大量持久性泡沫，再把溶液加热至沸或加入乙醇，再振摇，如仍能产生多量持久性泡沫，表明可能含有皂苷。

（2）溶血反应：取供试液点于滤纸片上，干燥后，加 1 滴 2% 红细胞试液，数分钟后，如在红色背景中出现白色或淡黄色斑点，表明可能含有皂苷。本实验也可在试管中进行。

（二）醇溶性成分的检识

取 10g 中药粗粉，加 100ml 乙醇，沸水浴中回流提取 1 小时，滤过。滤液回收乙醇至无醇味，取 1/2 量浓缩液，加 10ml 乙醇溶解，供甲项检识。剩余的浓缩液加 10ml 5% 盐酸，充分搅拌，滤过，滤液部分供乙项检识。酸水不溶部分，加 10ml 乙酸乙酯溶解，乙酸乙酯液用 5% 氢氧化钠溶液振摇洗涤 2 次（每次 2～3ml），弃去碱水层。乙酸乙酯层再用蒸馏水洗 1～2 次，至水洗液呈中性，弃去水洗液，置于水浴上蒸发除去乙酸乙酯，残留物用 15ml 乙醇溶解，供丙项检识。

甲项检识

1. 鞣质类　同水溶性成分检识。

2. 有机酸类　同水溶性成分检识。

3. 黄酮类

（1）盐酸 - 镁粉反应：取 1ml 供试液于试管中，加镁粉适量，摇匀，加 2～5 滴浓盐酸，即产生剧烈反应，如溶液呈红色或紫红色，表明可能含有黄酮类。

（2）三氯化铝反应：取供试液点于滤纸上，晾干，喷雾三氯化铝试剂，干燥后，斑点呈鲜黄色，如在紫外灯下观察，斑点有明显的黄绿色荧光，表明可能含有黄酮类。

（3）氨熏反应：取供试液滴于滤纸片上或硅胶色谱板上，置氨气中熏片刻，斑点呈亮黄色，在紫外灯下观察，斑点呈黄色荧光，表明可能含有黄酮类。

4. 蒽醌类化合物

（1）碱液反应：取 1ml 供试液于试管中，加 10% 苛性碱试剂呈红色，如加酸使成酸性，则红色褪去，表明可能含有蒽醌类。

（2）醋酸镁反应：取 1ml 供试液于试管中，加数滴 1% 醋酸镁甲醇溶液，如溶液呈橙红色、紫色等颜色，表明可能含有蒽醌类。

5. 甾体和三萜类

（1）醋酐 - 浓硫酸反应：取 1ml 供试液，置蒸发皿中水浴蒸干，加 1ml 冰醋酸使残渣溶解，再加 1ml 醋酐，最后加 1 滴浓硫酸，如溶液颜色由黄→红→紫→蓝→墨绿，表明可能含有甾体类成分。如溶液最终呈现红或紫色，表明含有三萜类成分。

（2）三氯醋酸反应：取供试液滴于滤纸片上，滴三氯醋酸试剂，加热至 60℃，产生红色，渐变为紫色，表明含甾体类成分。加热至 100℃ 才显红色、红紫色，表明含有三萜类成分。

（3）三氯甲烷 - 浓硫酸反应：取 1ml 供试液，置于蒸发皿中水浴蒸干，加 1ml 三氯甲烷使残渣溶解，将三氯甲烷液转入试管中，加 1ml 浓硫酸使其分层，如三氯甲烷层显绿色荧光，硫酸层有血红色或蓝色，表明可能含有甾体或三萜。

乙项检识

生物碱类

（1）碘化铋钾反应：取 1ml 供试液于试管中，加 1~2 滴碘化铋钾试剂，如立即有棕黄色至棕红色沉淀产生，表明可能含有生物碱。

（2）碘化汞钾反应：取 1ml 供试液于试管中，加 2~3 滴碘化汞钾试剂，如产生白色或类白色沉淀，表明可能含有生物碱。

（3）碘 - 碘化钾反应：取 1ml 供试液于试管中，加 2~3 滴碘 - 碘化钾试剂，如产生褐色或暗褐色沉淀，表明可能含有生物碱。

（4）硅钨酸反应：取 1ml 供试液于试管中，加 1~2 滴硅钨酸试剂，如产生黄色沉淀或结晶，表明可能含有生物碱。

丙项检识

1. 强心苷类

（1）碱性苦味酸反应：取 1ml 供试液于试管中，加数滴碱性苦味酸试剂，如溶液即刻或 15 分钟内显红色或橙红色，表明可能含有强心苷类。

（2）间二硝基苯反应：取 1ml 供试液于试管中，加数滴间二硝基苯试剂，摇匀后再加数滴 20% 氢氧化钠，如产生紫红色，表明可能含有强心苷类。

（3）冰醋酸 - 三氯化铁反应：取 1ml 供试液于蒸发皿中，水浴上蒸干，残留物加 0.5ml 冰醋酸 - 三氯化铁试剂溶解后，置于试管内，沿管壁加入 1ml 浓硫酸，使分成二层，如上层为蓝绿色，界面处为紫色或红色环，表明可能含有 2,6- 二去氧糖的强心苷类。

（4）呫吨氢醇反应：取 1ml 供试液于蒸发皿中，水浴上蒸干，加呫吨氢醇试剂，置水浴上加热 2 分钟，如溶液显红色，表明可能含有 2,6- 二去氧糖的强心苷类。

本实验也可取强心苷固体试样少许，加入 1ml 呫吨氢醇试剂振摇，置水浴上加热 3 分钟，如呈现红色，表明可能含有 2,6- 二去氧糖。

2. 香豆素、内酯类

（1）异羟肟酸铁反应：取 1ml 供试液于试管中，加 7% 盐酸羟胺醇溶液及 10% 氢氧化钠溶液各 2~3 滴，置沸水浴上加热数分钟至反应完全，放冷，加 1% 盐酸调 pH 值 3~4，再加 1~2 滴 1% 三氯化铁试剂，如溶液为红色或紫色，表明可能含有香豆素或内酯类。

（2）开环 - 闭环反应：取 1ml 供试液于试管中，加 2~3 滴 1% 氢氧化钠溶液，于沸水浴上加热 3~4 分钟，得澄清溶液，再加 3~5 滴 2% 盐酸使溶液酸化，如溶液变为混浊，表明可能含有内酯类化合物。

（3）重氮化偶合反应：取 1ml 供试液于试管中，加数滴 5% 碳酸钠试剂，于沸水浴上加热数分钟，冷后，加数滴新配制的重氮盐试剂，如呈红色或紫色，表明可能含有香豆素类化合物。

（4）荧光反应：取供试液，点于滤纸片上或硅胶色谱板上，干燥后置紫外灯下观察，如呈现蓝 - 绿色荧光，再喷洒1%氢氧化钾试剂，荧光加强，表明可能含有香豆素类化合物。

（三）石油醚溶性成分的检识

取2g中药粗粉，加10ml石油醚，室温下浸渍提取2～3小时，滤过，滤液做下列成分检识。

1. 甾体、三萜类 同醇溶性成分甲项检识。

2. 挥发油、油脂类

（1）油斑试验：取供试液点于滤纸片上，室温下挥去溶剂后，滤纸片上如留有油斑，表明可能含有油脂或挥发油，若稍经加热，油斑消失或减少，表明可能含有挥发油，如油斑无变化，表明可能含有油脂。

（2）香草醛 - 浓硫酸反应：取供试液点于硅胶色谱板上，挥去石油醚，喷洒香草醛 - 浓硫酸试剂，如产生红、蓝、紫等颜色，表明可能含有挥发油、萜类和甾醇。

（四）氰苷类成分的检识

1. 苦味酸钠反应 取1g试样，捣碎，置于试管中，加数滴蒸馏水使湿润，于试管中悬挂一条苦味酸钠试纸（勿使试纸接触试管下部试样），用胶塞塞住试管，于50～60℃水浴中加热15～30分钟，如试纸由黄色变为砖红色，表明可能含有氰苷。

2. 普鲁士蓝反应 取1g试样，捣碎，置于试管中，加蒸馏水使湿润，立即用滤纸将试管口包紧，并在滤纸上加1滴10%氢氧化钾溶液，于50～60℃水浴中加热15～30分钟，再在滤纸上分别滴加10%硫酸亚铁试剂、10%盐酸、5%三氯化铁试剂各1滴，如滤纸显蓝色，表明可能含有氰苷。

【实训注意事项】

1. 合理选择实验供试品 供试品可根据具体情况，灵活选择，但应包括试验材料项中所列出的成分，提倡尽可能使用有代表性的化学对照品。

2. 分步进行结果判断 预试验反应完成后，首先对反应结果明显的成分进行分析判断，做出初步结论。而对某些反应结果不十分明显的，应进一步浓缩处理供试液，再进行检识或另选一些试剂进行检识，有时可配合色谱法检识。

3. 综合进行结果判断 判断分析各反应结果时，应综合考虑，例如异羟肟酸铁反应为阳性的有酯、内酯、香豆素类等化合物，要配合香豆素的特有反应，将香豆素与其他酯类化合物进行区别。

4. 客观理解试验结果 预试验结果一般只能提供试样中可能含有哪些类型的化学成分，然后设计提取分离的工艺方法，通过对提取分离得到的成分进一步检识，才能确定该药材中含有哪些成分。

【实训思考】

1. 水提取液与醇提取液共有的成分，试验现象是否相同？
2. 怎样运用预试验得到的现象综合判断实验结果？

【实训测试与评价】

班级_____ 姓名_____ 学号_____综合评级_____

1. 实训目的

2. 仪器与试剂

3. 实训过程记录

（1）水溶性成分的检识

样品液	检识成分	检识反应	实训现象	结论
水提取液	糖、多糖和苷类	Molish 反应		
		斐林反应		
	氨基酸、多肽和蛋白质类	茚三酮反应		
		双缩脲反应		
		酸性蒽醌紫反应		
	酚类、鞣质类化合物	三氯化铁反应		
		三氯化铁 - 铁氰化钾反应		
		香草醛 - 盐酸反应		
		明胶 - 氯化钠反应		
		咖啡碱反应		
	有机酸类	pH 试纸反应		
		溴酚蓝反应		
	皂苷类	泡沫反应		
		溶血反应		

（2）醇溶性成分的检识

样品液	检识成分	检识反应	实训现象	结论
醇提取液	黄酮类	盐酸 - 镁粉反应		
		三氯化铝反应		
		氨熏反应		
	蒽醌类化合物	碱液反应		
		醋酸镁反应		
	甾体和三萜类	醋酐 - 浓硫酸反应		
		三氯醋酸反应		
		三氯甲烷 - 浓硫酸反应		
	生物碱类	碘化铋钾反应		
		碘化汞钾反应		
		碘 - 碘化钾反应		
		硅钨酸反应		
	强心苷类	碱性苦味酸反应		
		间二硝基苯反应		
		冰醋酸 - 三氯化铁反应		
		呫吨氢醇反应		
	香豆素、内酯类	异羟肟酸铁反应		
		开环 - 闭环反应		
		重氮化偶合反应		
		荧光反应		

（3）石油醚溶性成分的检识

样品液	检识成分	检识反应	现象	结论
石油醚 提取液	挥发油、油脂类	油斑试验		
		香草醛 - 浓硫酸反应		

（4）氰苷类成分的检识

检识成分	检识反应	现象	结论
氰苷类成分	苦味酸钠反应		
	普鲁士蓝反应		

4．实训小结

5．教师批语

指导教师签字_____　　　　年　月　日

综合实训二　中药制剂薄层色谱鉴别

【实训目的】

1．学会中药制剂三黄片的薄层色谱鉴别操作技术。

2．熟练运用薄层色谱显色结果来鉴别中药制剂三黄片的真伪。

3．认真做好实训记录，正确书写实验报告。

【实训原理】

三黄片主治三焦热盛所致的目赤肿痛、口鼻生疮、咽喉肿痛、牙龈肿痛、心烦口渴、尿黄便秘。三黄片的处方组成为大黄、盐酸小檗碱、黄芩浸膏，辅料为淀粉。

薄层色谱对微量成分即可进行定性分析，为了控制中药制剂的质量，本实训选择三黄片中的盐酸小檗碱、黄芩苷和大黄进行色谱鉴别。其中，盐酸小檗碱、黄芩苷用对照品作鉴别依据，大黄用对照药材大黄作鉴别依据。操作时将微量样品液点在薄层板上，吸附剂和展开剂对混合物中各组分吸附与解吸附能力不同从而达到分离。通过比较同一色谱板上供试品与对照品（或对照药材）的色谱结果，达到控制制剂质量的目的。

根据中药制剂三黄片中的主要成分或特征成分的性质，首先要选用适当的溶剂和方法对试样进行预处理，提高待测成分或特征成分的相对纯度，以利于薄层色谱鉴别时提高色谱清晰度，更好地实现应用薄层色谱检测技术鉴别和控制中药制剂质量。

【实训操作步骤】

（一）对照品的薄层色谱鉴别

1．供试品溶液制备

取三黄片 5 片，除去包衣，研细，取 0.25g，加甲醇 5ml，超声处理 5 分钟，滤过，滤液作为供试品溶液。

2．对照品溶液制备

取盐酸小檗碱对照品，加甲醇制成每 1ml 含 0.2mg 的溶液；再取黄芩苷对照品，加甲醇制成每 1ml 含 1mg 的溶液,作为对照品溶液。

3. 色谱鉴别

照薄层色谱法试验,吸取上述三种溶液各 3～5μl,分别点于同一硅胶 GF_{254} 薄层板上,以乙酸乙酯 - 丁酮 - 甲酸 - 水(10:7:1:1)为展开剂,展开,取出,晾干,分别置紫外灯(365nm)和紫外灯(254nm)下检视。供试品色谱中,在与盐酸小檗碱对照品色谱相应的位置上,紫外灯(365nm)下显相同颜色的荧光斑点;在与黄芩苷对照品色谱相应的位置上,紫外灯(254nm)下显相同颜色的荧光斑点。

(二)对照药材的薄层色谱鉴别

1. 供试品溶液制备

取上述供试品溶液作为供试品溶液。

2. 对照药材溶液制备

取大黄对照药材 0.2g,加甲醇 3ml,超声处理 5 分钟,取上清液作为对照药材溶液。

3. 色谱鉴别

照薄层色谱法试验,吸取上述两种溶液各 5μl,分别点于同一硅胶 G 薄层板上,以环己烷 - 乙酸乙酯 - 甲酸(12:3:0.1)为展开剂,展开,取出,晾干,置紫外光灯(365nm)下检视。供试品色谱中,在与对照药材色谱相应的位置上,显相同颜色的荧光斑点。

【实训注意事项】

1. 薄层色谱鉴别中展开剂的极性和比例至关重要,应严格按照要求配制,并且临用时新配为宜。

2. 实训中所用器皿严禁含有水,以免改变极性而影响分离效果。

3. 薄层板点样后,应待溶剂挥发后,再放入展开缸中展开。展开后的薄层板应使溶剂挥干后,再进行显色。

【实训思考】

1. 三黄片的薄层色谱鉴别中为什么需要在两种不同波长的紫外光(365nm 和 254nm)下检视?

2. 中药制剂薄层色谱鉴别的操作要点是什么?

【实训测试与评价】

班级_____ 姓名_____ 学号_____ 综合评级_____

1. 实训目的

2. 仪器与试剂

3. 实训过程记录

(1)对照品的薄层色谱鉴别

结果记录:

(2)对照药材的薄层色谱鉴别

结果记录:

4．实训小结

5．教师批语

指导教师签字_____　　年　月　日

附：常用检出试剂的配制方法

1．生物碱沉淀试剂

（1）碘化铋钾试剂：取 8g 次硝酸铋溶于 17ml 30% 硝酸（相对密度 1.18）中，在搅拌下缓慢滴加碘化钾水溶液（碘化钾 27g 溶于 20ml 水中），静置过夜滤过，加蒸馏水稀释至 100ml。

（2）改良碘化铋钾试剂

甲液：取 0.85g 次硝酸铋溶于 10ml 冰醋酸中，加 40ml 水。

乙液：取 8g 碘化钾溶于 20ml 水中。

将溶液甲和乙等量混合，置棕色瓶中能保存较长时间，可作生物碱沉淀试剂用。如作色谱显色剂用，须取上述混合液 1ml 与 2ml 醋酸、10ml 水的比例混合即得。

（3）碘化汞钾试剂：取 1.36g 氯化汞和 5g 碘化钾各溶于 20ml 水中，将两液混合后再加水稀释至 100ml。

（4）碘 - 碘化钾试剂：取 1g 碘和 10g 碘化钾，溶于 50ml 水中，加热溶解，加 2ml 醋酸，再加水稀释至 100ml。

（5）苦味酸试剂：取 1g 苦味酸，溶于 100ml 水中即得。

（6）硅钨酸试剂：取 5g 硅钨酸，溶于 100ml 水中。

（7）磷钨酸试剂：取 20g 钨酸钠、10g 磷酸（相对密度为 1.13）与水混合后，加热煮沸 20 分钟，稍冷后加盐酸至酸性。

（8）鞣酸试剂：取 1g 鞣酸，加 1ml 乙醇，溶解后加水至 10ml。

2．苷类检出试剂

（1）糖的检出试剂

1）斐林试剂

甲液：取 6.93g 结晶硫酸铜，加水至 100ml。

乙液：取 34.6g 酒石酸钾钠及 10g 氢氧化钠，加水至 100ml。使用时甲、乙两液等量混合。

2）α- 萘酚 - 浓硫酸试剂

甲液：取 1g α- 萘酚，加 95% 乙醇至 10ml。

乙液：浓硫酸。使用时分别加入两液。

3）氨性硝酸银试剂：取 1g 硝酸银，加 20ml 水溶解，小心滴加适量氨水，随加随搅拌，至开始产生的沉淀将近全部溶解为止，滤过即得。

4）苯胺 - 邻苯二甲酸试剂：取 0.93g 苯胺及 1.6g 邻苯二甲酸，溶于 100ml 水饱和的正丁醇中。

5）α- 去氧糖试剂

①三氯化铁 - 冰醋酸试剂

甲液：取 0.5ml 1% 三氯化铁水溶液，加冰醋酸至 100ml。

乙液：浓硫酸。使用时分别加入两液。

②呫吨氢醇冰醋酸试剂：取 10mg 呫吨氢醇溶于 100ml 冰醋酸（含 1% 盐酸）中。

（2）酚类检出试剂

1）三氯化铁试剂：5% 三氯化铁水溶液或乙醇溶液。

2）三氯化铁 - 铁氰化钾试剂

甲液：2% 三氯化铁水溶液。

乙液：1% 铁氰化钾水溶液。应用时甲、乙两溶液等量混合或分别滴加。

3）香草醛 - 盐酸试剂：取 0.5g 香草醛，溶于 50ml 盐酸中。

4）重氮化试剂

甲液：取 0.35g 对硝基苯胺，溶于 5ml 浓盐酸中，加水至 50ml。

乙液：取 5g 亚硝酸钠，加 50ml 水溶解。应同时取甲、乙两液等量在冰水浴中混合后备用。

本试剂系由对硝基苯胺和亚硝酸钠在强酸性条件下经重氮化作用而成。由于重氮盐不稳定，故本试剂应在临用时配制。

5）4- 氨基安替比林 - 铁氰化钾试剂

甲液：2% 4- 氨基安替比林乙醇溶液。

乙液：8% 铁氰化钾水溶液（或用 0.9% 4- 氨基安替比林和 5.4% 铁氰化钾水溶液）。应用时分别加入。

（3）黄酮类检出试剂

1）盐酸 - 镁粉试剂：浓盐酸和镁粉。

2）三氯化铝试剂：2% 三氯化铝乙醇或甲醇溶液。

3）碱式醋酸铅（或醋酸铅）试剂：饱和碱式醋酸铅（或饱和醋酸铅）水溶液。

4）醋酸镁试剂：1% 醋酸镁甲醇溶液。

5）氢氧化钾试剂：10% 氢氧化钾水溶液。

6）锆 - 柠檬酸试剂

甲液：2% 二氯氧锆甲醇溶液。乙液：2% 柠檬酸甲醇溶液。应用时分别加入。

（4）蒽醌类检出试剂

氢氧化钾试剂、醋酸镁试剂、碱式醋酸铅试剂参见黄酮类检出试剂 5、4、3。

（5）香豆素类及内酯类检出试剂

1）异羟肟酸铁试剂

甲液：新鲜配制的 1mol/L 羟胺盐酸盐的甲醇溶液。

乙液：1.1mol/L 氢氧化钾甲醇溶液。

丙液：取 1g 三氯化铁溶于 100ml 1% 盐酸中。应用时甲、乙、丙三溶液按次序滴加，或甲、乙两溶液等量混合滴加后再加丙液。

2）内酯环的开环 - 闭环试剂

甲液：1% 氢氧化钠水溶液。乙液：2% 盐酸溶液。

3）重氮化试剂：参见酚类检出试剂 4。

4）4- 氨基安替比林 - 铁氰化钾试剂：参见酚类检出试剂 5。进行 3、4 试验时，试样应先加 3% 碳酸钠水溶液，加热处理后再分别滴加试剂。

（6）强心苷类检出试剂

1）碱性 3,5- 二硝基苯甲酸试剂

甲液：2% 3,5- 二硝基苯甲酸甲醇溶液。

乙液：1mol/L 氢氧化钾水溶液。应用前甲、乙两液等量混合。

2）碱性苦味酸试剂

甲液：1% 苦味酸水溶液。

乙液：10% 氢氧化钠水溶液。应用前甲、乙两液以 9∶1 混合。

3）碱性亚硝酰铁氰化钠试剂

甲液：吡啶。

乙液：0.5% 亚硝酰铁氰化钠水溶液。

丙液：10% 氢氧化钠水溶液。

4）间二硝基苯试剂

甲液：2% 间二硝基苯乙醇溶液。乙液：14% 氢氧化钾乙醇溶液。用前等量混合。

（7）皂苷类检出试剂

1）溶血试验

2% 血细胞生理盐水混悬液：取新鲜兔血（由心脏或耳静脉取血）适量，用洁净小毛刷迅速搅拌，除去纤维蛋白，用生理盐水反复离心洗涤至上清液无色后，量取沉降的红细胞，加入生理盐水配成 2% 混悬液，贮存于冰箱内备用（贮存期 2～3 天）。

2）醋酐 - 浓硫酸试剂

甲液：醋酐。乙液：浓硫酸。

（8）氰苷类检出试剂

1）苦味酸钠试纸：取适当大小的滤纸条，浸入苦味酸饱和水溶液中，浸透后取出晾干，再浸入 10% 碳酸钠水溶液内，迅速取出，晾干即得。

2）亚铁氰化铁（普鲁士蓝）试剂

甲液：10% 氢氧化钾水溶液。

乙液：10% 硫酸亚铁水溶液。

丙液：10% 盐酸水溶液。

丁液：5% 三氯化铁水溶液。

3. 甾体和三萜类检出试剂

（1）醋酐 - 浓硫酸试剂：参见皂苷类检出试剂 2。

（2）三氯甲烷 - 浓硫酸试剂

甲液：三氯甲烷（溶解试样）。乙液：浓硫酸。

（3）三氯化锑试剂：取 25g 三氯化锑，溶于 75g 三氯甲烷中（亦可用三氯甲烷或四氯化碳的饱和溶液）。

（4）五氯化锑试剂：五氯化锑和三氯甲烷（或四氯化碳）按 1∶4 于用前配制。

（5）三氯醋酸试剂：取 6g 三氯醋酸，溶于 25ml 三氯甲烷中，再加入浓过氧化氢溶液 0.5ml，摇匀，即得。

（6）香草醛 - 硫酸试剂：1g 香草醛溶于 100ml 的 10% 硫酸乙醇液或取 0.5g 香草醛溶解于 100ml 硫酸 - 乙醇（4∶1）混合液中。

4. 鞣质检出试剂

（1）氯化钠 - 明胶试剂：取 1g 白明胶，溶于 100ml 10% 氯化钠水溶液中。

（2）醋酸铅试剂：饱和醋酸铅水溶液。

（3）咖啡碱等生物碱试剂：0.1% 咖啡碱水溶液。

（4）三氯化铁 - 铁氰化钾试剂：参见酚类检出试剂 5。

5. 氨基酸、多肽和蛋白质检出试剂

（1）双缩脲试剂

甲液：1% 硫酸铜水溶液。乙液：10% 氢氧化钠水溶液。

（2）茚三酮试剂：取 0.3g 茚三酮，溶解于 100ml 正丁醇中，再加 3ml 醋酸即得。或取 0.2g 茚三酮，溶于 100ml 丙酮或乙醇中。

（3）鞣酸试剂：参见生物碱检出试剂 8。

6. 有机酸检出试剂

溴酚蓝试剂：0.1% 溴酚蓝乙醇溶液。

7. 通用试剂

（1）重铬酸钾 - 硫酸试剂：检查一般有机物。

显色剂：取 5g 重铬酸钾，溶于 100ml 40% 硫酸中。

薄层检查：喷洒后加热至 150℃ 至斑点出现。

（2）荧光素 - 溴试剂：检查不饱和化合物。

甲液：0.1% 荧光素乙醇溶液。

乙液：5% 溴的四氯化碳溶液。喷甲液后，再用乙液熏。

喷洒后处理：喷洒荧光素溶液后，放置于存有溴溶液的缸内，可于紫外灯下检查荧光，荧光素与溴化合成曙红（无荧光），而不饱和化合物则成溴加成物，保留了原有荧光；若点样量较多，则呈黄色斑点，底板呈红色。

（3）碘试剂：检查一般有机物，方法有二。

1）将层析板放密闭缸内或瓷盘内，缸内预先放有碘结晶少许，大部分有机化合物呈棕色斑点。

2）层析板放碘蒸汽中 5 分钟（或喷 5% 碘的三氯甲烷溶液），取出置空气中待过量的碘蒸气全部挥发后，喷 1% 淀粉的水溶液，斑点转成蓝色。

（4）硫酸试剂

显色剂：5% 的浓硫酸乙醇溶液，或 15% 浓硫酸正丁醇溶液，或浓硫酸 - 醋酸（1：1）。

喷洒后处理：空气中干燥 15 分钟，再加热至 110℃ 直至出现颜色或荧光。

（刘亮　朱立俏）

?　复习思考题

1. 简述中药有效成分研究的一般流程。

2. 什么是中药化学成分预试验？预试验的方法有哪些？

3. 如何判断有效成分的纯度？在进行化合物结构测定前为何要对化合物进行纯度的判断？

4. 黄酮与黄酮醇、二氢黄酮与异黄酮、查耳酮与橙酮在 UV 光谱上有何区别？

5. 什么是中药标准提取物？中药标准提取物的研究有什么意义？

ER-12-7

扫一扫，测一测

主要参考书目

1. 吴立军.天然药物化学[M].6版.北京:人民卫生出版社,2011.

2. 孔令义,冯卫生.中药化学[M].北京:人民卫生出版社,2021.

3. 卢艳花.中药有效成分提取分离技术[M].2版.北京:化学工业出版社,2007.

4. 姚新生.天然药物化学[M].3版.北京:人民卫生出版社,2001.

5. 匡学海,冯卫生.中药化学[M].11版.北京:中国中医药出版社,2021.

6. 肖宗厚.中药化学[M].上海:上海科学技术出版社,1997.

7. 吴剑峰.天然药物化学[M].3版.北京:人民卫生出版社,2018.

8. 李端,赵晶.天然药物化学[M].2版.北京:中国医药科技出版社,2013.

9. 裴月湖,娄红祥.天然药物化学[M].7版.北京:人民卫生出版社,2016.

10. 石任兵,邱峰.中药化学[M].2版.北京:人民卫生出版社,2016.

复习思考题答案要点

模拟试卷

《中药化学技术》教学大纲